„Aus tiefem Raum,
bracht' ich den Traum
des Lebens – den Kindern der Erde.
Senkt Euch ein, in den Bauch,
aus dem Ihr gekommen,
in die Mutter, aus der Ihr den Anfang genommen.
Wurzelt wie ich in Mutter Erde,
auf dass Ihr zu baumstarken Menschen werdet.
Zu Säulen der Kraft,
zu lebensspendendem Saft,
zu Wurzeln, die halten,
zu Kronen, die walten,
zu hellster Wachheit,
zu tiefstem Traum,
eins in allem,
Baum im Raum.“

ADELHEID LINGG

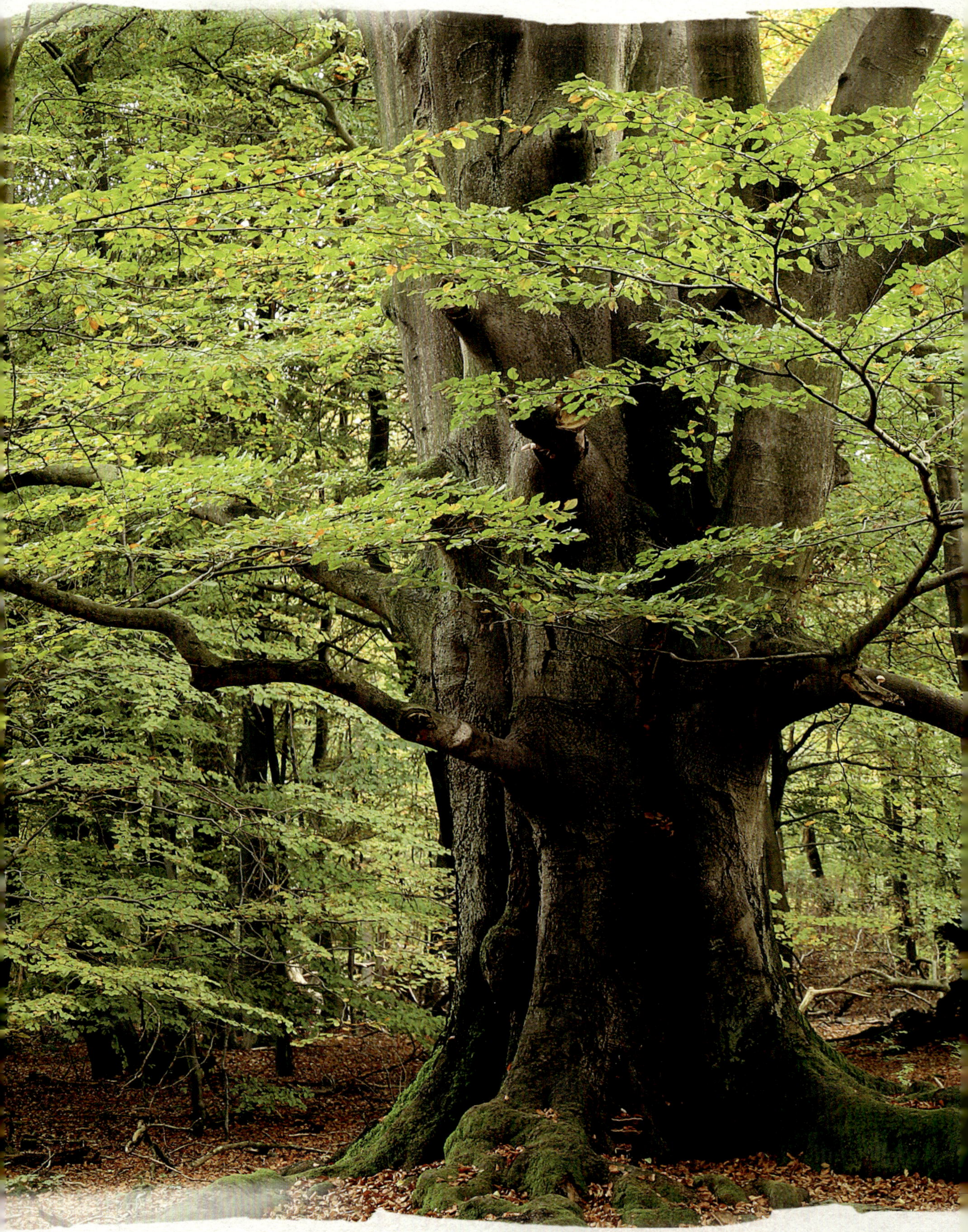

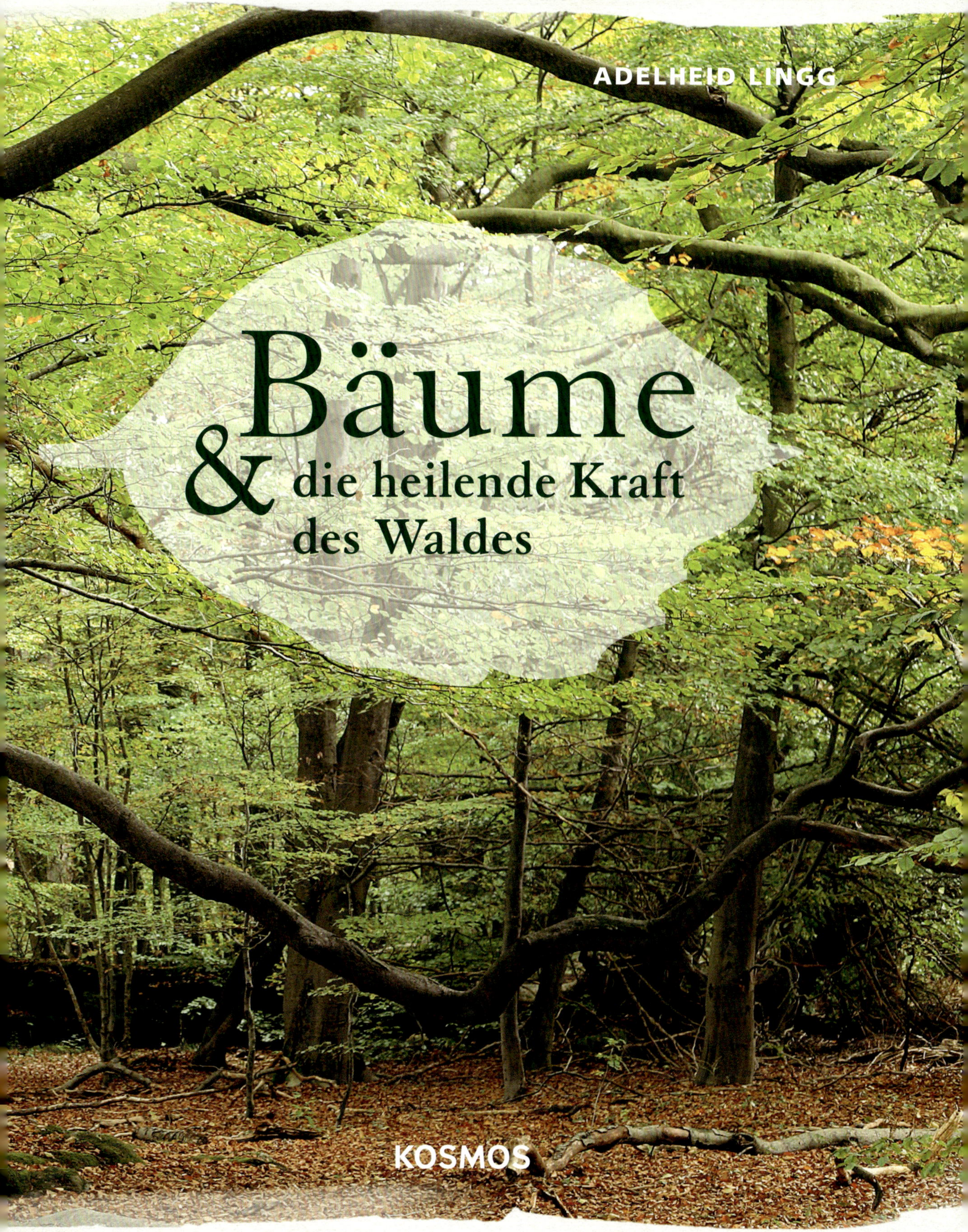
ADELHEID LINGG
Bäume
& die heilende Kraft des Waldes
KOSMOS

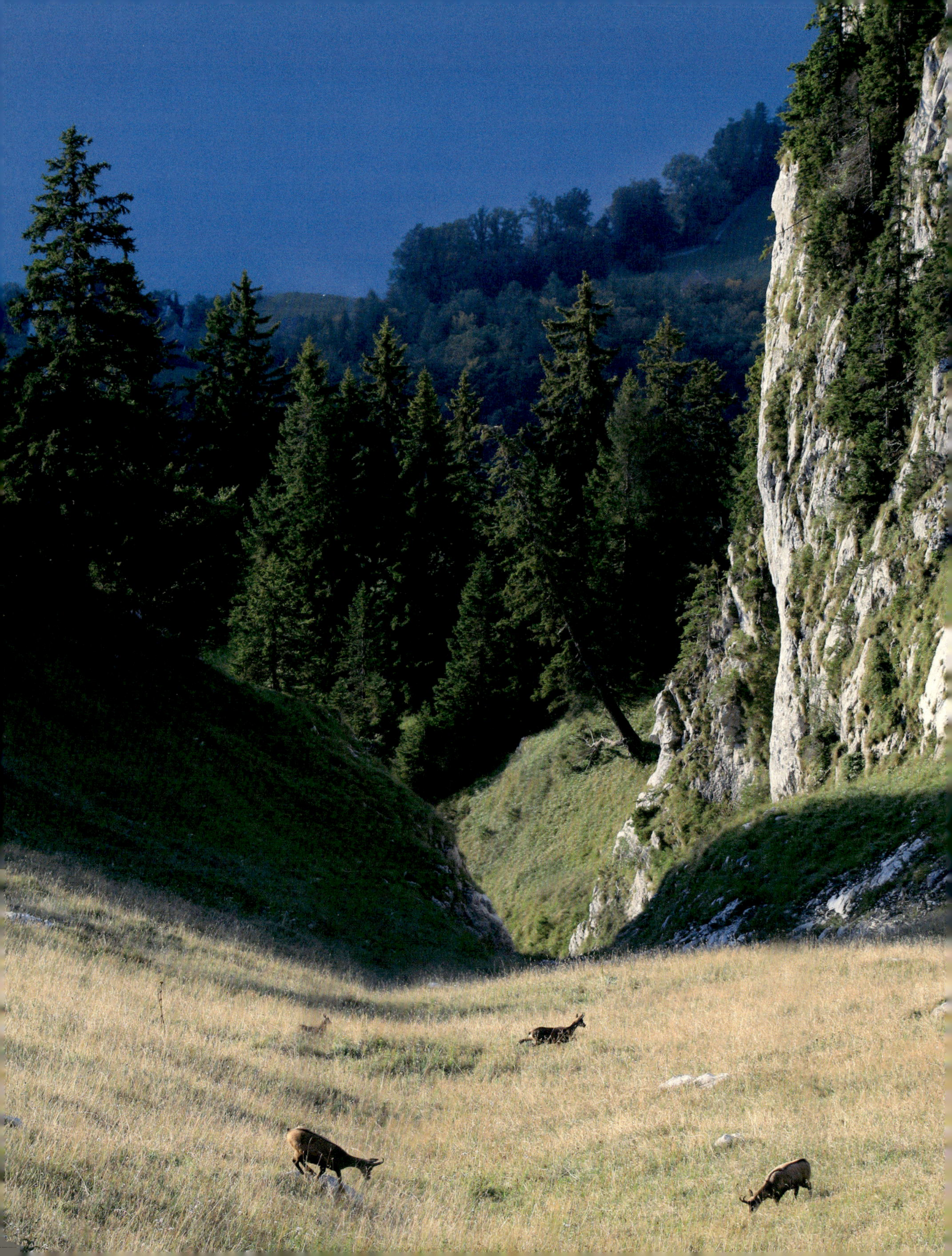

Inhalt

Wo immer wir Menschen hinkamen, sahen wir, dass die Bäume schon da waren und uns den Weg geöffnet haben. Das Wissen über die Weisheit und Heilkraft der Wälder, der Bäume, gewinnt immer mehr an Bedeutung für die Entwicklung und das Leben von uns Menschen. Die Allgäuer Heilkräuterfrau Adelheid Lingg führt uns in die tiefe Weisheit der Bäume und eröffnet Einblicke in den reichen Schatz der heimischen Baum-Heilkunde.

Die Bäume sprechen

Du hast den Raum eröffnet, endlich können wir zu Dir kommen, Dich in den Arm nehmen und lehren. Es gibt viele Möglichkeiten, uns zu betrachten. Doch von welchem Blickwinkel, von welcher Sicht aus Ihr uns auch anseht, eines bleibt immer gleich: **Wir lieben Euch.** Jahrtausende wart Ihr unmittelbar in uns beheimatet und Teil unserer Gemeinschaft, so ist auch heute noch das Wissen über die Weisheit und Heilkraft der Wälder, der Bäume, in jeder Eurer Zellen unlöschbar gespeichert. Es wird Zeit, den Reset-Knopf zu drücken und Euer Zellwissen von Verschleierung, Verschmutzung und Vernebelung zu reinigen, um wieder freien Zugang zur **Ur-Information des Lebens** zu bekommen.
Unsere Energiesysteme und die von Euch Menschen können sich nach wie vor verstehen und verständigen; wenn auch bei manchen von Euch die Erkenntnis nicht mehr bis ins Tagesbewusstsein dringt.
Unsere Zellen sprechen dieselbe Sprache wie Eure Zellen.
Du bist ein Teil des Waldes, ein Teil von uns, komm zu uns und gesunde. Lass Dich umarmen von meinen Wurzeln und kuschle Dich in das weiche Moos zwischen ihnen. Nie hast Du ein Bett gefunden von solch körpergerechter Form, von solcher Kraft und Zärtlichkeit. Ich wiege Dich in den Schlaf mit meinen Wurzelarmen und singe Dir dabei wispernd das Lied Deines Lebens. Ich träume Dich in die tiefe Weisheit der Erde und in die Weite des Sternenhimmels hinauf, schwebend, getragen vom Strom meiner fließenden Säfte.
Einst waren wir Verbündete aus einem **Stamm,** Könige, die eine **Krone** trugen. Nun ist es Zeit, sich wieder die Hände zu reichen und gemeinsam zu gehen – in das neue Morgenrot.
Wald, weise und alt – Mensch, Verbinder der Welten.

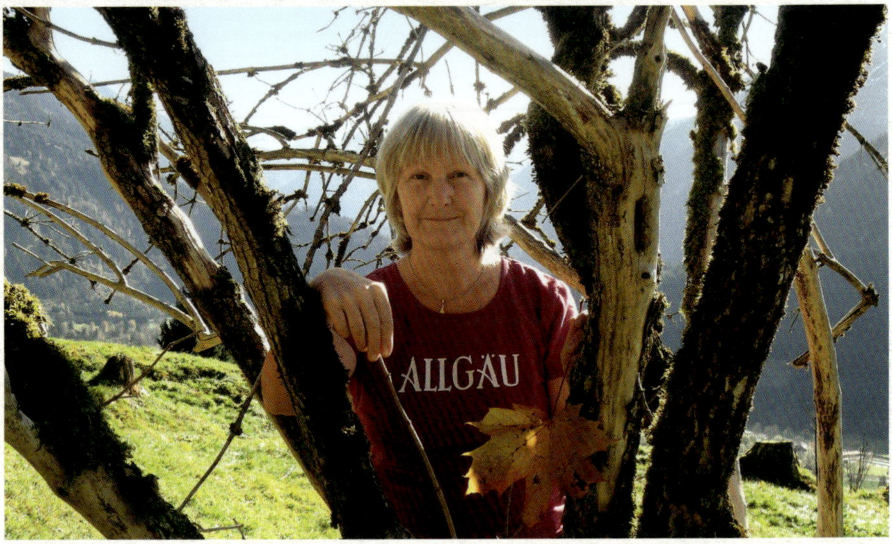

Holunder, die strahlende, alte Weise, lehrt uns aus tiefem Weisheitsschatz und öffnet die Wege.

Ohne Pflanzen kein Leben!

Als mich Adelheid darum bat, ein Vorwort für ihr neues Buch zu schreiben, war ich überrascht – ist es doch eher unüblich, dass einer Schülerin diese Ehre zu Teil wird. Von Anfang an beeindruckte mich Adelheids Art, Pflanzenwissen weiterzugeben, denn sie beschränkt sich nicht allein darauf, wissenschaftliche und botanische Inhalte zu vermitteln. Sie versteht es meisterhaft, Pflanzen als lebendige Wesen, Teil eines großen Ganzen, welches untrennbar auch mit uns Menschen verbunden ist, erfahrbar zu machen. Ihre Arbeit mit den Pflanzen ist nicht nur verbunden mit einer tiefen und aufrichtigen Liebe zu unseren grünen Freunden, sondern auch mit Ehrfurcht und Respekt für alles Lebendige in all seinen Ausdrucksformen. Dadurch verändert sich die Sichtweise auf die Natur und die natürlichen Vorgänge. Eine andere Art von Wahrnehmung und – wie Adelheid sagt: „für wahr nehmen" – eine andere Art von Berührung und Berührtsein begleitet einen auf seinem Weg und, wenn man es zulassen mag, auch bis in den Alltag.

Wie oft, wenn wir ins Freie treten, setzen wir unseren Fuß auf Pflanzen, ohne diese Tatsache überhaupt zu bemerken. Still und geduldig tragen und ertragen sie uns, wachsen und blühen unbekümmert weiter.

Über Bäume kann man nicht so einfach hinweggehen. Mit ihrer unübersehbaren Präsenz säumen sie unseren Weg, bilden Landschaften und Lebensräume – ob nun als Einzelwesen Baum oder in lebendiger Gemeinschaft als Wald. Wenn man sich darauf einlässt, einen Baum als lebendiges Wesen zu betrachten, dann kann man erahnen, warum man von Stammbäumen oder vom mystischen Baum des Lebens spricht.

Fest verwurzelt in der Erde, still in sich ruhend und gleichzeitig aufrecht, aufrichtig, strebt der Stamm dem Licht entgegen: seine Krone baumstark tragend, verästelt, wie mit Wurzeln im Himmel verankert. Trotzdem bleibt er beweglich, wenn er sich auch nicht fortbewegen kann, ist er alles andere als starr und doch geduldig standhaltend, standfest. Er tanzt im Wind und mit seinem Wuchs kann er sich wenden und nimmt seine charakteristische Form an. Im Rascheln und Flüstern seiner Blätter hörten unsere Vorfahren ein Raunen, worauf sie Runen in Buchenstäbe ritzten. Das Wort Buchstabe leitet sich davon ab.

Ohne Pflanzen kein Leben! Wir sollten uns diese Tatsache gelegentlich in Erinnerung rufen. Bäume und Pflanzen, das Leben an sich, sind weit mehr als die Summe der bereits erforschten und noch nicht erforschten Bestandteile. Leben lässt sich nicht besitzen, kaufen oder horten, es bleibt ein Geschenk, ein Geschenk des Augenblicks. Was lebendig ist, verändert sich: je lebendiger, desto schneller. Mit jedem Atemzug, jedem Pulsschlag kommt Veränderung und so ähnlich, wie es auch bleiben mag, ist nichts mehr genauso, wie es noch eben war. Aus diesem Grund ist es nur schwer möglich, für lebendiges Wissen Worte zu finden, geschweige denn zwischen zwei Buchdeckeln zu konservieren. Dennoch wird dieses Buch Ihnen wertvolle Informationen liefern und Sie dazu einladen, sich mit offenem Herzen auf unsere großen grünen Freunde, auf das Wunder des Lebens, einzulassen.

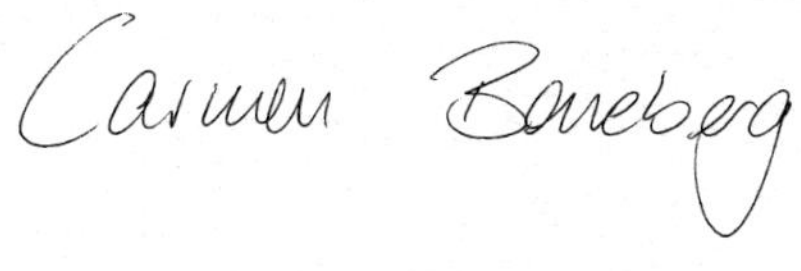

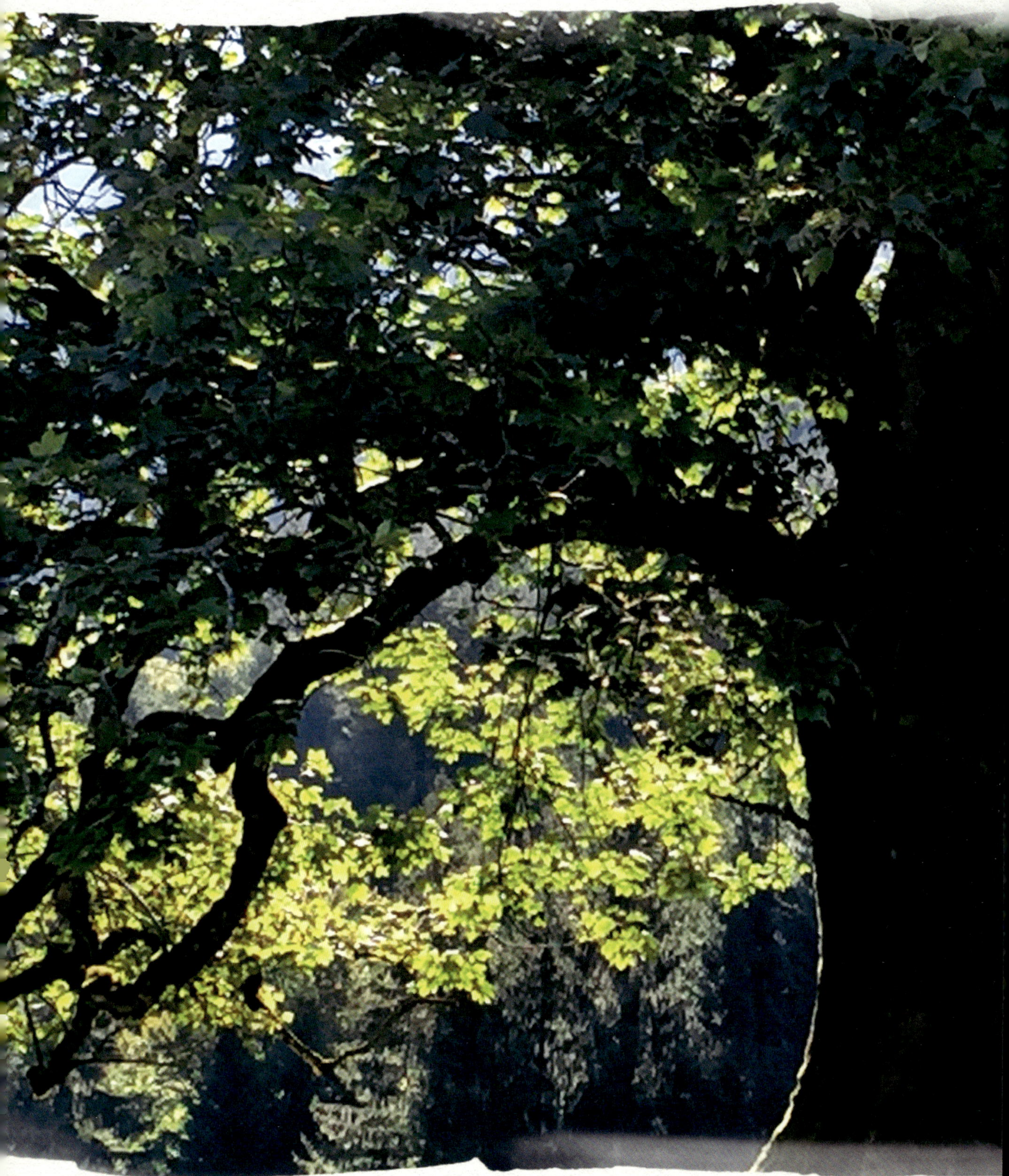

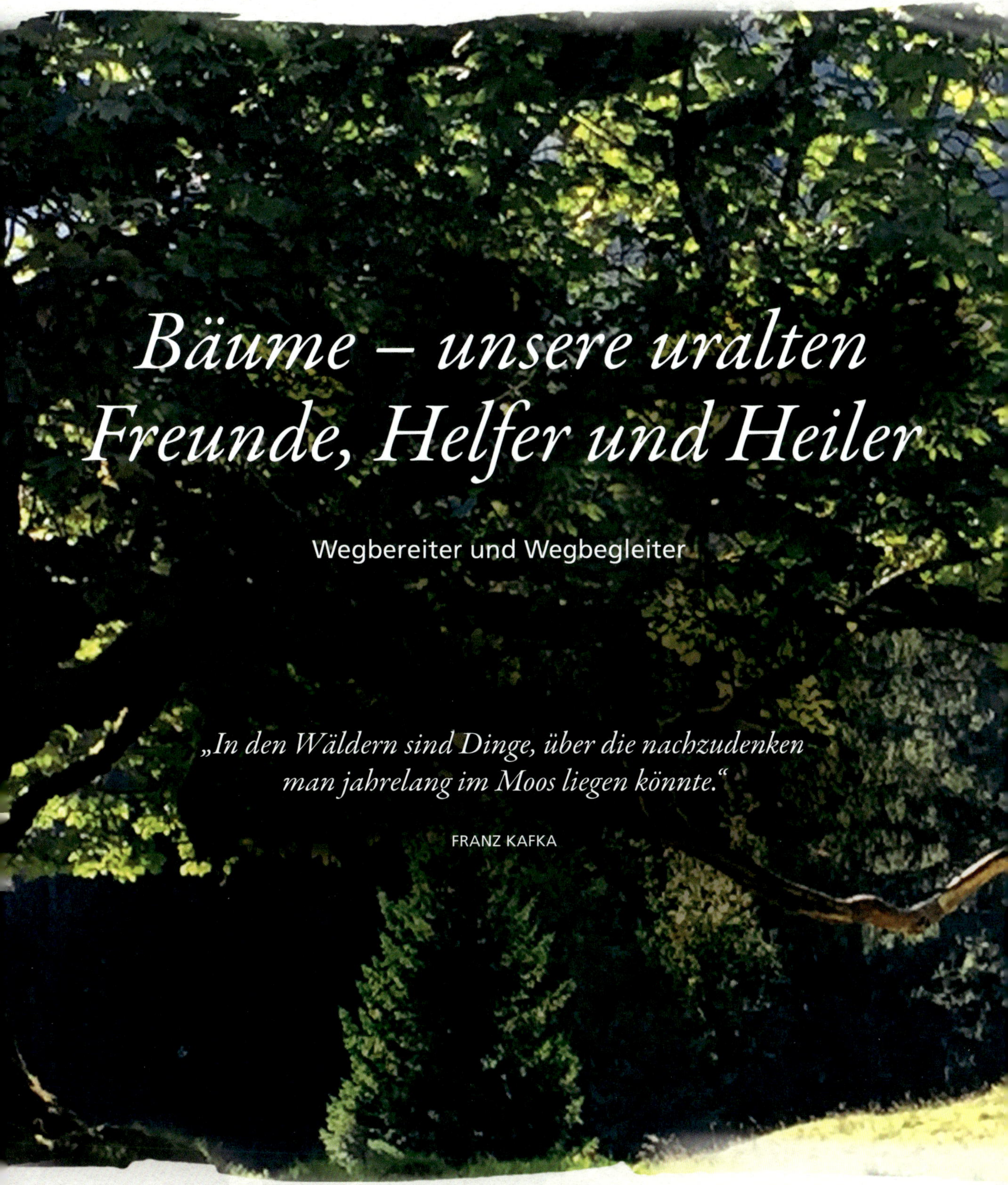

Bäume – unsere uralten Freunde, Helfer und Heiler

Wegbereiter und Wegbegleiter

„In den Wäldern sind Dinge, über die nachzudenken man jahrelang im Moos liegen könnte.“

FRANZ KAFKA

Bäume hüten die Urweisheit

— Vermittler zwischen Himmel und Erde

Bäume sind die Hüter unseres Ahnenwissens und waren schon lange Zeit vor uns auf diesem Planeten Erde daheim. Seit 320 Mio. Jahren gibt es Bäume hier auf der Erde, seit etwa 5,5 Mio. Jahren erst den Menschen. Bäume, diese uralten Geschwister, haben viel erlebt und durchgestanden und das Wertvollste als Erfahrung gespeichert. Mit Freude teilen sie diese Erfahrungen mit uns, nehmen uns bereitwillig an der Hand und zeigen uns Wege und Möglichkeiten auf. Wie Säulen stehen sie uns zur Seite in dieser Zeit der großen Veränderung und Wandlung. Sie unterstützen uns mit ihrem Wissen und geben uns Stärke und Halt.
Die ersten Bäume in grauer Urzeit waren großwüchsige Farne und Schachtelhalme, zum Beispiel der Schuppenbaum oder der Siegelbaum, die sich über **Sporen** fortpflanzten. Noch heute sehen wir diese Art der Fortpflanzung an den Farnen, Schachtelhalmen und am Bärlapp. Auch wenn sie im Moment äußerlich nur noch Bäume „en miniature" sind, haben sie nichts von ihrer inneren Größe eingebüßt. Einzig in Neuseeland und wenigen anderen Gebieten unserer Erde können wir sie noch heute in ihrer Baumgestalt bewundern.

VON DEN NACKTSAMERN ZU DEN LAUBBÄUMEN

Lange Zeit nach ihrer Entstehung in der Karbonzeit entwickelten sich die ersten Nacktsamer unter den Bäumen. Diese Waldbäume vermehrten sich über Samen, die die Nährstoffe für die Entwicklung des Keimlings bereithielten und ihn vor Austrocknung schützten. Auf diese Weise

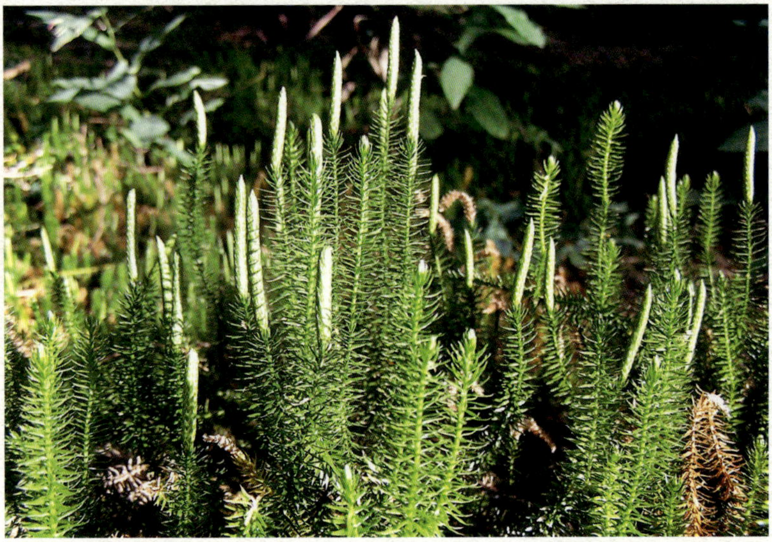

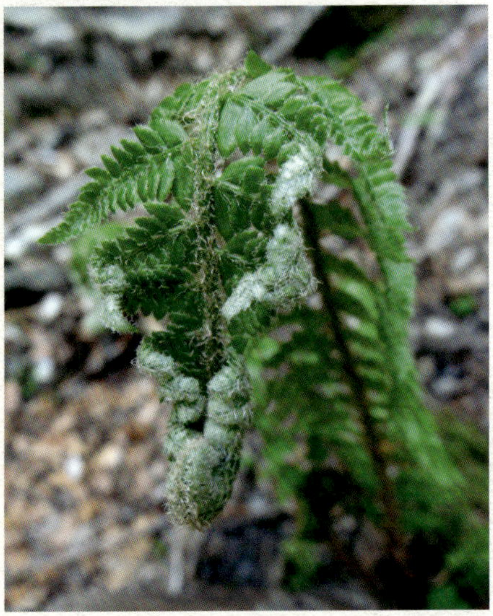

Aus den Anfängen der Erde bis in die Gegenwart tragen Bärlapp und Farne das Wissen der Bäume und begleiten unsere Entwicklung.

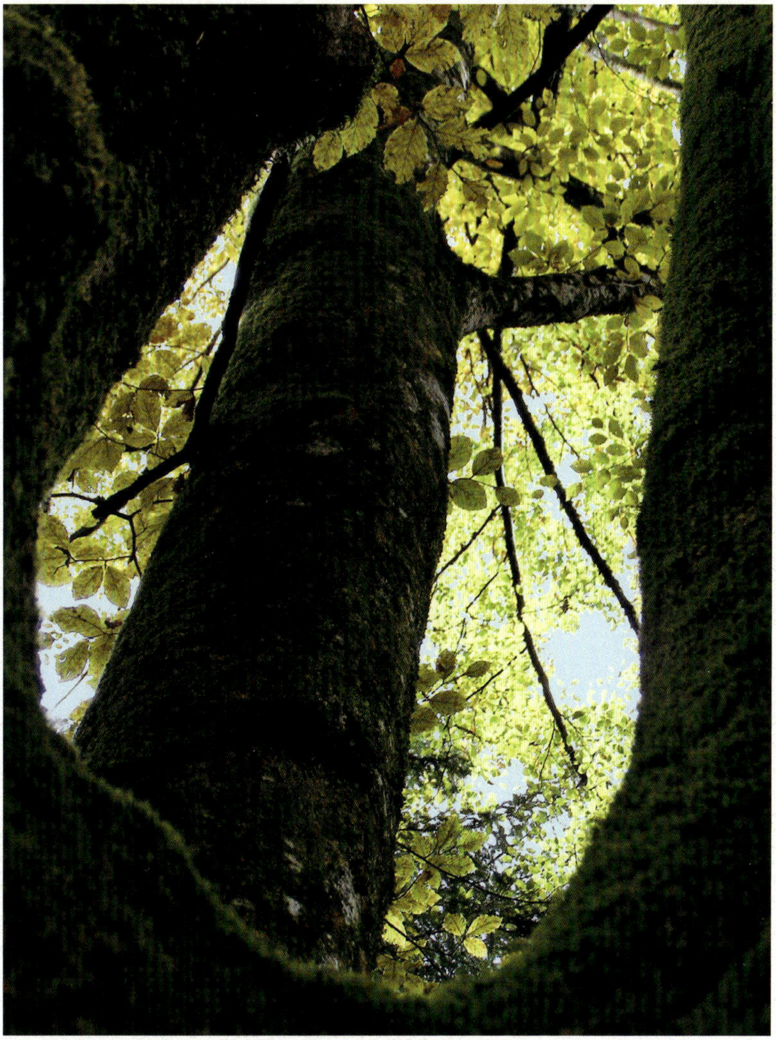

Sternenkraft und Sonnenlicht ist eingeschrieben in den Leib des Baumes.

konnten die Bäume die Feuchtgebiete, Sümpfe und Moore verlassen und ihren „Fuß" erstmals auf trockenes Land setzen. **Nadelbäume und der Ginkgo** waren die ersten Bäume an Land. Erst viel später, in der Kreidezeit, vor etwa 135 Mio. Jahren, entstanden die ersten Laubbäume wie Birken, Buchen, Erlen, Haseln, Ulmen und Weiden.

So lange sind sie schon hier, unsere Geschwister, die Bäume. Sie nehmen uns bereitwillig an die Hand, als Führer in den stürmischen Zeiten der Veränderung und teilen ihr Wissen und ihre Erfahrungen mit uns, wenn wir sie nur darum bitten. Jetzt, im Morgenlicht des kosmischen Tages, erwachen wir und die Erde aus einer Art Tiefschlaf und manches fängt uns zu „dämmern" an.

SAMMELPUNKTE HÖCHSTER ENERGIE

Wir erleben täglich eine Art beschleunigtes Dasein, ein schnelleres Verwirklichen aller Dinge. Sind wir in unserer Mitte, so behalten wir den Überblick über die Geschehnisse des Tages und die Geschehnisse unseres Lebens. Lassen wir uns aus unserer Mitte ziehen, jagen wir kopflos den Ereignissen hinterher und verausgaben uns sinnlos. Die alten Baumwächter erinnern uns dann wieder an einen gut verwurzelten Stand, einen starken Stamm und an eine gleichmäßige Krone.

Pflanzen und besonders Bäume sind Sammelpunkte höchster Energie und geben diese auch gerne weiter an uns Menschen und an andere Naturreiche. Sie erinnern uns daran, dass wir alle Energiewesen aus dem gleichen Stoff sind und dass wir alle aus der gleichen Quelle geschaffen und genährt werden.

In Bäumen pulsiert die schöpferische Urkraft der Liebe und des Lichts, rein und in besonders bewusster Art und Weise. Sie sind selbst ein Stück Form gewordenes Licht, in hoher Bewusstheit und Intelligenz. Sie sind Wegweiser für unsere geistige Entwicklung, durch die wir wieder in unseren gesunden Urzustand der Schöpfung eintreten.

Jede Baumart lebt und lehrt besonders eine **Qualität** der menschlichen **Ideale** und bringt uns diese auf direkte Art und Weise nahe. Bäume transformieren die

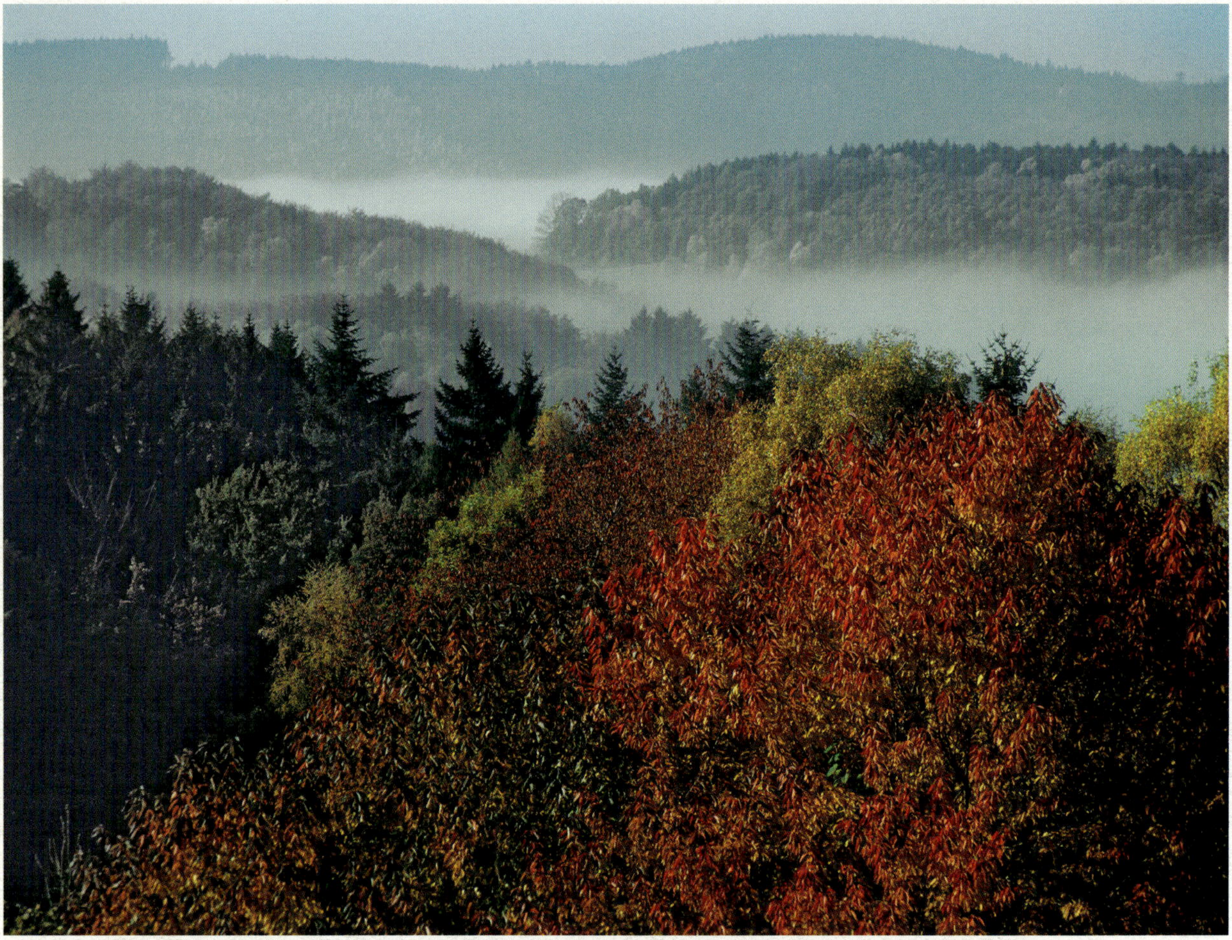

In der weiten Stille der Wälder klingt fortwährend das Lied der Heilung, hörbar nur für die Ohren des Herzens.

ihnen innewohnenden Qualitäten auch nach außen und können so mit uns und anderem Leben kommunizieren, indem sie bewusste Lichtpartikel (Biophotonenstrahlung) abgeben. Biophotonen sind winzige, leuchtende Energieteilchen, die von lebenden Zellen ausgestrahlt werden. Dieses biologische Licht ist sehr stabil und viel gleichmäßiger als unser bekanntes Licht. Dank ihres hohen Ordnungsgrades kann die Biophotonenstrahlung die Zellordnung anderer Lebewesen ordnen und auch Informationen übermitteln. So tritt der Baum mit uns in Verbindung, in Kommunikation, übermittelt uns seine Botschaft und ordnet „wie nebenbei" auch noch unser System. Er singt uns sein Lied von Rhythmus, Licht und Farbe. Licht ist von Natur aus magnetisch, anziehend und zieht deshalb Bewusstsein auf jeder Stufe an. So weckt ein Licht ausstrahlender Baum auch unsere Bewusstheit und lässt uns vieles wieder erkennen und verstehen.

Bäume sind perfekte Lehrer, einfach indem sie da sind und leuchten.

Zusätzlich spenden sie uns mit ihren Blättern und Früchten Nahrung höchster Güte. Baumfrüchte bestehen zu einem großen Teil aus reinem, gefiltertem Wasser, aus hoher Lichtenergie und aus weiteren Nährsubstanzen höchster Qualität.

Lebensbäume – Weltenbäume – Stammbäume

— Bewahrer und Lehrer

Der größte Teil Zentraleuropas war in der Vergangenheit von dichten Wäldern bedeckt. Das war die Heimat unserer Vorfahren. Die Kelten und Germanen verfügten über ein tiefes Wissen und eine innige Verbundenheit mit den Wäldern. Bäume waren ihnen heilig, galten als Bewahrer von Wissen und Erinnerung. Sie waren ihre Beschützer, Heiler und Lehrer.

OGHAM-ALPHABET

Noch heute erzählen die Bäume Geschichten in einer uralten Sprache, dem Ogham (keltisches Baumalphabet) oder in den Runenzeichen der Germanen. Die Buchstaben des Ogham-Alphabets wurden als Ritzzeichen in Holz oder Stein niedergeschrieben. Sie bestehen aus einem Längsstrich mit einem oder mehreren angesetzten oder kreuzenden Querstrichen. Jeder Buchstabe des Ogham-Alphabets steht für den Namen und die Kraft eines Baumes und seiner **Hauptzeit** im Jahr. In ihm spiegelt sich das Naturgeschehen wider, stecken die Weisheit und das Geheimnis der Zeit im Jahr, für die er steht. Mit der Veränderung von Zeit und Kultur veränderten sich auch oftmals Teile des Baum-Oghams. Manche Baumart nahm den Platz und den Zeitraum einer anderen ein. Während ihrer mindestens zwölfjährigen Ausbildung in den Wäldern mussten die Druiden (Wales) oder Ollaven (Irland) viele Formen des Ogham-Alphabets auswendig lernen, wie auch die gesamte Geschichte und Weisheiten der Völker, um kosmische Zusammenhänge und das Leben tiefer zu verstehen und zu begreifen.

Ogham-Alphabet
Keltischer Baumkalender

B	**Beth – Birke**	24.12.–20.1.
L	**Luis – Eberesche**	21.1.–17.2.
N	**Nion – Esche**	18.2.–17.3.
O	**Onn – Stechginster**	Frühlings-Tag-und Nacht-Gleiche
F	**Fearn – Erle**	18.3.–14.4.
S	**Saille – Weide**	15.4.–12.5.
H	**Huath – Weißdorn**	13.5.–9.6.
D	**Duir – Eiche**	10.6.–17.7.
U	**Ura – Heide**	Sommersonnenwende
T	**Tinne – Stechpalme**	18.7.–4.8.
C	**Coll – Hasel**	5.8.–1.9.
Q	**Quert – Apfelbaum**	2.9.–29.9.
E	**Edhadh – Espe**	Herbst-Tag-und-Nacht-Gleiche
G	**Gort – Efeu**	30.9.–27.10.
Ng	**Ngetal – Besenginster/Farn**	28.10.–24.11.
Ss	**Straif – Schlehe**	Samhain 1.11.
R	**Ruis – Holunder**	25.11.–21.12.
I	**Iwaz – Eibe**	Wintersonnenwende
A	**Ailim – Kiefer/Tanne**	23.12.
Ph	**Phagos – Buche**	das ganze Jahr hindurch

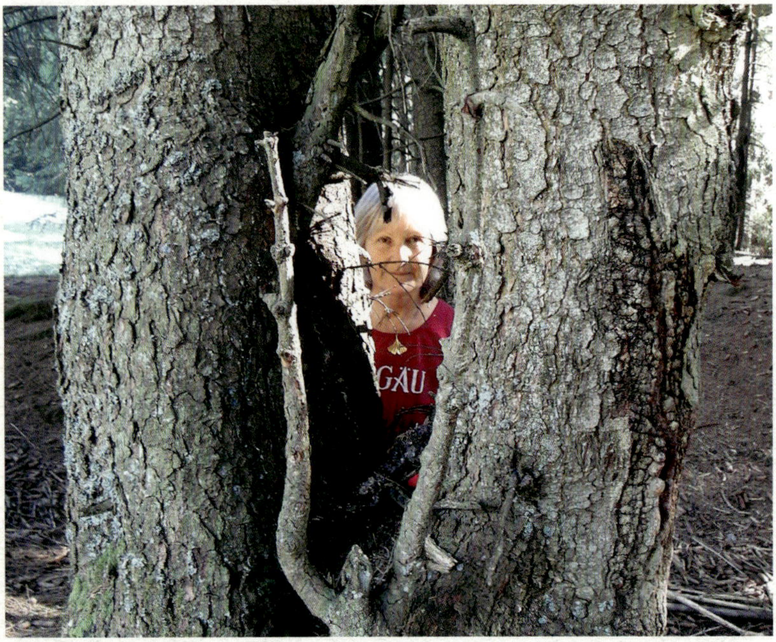

Geborgen in der Urheimat „Baum" – wesensgleich

Wiege, Bett, Tisch, Stuhl und Behausung, wärmen uns durch ein knisterndes Holzfeuer und garen unsere Nahrung. Sie spenden uns mit dem Feuerschein Licht und nicht selten auch Erleuchtung. Sie bieten Schutz in Form von heckenartigen Einfriedungen. Waffen und viele Kunst- und Gebrauchsgegenstände erhalten wir durch ihr Holz.

BAU-M-WERKE

Bau-m-werke begeistern uns auch heute noch und lehren uns mehr als göttliche Architektur. Bäume begegnen uns in Form unseres Stammbaumes, unserer Kultur- oder Volkswurzeln. Sie geben uns

BÄUME SCHENKEN UNS SPRACHE UND SCHRIFT

Unsere Buchstaben wurden geboren aus Buchenstäben. Das Raunen des Windes, das Wispern der göttlichen Weisheit im Baum, formte sich zu Runen, zu Botschaften und Worten für uns Menschen. So ermöglichen uns die Bäume Kommunikation zwischen dem Göttlichen und dem Irdischen, aber auch Kommunikation von Mensch zu Mensch.
Baum – Bomm – Bom – Baam ist ein Wortstamm, den wir in jeder Sprache fin-

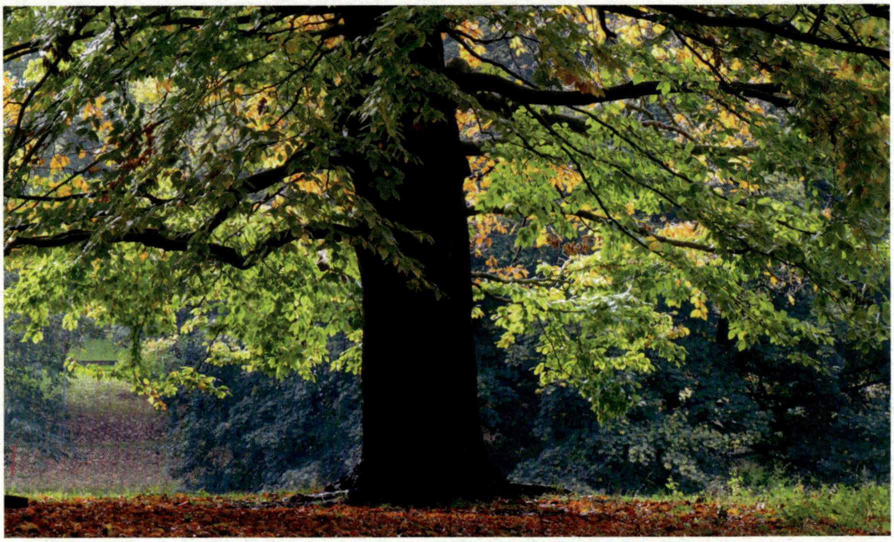

Im Schutz des Baumraums gebiert sich das Unsichtbare in die Erdenwirklichkeit.

den, so auch in der Ursprache, dem Matmarie. Wie könnte es auch anders sein, da unsere Sprache und unsere Schrift aus den Bäumen geboren wurden.

LEBENSLANGE BEGLEITER

Bäume begleiten uns durch unser ganzes Leben. Als Säugling werden wir in einer Wiege aus Holz in den Schlaf gewiegt, unser Bett besteht meist aus dem Holz eines Baumes und unser letztes Bett ist auch aus Holz. Im Wald finden wir Schutz, Wasser und Nahrung. Im Wald wurde gelehrt und gelebt. Im Walisischen heißt *wydd* Wald (Wissen, Weisheit). Der weise Mann ist der *darwydd,* der Druide. Bäume sind Sender und Empfänger, Säulen, die die Wirklichkeit der Erde in den Himmel wachsen lassen und die Weisheit des Himmels tief in die Erde leiten. Sie sind Vermittler zwischen Himmel und Erde und mit ihrem Stamm aufrecht und stark. Auch wir haben einen Stammbaum, von dem wir ein Spross sind, wir haben Ahnenwurzeln, Volkswurzeln, Haarwurzeln und Zahnwurzeln.

Bäume machen uns frei von Stress und Sorgen und lassen uns unsere eigenen Wurzeln und unsere Himmelsantennen wieder spüren. So ist es auch nicht verwunderlich, dass sie uns immer noch als Ritualbäume durch die Krafttage des Jahres führen und mit ihrem Holz die Jahreszeiten-Feuer nähren. Das Element Holz (Leber) nährt das Element Feuer (Herz), so heißt es in den körperlichen Elementarfunktionen nach der taoistischen Tradition. Das Element Äther-Holz ist die „Mutter“ des Elementes Feuer, welches das Herz regiert. Deshalb nähren die Bäume und ihre Hölzer in uns auch das Feuer der Begeisterung.

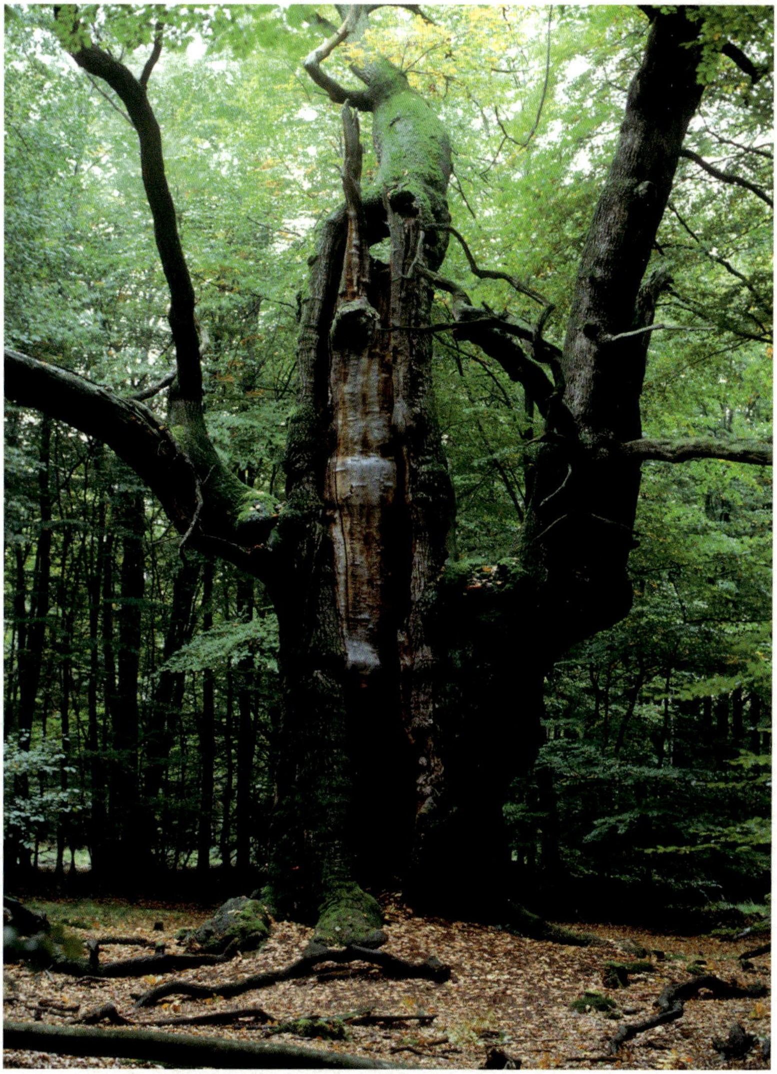

Der Grüne Mann, Jack in the Green, Pan oder Freyr

Bäume in der Mythologie

- Buddha wurde unter einem Feigenbaum, dem Bo-Baum, geboren, unter dem er später auch Erleuchtung erfuhr.
- Der Göttervater Zeus liebte die Eiche, seine Frau Hera den Granatapfel. Apollon war tief verbunden mit dem Lorbeerbaum und Freya mit der Linde.
- In einer altkeltischen Sage war der erste Mann eine Erle und die erste Frau eine Eberesche. In einer germanischen Sage bestand das Paar aus Esche – Askr und Ulme – Embla, die Frau.

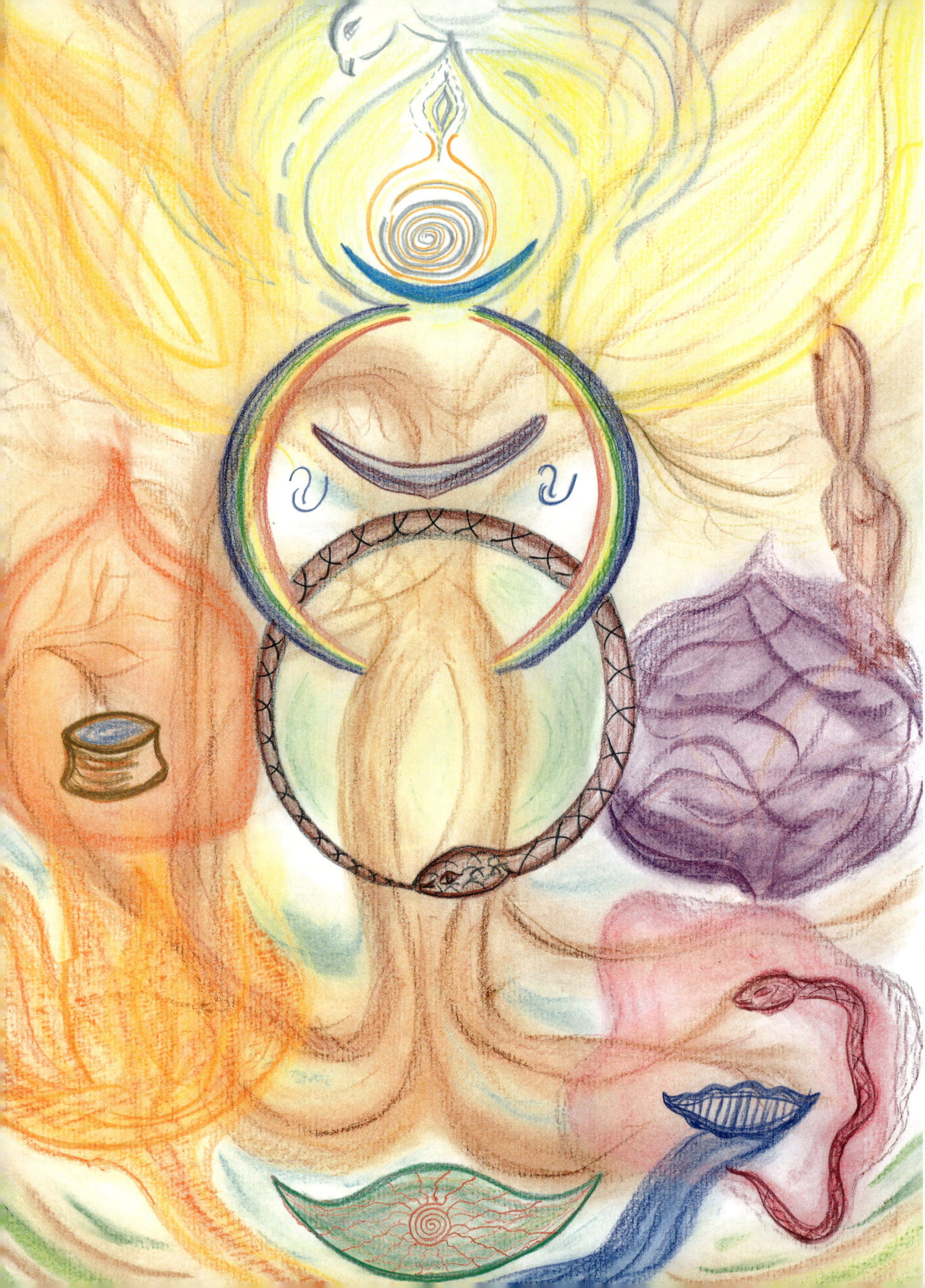

Yggdrasil

„Ich bin der Baum, der alle Welten trägt,
der Leben spendet, nimmt und neu gebiert,
verwurzelt steht und doch durch Räume führt,
ein Wesen wohl, das alle Zeiten wägt.

Ich träumt' die Welt aus Feuer und aus Eis
und web' ein Netz, das Alles in sich hält,
Naturgewalten und auch Götter stellt,
mit allen Wesen in den Weltenkreis.

Ich bin der Brunnen, der Erinnerung bewahrt,
die Quelle, die der Nornen Wirken sprüht.
Ich bin das Wachstum, das zu Sternenweisheit führt,
und Düsternis, die sich zu Wahrheit klart.

Ich hüte Meere, Länder, weit und still,
den Adler und die Schlange – Sonne, Mond –,
der in der Krone, in den Wurzeln wohnt,
stets wandelnd bleib' Ich, der Ich bin: YGGDRASIL."

ADELHEID LINGG

Wunderwerk Wald

— Heilung und Erneuerung im grünen Dom

Der Wald mit seinem Blätterdach bietet ein ganz spezielles Heilklima. Hier fühlen wir eine höhere Luftfeuchtigkeit, eine angenehme Kühle im Sommer und eine behütende Wärme im Winter. Eine sanfte Lichtqualität und wenig Wind herrschen im grünen Dom des Waldes und halten uns weitgehend frei von Staubbelastung und elektrischer Überspannung. Ein Waldspaziergang führt uns abwechselnd durch Schatten und Licht, durch Kühle und Wärme. Diese anregenden Wechsel stärken unser Immunsystem und machen uns gesund und kräftig. Bäder und Kurorte wurden aus diesem Grund in Waldgebieten errichtet. Sanft und federnd lässt es sich auf Waldpfaden gehen und Gelenke und Wirbelsäule genießen das Gehvergnügen auf dem weichen Waldboden.

Wald ist für Mensch und Tier ein Synonym für Gesundung und Heilung. Die natürlich gewachsene Harmonie eines Mischwaldes heilt unsere Seele beim Verweilen im Wald. Die Wald-Atmosphäre fördert die Ausschüttung von Glückshormonen im Körper und aktiviert unseren Stoffwechsel.

„Wenn du rot siehst,
geh' in den Wald."

ADELHEID LINGG

ALLES IM GRÜNEN BEREICH

Bei der Fotosynthese der Bäume werden vorwiegend der rote und gelbe Anteil des Lichtes genutzt. Der Baum absorbiert das

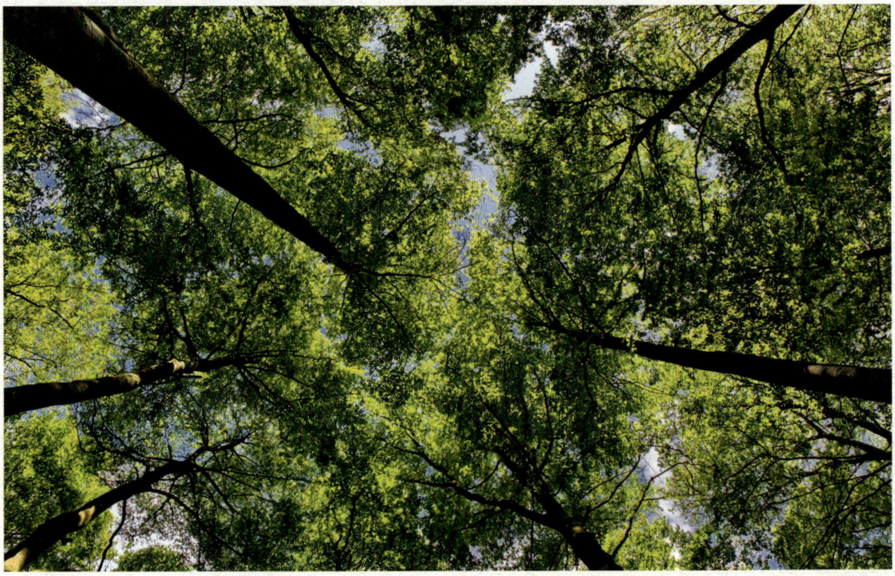

Die Hohe Schule der Verwandlung von Licht in Materie

Licht von Rot bis Infrarot und von Violett bis Ultraviolett. Das grüne Blatt des Baumes nutzt dabei den roten Teil des Farbspektrums, um Kohlendioxid aufzunehmen. Dieses spaltet es und benutzt den Kohlenstoff zum Wachsen. Aus Licht, Wasser und Kohlendioxid entstehen in einem chemischen Prozess Sauerstoff und Glukose. Der Sauerstoff wird ausgeatmet. Der grüne Teil des Farbspektrums wird reflektiert – daher erscheinen uns Blätter in der Farbe Grün. Welche kostbaren Lebensgeschenke für uns, **Sauerstoff** und **Grünkraft**!

Kein Tier, kein Mensch könnte gedeihen ohne das Pflanzenreich, ohne die Bäume. Dieses wunderbare Grün, in all seinen Nuancen, trägt der Wald als Kleid und reflektiert es auch noch als Farbschwingung. Bei einem Spaziergang im Wald können wir geradezu baden im Grün. Grün gilt neben Rosa und Gold als Farbe des Herzchakras und befindet sich beim Regenbogen, wie auch im Farbspektrum, in der Mitte. Es ist fähig auszugleichen zwischen oben und unten, zwischen kalt und warm. Es beruhigt unser sympathisches Nervensystem und entspannt unsere Blutgefäße. Beim Waldaufenthalt kann sich ein erhöhter Blutdruck wieder in die Norm einschwingen und die Herzfrequenz beruhigt sich. Dies konnten asiatische Wissenschaftler belegen.

Natur-Grün wirkt, wie Hildegard von Bingen sagte, vielfältig Segen spendend für uns Menschen, was sie wohl zum Verfassen ihrer Hymne an das Grün – „Viriditas, die göttliche Grünkraft" – bewegte: „Geh einfach ins Grün der Natur, ins Grün des Waldes und du wirst Heilung erfahren, allein indem du dort bist und atmest", so riet Hildegard den Menschen.

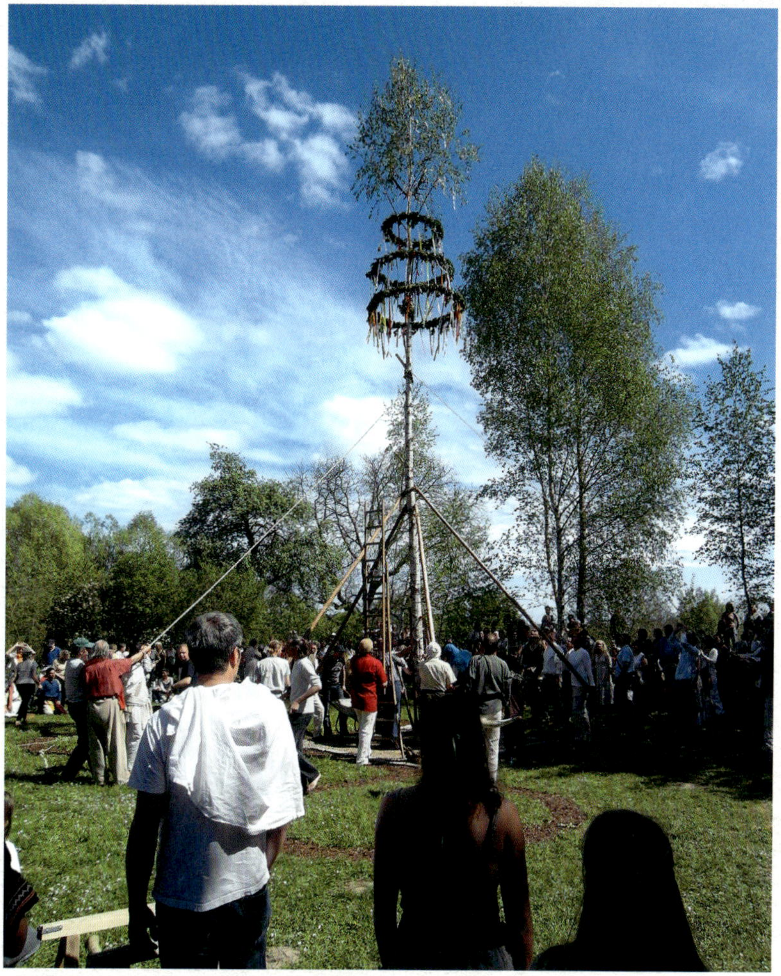

Erhebe die Mitte und tanze das Leben!

Grün heilt uns an Körper, Seele und Geist

Grün hat entzündungswidrige und immunmodulierende Wirkung. Es regt gesundes Wachstum von Muskeln und Gewebe an. Es stimuliert die Hypophyse und stärkt unser Gefühlsleben, es balanciert sogar unseren Ätherkörper aus. Man könnte Grün zu Recht als Allheilmittel bezeichnen, ist es doch die Farbschwingung, mit der Raphael, der große Heilerengel, arbeitet.

Grün füttert uns geradezu mit regenerierender Kraft und baut uns bei Erschöpfung und Stress wieder auf. Allein durch

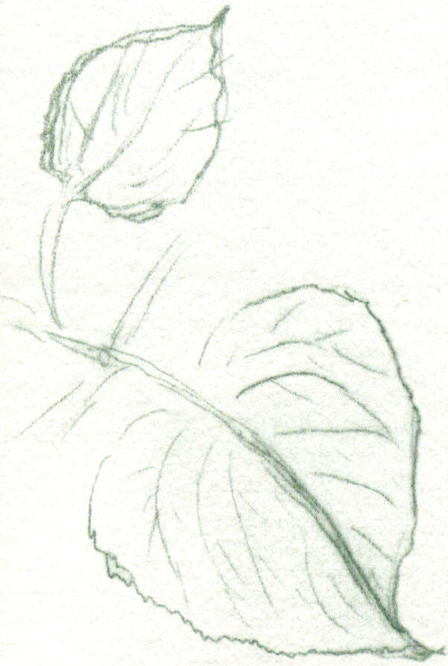

einen Spaziergang im Wald wird das Stresshormon Cortisol abgebaut. Dies konnten japanische Wissenschaftler anhand von Speichelproben nachweisen. Runterfahren, zur Ruhe kommen, durchatmen können – wer wünscht sich das nicht? Das ist heilsame Medizin pur. Jeder Aufenthalt im Wald aktiviert unser Immunsystem. Es werden mehr und kraftvollere „Killerzellen“ – eine Form der „Abwehr-Polizei“ der weißen Blutkörperchen – gebildet und auch mehr „Antikrebsproteine“ konnten im Blut nachgewiesen werden. Kostenlos und einfach so können wir es genießen, das Schönheits- und Gesundheitszentrum Wald.

„Du heiliges Grün
stärkst mir Körper und Sinn,
nährst meinen Leib, meine Seele,
auf dass ich die Mitte nicht fehle.
Dein Klang – das ist Leben,
deine Anwesenheit – Segen.“

ADELHEID LINGG

Hildegard von Bingen empfahl zur Stärkung unserer Augen, einfach eine ganze Weile auf eine naturgrüne Wiese oder einen naturgrünen Wald zu schauen, ohne dabei zu zwinkern, so lange, bis die Augen zu tränen anfangen. Dies führt zu einer Reinigung und Kräftigung der Augen und unserer Sehkraft. An jedem Computer-Arbeitsplatz sollte die Möglichkeit bestehen, ab und zu einen Blick vom Bildschirm weg – durch ein Fenster ins Grüne – zu tun. Ist dies nicht möglich, so bietet es sich an, ein Bild, gemalt aus Naturfarben in Grüntönen, an die Wand zu hängen, das ab und zu betrachtet werden kann, um den Augen Ruhe und Erholung zu gönnen.

REGENERATION UND MEDIZIN-WALD

In einer „Fensterstudie“ dokumentierte Professor Ulrich in den 80er-Jahren des letzten Jahrhunderts an der H & M Universität in Texas die Rekonvaleszenz von Patienten nach einer Operation. Die Studie ergab, dass die Genesung frischoperierter Menschen in einem Zimmer mit Blick auf den Wald oder auf einzelne Laubbäume schneller voranschritt und diese weniger Medikamente und Schmerzmittel brauchten als Patienten in einem Zimmer mit Blick auf eine Hauswand oder Steinmauer. 2012 wurde in Japan ein medizinischer Forschungszweig ins Leben gerufen, der sich „Forest Medicine“ nennt. Seitdem gewinnt das Wissen über die heilende „Medizin Wald“ immer mehr an Bedeutung.

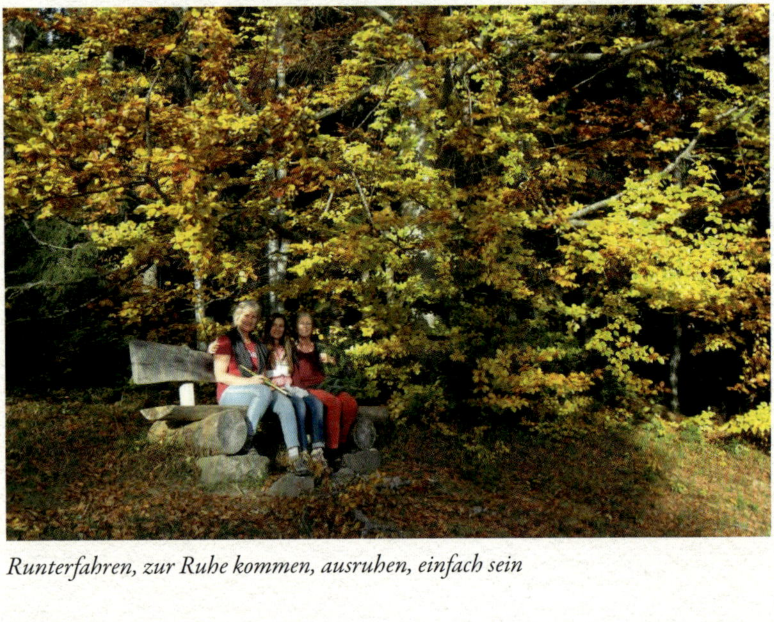

Runterfahren, zur Ruhe kommen, ausruhen, einfach sein

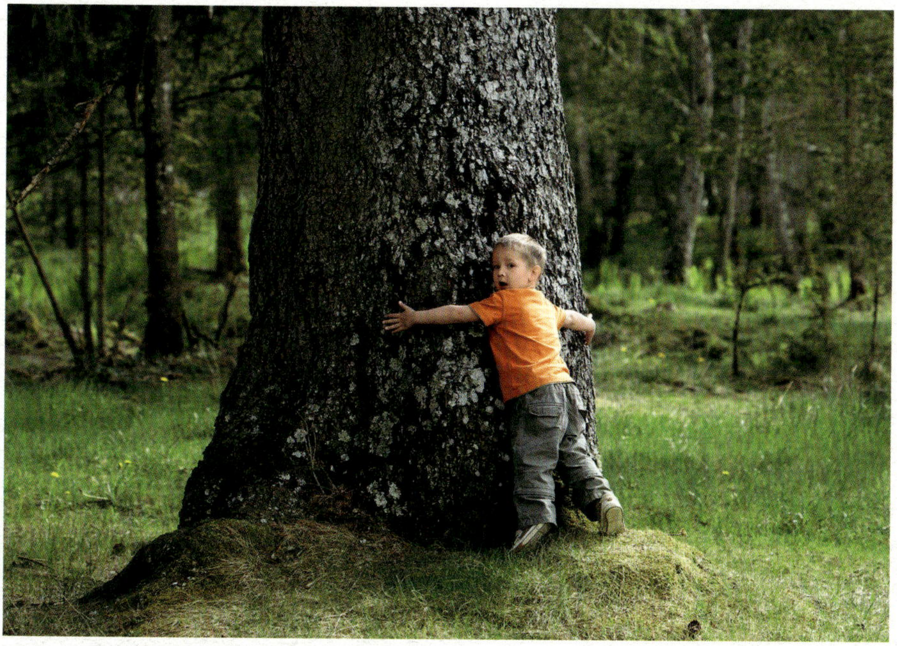

Begreifen und ergriffen werden – mein Bruder Baum

GRÜNE SCHULE

Im kleinen Dorf meiner Kindheit waren drei Jahrgangsstufen in einem Klassenzimmer untergebracht und wurden von einer wunderbaren Lehrerin unterrichtet. Unser Unterricht fand zu einem großen Teil in der Natur statt, begleitet von Musik und Märchen. Bäume – von der Pflanzung, über die Pflege bis hin zu ihrem Holz, das uns im Klassenzimmer Wärme und Gemütlichkeit spendete, – waren ihr ein besonderes Anliegen. Als wir in die Sammelschule im nächst größeren Ort kamen und sich die Frage des Übertritts in weiterführende Schulen stellte, wurden sechs Schüler ausgewählt. Vier davon aus unserem kleinen Ort und das, obwohl bei den meisten Erwachsenen die Meinung herrschte, wir hätten keinen effektiven Unterricht genossen.

In der zweiten Hälfte des letzten Jahrhunderts hat Professor Stephen Kaplan, Psychologe an der Universität von Michigan/USA, nachgewiesen, dass Spaziergänge und Aufenthalte in der Natur die Aufmerksamkeit und die Aufnahmefähigkeit der Schüler deutlich erhöhen können.

Der Heiler „Wald "ordnet unsere Köper- und Gehirnfrequenzen. Er hilft uns, die rechte und die linke Gehirnhälfte zu verbinden, zu synchronisieren. Er führt uns in den Alpha-Frequenzbereich der Wachheit und gleichzeitigen Entspannung, der sonst nur in der Meditation oder im Augenblick des Einschlafens oder Aufwachens erreicht werden kann. Dies hatte unsere Lehrerin damals wohl allein durch Herzensweisheit erfasst und auch praktiziert. Uns Schülern blieb zeitlebens Freude am Lernen erhalten. Die Freude und Begeisterung am Lernen in der Natur und besonders im Wald ist das beste Geheimrezept für erfolgreiche Schüler und Erwachsene.

Vor 20 Jahren betreute ich eine Grundschulklasse, die eine Woche am Stück „Waldunterricht" genehmigt bekommen hatte. Wie lebendig und mit wie viel Elan waren die Schüler dort bei der Sache.

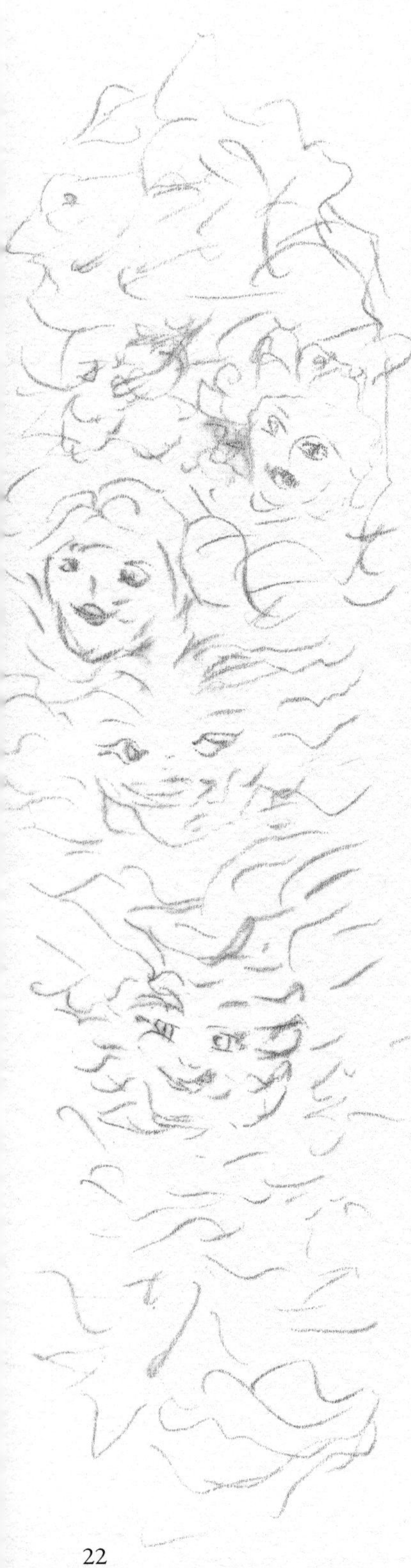

Besonders die lernschwachen Schüler oder jene, die als sehr unruhig bis verhaltensauffällig galten, glänzten plötzlich durch befreite Begeisterung und die Freude an ihrem Lernerfolg.
Grün, so wissen wir inzwischen, ist ein energetisches Beruhigungsmittel bei geistiger, nervlicher und muskulärer Überspannung. Gleichzeitig stärkt es unsere Wachheit und unsere Konzentration. Patrik Grahn, Professor an der Universität SLU Alnarp in Schweden konnte nachweisen, dass gesunde Natur- und Waldräume den dort spielenden und lernenden Kindern eine bessere körperliche Koordination und eine deutlich bessere Konzentrationsfähigkeit bescherte. Dies wussten und praktizierten schon unsere Vorfahren, die Kelten. Sie bildeten ihre Druidenpriester und Barden in heiligen Hainen aus.

„Atme, denn nur atmend bist
du Mensch.
Das Einzige, worauf du dich hier
auf der Erde hundertprozentig
verlassen kannst, ist,
dass du einatmest und dass
du ausatmest.
Solange du hier auf der Erde lebst,
atmest du,
so atme, denn nur atmend bist
du Mensch.“

ADELHEID LINGG

WÄLDER – GRÜNE LUNGE DER ERDE

Bäume sind Bindeglieder zwischen den Elementen Erde und Luft, zwischen Geomantie und Aeromantie. Könnten wir Luft in Dosen kaufen, wäre Waldluft bestimmt der Renner. Frisch gewaschen und reich an Sauerstoff, gesättigt mit heilsamen Stoffen und Botschaften umschmeichelt sie unsere Nase mit aromatischen, harzigen, würzigen Düften. Wo gibt es ein sinnlicheres Männerparfüm gratis als bei der Waldarbeit? Wann riecht Frau fruchtiger und wärmer als nach dem Waldbeerensammeln?
Der Wald kann leben ohne uns Menschen, doch wir nicht ohne ihn. Dennoch sind wir ein Team, Baum und Mensch. Wir atmen Kohlendioxid aus und der Baum nimmt es in seinen Stoffwechsel auf. Er atmet Sauerstoff aus und wir nehmen ihn in unseren Atemkreislauf auf. Der Wald reflektiert Grün und verspeist Rot. Wir nehmen Grün auf und senden Rot aus.
Bäume saugen mit ihren Würzelchen mineralhaltiges Wasser aus der Erde und leiten es über ihre Wurzeln zum Stamm. Dort steigt es durch die Kapillaren bis in ihre Blätter, als Helfer für die Fotosynthese. Gleichzeitig assimilieren die Blätter Nahrung aus der Luft, die sie zu Eiweiß, Zellulose und Zucker umbauen. Durch diese Stoffwechselvorgänge produzieren die Bäume den für uns lebensnotwendigen Sauerstoff und geben dabei Wasserdampf an die Luft ab. Beste sauerstoffreiche, frischgewaschene Atemluft für uns. Eine hundertjährige Buche verbraucht täglich etwa 2,3 kg Kohlendioxid und produziert damit etwa 1,7 kg Sauerstoff. Im Jahresverlauf produziert dieser alte

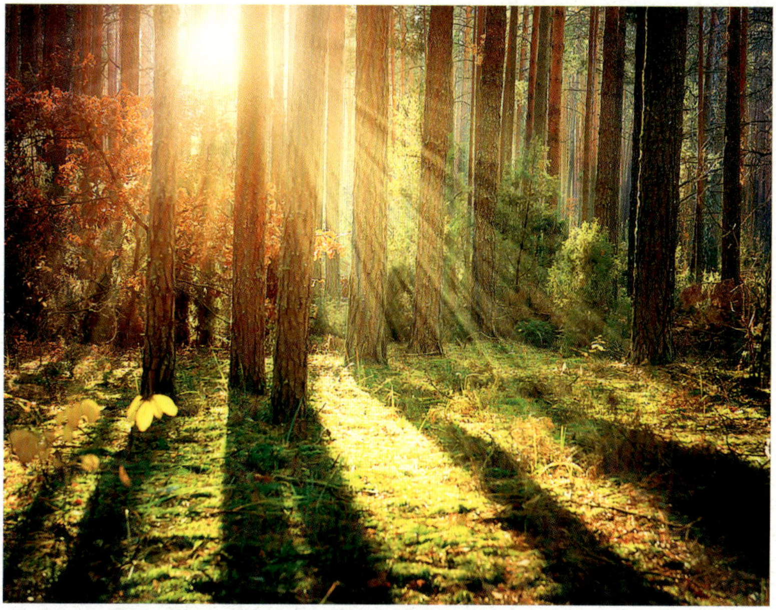

Im Heilraum Wald strömt göttlicher Atem in unsere Zellen.

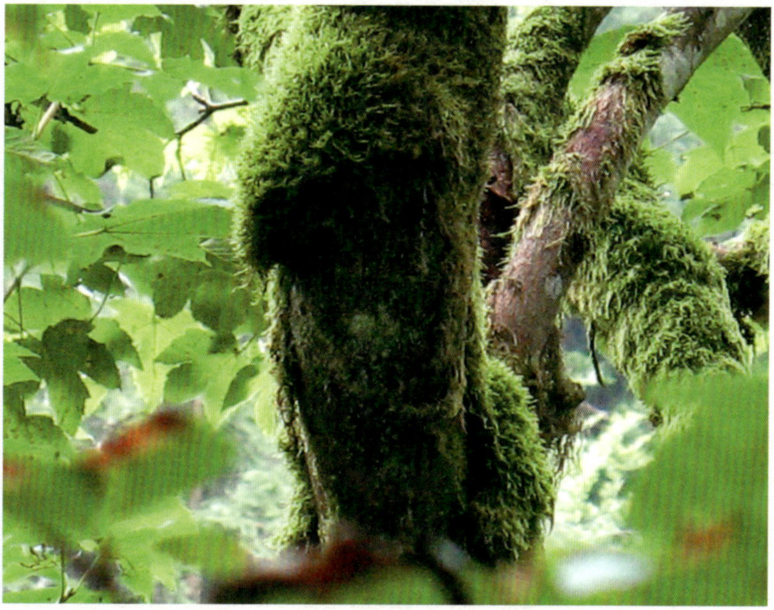

Ich nehme dir deinen Stress ab und lege den Mantel der Heiterkeit um dich.

Baumbruder mit seinen 1 600 m² Blattoberfläche so viel Sauerstoff, dass er den Jahresbedarf von zehn Menschen zur Verfügung stellen kann. Eine Meisterleistung und ein großes Geschenk für Tier und Mensch. Weit und frei werden unsere Lungen und Bronchien und gesunden an der heilsamen Waldluft – reich gesättigt an Sauerstoff und an ätherischen Ölen, die unsere Atemwege durchspülen. Mehr noch atmen wir mit der Waldluft ein: Phytonzide (antibiotisch wirkende Stoffe), heilkräftige Terpene und andere bioaktive Substanzen, die unser Immunsystem aktivieren und stärken. Dieser heilsame „Waldluftcocktail" strömt uns über unsere Hautporen und über unsere Atmung zu. Phytonzide und Terpene wirken kräftigend auf unser Abwehrsystem und erhöhen die Zahl und die Aktivität unserer Killerzellen, zudem senken sie den Adrenalin- und Noradrenalin-Gehalt im Blut und programmieren so unser Hormonsystem auf **„Stress auflösen"!**
Die Waldmediziner Naoguki Matsiu und Tatsuro Ohira aus Japan erforschten, dass Nadelbäume wie Fichte, Tanne, Kiefer, Wacholder, Lärche, Zeder, Pinie und Zypresse besonders viele ätherische Öle mit Terpenen über ihre Nadeln ausatmen. Gefolgt von Laubbäumen wie Buche, Eiche, Birke, Hasel und anderen, die diese Stoffe über ihre Blätter freisetzen. Nadeln und Blätter, aber auch Borke, Rinde und Wurzeln der Bäume atmen Terpene aus, ebenso das Unterholz, die Farne, die Kräuter und das Moos. Ja selbst die bereits zu Waldhumus verwandelte Bodenschicht des Waldes beschenkt uns noch mit heilkräftigen Stoffen.
Die höchste Konzentration der heilwirkenden Terpene befindet sich mit uns auf Augenhöhe, also ein bis zwei Meter über dem Waldboden. Sie durch- und umspült unseren Leib beim Waldspaziergang im Idealmaß. Besuchen wir den Wald bei neblig-feuchtem Wetter oder nach einem Regen- oder Gewitterguss, ist der Heilstoffanteil der Waldluft noch einmal

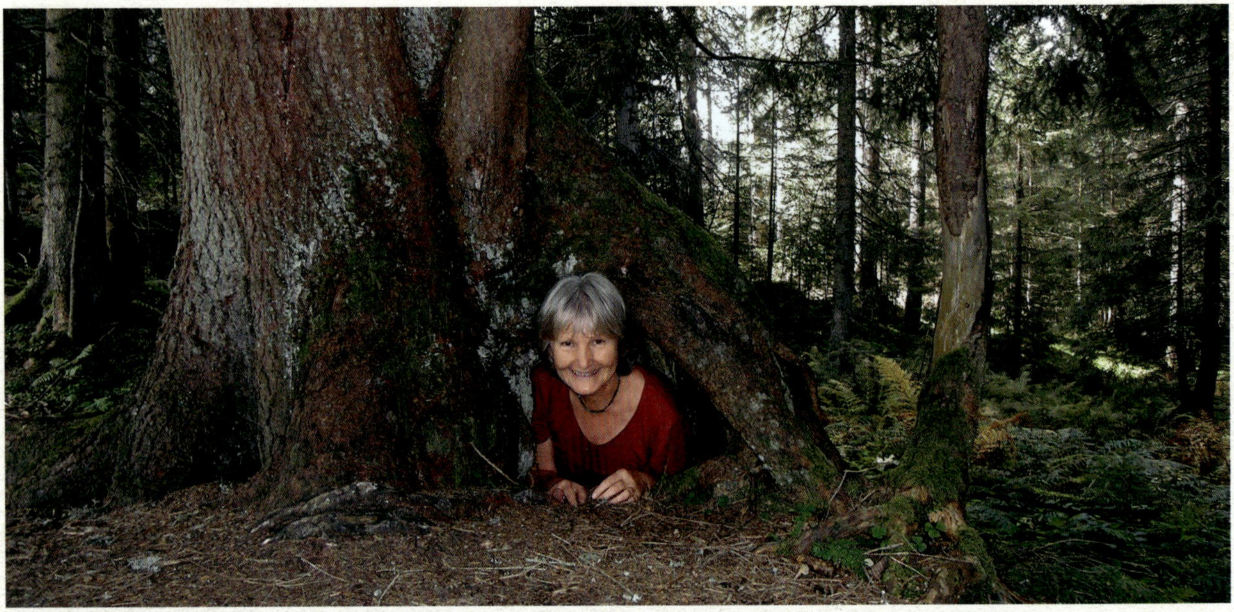

Feurige Wurzelhöhle für Erz- und Wortschmiede

erhöht. Die Aktivität des Heilcocktails Wald steigert sich mit dem Erwachen der Natur aus dem Winterschlaf, zur Frühlings-Tag-und-Nacht-Gleiche (21. bis 23. März), erreicht seinen Höhepunkt zum Hochsommer (Juni bis August) und sinkt wieder ab bis zur Herbst-Tag-und-Nacht-Gleiche (21. bis 23. September).

Terpene

Die nahezu 8000 momentan bekannten Terpene und etwa 30000 Terpenoide gehören zu einer Gruppe von sekundären Pflanzenstoffen. Sie erfüllen viele verschiedene Funktionen, wirken zum Beispiel antimikrobiell oder als Duft- und Geschmacksstoffe.
Terpene sind der Hauptbestandteil ätherischer Pflanzenöle. Bei heißem Sommerwetter werden sie sogar manchmal sichtbar: Ab und zu sieht man dann eine bläuliche, dunstartige Wolke über den Wäldern, besonders über Nadelwäldern, stehen.
Bäume und andere Pflanzen schützen sich durch das Ausatmen ätherischer Öle vor Hitze oder auch vor Kälte. Ebenso verwenden Bäume und andere Pflanzen, ja sogar Pilze, Terpene und andere chemische Substanzen, um sich untereinander und mit anderen Wesen zu verständigen. Bei Schädlingsbefall ruft der Baum auf diese Art Nützlinge zu sich, die als Erste-Hilfe-Truppe anrücken, um die Schädlinge aufzufressen und den Baum zu retten. Im Wurzelbereich schüttet der Baum Terpene und andere bioaktive Substanzen aus, um für uns unhörbar mit anderen Bäumen zu kommunizieren.

BÄUME – LICHT UND FEUER

Bäume sind Vermittler zwischen den Elementen Erde und Feuer, zwischen Geomantie und Pyromantie. Wald und Bäume entspannen nicht nur unser Hormonsystem, sondern halten die Luft im wahrsten Sinne des Wortes nahezu spannungsfrei. In der Nähe von Hochspannungsleitungen sorgen die Bäume dafür, dass die dort von Haus aus hohen elektrischen Felder abgeleitet werden. Bäume fungieren dabei als natürliche Sender- und Empfängermasten, als Antennen, die nach oben und nach unten einen Energietrichter aufbauen. Dieser Energietrichter weitet sich leicht nach oben in die Luft und nach unten in die Erde. Dadurch besitzen Bäume die Fähigkeit, ein notwendiges elektrisches Potenzial aufzubauen, das gleichzeitig nach oben und nach unten fließt. Das zieht Blitze an und hilft ihnen, sich gezielt zu entladen. Manche Bäume, zum Beispiel die Eiche, haben eine ganz besondere Beziehung zu Gott, Thor oder Donar, zur Blitzenergie und leiten die Blitze meist völlig unbeschadet durch ihren Stamm über ihr Wurzelwerk in die Erde, in unterirdische Wasserläufe und vor allem in das sogenannte „Blitzgitternetz" der Erde. Dort entlädt und verteilt sich die elektrische Ladung an den Knotenpunkten des Blitzgitternetzes und befruchtet die in der Erde liegenden Samenkörner. Viele Gewitter führen gemeinsam mit den Bäumen zur Befruchtung und Aktivierung der Samenkörner und infolge zu einer reichen Getreideernte. Nicht nur die physikalisch messbaren oder chemisch wägbaren Inhaltsstoffe von Humus sind für die Fruchtbarkeit von Bedeutung, sondern auch die Aufladung mit kosmischer Energie.

Unsere hohe Luftverschmutzung trägt mit den vielen elektrisch geladenen Staubteilchen zur Steigerung des elektrischen Potenzials in der Luft bei. Bäume saugen Wasser aus dem Boden und ziehen und pumpen es über die Kapillaren in ihrem Stamm nach oben in die Krone, in ihre Blätter. Ein beachtlicher Teil dieses Wassers wird über die Stomata ihrer Blätter in die Umgebung verdunstet. So wird die Baumumgebung beständig gereinigt und gewaschen. Die Waldluft wird dadurch von elektrisch geladenen Staubpartikeln befreit. Das führt zur Entspannung der Atmosphäre und der Lebewesen im Wald oder im Umkreis von Bäumen. Entspannt und weniger „geladen" werden wir zu friedlicheren Zeitgenossen. Bäume bauen ihren Leib aus den Mineralien der Erde, aus Wasser und aus dem Sonnen- und Sternenlicht auf. Sie sind geübt im

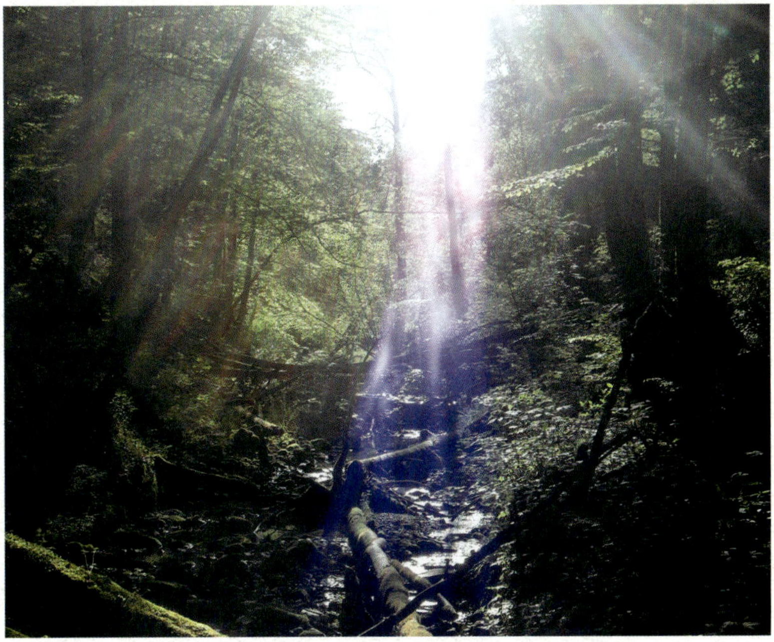

Violetter Lichtengel der Reinigung und Entspannung

„Verspeisen" von Licht. So ist ihr Holz, gespalten und getrocknet, ein hervorragendes Feuermaterial für uns Menschen. Beim Verbrennen gibt es die gespeicherte Sonnenenergie als Licht und Wärme wieder ab.

Wir können mit dem „Feuer im Baum" erhellen, kochen, heizen und mehr. Jede Baumart lagert Sauerstoff und Sonnenlicht individuell ein. Beim Verbrennen verschiedener Hölzer hören wir unterschiedlich knackende, zischende, knisternde Geräusche. Je mehr Sauerstoff eine Holzart einlagert, desto lustiger prasselt das Feuer. Denken wir nur an gut getrocknete Holzscheite der Fichte. Seit Urzeiten zieht Holzfeuer unseren Blick an. Vieles, was unser Gemüt bewegt, beruhigt sich und die Dinge nehmen mühelos ihre wahre Größe und Ordnung wieder ein.

Wo berühren uns Märchen und Geschichten tiefer als an einem Lagerfeuer? Wo klingen Lieder leichter in unsere Seele als am Feuer? Selbst wenn wir die

> *„Bäume sind Stoff gewordene Säulen aus Erde, Sonnenlicht und kosmischem Feuer."*
>
> ADELHEID LINGG

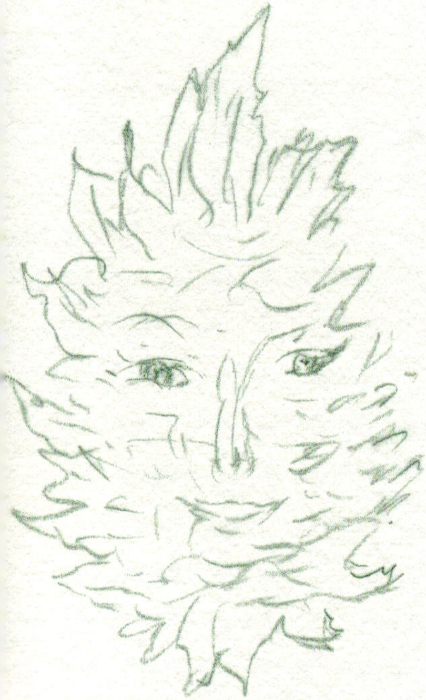

Augen schließen, können wir die Eigenart eines jeden einzelnen Holzfeuers riechen. Unsere Nase und unser Stammhirn erkennen den spezifischen Rauch-Duft der Holzart wieder und verbinden damit Gefühle und Erinnerungen. Auch an der vorherrschenden Farbe im Feuer können wir die Handschrift des Baumes lesen. Wacholder brennt mit ruhiger, fast violetter Flamme und verströmt dabei einen klaren, zentrierenden Duft. Tiere lieben Wacholderholzfeuer und kommen aus großem Umkreis, um ihm nahe zu sein. Hildegard von Bingen riet: „Macht ein Feuer aus Ulmenholz und schaut hinein, dabei verbrennt alles Böse in den Herzen der Menschen." Vielleicht werden zur regelmäßigen Reinigung solche Feuer wieder entzündet.

„Thor, der Gewittergott,
zeugt mit dem Hammer dort –
Funken des Lebens.
Eint sie als Himmelslicht,
fährt durch die Wolken dicht,
in Baum und Erde."

ADELHEID LINGG

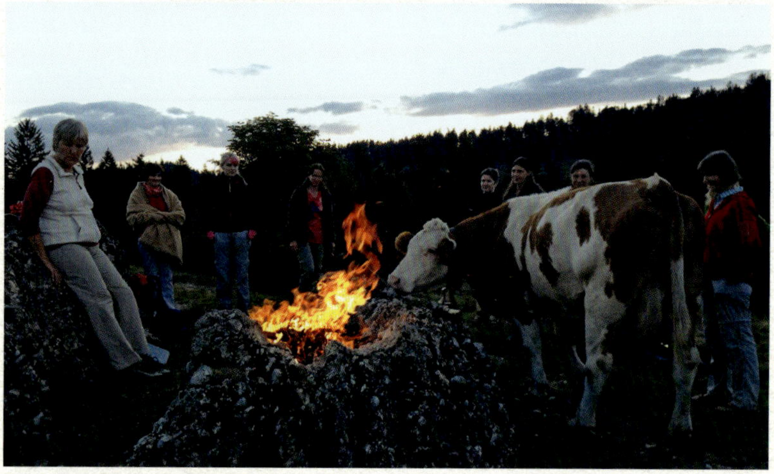

Mensch und Tier hüten in schöner Eintracht das Kalzinationsfeuer am Berg. Nie hat auch nur ein Tier die im Feuer kalzinierten Steine zertreten.

Ritualfeuer

Kuhherden wurden beim ersten Weidegang im Frühjahr durch zwei große Holzfeuer getrieben, um gereinigt und gestärkt durch die Kraft des Feuers eine gute Weidezeit zu haben. Für die besondere Kraft eines Rituals entzünden wir Menschen ein „Neun-Hölzer-Feuer", das uns beim rituellen Verbrennen die Kraft der einzelnen Bäume erschließt und zur Verfügung stellt.
Eines der wirksamsten und ältesten Reinigungs-, Dankes- und Energetisierungsfeuer ist das Agnihotra-Feuer. Dabei wird zu Sonnenauf- und Sonnenuntergang in einer Kupferpyramide, im verkleinerten Maßstab der Cheopspyramide, mit Ghee bestrichener Kuhdung entzündet und verbrannt. Alternativ wird das Pyramidenfeuer mit heiligen Hölzern bestückt und entzündet. Dabei wird die Atmosphäre im weiten Umkreis durch das Feuer von Gedanken-Unrat gereinigt und heilend aufgeladen.

BÄUME ALS WASSERSPEICHER

Bäume sind Vermittler zwischen Erde und Wasser, zwischen Geomantie und Hydromantie. Der Wald ist unser großer Wasserspeicher und kann sich wie ein Schwamm mit Wasser vollsaugen und dieses auch auf Vorrat bereithalten. Sein weitverzweigtes, feines Wurzelwerk befestigt die Erde, reinigt und entgiftet sie und

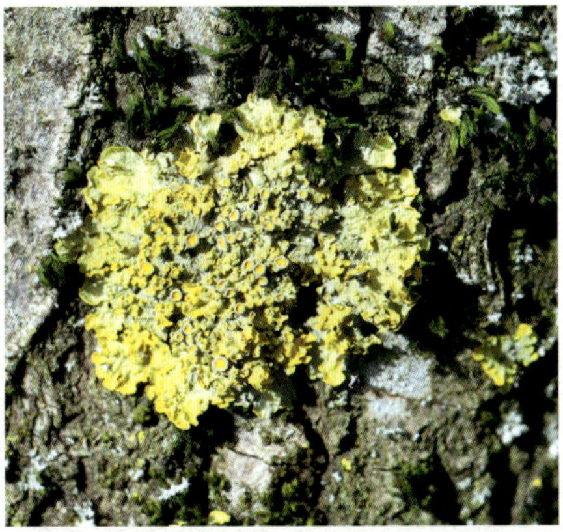
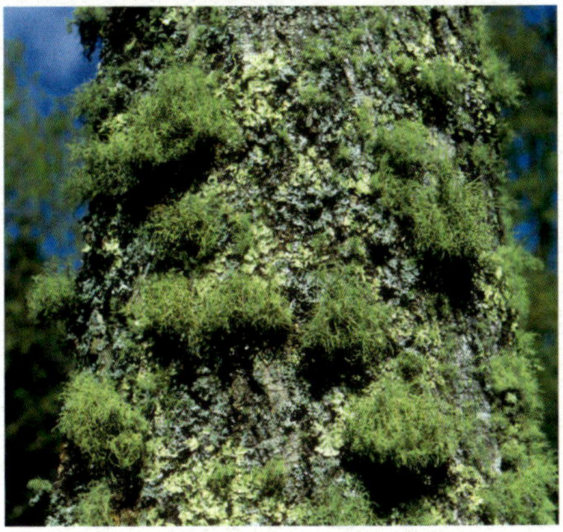
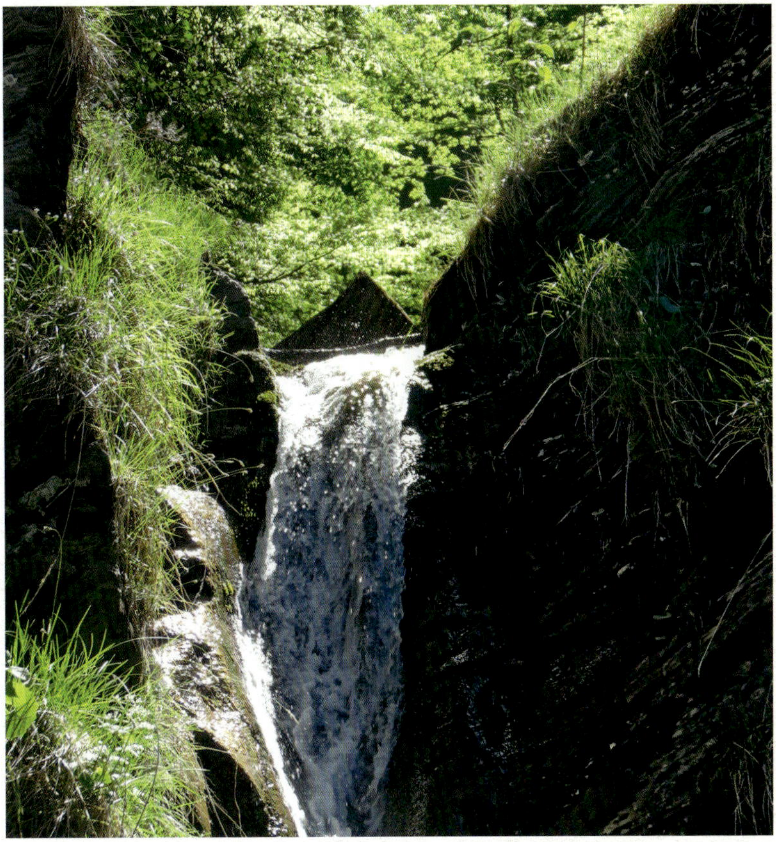

Alles Leben wird aus dem Wasser geboren.

ist ein riesiger Wasserfilter bester Art. Der österreichische Förster und Naturforscher Viktor Schauberger brachte es auf den Punkt, indem er sagte, dass es ohne einen gesunden Wald weder gesundes Wasser noch gesundes Blut geben könne. Unser Großvater bläute uns schon als Kinder ein: „Lasst die alten Hütertannen an den Quellen stehen. Sie schützen mit ihren Wurzeln die Erde und beschatten mit ihren Kronen das gerade aus der Erde quellende Wasser. Die besten Quellen erkennt ihr, wenn die Rehe und Hirsche davon trinken."

Eine Quelle auf unserer Alpe im Allgäu wurde „am Hirschbrunnen" genannt. Ihr Wasser entströmt Sommer wie Winter der Erde mit einer konstanten Temperatur von 5 bis 8 °C. „Dieses gesunde Wasser", so sagte der Großvater, „gibt den Tieren und Menschen, die davon trinken, gutes Blut und verleiht Kraft und Gesundheit."

Wasser liebt seiner Art nach die Kühle. Es bleibt gesünder, je mehr es bei seinem Lauf von Bäumen beschattet wird. Seine vitale Kraft und seine gesunden Fließeigenschaften bleiben dabei erhalten. Einst säumten viele Kilometer breite Flussauen, die aus alten Silberweiden und Erlen bestanden, die Flussbetten. Sie hielten das Erdreich fest, fester als alle Betonmauern dies je könnten.

Leise quillt es aus runden, grünen Moos-Tuffs. Wasser sammelt sich suchend, tastend zum Wasserbecken und begibt sich als kleiner, schlängelnder Bach auf die Reise, immer noch im Schutz seiner Kinderstube Wald, bis er schließlich mutig den Weg ins Freie wagt, in die Ferne der

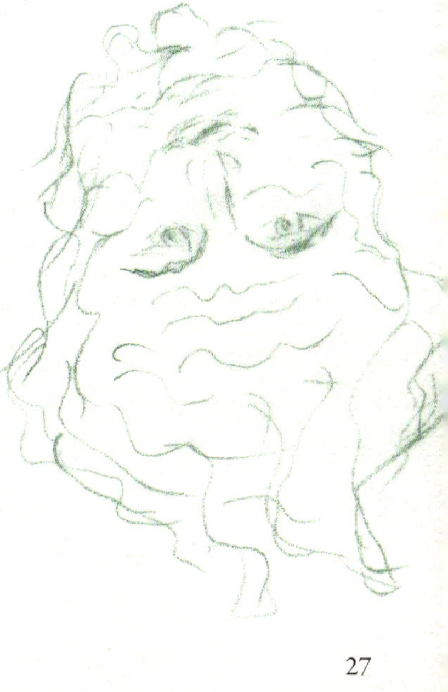

Landschaft. Die ersten Eindrücke, Gefühle, Erfahrungen seiner Geburtsstätte trägt er weiter mit sich, nie vergessend, präsent.
Warum kommt es bei starken Bäumen von Zeit zu Zeit zu einem Quellaustritt? Starke, alte Bäume heben den Wasserhorizont an, und zwar über den Durchschnitt, der sonst an diesem Ort herrscht. Unter Wasserhorizont versteht man horizontale Ebenen im Erdreich, die denselben Feuchtigkeitsgrad haben. Dieser nimmt mit der Tiefe beständig zu, bis eine wasserundurchlässige Lehm-, Ton- oder Felsschicht das weitere Absinken der Feuchtigkeit verhindert und eine Wasserader entstehen lässt. Bäume ziehen mit ihren Saugwürzelchen Wasser aus dem Erdreich und heben es pumpend (osmotischer Druck) und saugend (Transpirationssog) nach oben. Ihre Saugwirkung ist besonders stark ausgebildet zwischen März und Oktober.
Der Boden wird dabei kräftig durchfeuchtet und der Wasserhorizont steigt nach oben.

Erste Hilfe für das Erdreich

Die Bäume gaben der Erde Halt und Lebensraum für unendlich viele Arten von Leben. Die Flussauen wurden ihrerseits genährt und gedüngt vom Fluss und gaben die Lebensgeschenke des Wassers weiter an ihre Bewohner und an die Atmosphäre. Wurde ein Uferbereich trotzdem einmal unterspült oder anderweitig beschädigt, so griff man zu einer „Erste-Hilfe-Maßnahme". Für die erneute Uferbefestigung wurden Holzpflöcke im Abstand von etwa 2 m in die Erde geschlagen und dahinter zusammengebundene Bündel aus Weidenruten eingebracht. Diese wurzelten sehr schnell an und boten in kürzester Zeit dem Erdreich wieder Halt. Dort fanden nun andere Bäume festen Stand und siedelten sich freudig an. Heute greifen Flussbauer auf diese alte Methode wieder zurück.

GRÜNE SYMBIOSE

Der Baum versorgt auch während Trockenperioden sich selbst und die Pflanzen in seinem Umfeld mit Wasser. Die Begrünung um seine Stamm- und Wurzelumgebung schützt ihrerseits das Erdreich vor Austrocknung. Das ist gegenseitige Unterstützung, echte Symbiose.
Im Umkreis des Baumes entsteht durch Ausschwitzung von Wasser aus seinen Nadeln oder Blättern ein ganz eigenes Mikroklima. Dieser Verdunstungsprozess wirkt für den Baum bei der Fotosynthese als sogenannte Sog- und Transpirationskraft – etwa so, wie ein Löschblatt Tinte aufsaugt. Eichen transportieren bei unseren mitteleuropäischen Bäumen das Wasser mit der größten Geschwindigkeit und Menge nach oben. In nur einer Stunde hebt eine Eiche das Wasser in ihrem Stamm 30 m höher. Eine Esche schafft es in einer Stunde etwa 10 m, eine Buche etwa 2 m hoch. Kein Baum jedoch, auch nicht der größte Mammutbaum, schafft es, das Wasser mehr als 130 m gegen die Schwerkraft nach oben zu befördern. So ist die maximale Höhe eines Baumwesens auf 10 mal 13 m, die heilige Zahl, begrenzt.
Alte, starke Bäume bewässern ihre Umgebung und sorgen selbst bei Hitze für ein angenehmes Kleinklima. So ist es immer gut zu reisen, auf dem Feuchtigkeit und Schatten spendenden Weg einer Allee.
In der Nähe eines Hauses wirken kräftige Bäume wie eine Strahlungslinse. Sie sind fähig, eine unter dem Haus laufende Wasserader und deren Strahlung anzuziehen und lassen dadurch einen strahlungsfreien Bereich entstehen. Fällen wir solch alte Bäume, wandern die Wasserader und ihre Strahlung wieder zurück in ihr altes Bett.

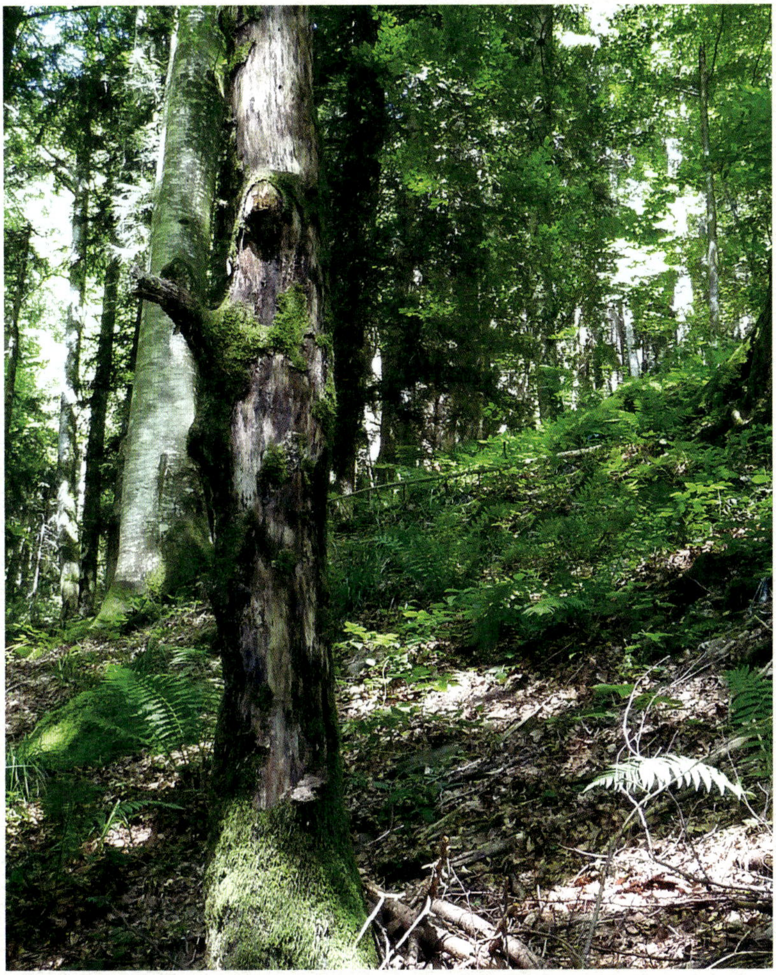

Die segnende Muttergottes im Baum, in der Nähe der Ilgaquelle im Bregenzerwald, ist Holz gewordene Mondenquellkraft.

BIOELEKTRISCHE FELDER

Bäume haben bioelektrische Felder wie wir. Harold Saxton Burt, Professor für Anatomie an der Universität Yale, registrierte mit Feinmessgeräten in einer Langzeitstudie von 1943 bis 1966 die bioelektrischen Felder von Ulme und Ahorn. Er zeichnete in diesen 23 Jahren stündlich die Messwerte auf. Dadurch konnte er wissenschaftlich beweisen, dass Bäume bioelektrische Felder besitzen. Die physischen Körper von Bäumen sind, wie die von Menschen, elektromagnetische Erscheinungen und können untereinander auf vielfältige Art und Weise kommunizieren. Wie bei uns Menschen reagieren die bioelektrischen Felder der Bäume auf natürliche Rhythmen wie Tag und Nacht, auf Mondphasen und Sonnenaktivitäten, sowie auf Veränderungen im Magnetfeld der Erde oder auf Elektrizität in der Luft. Bioelektrische Baumströme fließen mit 0 bis 500 Millivolt, besonders in der äußeren Schicht des Stammes, im Xylem und im Phloem. Also nur wenige Zentimeter bis Millimeter von uns entfernt, wenn wir einen Baum umarmen. So findet beim „Bäume-Umarmen" ein wirklicher Energieaustausch statt. Fühlen Sie doch einmal die Kraft und Stärke einer Eiche oder die Beweglichkeit einer Birke.

DER WALD – SCHUTZSCHILD VOR STRAHLUNG

Der Wald stärkt das Erdmagnetfeld. Das Erdmagnetfeld und die von ihm aktivierte Magnetosphäre sind unser Schutzschild vor harter, solarer und kosmischer Strahlung. Um leben zu können, brauchen alle höher entwickelten Tiere und Pflanzen, und natürlich wir Menschen, diesen Schutzschild. Ein starkes Erdmagnetfeld ist abhängig von der Dichte des Bewuchses auf der Erdoberfläche, also in großem Maße von den Waldgebieten unserer Erde. Holzen wir unsere Wälder ab, so zerstören wir diesen Schutzschild. Auch wenn beispielsweise in Bayern momentan mehr Waldfläche durch Aufforstung und durch Selbstanflug entsteht als abgeholzt wird, ist das erst ein Tropfen auf den heißen Stein. Beim Blick auf die Ganzheit der Erde eröffnet sich die enorme Wichtigkeit der großen Waldgebiete für uns und unseren Planeten und die Notwendigkeit der Fürsorge für sie.

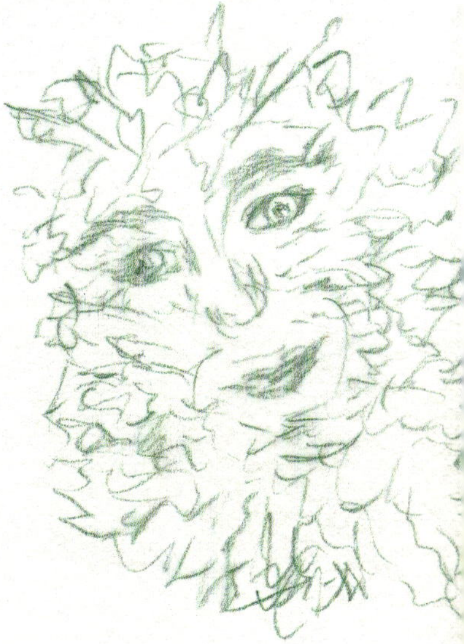

Bäume schaffen Lebensräume

— Schutz – Nahrung – Wohnraum

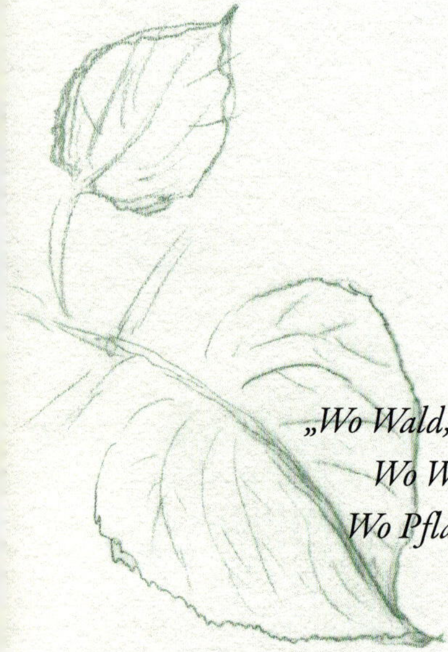

BAUM-MANNSGRUBE

Weite Regionen im Norden unserer Erdkugel konnten besiedelt werden, indem Bäume dorthin gebracht wurden. Denken wir nur an die nordischen Länder wie Norwegen oder Finnland, dann fällt uns auf, dass dort viel mehr Menschen beheimatet sind als in den fast menschenleeren Gebieten Sibiriens auf demselben Breitengrad. Der Pionierarbeit einzelner Menschen und Stämme haben wir es zu verdanken, dass die Nordländer zur Heimat von Bäumen und Menschen wurden. Dabei wurden diese Regionen durch eine besondere Art Bäume zu pflanzen urbar gemacht. Um die Bäume an das raue Klima anzupassen, pflanzte man sie in eine sogenannte „Mannsgrube". Dazu hob man eine Erdgrube im Mannsmaß (2 m × 2 m × 2 m) aus und füllte den Boden der Grube mit Steinen, die im Türstock-Format gestellt wurden. Dafür setzte man jeweils zwei Steine im Abstand von etwa 30 bis 40 cm aufrecht in den Boden und auf diese legte man querverbindend einen dritten Stein. Nun wurde vorsichtig gute Erde in die Hohlräume und auch 10 cm darüber geschüttet.
Der Sternenhimmel wanderte in der folgenden Nacht mit seiner Kraft darüber und imprägnierte Erde und Steine mit kosmischer Weisheit. Dies wurde fortgeführt, bis die Grube gefüllt und ein kleiner Hügel aus Erde darüber war. Darauf wurde der gewünschte Baum gepflanzt. Dieser Baum konnte sich nun dank der lockeren Erde und der Wärme, die die Steine speicherten, viel schneller und tiefwurzelnder entwickeln als unter normalen Umständen. Er gedieh meist prächtig. Seine Samen waren nun bereits an das raue Klima angepasst und konnten einfach so zur Vermehrung ausgesät werden. Auf diese Art wurden ganze Regionen im Klima verändert. Die Bäume zogen andere nützliche Pflanzen und Tiere an und machten die Region auch für Menschen besiedelbar. Baumraum war und ist ein hütender, nährender Lebensraum.

„Wo Wald, da Wasser, Sauerstoff und Schutz.
Wo Wasser, da Pflanzen und Tiere.
Wo Pflanzen und Tiere, da Menschen."

ADELHEID LINGG

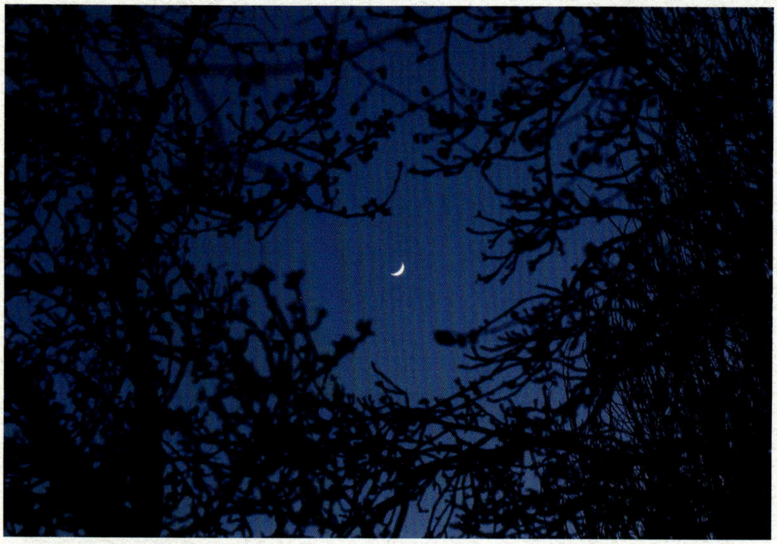

Mondenkraft und Sternenwirken senkt sich zur Erde.

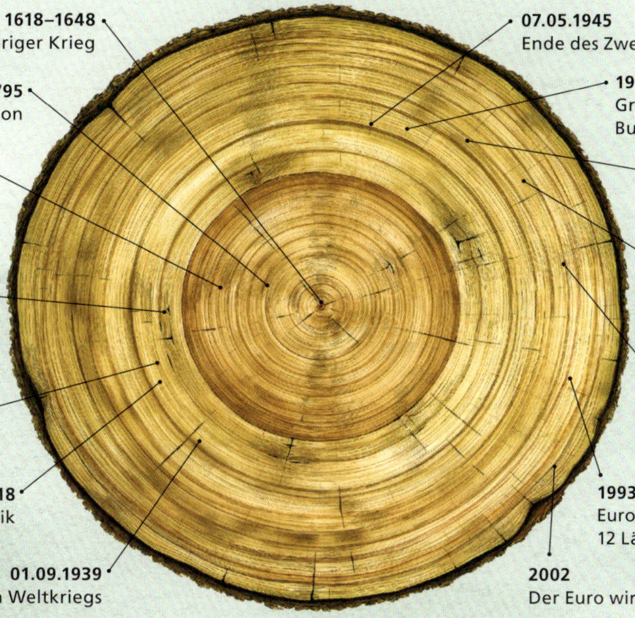

Ein Baum währt oft mehrere Jahrhunderte. In dieser Zeit zieht die Geschichte an ihm vorüber.

BAUMPFLANZUNGEN

An geomantisch wichtigen Punkten wurden Bäume gepflanzt, die als natürliche Sender und Empfänger Energien verstärkten und auch hielten. Sie fungierten oft auch als Wegweiser, als Blitzableiter, als Wasserhüter, als Versammlungsorte und vieles mehr.

HECKENPFLANZUNGEN

Unsere Vorfahren verstanden sich gut auf geomantische Weisheit. Sie wussten die Winde durch Baum- und Heckenpflanzungen zu leiten und die Fruchtbarkeit der Äcker und Felder dadurch zu verbessern. Sie pflanzten kurz nach Hügelkuppen eine Heckenreihe und hatten so hervorragenden Windschutz, mehr Wärme, erhöhte Fruchtbarkeit und Befestigung der Erde. Das im Schutze der Hecke liegende Gebiet reicherte sich mit Energien an, bot besseren Lebensraum für viele Tierarten und lieferte zusätzlich noch Natur-Medizin für Mensch und Tier.

> *„Pflanzen wir essbare Zäune, statt Stacheldraht. Leben wir Gemeinsamkeit, statt Einsamkeit."*
>
> ADELHEID LINGG

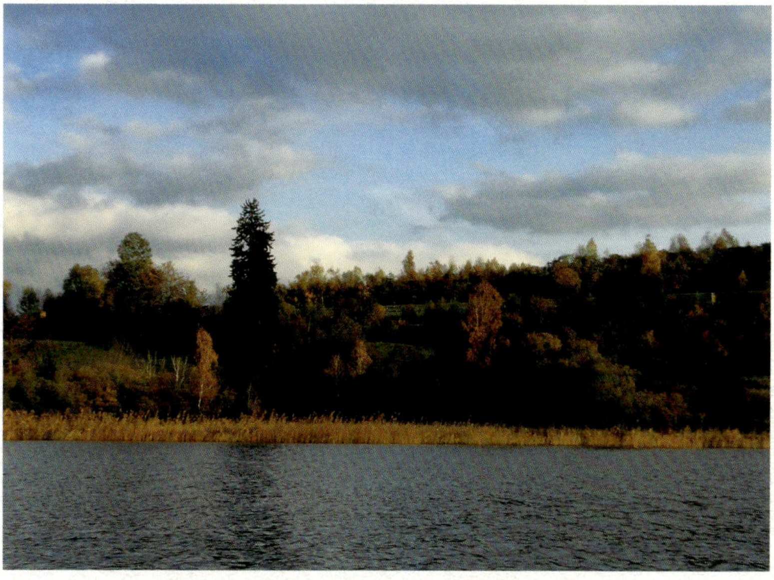

Harmonische Landschaften nähren Seele und Leib.

Baum-Glück

— Bäume hegen und pflegen

DAS LIEBEN BAUMWURZELN

Regenwürmer lieben frisches Grün. Durch das Aufmulchen von Kleesorten und Gräsern werden Regenwürmer angeregt, nach oben zu kommen und die aufgemulchten Halme in den Boden zu ziehen. Dabei entstehen viele wunderbare Luftkanäle im Erdreich. Gut durchlüfteter Boden fördert die Wurzelaktivität der Bäume und ihre Lebenskraft. Bäume können durch ihre Wurzelarbeit Mineralisches verwandeln und erheben – **„Steine zu Brot machen“.**

WUNDVERSORGUNG VON BÄUMEN

Hat der Baum eine Wunde, bereiten wir eine Mischung aus Kuhdung, weichem Lehm und frischer Milch zu und geben diese als Wundheilpflaster auf die Baumwunde, bis diese geschlossen ist.

BAUM-FÄLLUNG ODER BAUM-VERPFLANZUNG

Ist die Fällung eines Baumes oder seine Verpflanzung notwendig, hilft es dem Baumwesen, wenn wir vorher mit ihm sprechen. Teilen Sie ihm den Stand der Dinge ehrlich und klar mit und bieten Sie ihm Hilfe an. Suchen Sie einen Stein und nehmen Sie ihn – wenn die Erlaubnis des Steinmeisters, dem feinstofflichen Wesen des Steines, besteht – mit zum Baum. Nun sagen Sie zum Baum: „Ich lege dir diesen Stein hier hin und hole ihn morgen wieder ab, um ihn zu einem Baum deiner Art zu bringen. Wenn du möchtest, benutze diesen Stein als Fahrzeug. Ich werde den Stein und dich dann zu einem neuen kleinen Baum deiner Art bringen. Dort findest du ein neues Zuhause. Danke für dein Vertrauen.“

FREUDE UND LIEBE

Bäume lieben es, wenn wir mit ihnen atmen, singen, tanzen oder einfach bei ihnen sind. Wenn wir einen Baum voll Dankbarkeit, Freude und Staunen ansehen und wahrnehmen, nährt dies die Ätherkraft des Baumes. Ein Gefühl von Freude, Dankbarkeit oder Liebe nährt und beschenkt jedes Wesen auf ganz besondere Art und Weise, so auch die Bäume.
Wenn wir einem alten, mächtigen Baum begegnen, grüßen wir ihn doch, so wie wir einen lieben Bekannten grüßen würden. Das Baumwesen liebt und schätzt den Kontakt zu uns und freut sich über die freundliche Begegnung. Mit der Zeit bauen sich gegenseitiges Vertrauen und Zuneigung auf.

Baum-Atmen

Wir konzentrieren uns in unserem Herzen und bleiben da auch bewusst. Nun dehnen wir uns einatmend gleichzeitig zu Mutter Erde und zu Vater Himmel-Sternenheimat aus – so wie der Baum über seine Wurzeln Verbindung zu Mutter Erde und über seine Krone zu Vater Himmel hat. Beim Ausatmen konzentrieren wir uns erneut ganz bewusst in unserem Herzen. So atmen wir eine Weile in unserem Rhythmus und auch mit dem Baum.

TUGENDEN UND TALENTE DER BÄUME

Jeder Baum bringt als Geschenk ein Talent, eine Tugend mit auf die Erde. Wenn wir bereit sind, unsere Talente und Tugenden zu entwickeln, zu vervollkommnen und zu leben, nehmen wir den kosmischen Auftrag der jeweiligen Baumart ernst. Wir setzen ihr Geschenk, ihre Botschaft um und entlasten sie so von ihrem Auftrag. Baumarten gehen mitunter sogar so weit, dass sie Baum-Krankheiten ermöglichen oder entwickeln, um auf sich und ihre Botschaft aufmerksam zu machen. Verstehen wir ihre Botschaft, so wird diese Art von Aufmerksammachen überflüssig und der Baum gesundet wieder.

Bäume und ihre Wochentage

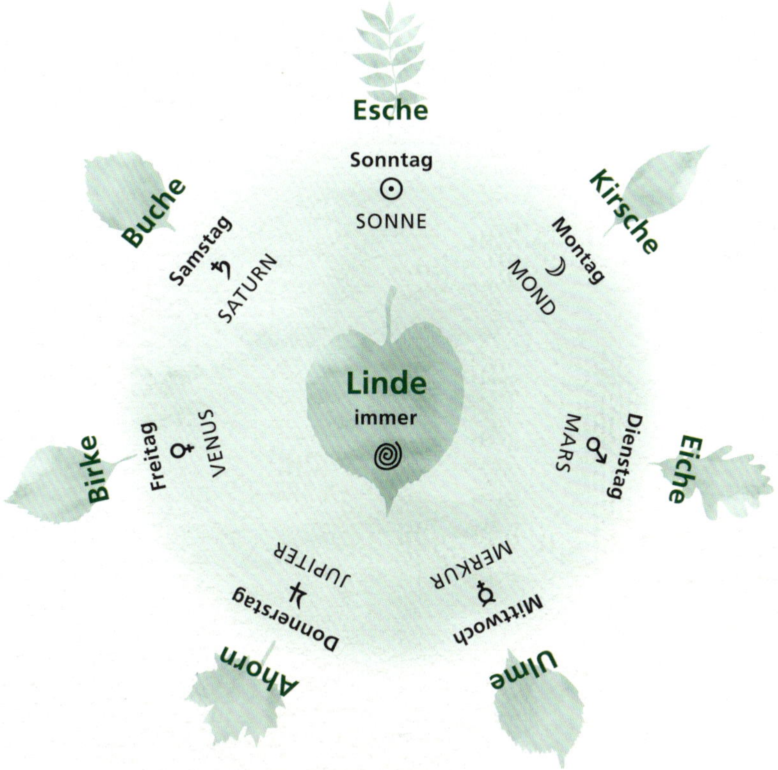

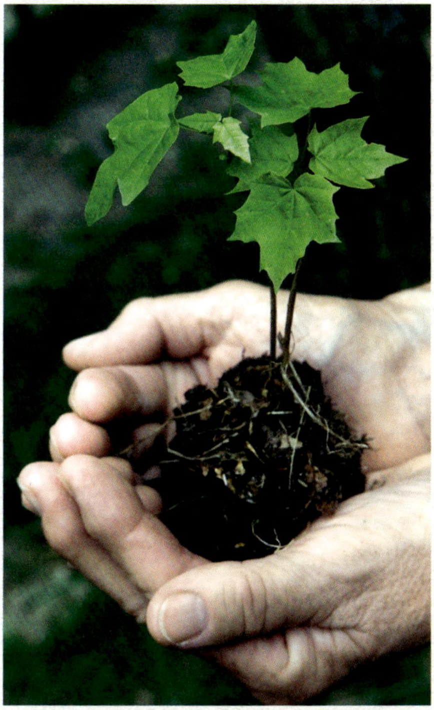

Im Jupiterjahr 2015 haben alle Ahornbäume besondere Starthilfe erhalten.

BÄUME, IHRE PLANETEN UND TIERKREISZEICHEN

Jeder Baum hat zu seinem Hauptplaneten und dessen Tierkreisheimat eine ganz besondere Verbindung. Pflanzen oder pflegen wir den Baum zu Zeiten, in denen diese astrologischen Kräfte besonders wirken, so gedeiht der Baum gesünder und kraftvoller. Der Jahreskalender „Aussaattage“ von Maria Thun, gibt dazu genaue Tabellen an die Hand.

Baumenergie und Baumheilkunde

— Uralte Heilweisen für die Zukunft

Wenn wir in den Wald gehen, schreiten wir durch ein Tor in eine andere Dimension. Der Wald ist wie ein Haus mit vielen Zimmern, jedes hat seine eigene Ausstrahlung. In welchem der Zimmer fühle ich mich wohl? In einem gesunden, naturgewachsenen Mischwald oder einem urtümlichen Bergfichten- oder Kiefernwald ist die Schwingung höher als in einer schnurgerade gepflanzten Baumkultur. Es ist an der Zeit, die unermessliche Heilkraft der Bäume wieder in unser Bewusstsein aufzunehmen.

BAUMENERGIE

Baumenergien können wir ohne Weiteres überall und zu jeder Zeit aufnehmen, sobald uns Bäume oder ein Stück ihres Holzes, Harzes, ihrer Blätter, Wurzeln, Samen oder Blüten zur Verfügung stehen. Unbedingt aber brauchen wir Zeit und Bereitschaft, um uns mit dem Baum, oder einem Stück von ihm, in Einklang zu bringen und so seine Energien in unseren Körper fließen zu lassen.

BAUMHEILKUNDE

Baumheilkunde ist die Kunst, Wissenschaft und Überlieferung, unserem Körper die Heilenergie des Baumes verfügbar zu machen. Auf einfachste Weise hergestellte Naturheilmittel, Bachblüten, Tinkturen und Räucherungen sind dafür geeignet. Bei diesen Anwendungen nehmen wir Teile eines Baumes unverändert oder nach Verarbeitung ein. Oder wir machen

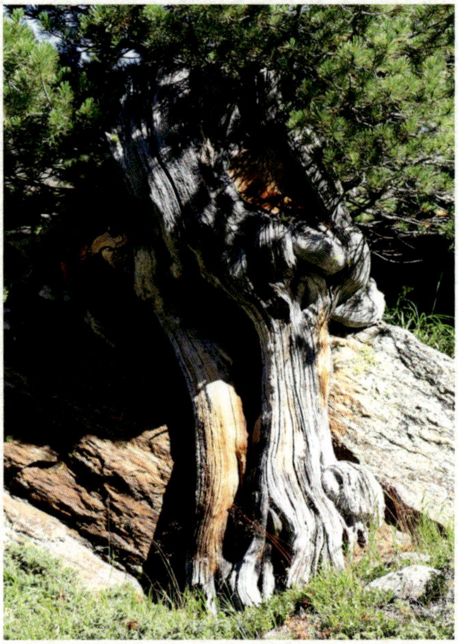

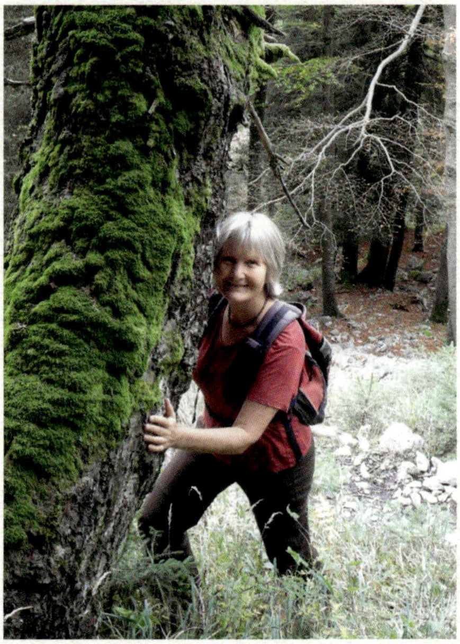

Kiefer-Feuerdrachen und Ahorn-Moosgesellen durchdringen uns mit ihrer Energie.

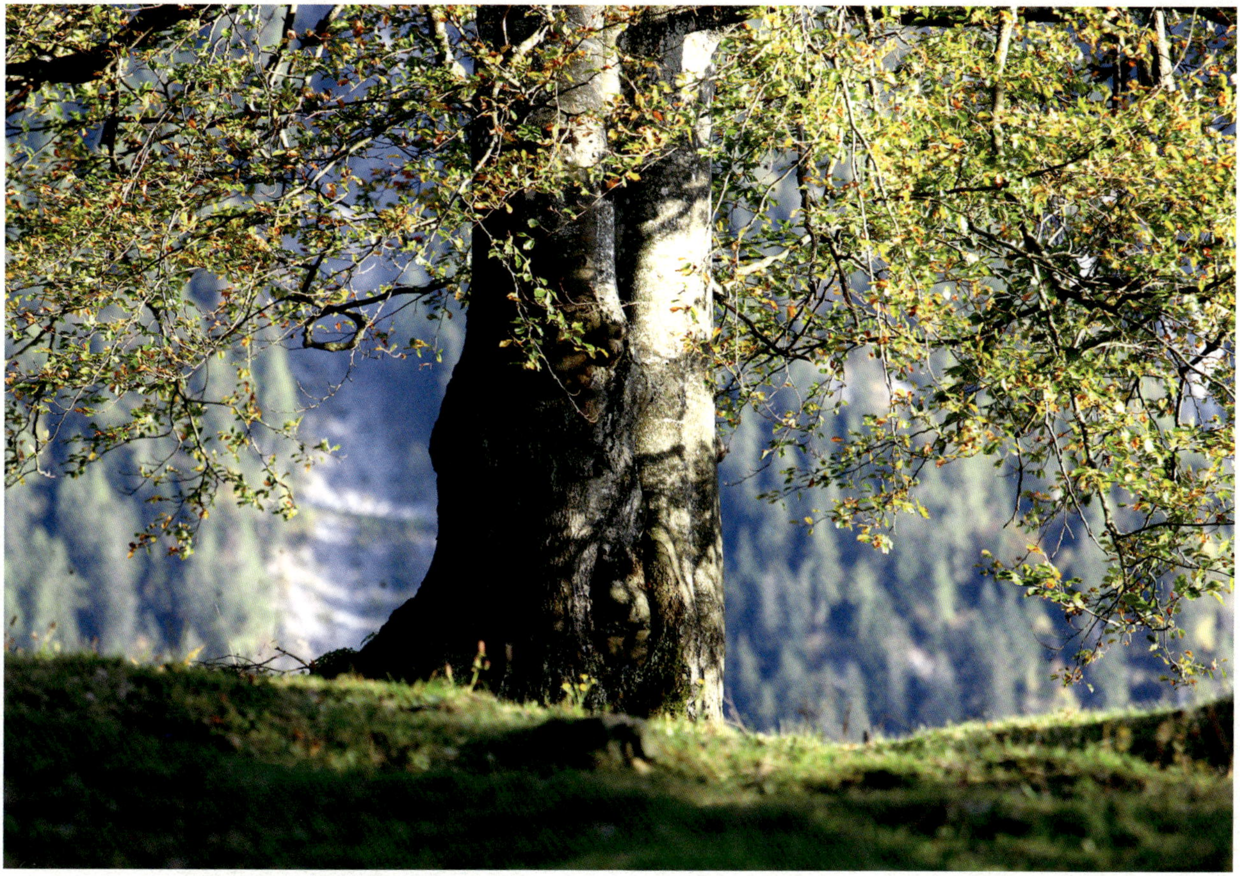

Baumgeister – Zwergenfreude – Äthertanz

mit den Baumarzneien Umschläge, Auflagen, Wickel und Bäder oder tragen Salben, Cremes, Tinkturen etc. auf. Wir werden aktiv, um eine Heilwirkung zu erzielen. Baumenergie und Baumheilkunde bestehen beide, auf einen einfachen Nenner gebracht, aus Energie und damit aus Schwingungen, die auch in Tönen oder Farben ausgedrückt werden können. Diese natürlichen Schwingungen regen unsere Selbstheilungskräfte an und bewirken infolge eine Heilung. Die Medizin der Bäume ist ein sanftes Heilmittel, das uns geschenkt wird von Mutter Natur. Bereits mit der Herstellung eines Naturheilmittels können wir in unserem Körper Heilmechanismen auslösen.
Machen wir uns also auf den Weg!

Der Gang in den Wald ist für uns mit Sicherheit kein „Holzweg", sondern ein Weg der Heilung.

„Wer sich für das Leben entscheidet,
pflanzt Bäume
im Herzen und in die Erde.
Achte sie, verbünde Dich mit
ihnen
und ihren Heilenergien
und ehre sie ein Leben lang.
Denn, wer könnte leben ohne den
Trost der Bäume?"

URSPRUNG UNBEKANNT

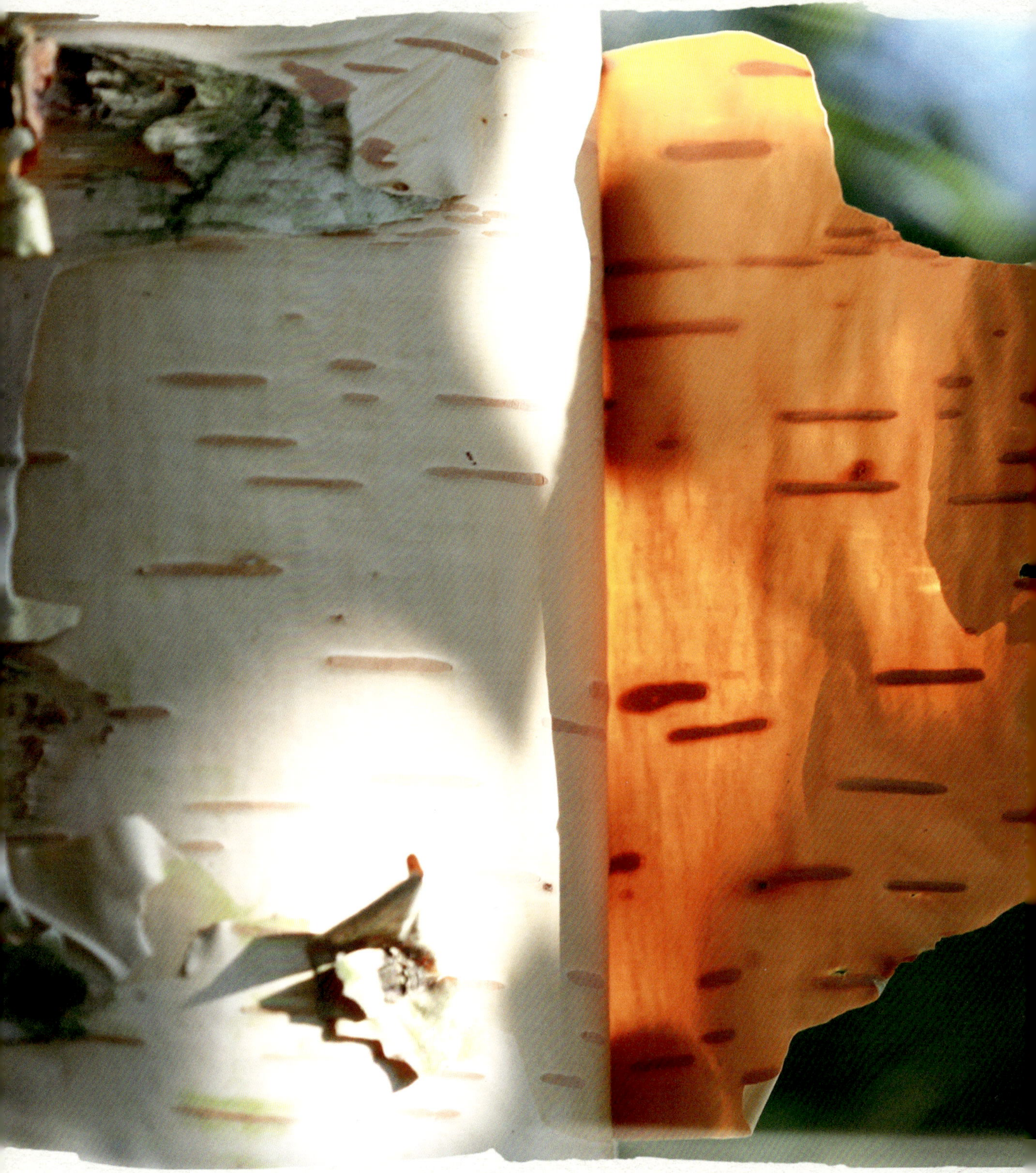

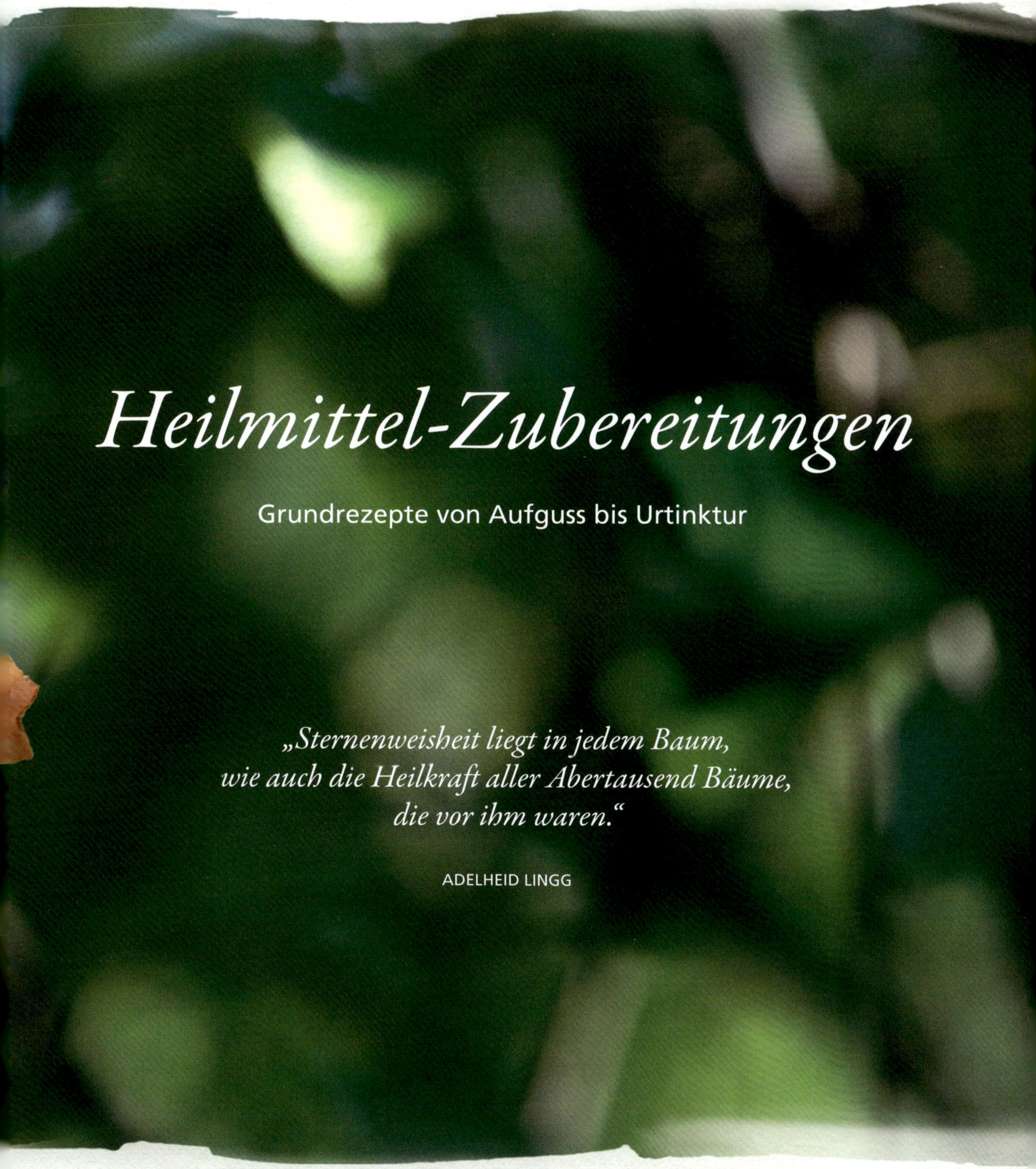

Heilmittel-Zubereitungen

Grundrezepte von Aufguss bis Urtinktur

„Sternenweisheit liegt in jedem Baum,
wie auch die Heilkraft aller Abertausend Bäume,
die vor ihm waren.“

ADELHEID LINGG

Baumheilmittel

— Sammeln, trocknen und aufbewahren

PFLANZEN-FRISCH-KAU-METHODE

Am lebendigsten und stärksten wirken Pflanzenteile frisch geerntet. Aus diesem Grund ist die „Pflanzen-frisch-kau-Methode“ eine der wirkungsvollsten Darreichungen überhaupt. Dabei werden Pflanzenteile frisch gepflückt und von der Hand in den Mund gegeben, um sie dann so lange gründlich zu kauen und einzuspeicheln, bis nur noch Saft im Mund zu fühlen ist. Beim Kauen werden die Pflanzenzellen aufgebrochen. Dank der Enzyme in unserem Speichel schließen wir deren Inhaltsstoffe schon weitgehend auf. Dabei ist die Heilstoffaufnahme über unsere Mundschleimhaut höher als die spätere Aufnahme über den Magen-Darm-Trakt.

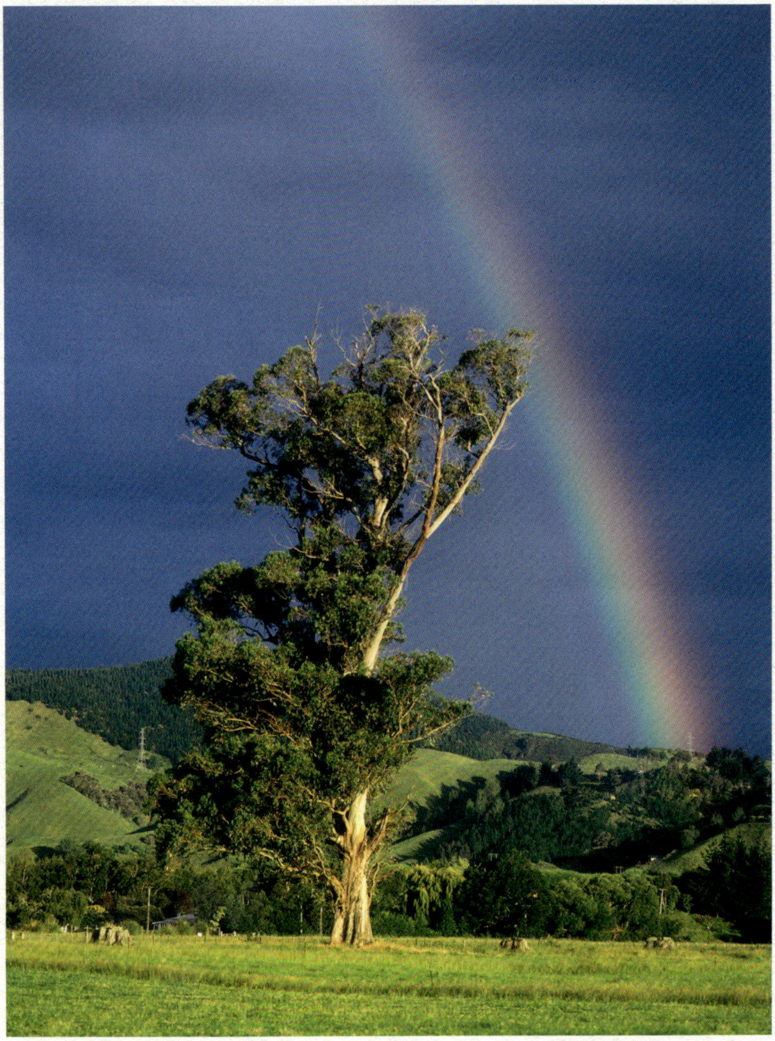

Es gibt mehr Dinge zwischen Himmel und Erde, als wir erahnen können.

STOFFLICHE UND FEINSTOFFLICHE MEDIZIN „BAUM“

Doch Pflanzen wirken nicht nur durch ihre mess- und wägbaren Inhaltsstoffe, sondern auch über ihre Information, ihren Bauplan, auf uns. Pflanzenhormone beispielsweise wirken in kleinsten, homöopathischen Dosen oft stärker als in großen Mengen. Daher ist es sehr wirkungsvoll, bei einem Spaziergang immer wieder einmal kleinste Mengen an essbaren Knospen, Blättern, Samen oder Blüten bekannter Baumarten zu pflücken, sie sorgfältig zu kauen und erst dann zu schlucken. Dabei erhalten unsere Zellen Heilinformationen der Pflanze und deren wirksame Inhaltsstoffe. Der Lern-und Heilprozess unseres Organismus wird auf diese Art und Weise gefördert und erleichtert.

In Baumknospen und anderen meristemhaltigen jungen Pflanzenteilen befinden sich Heilwirkstoffe in sehr konzentrierter Form, so können wir diese Teile als **„grüne Astronautenkost“** bezeichnen. Deren

Verwendung tätigt auch in der Küche beste Wirkung. Geben wir unseren Speisen regelmäßig kleine Mengen an jungen Knospen, Blättern, Samen oder Blüten bei, so werten wir unser Essen enorm auf. Nicht viel, sondern möglichst oft ist hier die beste Devise.

TROCKNEN UND AUFBEWAHREN

Knospen, Blüten und Blätter trocknen wir am besten an einem körperwarmen, trockenen und gut belüfteten Ort. Dabei sollte möglichst wenig Tageslicht auf das Trockengut fallen, um die lichtsensiblen Farbstoffe zu schonen. Am besten wäre es, ganz dunkel zu trocken. Leinen, Naturseide oder Nesselstoff saugen Feuchtigkeit besonders gut auf und eignen sich daher gut zum Bespannen von Holz-Trockenrahmen. Das Pflanzengut sollte schonend behandelt werden. Es wird möglichst einzeln ausgelegt und ab und zu vorsichtig gewendet.
Größere Blätter können wir an den Stielen mit einer Hanf- oder Leinenschnur zu kleinen Büscheln binden und zum Trocknen aufhängen.
Rinden- und Wurzelteile sowie größere Früchte werden in Stücke oder Ringe geschnitten und auf einer Schnur aufgefädelt oder auf dem Trockenrahmen getrocknet.
Zur Aufbewahrung der getrockneten Pflanzenteile eignen sich hervorragend Baumwoll- oder Leinensäckchen. Papiertüten sollten ungebleicht und unbedruckt sein. Alle getrockneten Schätze unbedingt mit Pflanzennamen, Pflück- und Verarbeitungsdatum und eventuell mit der Angabe von Sammelort, Mond- und Gestirnstand zum Erntezeitpunkt beschriften!

Goldene Sammelregeln

— Sammle nur Pflanzen, die du genau kennst.
— Sammle nur so viel, dass die Pflanzenfamilie froh und stark zurückbleibt.
— Sammle keine Pflanzen, die unter Naturschutz stehen. Sammle auch dort nicht, wo nur wenige Exemplare der Pflanze wachsen.
— Sammle die Pflanze an einem Ort, wo sie ganz zu Hause ist und deshalb üppig und gesund gedeiht, fern von Düngung, Straßen und Schornsteinen.
— Sammle nur trockene Pflanzen, die mindestens eine Stunde von der Sonne beschienen wurden.
— Sammle in einem Zustand der Ruhe und Ausgeglichenheit und nimm mit dem Pflanzenwesen Kontakt auf. Sei dir bewusst, wofür du die Pflanze verwenden willst und sag dies dem Pflanzenwesen. Bedanke dich bei den Pflanzenwesen für ihre Gaben.
— Sammle Wurzeln im Frühjahr und Herbst, da die Kraft der Pflanze zu diesen Zeiten noch oder wieder in der Wurzel haust.
— Blätter, Blüten und Stängel sammle in jungem, saftigem Zustand, Blüten kurz vor oder nach dem Aufblühen und Samenteile bei ihrer Reife.
— Passende Mond- und Gestirnstände verstärken die Kraft der Pflanze und sind aus dem Aussaatkalender der Maria Thun zu entnehmen. Sie sind hervorragende Handwerkszeuge, wir sollten sie nutzen, uns jedoch nicht zwanghaft danach richten.
— Grundsätzlich gilt: Das Gespür für die Pflanzen und die Beziehung zu ihnen ist der beste Impuls zum achtsamen Ernten.

BAUMMEHLE

Grünes Blättermehl: Grüne, möglichst junge Blätter, Nadeln, Triebspitzen und Knospen werden gesammelt und schonend getrocknet, um im Mörser zu feinem Mehl verrieben und im Lichtschutzglas kühl aufbewahrt zu werden.
Buntes Blüten- oder Fruchtmehl: Blüten oder Baumfrüchte werden gesammelt und schonend getrocknet. Dann werden sie im Mörser zu feinem Mehl verrieben und im Lichtschutzglas kühl aufbewahrt. Diese Baummehle können wir teelöffelweise unseren Speisen zugeben, in Brot oder Kuchen einbacken oder sie pur im Mund zergehen lassen.

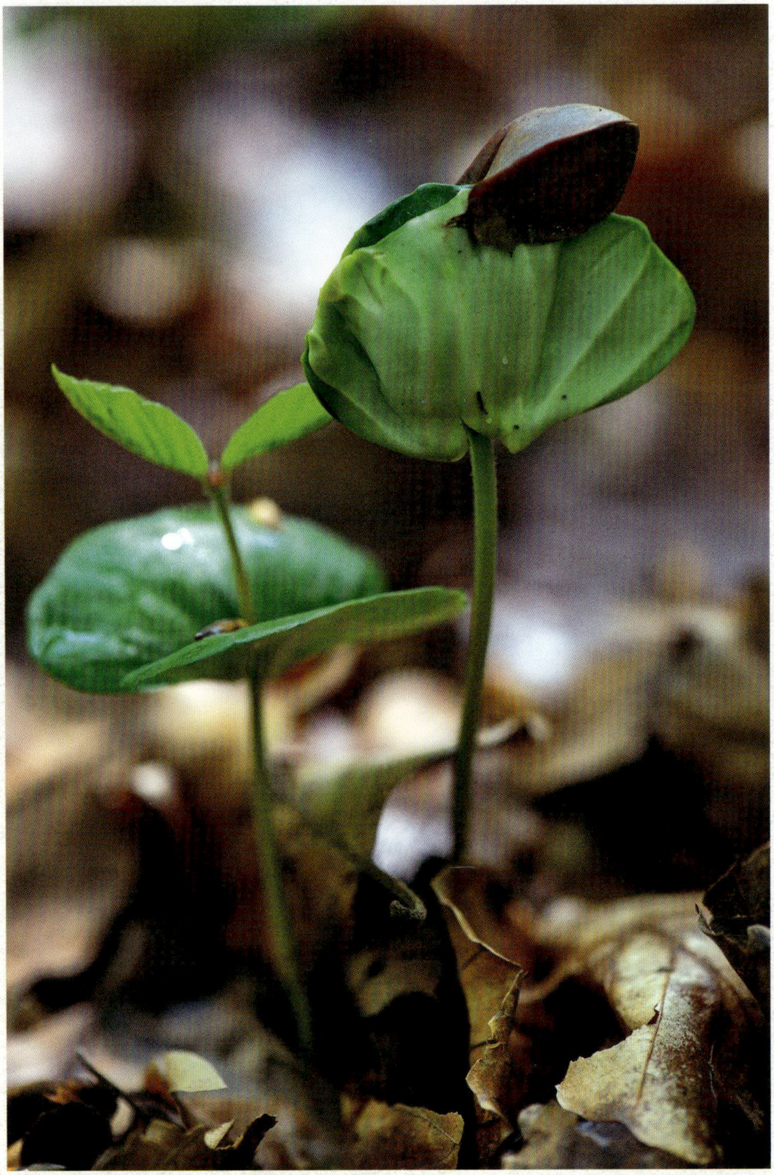

Buchenkeimling „frisch geschlüpft"

Wirkung der Baummehle

— **Abwehrkraftstärkend:** Apfel, Birke, Erle, Ginkgo, Holunder, Pappel, Wacholder, Weide
— **Blutreinigend:** Apfel, Birke, Hasel, Rosskastanie, Wacholder, Weiß-Tanne
— **Entgiftend und entschlackend:** Apfel, Birke, Erle, Hasel, Rosskastanie, Walnuss
— **Fiebersenkend:** Ahorn, Buche, Esche, Hasel, Holunder, Kirsche, Pappel
— **Hautheilend:** Ahorn, Apfel, Erle, Kirsche, Pappel, Walnuss
— **Hustenheilend:** Eberesche, Fichte, Hasel, Kiefer, Linde, Weiß-Tanne
— **Nervenstärkend:** Eiche, Fichte, Hasel, Kiefer, Kirsche, Lärche, Linde, Walnuss, Weißdorn, Weiß-Tanne
— **Schmerzlindernd:** Ahorn, Esche, Lärche, Linde, Kiefer, Ulme, Weide, Zirbel-Kiefer
— **Wundheilungsfördernd:** Birke, Lärche, Pappel, Weiß-Tanne

Wichtig beim Zubereiten

— Zutaten nicht über 70 °C erhitzen, da sonst viele wertvolle Stoffe verloren gehen.
— Nicht über 40 °C erwärmen, wenn man Enzyme, Vitamine, Pflanzenschleime und Phytohormone möglichst vollständig und aktiv in dem Heilmittel bewahren will. Hier sind kalte Zubereitungsmethoden von Vorteil.

Wasser-Zubereitungen

— Reines Wasser – der beste Informationsträger

INFUS – HEISSAUFGUSS

Die Pflanzenteile werden mit kochendem Wasser übergossen. Anschließend lässt man den Infus bei frischem Pflanzengut 3 bis 5 Minuten und bei getrocknetem Pflanzengut 8 bis 10 Minuten zugedeckt ziehen und seiht ihn dann ab.
Der Tee sollte in kleinen Schlucken getrunken werden, da die Aufnahme der Wirkstoffe über die Mundschleimhaut höher ist als später im Magen-Darm-Trakt.

KALT-INFUS – KALTAUSZUG

Das ist die geeignete Zubereitungsart für Pflanzenteile, die Schleimstoffe oder andere sehr hitzeempfindliche Stoffe enthalten, zum Beispiel Lindenknospen. Die frischen oder getrockneten Pflanzenteile werden in kaltem Wasser mehrere Stunden, noch besser über Nacht, abgedeckt stehen gelassen und am nächsten Morgen nur erwärmt. Nicht kochen! Danach wird abgeseiht und in kleinen Schlucken getrunken.

DEKOKT

Ein Dekokt wird häufig für Baumrinden und Holzteile angewandt. Die Pflanzenteile werden im kalten Wasser angesetzt und langsam zum Sieden gebracht. Dann lässt man sie 5 bis 10 Minuten köcheln und nimmt sie von der Wärmequelle, um sie zugedeckt auf Körpertemperatur abkühlen zu lassen und dann abzuseihen. Es wird in kleinen Schlucken getrunken.

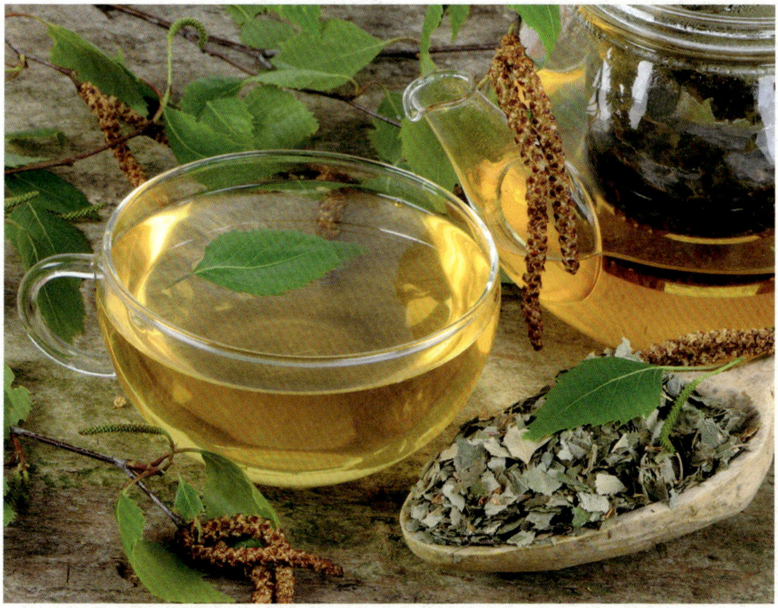

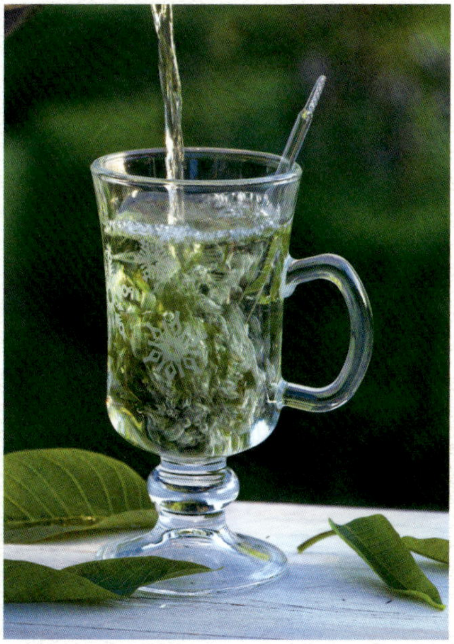

Die häufigste Zubereitung bei Tee ist der Heißaufguss aus frischen oder getrockneten Pflanzenteilen.

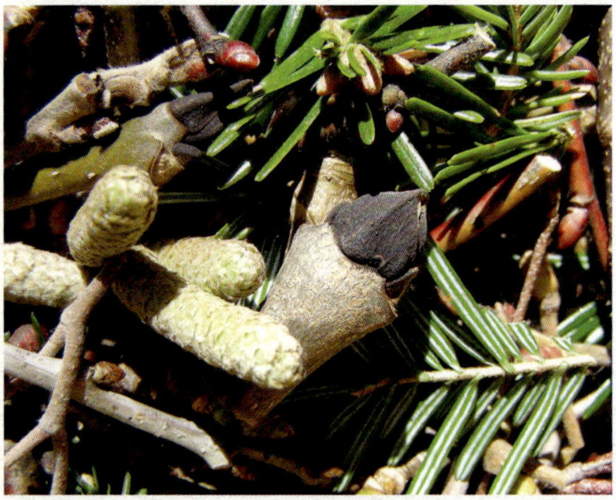

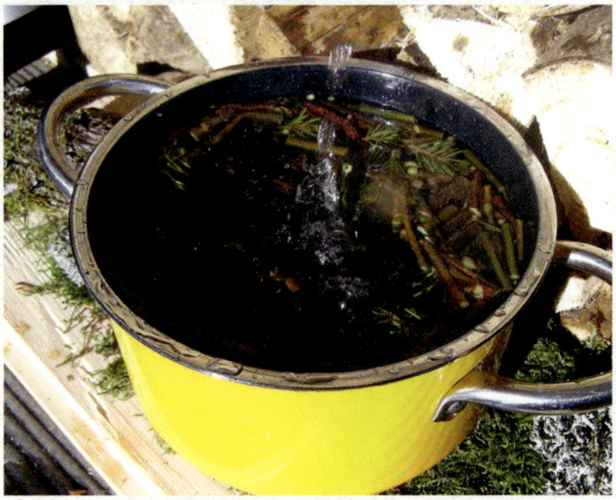

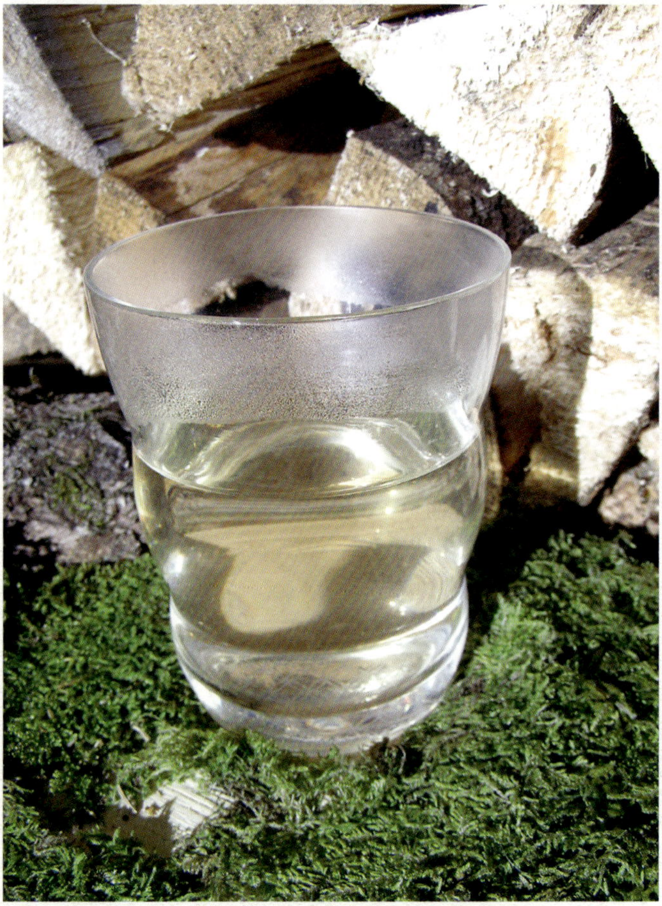

Frühlingsfit mit einem Baumsud aus Heckenschnitt. Im Heißaufguss entfalten sich die Heilkräfte der Bäume besonders gut.

BAUMSUD-FRÜHLINGSKUR

Im Frühling, kurz vor oder nach dem Austrieb der neuen Blätter, sammeln wir von Hasel, Birke, Linde, Esche, Fichte, Tanne, Kiefer, Lärche, Ahorn und Apfel ca. 10 cm lange Triebe in einer Stofftasche und schneiden diese zu Hause in kleine Stücke.

In einem 2 Liter fassenden Topf übergießen wir eine Handvoll der Mischung mit 1,5 Liter kochendem Wasser und lassen sie 30 Sekunden, eine halbe Minute, zugedeckt ziehen. Dann seihen wir ab und trinken vor dem Frühstück einen Viertel Liter und den Rest verteilen wir über den Tag. Diese Kur kann zwischen 3 und 28 Tagen dauern.

WASSER-TINKTUR

Gut ein halber EL Baumteile werden mit einer kleinen Prise Salz und wenig Wasser im Mörser zu einer geschmeidigen Masse gestoßen. 50 ml Quell- oder Heilwasser hinzufügen und verrühren. Alles in ein Schraubglas umfüllen und kräftig schütteln. Das Ganze über Nacht ausziehen lassen. Am nächsten Morgen in eine Lichtschutzflasche abfiltern. Diese Mischung hält kühl aufbewahrt 5 bis 7 Tage. Bei weiterem Bedarf wieder frisch zubereiten.

Für eine längere Haltbarkeit mischen wir die Lösung 1:1 mit 40 %igem Alkohol oder geben einen halben EL Bio-Essig oder Steinsalz hinzu.

Anwendung: 1- bis 3-mal täglich 3 bis 7 Tropfen in etwas Wasser vor den Mahlzeiten im Mund zergehen lassen oder morgens 20 Tropfen davon in ein Glas gutes Wasser träufeln und tagsüber immer wieder ein kleines Schlückchen davon trinken.

BAUMBLÜTEN-SIRUP KALTANSATZ

Die Blüten werden geerntet und in ein entsprechend großes Gefäß gefüllt. Eine Bio-Zitrone in Scheiben, Zucker, abgekochtes und dann wieder abgekühltes Wasser zugeben. Ersatzweise können wir statt Bio-Zitronen auch Zitronensäure oder Weinsteinsäure verwenden. Nun bedeckt man alles mit einem Baumwoll- oder Leinentuch und lässt die Mischung etwa 48 Stunden stehen. Ab und zu umrühren. Danach in saubere Flaschen abfüllen und verschließen, eventuell noch sterilisieren.

Medizinpferde

Es gibt seit alters her verschiedene Medizinpferde, also Transportmittel, die die Heilstoffe der Pflanzen schneller und leichter in unser Körpersystem hineintragen können. Sie sind in der Regel zugleich auch konservierend in ihrer Art und erlauben so eine gewisse Haltbarmachung.

— **Wasser:** Das herrlichste Medium zur Vermittlung und zum Transport in unserem System ist ohne Frage gutes, lebendiges Wasser, welches Schwingungsinformationen exakt aufnimmt und hervorragend an Ort und Stelle in unserem Leib leitet.

— **Wein** und höherprozentige Alkohole sind ein in alten Rezepten recht beliebtes Medizinpferd.

— **Zucker** (in Milchzucker-Verreibungen, Sirupen und Honigen) eignen sich besonders gut für Kinder.

— **Essig** stellt ein Medizinpferd zur Konservierung und Beförderung dar, ebenso die **Milchsäurevergärung.**

— **Fette und Öle** als wärmende, umhüllende Medizinpferde finden wir in Wickeln, Auflagen oder Salben wieder.

— **Honig** ist von Natur aus reich an Vitaminen und Mineralien sowie antibiotischen Stoffen.

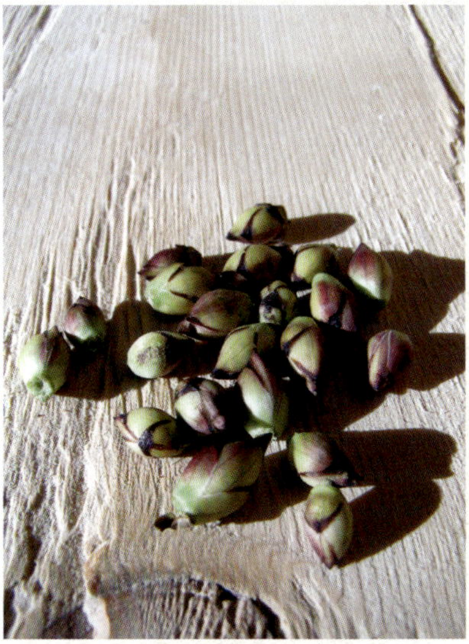

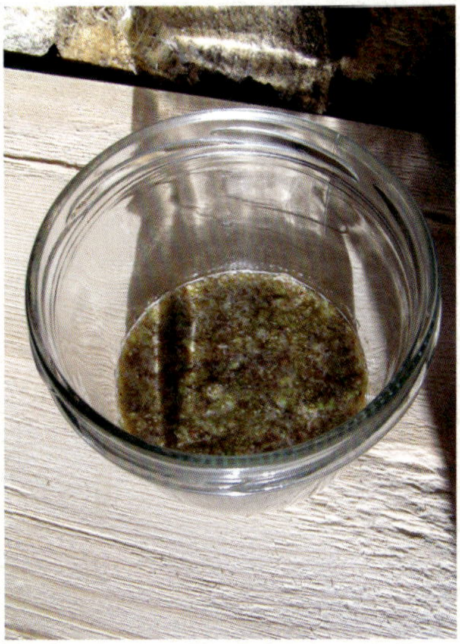

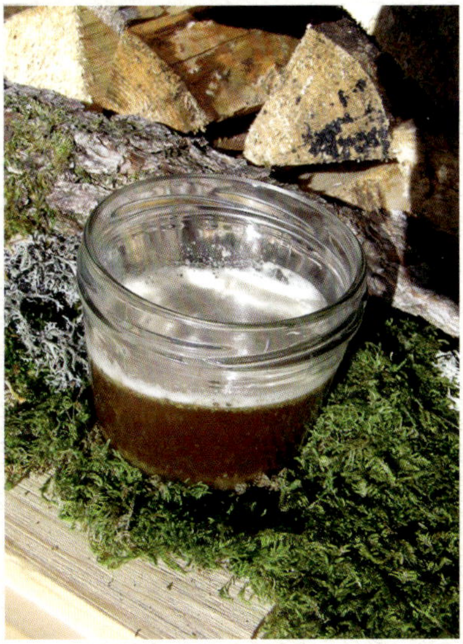

Holunderknospen – bereit zur Herstellung einer heilkräftigen Wasser-Tinktur

BAUMBLÜTEN-SIRUP KOCHMETHODE

2 Handvoll Blüten (ohne Blütenansätze und Stängel) in einen Topf geben und mit 500 ml kaltem Wasser übergießen, langsam zum Sieden bringen und nur kurz aufwallen lassen. Vom Herd nehmen und zugedeckt über Nacht ziehen lassen.
350 g Zucker unterrühren, nochmals langsam zum Sieden bringen und 10 Minuten leise köcheln lassen, abfiltern und in vorbereitete Flaschen füllen.
Verschlossen und kühl aufbewahrt (Keller) hält der Sirup etwa 6 Monate.
Sie können Ihrer Fantasie freien Lauf lassen und Sirupe herstellen aus Holunderblüten, Apfelblüten, Ahornblüten, Ulmenblüten, Buchenblüten …
Ein Schluck Blütensirup, aufgegossen mit Wasser oder Sekt, schmeckt wunderbar erfrischend und belebend.

BLÜTENESSENZ

Die Blüten von Kräutern, Sträuchern und Bäumen werden von gesunden, kraftvollen Standorten gesammelt und in eine Kristallglasschale (sie gewährt die Sonnenlichtbrechung unverzerrt) gelegt. Diese wird zuvor mit reinem Quellwasser, möglichst aus der Umgebung der Pflanze,

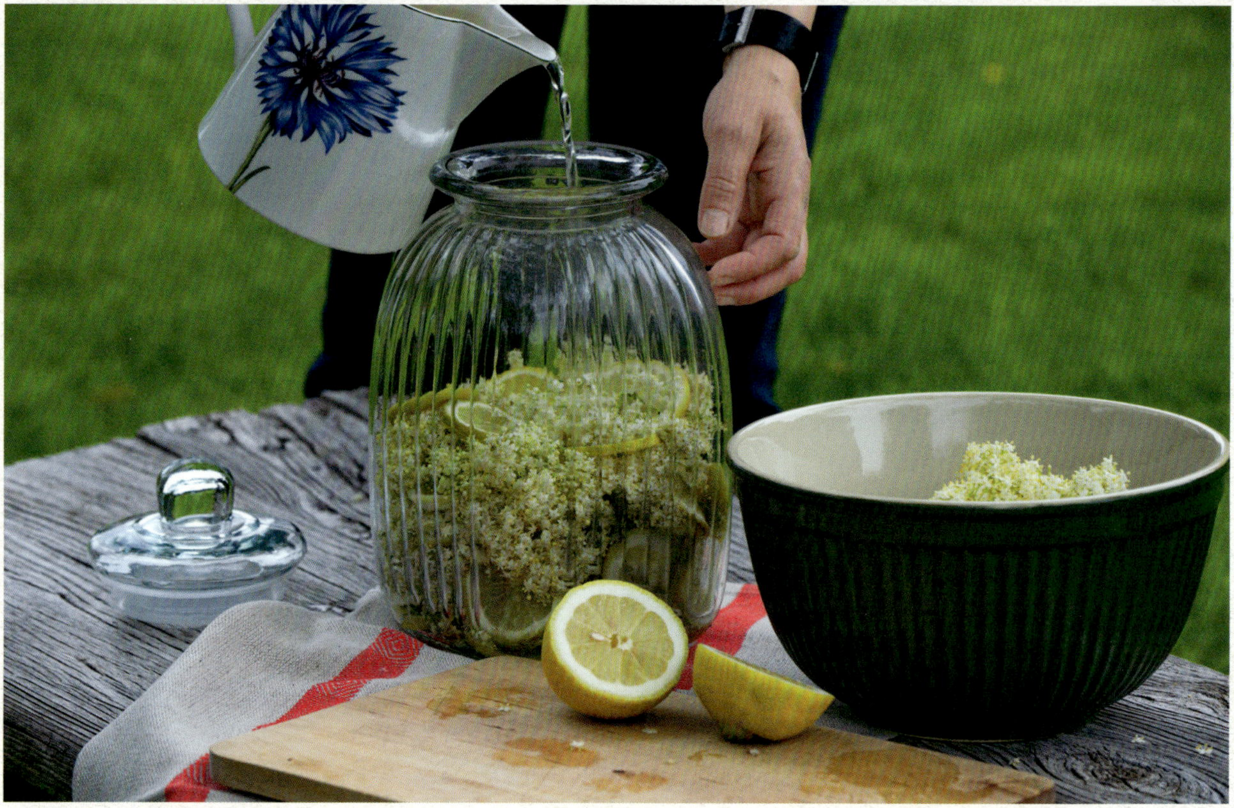

Holunderblüten Sirup – ein köstlicher Genuss

gefüllt. Die Oberfläche des Wassers sollte mit Blüten bedeckt sein. Nun sollte die Sonne 3 bis 8 Stunden ungehindert auf den Ansatz scheinen und während dieser Zeit kein Schatten darauf fallen. Anschließend fischen wir die Blüten mit einem Stängel oder Zweig derselben Pflanze ab und gießen das Blütenwasser in eine mitgebrachte, zur Hälfte mit gutem Weinbrand gefüllte Lichtschutzflasche ab. Dies ergibt eine **Blüten-Mutteressenz.** Durch Verdünnung auf Stockbottle- (Vorratsflaschen-) Konzentration und weiter auf Einnahme-Konzentration erhalten wir gebrauchsfertige Blütenessenztropfen.

Für die Herstellung von Blütenessenzen benötigen wir ausgesprochen kleine Mengen, da bereits 5 ml Mutteressenz zu einer ausreichenden Menge an Stockbottle oder Einnahmemischungen verdünnt werden kann!

Verdünnung auf Stockbottle: Eine kleine Lichtschutzflasche wird zu ca. 80 % mit Cognac gefüllt und zu 15 % mit gutem Quellwasser oder Heilwasser ergänzt. Dann werden 15 bis 20 Tropfen der Blüten-Mutteressenz hinzugefügt.

Verdünnung auf Einnahmemischung: Eine kleine Pipettenflasche wird zu 90 % mit gutem Quellwasser, ersatzweise stillem Wasser, gefüllt und zu 5 % mit Weinbrand ergänzt, alternativ können wir mit pflanzlichem Glyzerin auffüllen. Dazu geben wir zwischen 2 und 20 Tropfen aus der Stockbottle-Verdünnung.

Tägliche Anwendung: Nach dem Aufwachen und vor dem Einschlafen 5 bis 7 Tropfen der Einnahmemischung auf die Zunge geben, etwas wirken lassen und dann schlucken. Bei starkem innerem Impuls kann die Mischung auch tagsüber

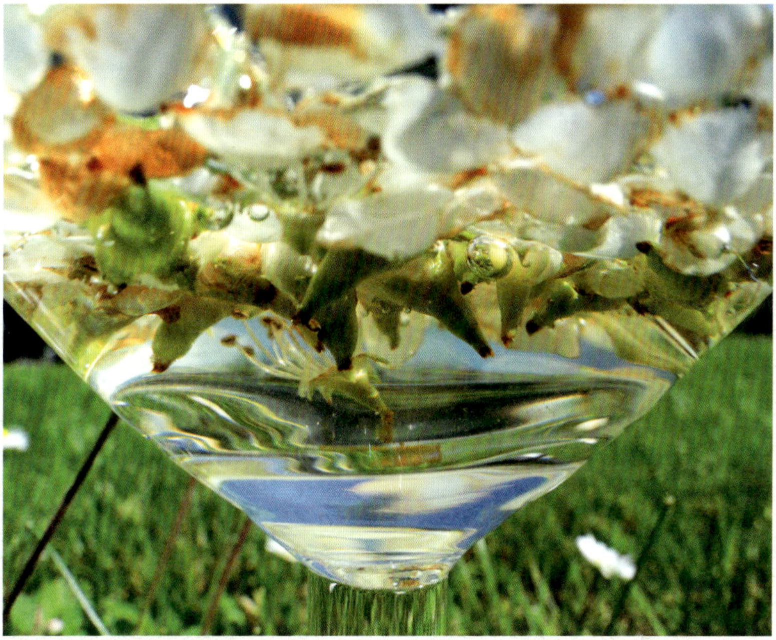

Blütenessenz: Monden- und Kirschblütenlicht prägt sich durch Sonnenkraft ins Gedächtnis des Wassers ein.

zusätzlich eingenommen werden. Ebenso ist es möglich, die Blütenessenz äußerlich anzuwenden in Form von Sprays, Bädern, Wickeln oder durch Applizieren (Auftragen) auf Akupunkturpunkte oder Reflexzonen des Körpers.

Nicht nur unser physischer Körper, auch unser feinstofflicher Körper möchte gepflegt und genährt werden. Dazu verwende ich gerne ein Spray. Als Basis eignen sich Rosen- oder Lavendel-Hydrolat, in das ich dann die entsprechenden Tinkturen und Blütenessenzen einrühre.

„Das hohe Heilpotenzial in Baumblüten wirkt stark ordnend auf unsere Seele."

ADELHEID LINGG

Alkohol-Urtinktur

— Feuriges Medizinpferd mit Schnellwirkkraft

FRISCHPFLANZEN-URTINKTUR

Am wirksamsten ist die aus frischen Pflanzenteilen hergestellte Frischpflanzen-Urtinktur. Dazu werden die Pflanzenteile mit Alkohol ausgezogen, extrahiert.

Kraftvolle, gesunde Pflanzenteile, beispielsweise Knospen, Blüten, Rindenstückchen oder Blätter, werden sorgfältig geerntet, gesäubert und mit einem Keramikmesser sehr klein geschnitten. Zur nochmaligen Intensivierung kann das Pflanzengut auch im Mörser kurz verrieben werden.

Das Ansatzgefäß wird bei zarten, blütigen, luftig-lockeren Pflanzenteilen zur Hälfte mit dem vorbereiteten Pflanzengut gefüllt. Bei festen, zähen, ledrigen, holzigen, borkigen, harzigen Teilen wird das Gefäß nur zu einem Drittel gefüllt. Analog der Pflanzgutfestigkeit gießen wir mit 32 %igem Korn, Gin, Wodka bis hin zu 98 %igem unvergälltem Alkohol bis zum Glasrand auf.

Nun zuschrauben, beschriften und 28 Tage lang zimmerwarm und dunkel ziehen lassen. Danach wird die Tinktur in Lichtschutzfläschchen abgefüllt und kühl gelagert. Die Haltbarkeit von Alkoholtinkturen beträgt bei guter Lagerung viele Jahre.

Anwendung: Sorgfältig hergestellte Frischpflanzen-Urtinkturen sind kraftvoll und stark. Es genügt in der Regel 1- bis 3-mal täglich 1 bis 3 Tropfen der Tinktur in etwas Wasser gemischt, vor den Mahlzeiten einzunehmen.

Im Akutfall kann die Dosis bis auf 5 bis 7 Tropfen gesteigert werden. Akutfälle sind grundsätzlich nur über Stunden bis

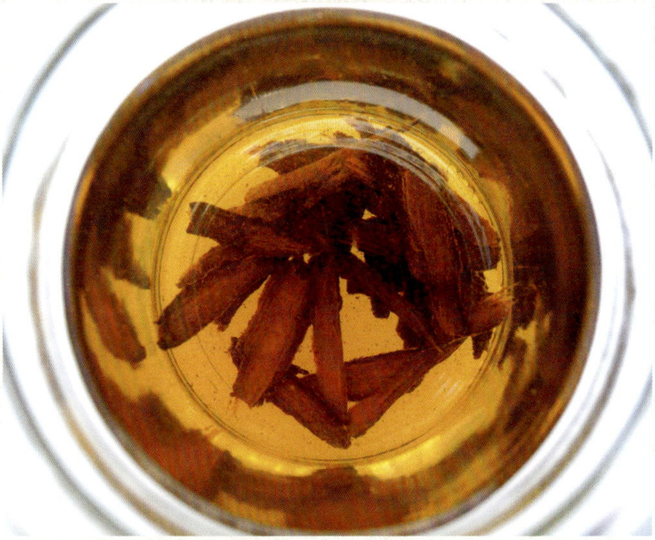

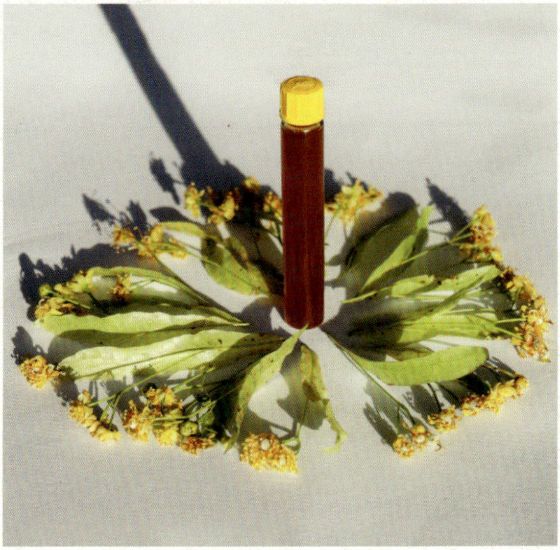

Frischpflanzen-Urtinktur aus Weißdornrinde (links) und Lindenblüten (rechts)

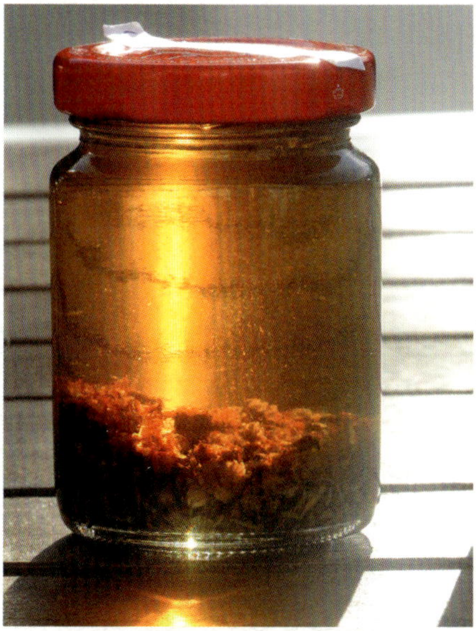
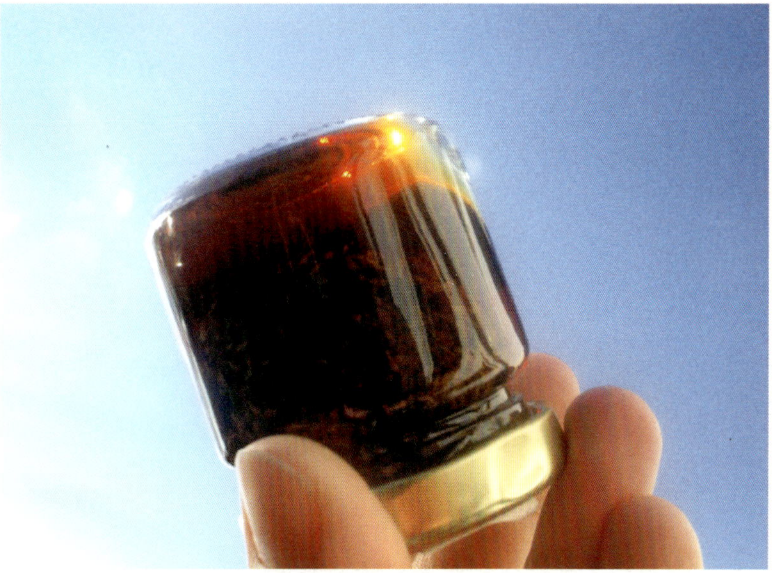

Sanftes Schütteln während der Reifezeit reichert die Tinktur mit Sonnen-, Mond- und Sternenkräften an.

maximal einen Tag akut, deshalb bitte die Dosis dann wieder zurückfahren. Für sehr empfindliche Menschen und Babys gilt: Ein sauberes Twist-off-Glas von 50 oder 100 ml wird mit gutem Quellwasser gefüllt und 1 Tropfen der Tinktur hinzufügt. Sanft schütteln und davon 3-mal täglich 1 TL vor den Mahlzeiten einnehmen. Die Mischung am folgenden Tag wieder ganz frisch herstellen.

URTINKTUR AUS BAUMKEIMLINGEN

Ein Baumkeimling im Zweiblattstadium wird an seinem astrologisch günstigsten Tag ausgegraben und mit Brunnen- oder Quellwasser von der Erde gereinigt. In einem Schraubglas wird er mit 40 %igem Alkohol oder mit Naturessig übergossen – bis alle Pflanzenteile vollständig bedeckt sind. Verschlossen, beschriftet, dunkel und zimmerwarm ein Jahr lang ausziehen lassen. Danach in eine Lichtschutzflasche abfiltern und kühl aufbewahren.

Anwendung: Wie bei einer starken Urtinktur werden davon bei Bedarf 1 bis 3 Tropfen 2- bis 3-mal täglich in etwas Quellwasser dargereicht und langsam in winzigen Schlucken vor den Mahlzeiten getrunken.

> *„In Urtinkturen bleiben Geruch, Geschmack und Farbe weitgehend erhalten, sprechen unsere Sinne direkt an und heilen Leib und Seele.“*
>
> ADELHEID LINGG

Gemmotherapie

— Baum-Vital-Nahrung

Eine Baumknospe, lat. *gemmo,* wird im Hochsommer angelegt und hält im Winter weitgehend Ruhe, um sich im Frühjahr dem Leben zu öffnen. Die Baumknospen werden an den lebendigen Vegetationspunkten der Baumrinde gebildet und auch als Augen bezeichnet. Schon im Mittelalter wurde aus Knospen Medizin hergestellt und angewendet. 1970 arbeitete Henry Pol an der sogenannten Pflanzen-Embryo-Therapie und erkannte die besondere Wirkung dieser lebendigen Baumteile auf unser System. Pflanzenknospen enthalten viele Phytohormone (Pflanzenhormone), die auf unser Hormonsystem einen starken Einfluss haben. Sie kurbeln es an und steigern auch unseren Stoffwechsel. Des Weiteren finden wir in Knospen viele Meristeme, in Teilung und Wachstum begriffene Pflanzenteile mit äußerster Vitalität. In ihnen ist das gesamte Potenzial, das gesamte Wissen des Baumes, enthalten. Die frischen Knospen sind bestückt mit vielen hochaktiven Zellkernen, der genetischen Information des Baumes, DNS und RNS. sind medizinisch ungemein wertvoll und greifen in unseren Stoffwechsel und in den gesamten Organismus belebend und befeuernd ein.

Baumknospen sind wie Astronautenkost für uns – klein, wenig belastend aber hocheffizient, im wahrsten Sinne des Wortes Baum-Vital-Nahrung.

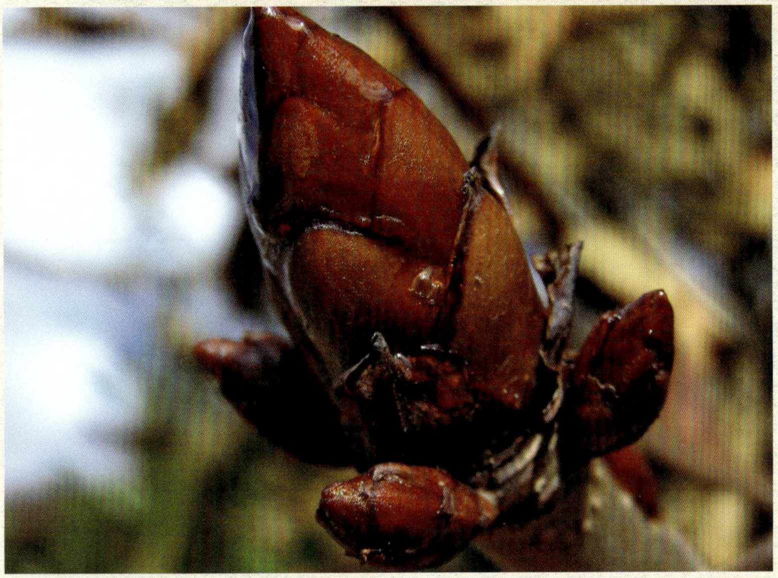

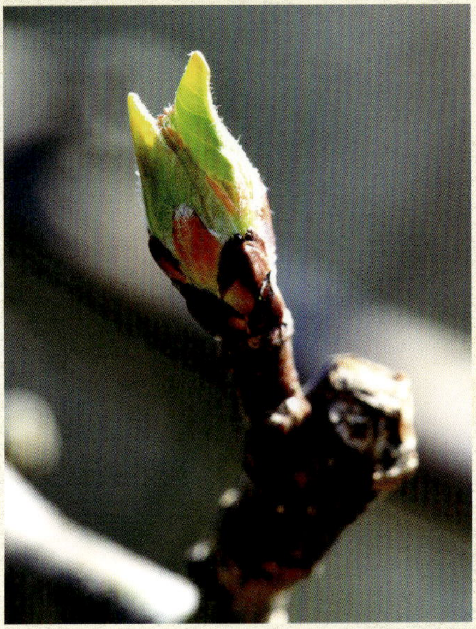

Gut verpackt in klebrige oder flaumige Mäntelchen überstehen die zarten, jungen Baumknospen alle Unbillen des Winters und starten unbeschadet ins neue Pflanzenjahr.

PLANETENWIRKEN IN DEN BÄUMEN

Der Mathematiker Lawrence Edwards hat in seinem Buch „The Vortex of Life" (Der Strudel des Lebens) viele interessante, wissenschaftliche Erkenntnisse zu den Baumknospen beschrieben. Edwards fotografierte Baumknospen oder -zapfen, vergrößerte die Fotos und vermaß sie genau. Dann errechnete er aus den Messergebnissen die perfekten „Pfadkurven" der Baumart: Wird von den drei Punkten eines Dreiecks, ein Punkt in die Unendlichkeit gelegt, entstehen zwei parallel zueinander verlaufende Seitenlinien. Zwischen diesen entsteht ein Kraftfeld von gebogenen Formlinien, den Pfadkurven. Er projizierte die daraus gefertigte Pfadkurvenzeichnung auf das Foto. Und siehe da, sie passten. Besonders genau folgten die Blattknospen der Eiche und der Buche dem kosmisch-geistigen Plan. Mehr noch fand Edwards heraus, dass die

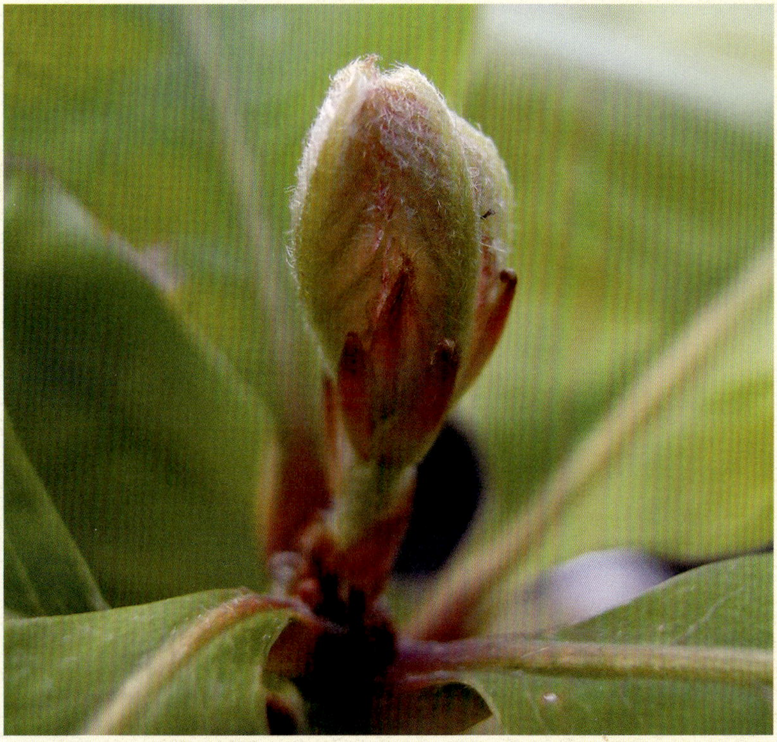

Eichenknospe in der Entfaltung

Winterlicher Atemrhythmus unserer Laubbäume

Edwards sagte: „Alle Knospen einer jeglichen Art vollführen eine kleine Geste, alles im Einklang. Es ist fast wie das Öffnen von Händen. Eine Geste wovon? Des Fragens? Des Empfangens? Der Dankbarkeit? Wer kann es sagen? Aber fast sofort wird es klar, dass es noch zu früh ist, die Zeit ist noch nicht reif … noch nicht. Der Lambda-Wert kehrt zu seinem Normalwert zurück und die Knospe schließt sich wieder fest, für weitere vierzehn Tage des Wartens."

Kommt der Frühling mit Macht ins Land, so wird sich das vollständige Öffnen der Pflanze vollziehen und aus der eiförmigen, geschlossenen Urform der Knospe sprießen die Blätter. Das „geschlossene Ei" öffnet sich zum „offenen Strudel" (der mathematisch ein „Negativ-Ei" ist). Kreis, Ei, Tropfen und Spirale sind Formen, die dem Element Äther zugerechnet werden. Baumknospen sind in ihrer Art dem kosmischen Ursprung noch sehr nahe und deshalb hoch aufgeladen mit lebendigsten, ätherischen Stoffen. Absolute Kraftnahrung für Geist-Leib und Seele.

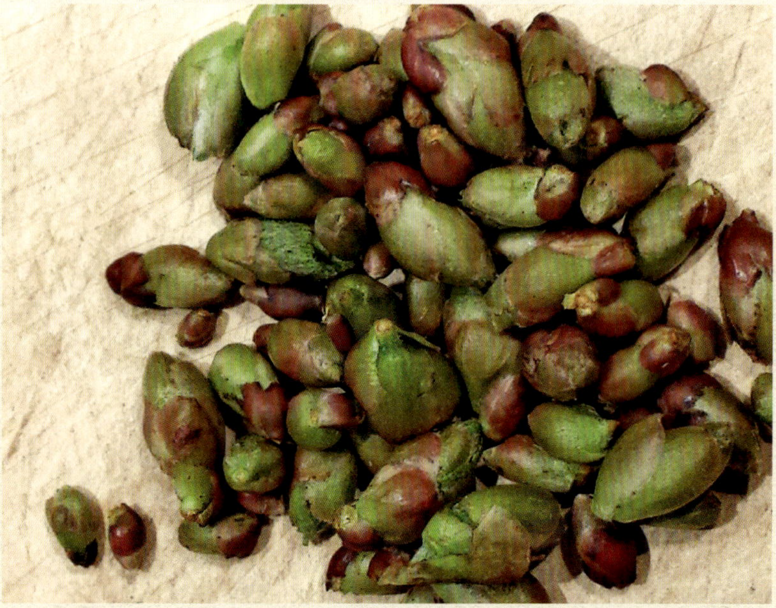

Kirschknospen reagieren besonders auf die Kraft des Mondes.

Baumknospen sogar im Winter, wenn die Säfte in den Wurzeln ruhen, einem 14-tägigen Rhythmus folgen. Sie schwellen dabei an und ab. Eichenknospen, so fand er heraus, schwellen bei jeder Mond-Mars-Konjunktion und -Opposition an und ab. Buchen bei Mond-Saturn, Ulme bei Mond-Merkur, Esche bei Mond-Sonne, Birke bei Mond-Venus und die Kirsche bei Vollmond (Sonne-Mond-Opposition) und Neumond (Sonne-Mond-Konjunktion). Wohlgemerkt, er errechnete dies mathematisch. Leonardo da Vinci erkannte schon früh das Planetenwirken in den Knospen und in der Knospenstellung und ihre kosmisch-geometrischen Gesetzmäßigkeiten. Ebenso sprach Rudolf Steiner in den 20er-Jahren von genau diesen planetarischen Zugehörigkeiten der einzelnen Bäume. Im ersten Goetheanum waren alle sieben Planetenhölzer eingebaut.

WIRKUNG EINZELNER BAUMKNOSPEN

Baumknospen enthalten das gesamte genetische Material der Pflanze. Sie greifen in unseren Stoffwechsel und den ganzen Organismus belebend und vitalisierend ein. Unsere Zellerneuerung und Regeneration wird dabei aktiv unterstützt.

— **Ahorn** wirkt kühlend, fiebersenkend, abschwellend, entgiftend, entkrampfend, Nerven beruhigend und tonisierend.

— **Apfel** wirkt Leber und Galle unterstützend, abwehrkraftstärkend und Gift ausleitend.

— **Birke** entgiftet und entschlackt den ganzen Organismus, besonders Blut und Niere-Blase. Sie hilft bei Wassersucht, bei rheumatischen Schmerzen, Allergien, Depressionen und bei Übergewicht.

— **Eiche** gibt Standfestigkeit und Stärke, wirkt entzündungswidrig, blutstillend, Gifte ausleitend, leicht stopfend, wundheilend und entkrampfend.

— **Erle** wirkt entzündungswidrig, schmerzstillend, fiebersenkend, leberanregend, wundheilend, blutstillend, narbenbildend und durchblutungsfördernd.

— **Esche** unterstützt Niere und Blase und reduziert Ödeme. Sie hilft bei Myomen, wirkt schmerzstillend, blutreinigend und entgiftend bei Rheuma und Gicht.

— **Fichte** bringt zur Ruhe, erdet, löst destruktive Energien und füllt uns mit Licht.

— **Haselnuss** regeneriert, stärkt die Lunge, erhöht das Lungenvolumen, senkt die Allergiebereitschaft, hilft bei Kurzatmigkeit, Asthma und bei chronischem Husten.

— **Kirsche** wirkt harntreibend, entzündungshemmend, schmerzstillend, blutbildend, fiebersenkend und beruhigend.

- **Lärche** hilft der Leber und wirkt Augen stärkend, erwärmend, wundheilend, sie durchlichtet die Seele und verhilft zu einem guten Neubeginn.
- **Linde** hilft bei Schlafstörungen, beruhigt die Nerven und löst Schmerzen und Ängste.
- **Pappel** wirkt blutstillend, wundheilend, antibiotisch, abschwellend, antimykotisch, schmerzlindernd, beruhigend, entzündungswidrig, immunstärkend, nierenanregend und harnsäurelösend.
- **Rosskastanie** regt den Lymphfluss an, leitet Ödeme aus, hilft bei Kreislaufschwäche, unterstützt die Venen, entstaut die Lungenfunktion, hilft bei Keuchhusten, Husten und Bronchitis.
- **Walnuss** wirkt blutreinigend und unterstützt die Bauchspeicheldrüse. Sie entgiftet, schützt, stärkt das Gedächtnis, wirkt schweißhemmend.

Mousse au chocolat mit Baumknospen

In einem Topf 300 g Zartbitterschokolade mit 200 ml Hafermilch schmelzen und 2 EL zerkleinerte Knospen von Schwarzer Johannisbeere, Linde und Schwarz-Pappel zugeben, ebenso das zerkleinerte Fruchtfleisch einer reifen Avocado. Alles mit dem Pürierstab fein mixen und in Gläser füllen. Fest werden lassen.

Schmeckt besonders fein und hilft, Stoffwechselschlacken auszuleiten, die Abwehrkraft zu steigern und die Zellen zu regenerieren.

- **Weide** wirkt entzündungshemmend, schmerzstillend, ausleitend und unterstützt Niere-Blase.
- **Weißdorn** wirkt herzstärkend, tonisierend, kräftigend, beruhigend und fördert den Schlaf.
- **Weiß-Tanne** baut Knochen und Zahnbein auf, hilft bei Karies, heilt Lymphknoten, wärmt und richtet auf.
- **Zeder** hilft bei juckenden Hautproblemen und spendet Licht.

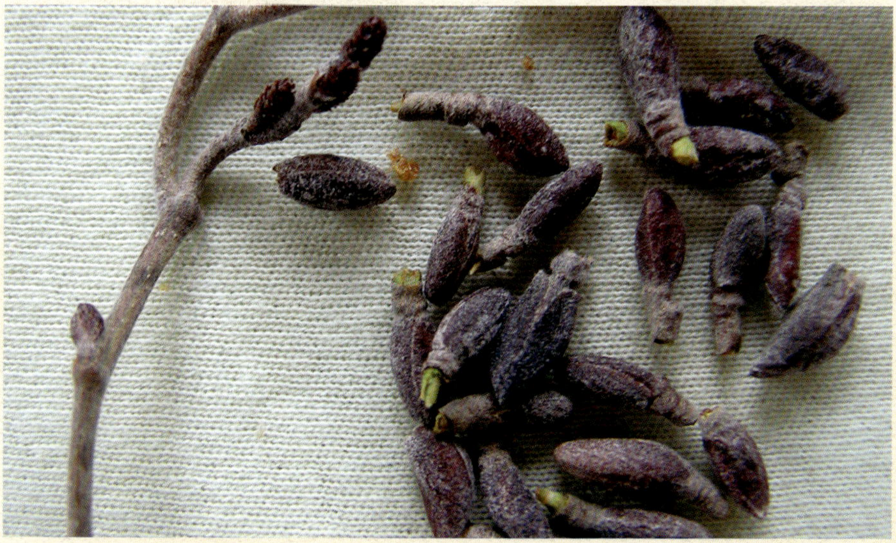

Die Baumknospen der Erle stillen Schmerzen, senken Fieber und regen die Durchblutung an.

Besondere Pflanzen-Auszüge

— Kraftvolle Medizinpferde

PFLANZEN-MILCH-AUSZÜGE

Unsere Vorfahren zogen Pflanzenteile sehr gerne in Ziegen-, Schafs- oder Kuhmilch aus und verabreichten sie als besonders wirksames Heilmittel. In der Milch gibt es neben Fett, Eiweiß, Mineralien und Vitaminen auch Enzyme, die das Pflanzenmaterial ideal aufschließen können. Dabei wurden die Pflanzenteile in Milch gesotten, anschließend ausgedrückt und in ein Leinentuch eingeschlagen und äußerlich aufgelegt, während die „Kräutermilch" getrunken wurde. Ebenso bediente man sich Milch-Kaltauszügen. Dabei wurde neben Milch auch Sauermilch, Joghurt oder Kefir mit Pflanzenteilen bestückt und in einem, meist irdenen, Gefäß abgedeckt über Nacht der Reifung überlassen. Am nächsten Tag, mit oder ohne Kräuter genossen, entfaltete es seine Heilkraft.

SOLE-TINKTUR

Sole ist die urlebendige Vereinigung von Salz und Wasser. Aus einer Licht-Sole-artigen „Ursuppe" entstand einst das Leben selbst. Babys wachsen schwimmend im Mutterleib in einer Art Salzlösung heran. Unser Blut weist im gesunden Zustand jene 84 Mineralien auf, die auch eine Natursole enthält. Lymphe, Urin und Tränenflüssigkeit bestehen zum größten Teil aus Wasser und Salzen. Sole erleichtert dem Körper zu entgiften und zu regenerieren. Sie wirkt basisch und greift so als aktiver Katalysator in unsere Stoffwechselvorgänge ein. Ab 26 % Salz im Wasser sprechen wir von einer gesättigten Salzlösung (Sole).

Basis-Sole: 500 ml Wasser mit 150 g Ur-, Stein- oder Meersalz vermischen, immer wieder schütteln, bis sich das Salz gelöst hat. Die Haltbarkeit beträgt etwa ein Jahr.

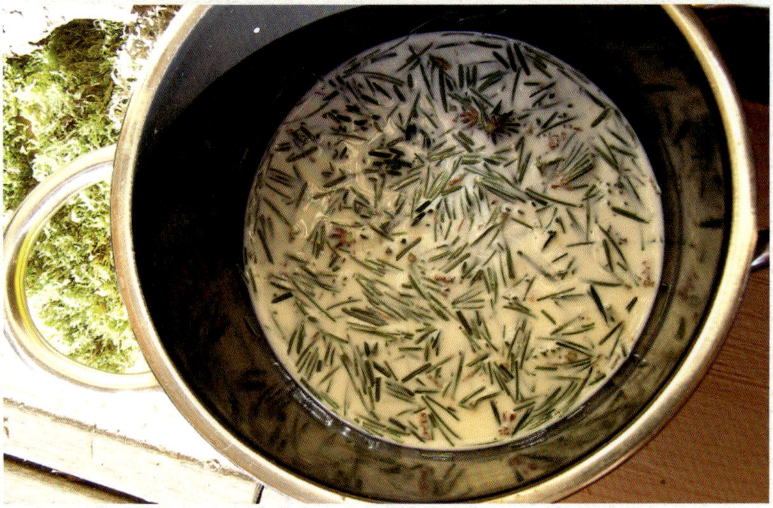

Baum-Milch-Auszug

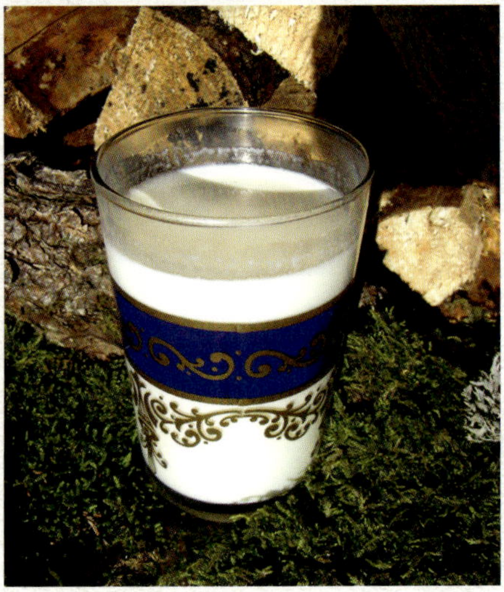

Ein baumstarker Heiltrunk

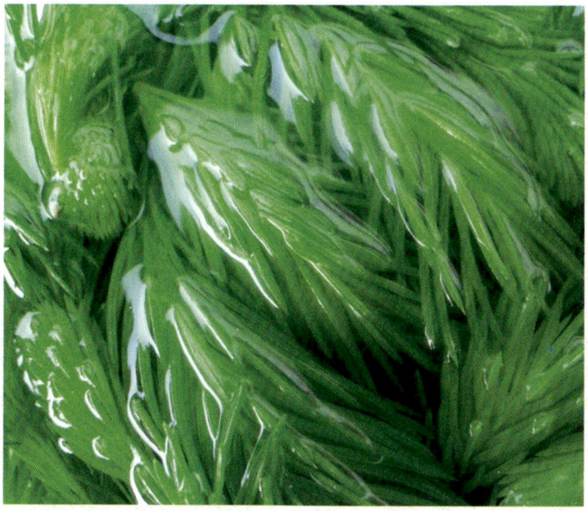

Fichtenspitzen im Sole-Auszug

Sole-Baum-Auszug

50 ml Basissole wird mit ½ EL zerkleinerten Baumteilen gemischt und im verschlossenen Schraubglas 28 Tage, also einen Monddurchlauf lang, ausgezogen. Danach filtern wir in Lichtschutzflaschen ab und bewahren diese kühl auf. **Anwendung:** 20 Tropfen der Baumsole auf ein Glas gutes Quell- oder Heil-Wasser geben und tagsüber in kleinen Schlucken trinken.

WEIN-AUSZÜGE

Die Weinrebe ist eine ganz besondere Pflanze. Wenn wir sie lassen, wurzelt sie bis zu 100 m in die Erde und wächst bis zu 100 m gen Himmel. Tief verwurzelt und hoch erhoben ist es ein dem Himmel und der Erde verbundenes Geschöpf. Hochgeschätzt seit alters her bietet der Wein ein wunderbares Medium zum Ausziehen von Pflanzenheilmitteln. Hildegard von Bingen bediente sich gern bei kalten oder auch gekochten Zubereitungen dem Medium Wein.

Honig-Wein

Ein kraftvoller Heilwein ist der Honig-Wein. Er besteht zu 4 bis 5 Teilen aus herbem Weißwein und zu 1 Teil aus Honig – ein kräftigender Wein, der auch bei Durchfall und Verdauungsstörungen verabreicht werden kann. Ebenso kann Honig-Wein als Auszugsmittel für Pflanzenteile dienen. Denken wir zum Beispiel an den griechischen Retsina, der aus Wein, Honig und Baumharz besteht.

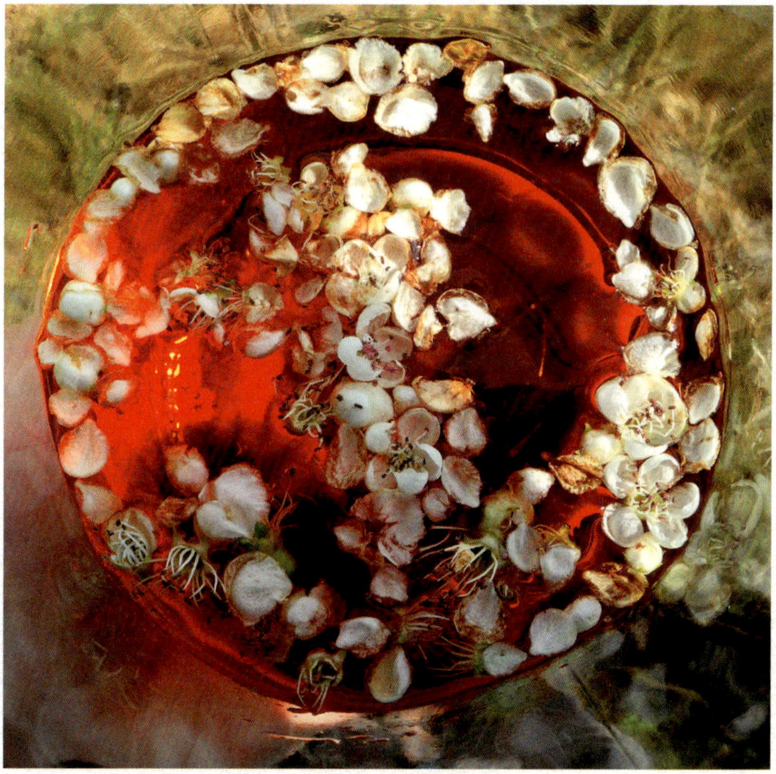

Schlehenblüten entströmt ein feiner Geruch nach Bittermandelaroma, da sie Spuren von Blausäure enthalten.

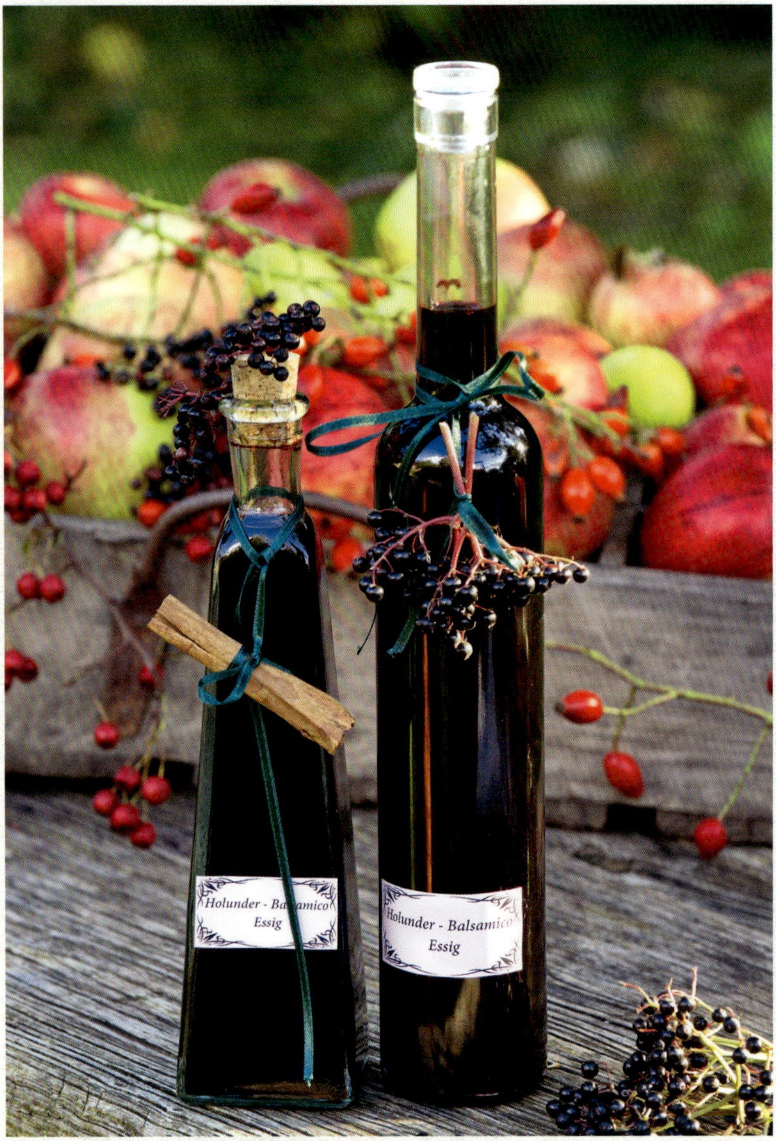

Holunder-Balsamico-Essig entgiftet und regt den Stoffwechsel an.

Salz-Wein

Hier werden 3 Teile Wein mit je 1 Teil Traubensaft und 1 Teil Meerwasser verschüttelt, in Lichtschutzflaschen abgefiltert und anschließend kühl aufbewahrt. Sollte kein Meerwasser zur Verfügung stehen, nehmen wir 1 Teil Quellwasser und geben ein Fünftel Stein-, Meer-, oder Kristallsalz dazu und lösen dieses durch Schütteln auf.

Anwendung: Schluckweise getrunken wirkt es als Aktivgetränk, kann aber auch als Grundlage für Pflanzenauszüge verwendet werden.

PFLANZEN-ESSIG

1 Teil Pflanzenmaterial wird zerkleinert und mit 9 Teilen Naturessig (Apfel-, Wein- oder Honigessig) über einen Monddurchlauf von 28 Tagen ausgezogen. Naturessig wirkt entgiftend, Stoffwechsel fördernd, desinfizierend, belebend und zellerneuernd. Er enthält Fermente, Enzyme, Vitamine, Mineralstoffe, Fruchtsäuren und Ballaststoffe.
Anwendung: Morgens 1 TL auf 1 Glas Wasser geben und schluckweise vor der Mahlzeit trinken.

Honig-Essig-Auszug

3 Teile flüssiger Honig werden mit 1 Teil Bio-Essig verschüttelt. Diese Zubereitung ist geeignet, um Baumteile auszuziehen oder auch als Solo-Heilmittel verwendbar. Für Letzteres kochen wir das Ganze auf zwei Drittel der Grundmasse ein und verwenden es dann teelöffelweise gegeben, als antibiotisch wirkende Heilgabe bei Fieber, Verschleimung, Katharren, Husten, Schwellung oder Entzündung.

SONNEN-ÖLAUSZUG

Wir füllen ein Schraubglas zur Hälfte bis zwei Drittel mit Pflanzenteilen und übergießen alles bis zum Glasrand mit hochwertigem Basisöl. Nicht jedes Öl ist für jede Pflanze geeignet. Ich verwende jeweils ein Öl, das in seiner Grundkraft die Wirkung der Pflanze unterstützt.
Mandelöl, ein mildes, neutrales, samtig umhüllendes Öl, bildet eine zarte Wärmehülle über der Haut und bietet sich für

die empfindliche und zarte Haut an. Es passt gut zu Kirsch- oder Lindenblüten.
Jojabaöl bindet Feuchtigkeit für die Haut, nährt, pflegt und hat einen sehr hohen Wachsanteil. Es passt hervorragend zu zarten Baumblüten, wie Heckenrose, Magnolie oder Kirsche.
Aloe-Vera-Öl ist ein leicht kühlendes, Feuchtigkeit spendendes, Wundheilung anregendes Öl. Zusammen mit Ahornblüten oder Walnussblättern heilt es die sehr empfindliche Haut.
Sesamöl, ein sehr erwärmendes, alle Hautschichten durchdringendes Öl, trägt die Wirkstoffe bis in die tiefen Schichten der Haut, ja bis in die Knochen. Sehr gut geeignet zum Ansetzen von Weiß-Tanne und Zirbe.
Olivenöl, ein entgiftendes, Gelenke schmierendes Öl, verbindet sich mit Wacholder oder Latschenkiefer zu einem wunderbaren Muskelöl.
Sonnenblumenöl, ein warmes, helles Öl, eignet sich für Ansätze von Lärche, Esche, Haselnuss und Linde.
Macadamianussöl, ein entgiftendes, geschmeidiges Öl, passt zur rheumawidrigen Mischung mit Wacholder, Ahorn oder Kiefer.
Alle Pflanzenteile müssen vollständig mit Öl bedeckt sein, sonst besteht die Gefahr der Schimmelbildung. Das so gefüllte Glas wird zugeschraubt, beschriftet und für 6 bis 8 Wochen an einen Platz gestellt, an dem es von der Vormittagssonne beschienen wird. Nach dieser Zeit filtern wir es ab und bewahren den Ölauszug in Lichtschutzflaschen kühl auf. Sonnen-Ölauszüge halten etwa ein Jahr und lassen sich für Massagen und wohltuende Bäder oder auch zur innerlichen Anwendung verwenden.

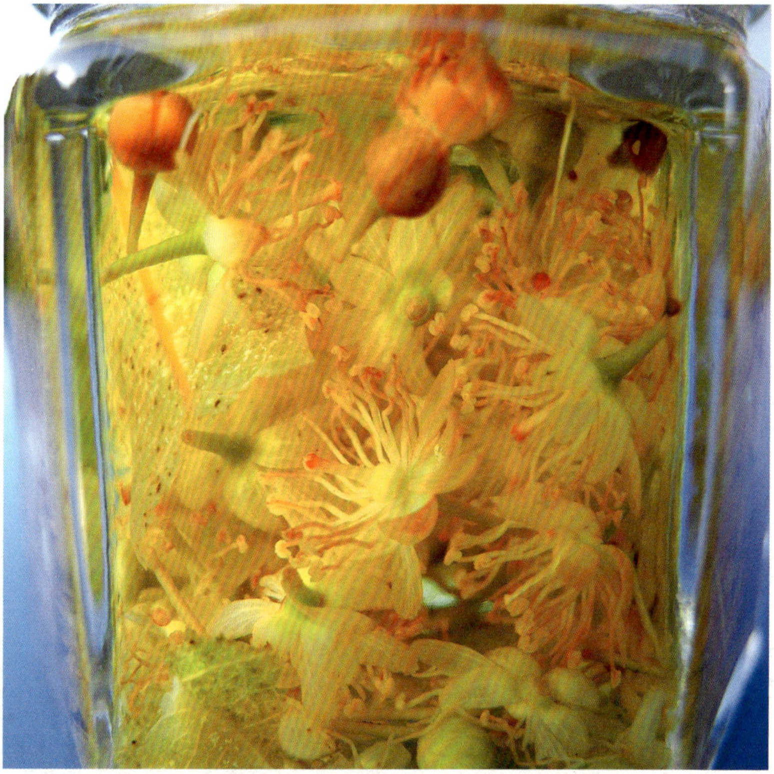

Lindenblüten-Sonnenauszug in Mandelöl

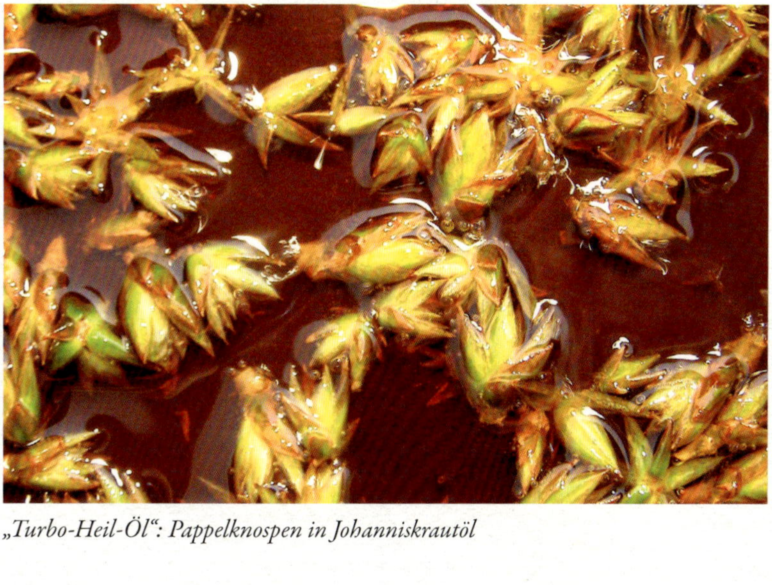

„Turbo-Heil-Öl": Pappelknospen in Johanniskrautöl

Baum-Heilsalben

— Uralte Heiltradition

Hierzu eignen sich als Grundlage hervorragend die auf Seite 54/55 beschriebenen Ölmazerate. Eine Salbe enthält ein Basisöl, Pflanzenteile und natürliche Härtungsmittel, im Gegensatz zu einer Creme aber keine wässrigen Bestandteile. Der Basis-Ölauszug oder die Basisöl-Pflanzenrührung kann mit Bienenwachs, Lanolin, Sheabutter oder Kokosfett gehärtet werden. Selbstgerührte Salben können wir ohne Konservierungsstoffe herstellen und die Haltbarkeit durch Zugabe von naturreinen ätherischen Ölen und Tinkturen verlängern.

Heilsalben haben eine relativ feste Konsistenz und ziehen nur langsam aber stetig in die Haut ein, so geben sie ihre Inhaltsstoffe mit nachhaltiger Wirkung an die Haut und an die darunter liegenden Gewebeschichten ab. Heilsalben halten kühl gelagert etwa ein bis zwei Jahre.

NATÜRLICHE HÄRTUNGSMITTEL FÜR SALBEN

— **Bienenwachs** ist als solare Heilsubstanz an sich schon heilend und wärmespendend. Sie bekommen es beim Bio-Imker in Ihrer Nähe oder in der Apotheke unter dem Namen *Cera flava* ungebleicht zu kaufen.

— **Wollwachs oder Lanolin** stammt aus den Haaren von Schafen. Bitte verwenden Sie nur Wollwachs von biologisch gehaltenen Tieren, da diese vor der Wollschur nicht durch ein chemisches Wasserbad getrieben werden. Wollwachs macht die Salbe zäh und hält die Wirkstoffe besonders lange auf der Haut. Bei Überbeinen, Gelenkproblemen oder Verhärtungen ist diese langsame, intensive Einzugsart besonders heilend.

— **Sheabutter** aus den Nüssen des afrikanischen Sheanussbaumes schmilzt schon bei Hauttemperatur und zieht deshalb leichter in die Haut ein.

— **Kokosöl** hat einen besonders hautpflegenden Anteil.

BAUMHARZ-SALBEN

Diese Salben gehören einer sehr alten Tradition an und wurden schon in der Steinzeit zubereitet. Baumharz hat stark desinfizierende, entzündungshemmende und wundheilende Eigenschaften. Baumharz-Salben kann man einteilen in Zugsalben und Wundheilsalben.

Fichtenharz-Zugsalbe

Frisches, weiches Fichtenharz wird mit Basisöl vermischt und aufgetragen. Es zieht Spreißel und Abszesse aus der Haut und reinigt stark. 100 ml Tiroler Steinöl wird mit einem haselnussgroßen, feingemörserten Anteil Fichtenharz und 7 g Bienenwachs vermischt und sanft unter Rühren erwärmt, bis sich Harz und Wachs gelöst haben. Dann füllt man die Mischung in Salbendöschen ab und verschließt sie erst nach dem Erkalten.

Wundheilsalbe

100 ml Johanniskrautöl wird mit 8 g Bienenwachs und 5 g fein gemörsertem Lärchenharz unter Rühren erwärmt, dabei bitte 70 °C nicht überschreiten, da sonst wertvolle Inhaltsstoffe zerstört werden. Alles auf 40 °C abkühlen lassen und

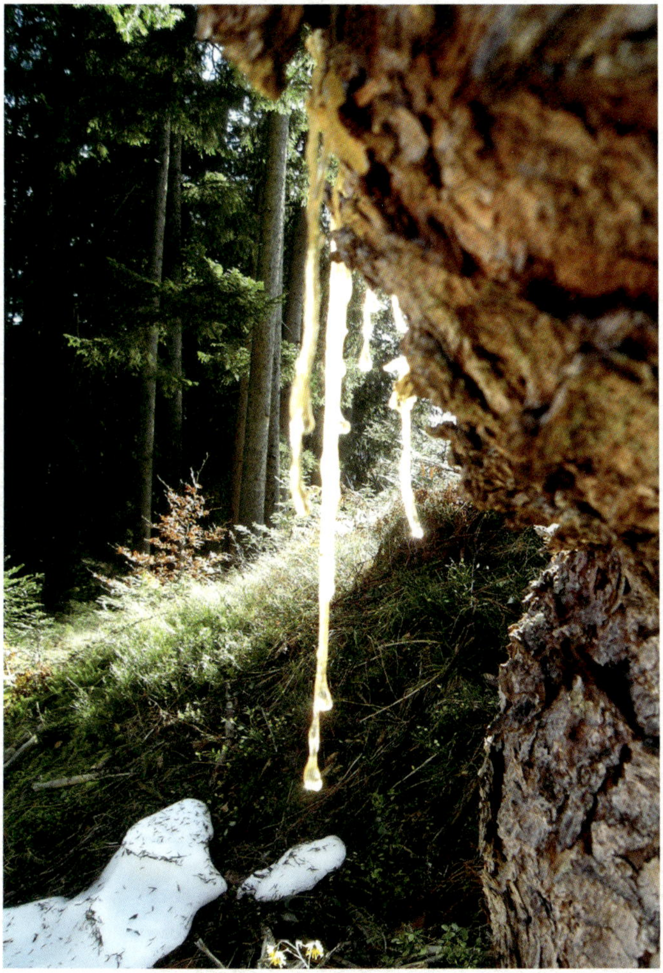

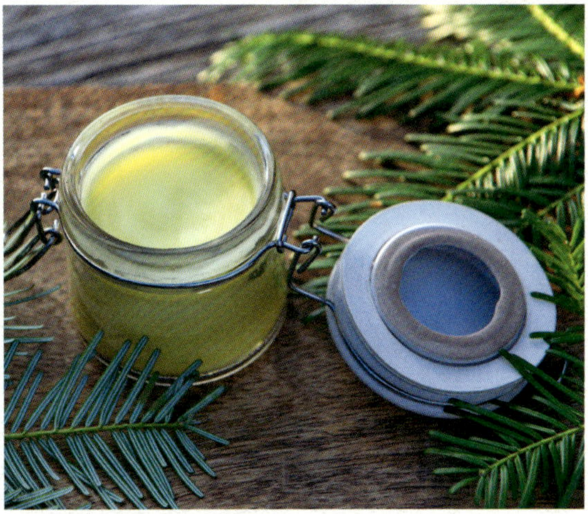

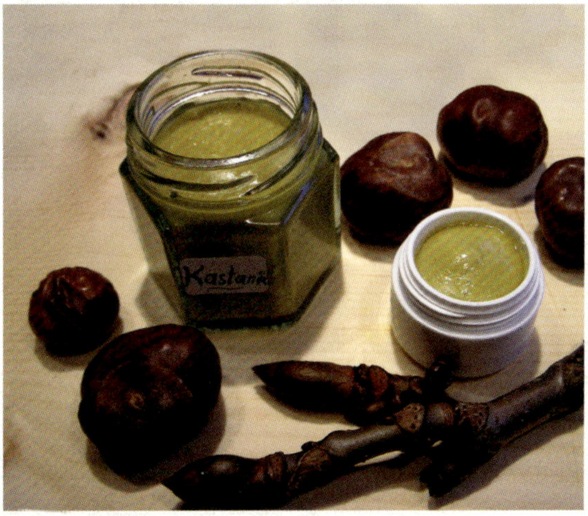

Sonnentränen in Baumblut (links), Weiß-Tannen-Wärmesalbe (rechts oben) und Rosskastanien-Creme (rechts unten)

5 Tropfen Balsampappeltinktur unter Rühren zugeben, ebenso 5 Tropfen ätherisches Öl vom Berg-Lavendel. In Salbendöschen abfüllen und erkalten lassen. Mit Beschriftung versehen, kühl lagern.

CREME

Für eine Creme wird der Öl-Wachs-Salbengrundlage ein wässriger Bestandteil wie Hydrolat, Tinktur oder Quellwasser hinzugefügt. Dadurch erhalten wir eine leicht verstreichbare Creme, die wesentlich besser und schneller in die Haut einzieht als eine Salbe. Ihre Haltbarkeit liegt bei 2 bis 3 Monaten.

Rosskastanien-Creme

100 ml Rosskastanien-Ölauszug wird mit 10 g Bienenwachs und 8 g Sheabutter in einem Glas ins Wasserbad gestellt, ebenso wird ein Glas mit 30 ml Rosskastanien-Tinktur ins Wasserbad gestellt. Sowohl für den Ölauszug wie für die Tinktur werden kleine, grüne Rosskastanien und junge Rindenteile verwendet. Beides wird nun sanft erhitzt, bis die festen Bestandteile der Fettphase schmelzen. Beide Gläser aus dem Wasserbad nehmen und das Glas mit der Tinktur (Wasserphase) vorsichtig abtrocknen und unter ständigem Rühren in die flüssige Fettphase träufeln. Weiterrühren, bis die Creme kalt wird und eine puddingartige Konsistenz erhält. Dann wird mit einem Glasspatel in die vorbereiteten Cremedöschen abgefüllt und fest verschlossen.

Pflanzen-Verreibungen

— Innige Vermählung mit großem Potenzial

Für Pflanzen-Verreibungen werden Baumteile wie Knospen, Blätter oder Nadeln frisch oder getrocknet auf unterschiedliche Trägersubstanzen im Mörser inniglich über 20 bis 30 Minuten verrieben. Dabei kommt es zu einer tiefen Verbindung von Pflanzenkraft und der Kraft der Trägersubstanz. Eine Verreibung mit frischen Pflanzenteilen wird im Anschluss auf ungebleichtem Pergamentpapier messerrückendick ausgebreitet, über Nacht getrocknet, am nächsten Tag noch einmal sorgfältig verrieben und in Gläser zur Aufbewahrung gefüllt. Verreibungen mit getrockneten Baumteilen werden sofort nach der Verreibung abgefüllt. Frischpflanzen-Verreibungen sind besonders wertvoll und ideal für Pflanzenteile mit instabilen Wirkstoffen, die beim Trocknen schnell zerstört werden können.

SALZ-VERREIBUNG

Meersalz-Verreibungen leiten die Pflanzenstoffe sehr schnell in die Blutsalze. **Steinsalz-Verreibungen** leiten die Pflanzenstoffe gut in die Salzprozesse der Nerven und des Gehirns. Salz-Verreibungen sind grundsätzlich besser morgens einzunehmen, da sie wach und konzentrationsfähig machen, während Milchzucker-Verreibungen besser abends einzunehmen sind, da sie eher schläfrig machen.

BAUM-ASCHE-VERREIBUNG

Trockene Äste eines Baumes werden turmförmig auf einer Feuerstelle aufgeschichtet und mit einem trockenen, brennenden Zweiglein des gleichen Baumes entzündet. Das Holz unter Bewegung verbrennen lassen. Die Asche nach dem Abkühlen fein mörsern und durch ein

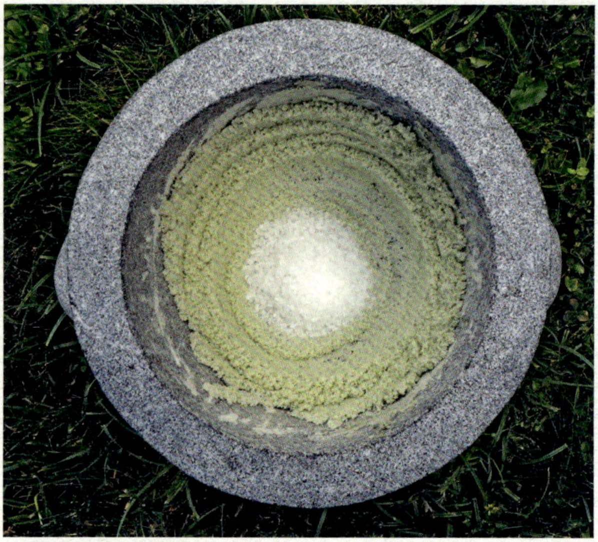

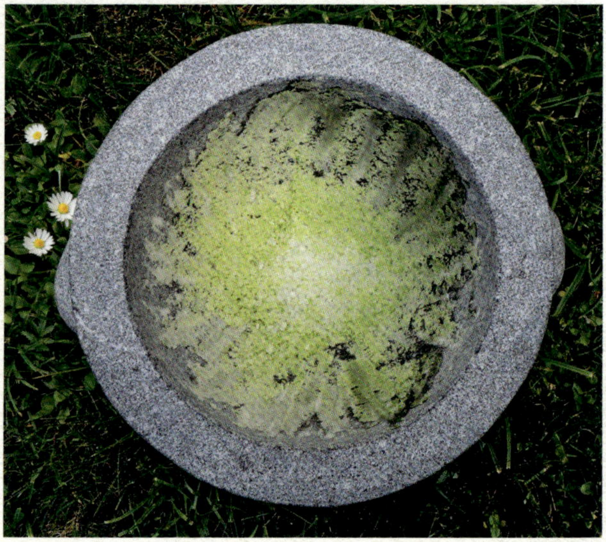

Frischpflanzen-Verreibungen halten die Inhaltsstoffe stabil.

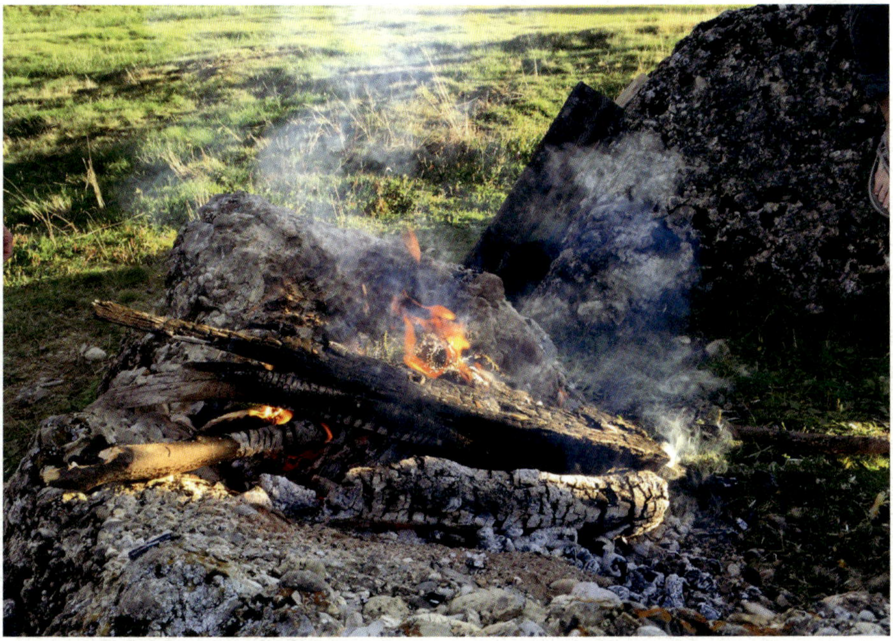

Durch Feuer befreite Heilkraft im Holz

Sieb streichen. Die Verreibung in einem beschrifteten Schraubglas aufbewahren. Wenn diese Asche im Verhältnis 1:10 mit getrockneten zerkleinerten Baumblättern, -blüten, oder -knospen gemischt und 20 bis 30 Minuten lang innig gemörsert wird, entsteht ein starkes Baumheilmittel mit besonderer Kraft, das die Wirkung zweier Solo-Heilmittel, der Baumasche und der Baumteile, in sich vereint. In Medizin-Döschen abfüllen, mit Inhaltsangabe und Datum beschriften und kühl aufbewahren.

Anwendung: Bei Bedarf wird davon eine Messerspitze in ein Glas Heil- oder Quellwasser eingerührt. Bitte Holzlöffel oder ein Holzstäbchen dafür verwenden. Die Zubereitung kann sowohl innerlich eingenommen als auch äußerlich zur Heilung angewendet werden.

Trägersubstanzen

Jede Trägersubstanz wirkt wie ein „Medizinpferd", auf das die Kraft der jeweiligen Pflanze aufgebracht wird. Diese „Medizinpferde" tragen ihre Pflanzenheilstoffe und -informationen sehr schnell und gründlich in die ihnen besonders vertrauten Körperregionen.

— **Kalkpulver:** Nehmen wir Kalkpulver als Basis für die Verreibung, so leitet es die Wirkung des zerriebenen Materials direkt in die **kalkhaltigen Knochen.**

— **Kieselerde:** Verreiben wir auf Kieselerde, so wird die Wirkung ins Gebiet zwischen Knochen und Haut, ins **Bindegewebe** und ins **Lymphgewebe** hineingetragen.

— **Milchzucker:** Bei einer Verreibung auf Milchzucker werden die Stoffe an das Ich (die geistige Substanz) des Menschen, ins **Blut** getragen.

— **Meersalz:** Diese Trägersubstanz leitet die Wirkstoffe in die **Blutsalze.**

— **Steinsalz:** Es leitet die Wirkstoffe in das **Nervensystem** und ins **Gehirn.**

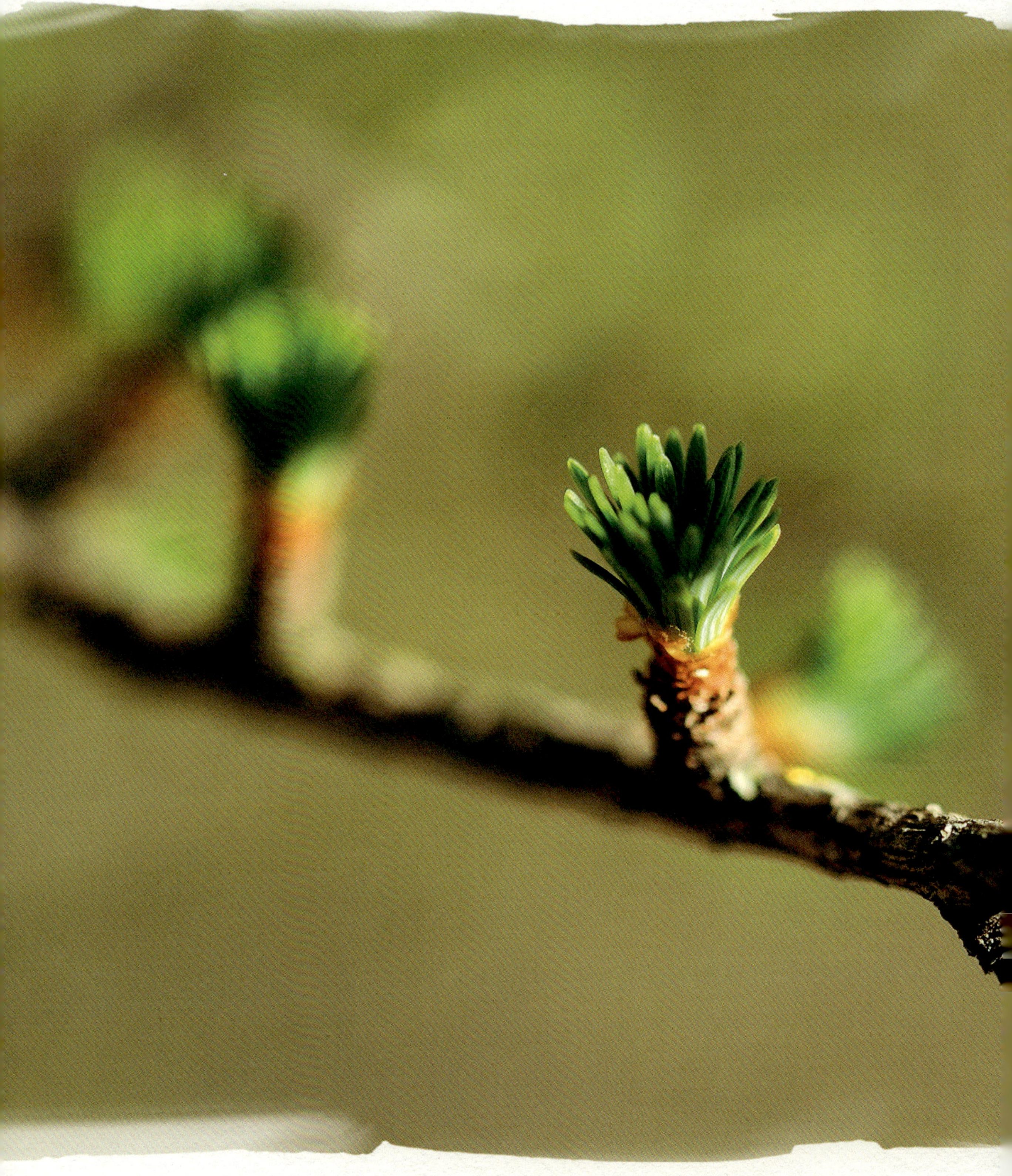

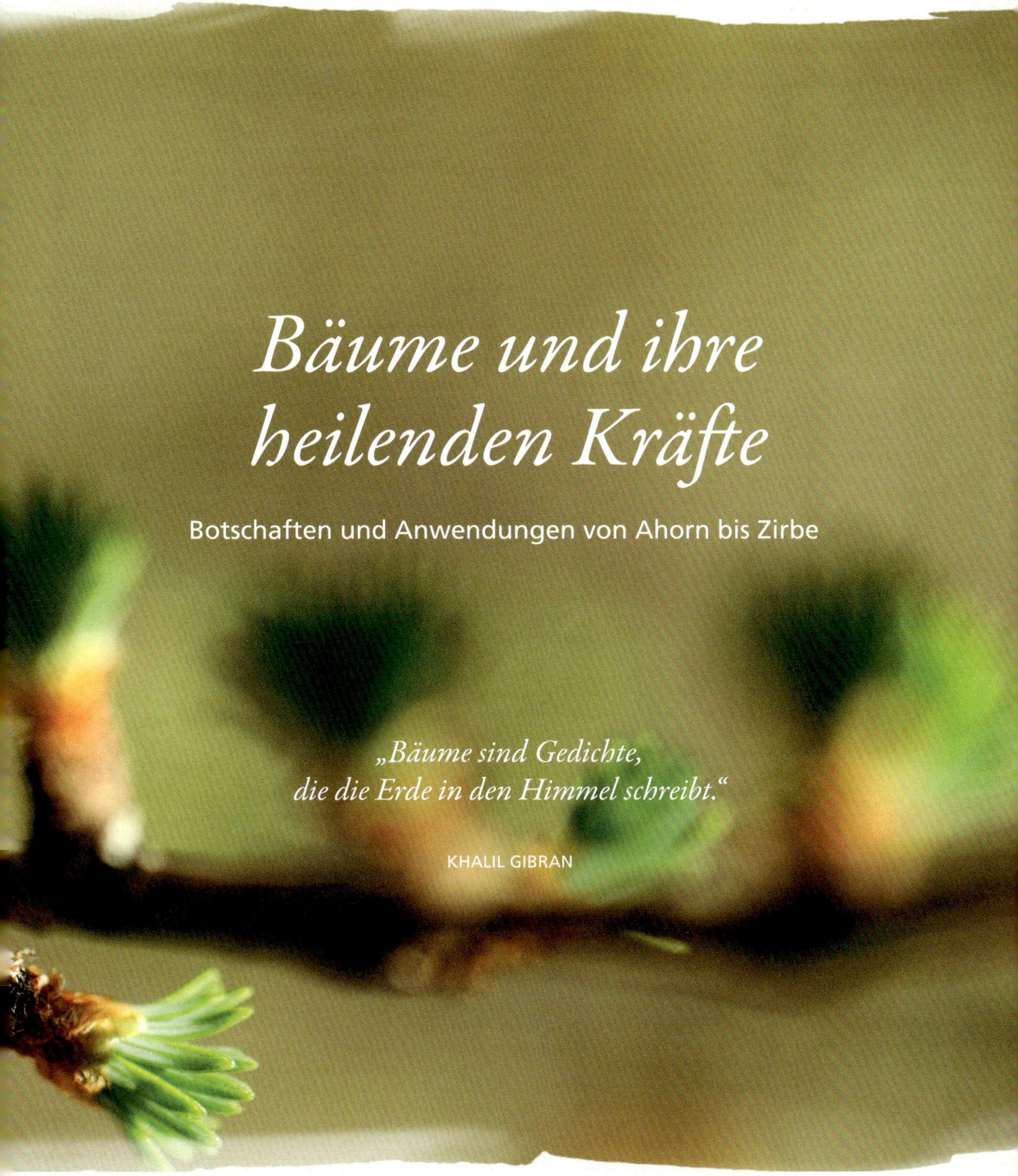

Bäume und ihre heilenden Kräfte

Botschaften und Anwendungen von Ahorn bis Zirbe

*„Bäume sind Gedichte,
die die Erde in den Himmel schreibt.“*

KHALIL GIBRAN

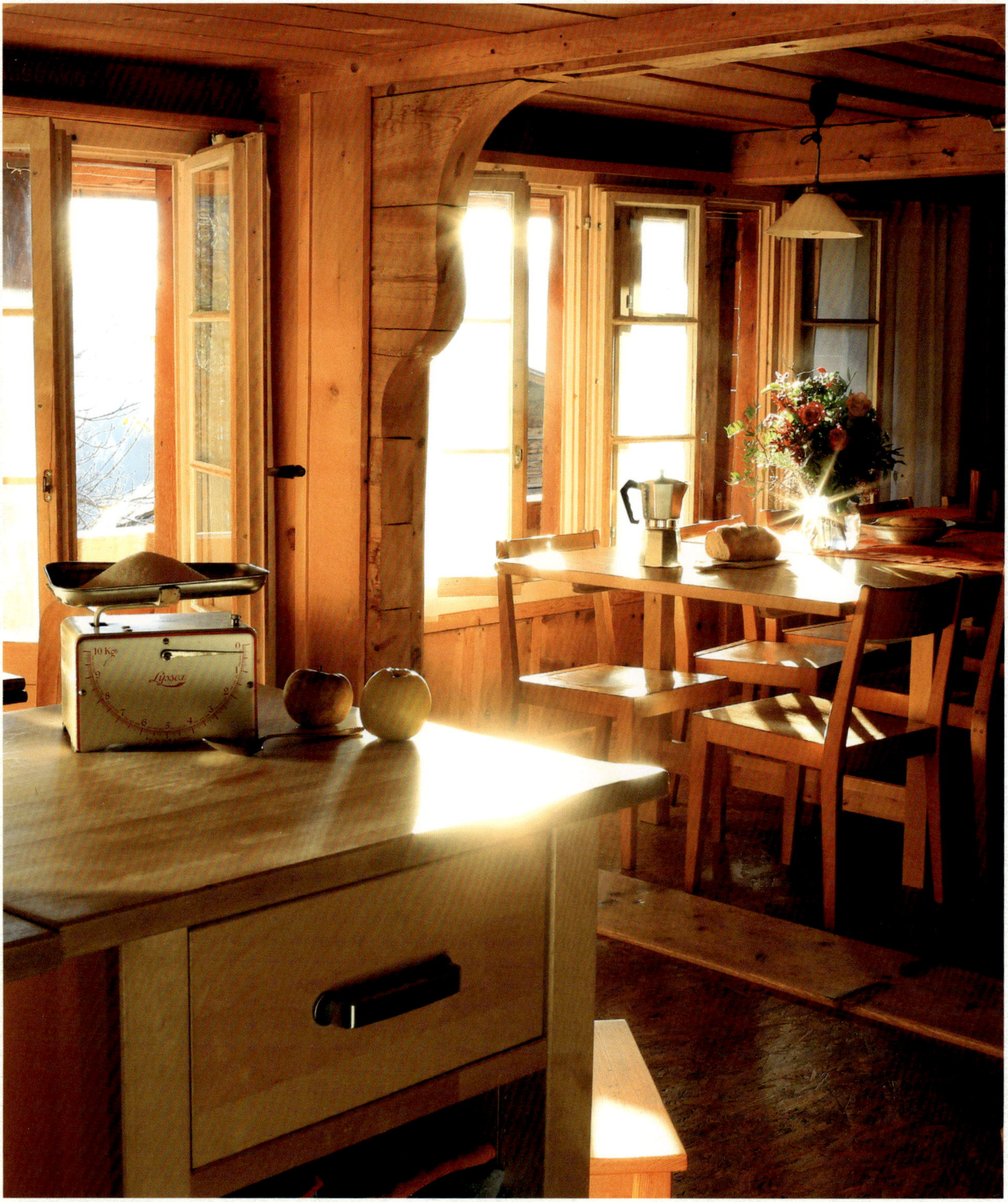

Ein Heim, in dem man sich wohlfühlt: Holz schafft eine Atmosphäre von Wärme und Gemütlichkeit.

Baumstarke Fragen

Baum-stark, bist du auch Baum-begeistert?

Welcher Baum war der Bauplatz für dein Baumhaus?

Welcher der Bäume war dein liebster Kletterbaum oder dein wunderbarer Spielbaum?

Welcher Baum nahm dich auf den Schoß, auf seine Wurzeln, wenn du Trost brauchtest, spendete Schatten und friedvollen Raum?

Welcher Baum nahm deine Überspannung, deine Hochspannung in sich auf und „fuhr" dich wieder runter?

Welcher der Bäume teilte seinen Lebensfluss, seine Talente ganz ohne Zögern mit dir?

Welcher Baum war einfach da und hörte dir zu?

Welcher Baum war für dich Ratgeber und Weiser in Entscheidungsfragen?

Welcher der Bäume ließ den Wind für dich in seinen Blättern singen?

Welche Bäume schenkten dir süße Früchte, Nüsse, Samen, Knospen, Blüten oder zarte Blätter?

Welcher Baum veredelt und beschenkt mit seinem Holz dein Heim?

Welche Bäume wärmen deine Räume und dein Herz?

Welcher Baum lehrte dich, wie es geht, tief verwurzelt in der Erde zu stehen, sich stammstark zum Himmel zu recken und sich mit seiner Krone dem Kosmos zu öffnen?

Dieses und noch viel, viel mehr tun und sind die Bäume für uns.

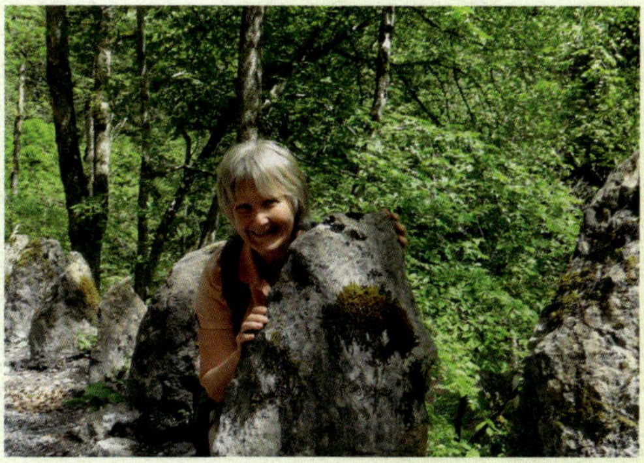

... auch ich bin Baum-begeistert.

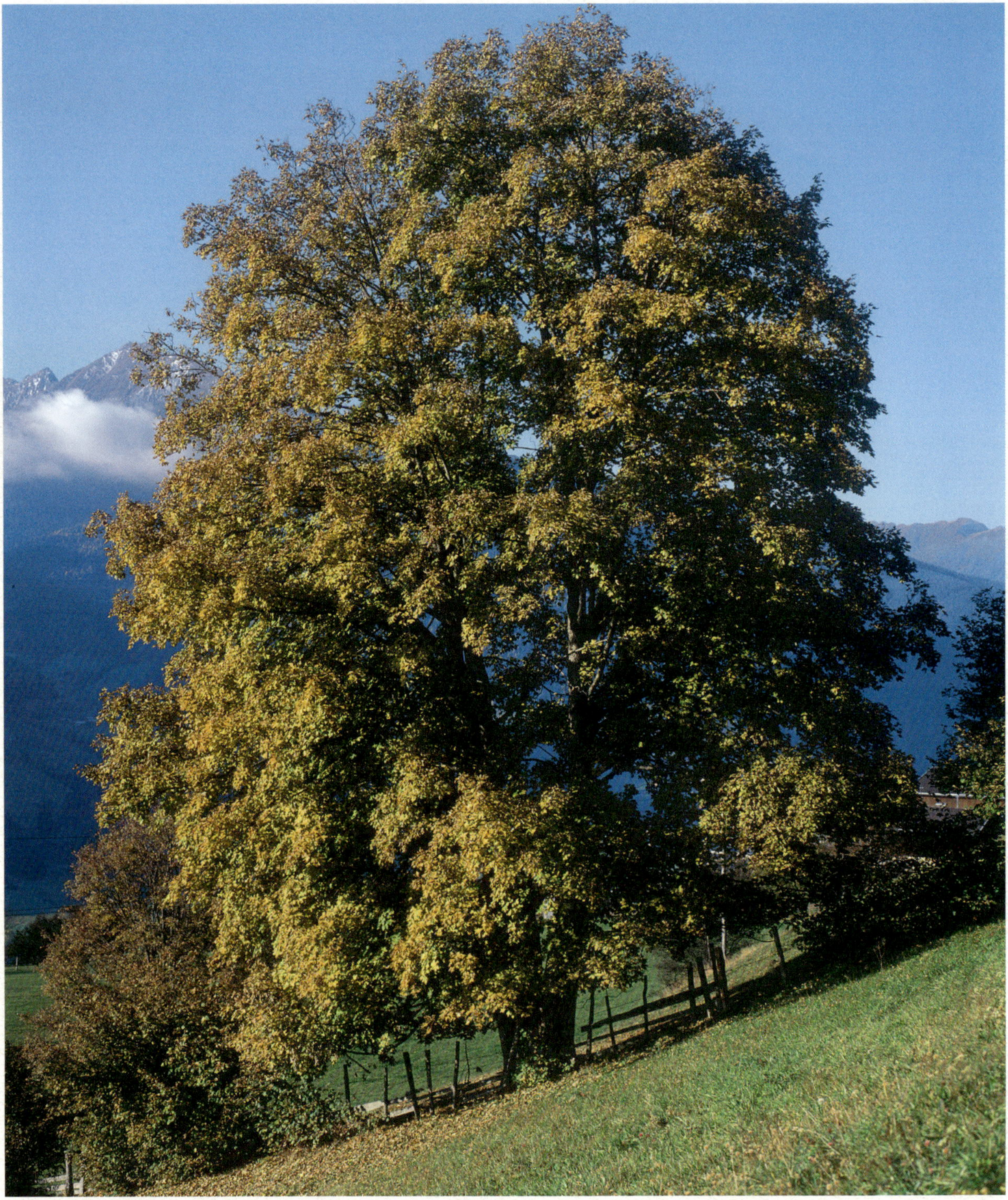

Ahorn – heiterer Hüter am Haag (Zaun)

Ahorn

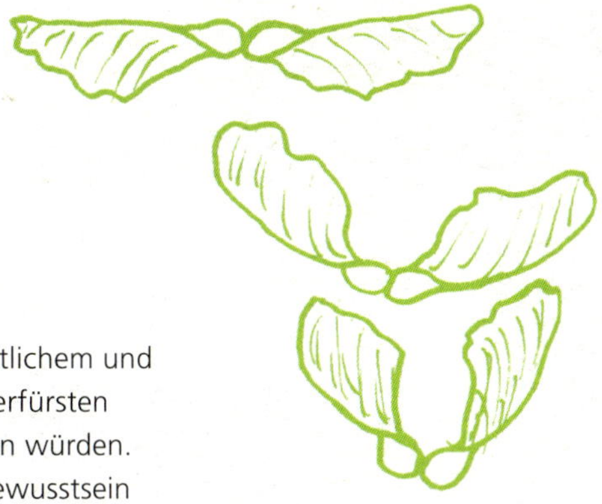

— **Spitz-Ahorn** *(Acer platanoides)*, **Feld-Ahorn** *(Acer campestre)*,
Berg-Ahorn *(Acer pseudoplatanus)*

Baumgeflüster – Ahorn, der heilige Narr und heitere Weise

Als Baum des Jupiters kenn' ich mich mit Regierenden aus: mit denen aus weltlichem und denen aus geistlichem Geschehen. Und leider, Könige, Präsidenten und Priesterfürsten gibt es augenblicklich nicht sehr viele, die diesen Titel auch wahrhaft verdienen würden. Solche Menschen, die sind, was sie scheinen und das Wohlergehen aller im Bewusstsein tragen. So versuche ich, den Hofnarr zu spielen und auf scheinbar einfältige Weise die Wahrheit ans Licht zu bringen. Ich vertausche – wie Till Eulenspiegel – die Schuhe und freue mich am Brechen verhärteter Strukturen. Ich halte mir den Bauch vor Lachen, wenn vorgefertigte Reden und Ränke plötzlich im Nichts verschwinden, VIP-Personen dastehen als Könige, die keine neuen Kleider tragen und doch ohne die alten gekommen sind. Das ist der Punkt: Nichts mehr zählt an Schein und Schelch, nur noch das Einfache, Ehrliche bleibt! Wo das Kind die Hand des Vertrauten wählt, Schritt für Schritt den Weg ins wirklich Wichtige geht. Da geb' ich als meine besondere Gabe die Fröhlichkeit mit in das Leben – heiter und ehrlich – so ist das eben.

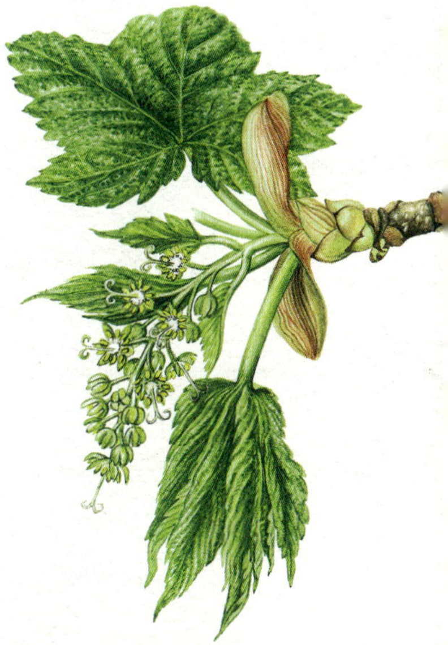

DER BAUM

Der Ahorn gehört zur Familie der Ahorngewächse (Aceraceae) und zeigt sich in einer großen Artenvielfalt. Seine „häufigsten Drei" in Europa sind Spitz-Ahorn, Berg-Ahorn und Feld-Ahorn.

Spitz-Ahorn

Der bis auf 1 000 m Höhe weitverbreitete Allee-, Park- und Grünanlagenbaum, mit einer Wuchshöhe bis zu 20 m und dem festen Stand seiner Herzwurzel, kann bis zu 150 Jahre alt werden. Er blüht im April mit herrlichen licht-grüngelben Dolden – einem Seidengewand gleich. Drei bis vier Tage trägt der Ahorn sein duftiges Blütenkleid, dann streift er es ab. Wie eine Primadonna, die ihren teuren Kleidern entsteigt, lässt er es kreisrund zur Erde gleiten. Dann erst treiben seine Blätter im dunkleren Grün aus, 5- bis 7-fach gefächert, mit langen Spitzen an den Fingern. Im Herbst verfärben sie sich leuchtend rot-orange-bunt.

Zwei Flügelfrüchte sind im stumpfen Winkel verbunden und tragen je ein flaches Nüsschen. Im Herbst wirbeln sie zuhauf, einer Schar kleiner „Hubschrauber-Engel" gleich, tanzend zur Erde. Kinderhände sammeln sie wieder auf und werfen sie beherzt in die Luft. Wie erfreuen sie sich am spiralig, wirbelnden Sinkflug und fühlen sich dabei wie Sterntalerkinder, denen kostbare Himmelsgeschenke in den Schoß fallen.
Der Stamm ist, wie der aller Ahornbäume, sehr saftreich und bildet ein gelbliches, elastisches Holz, das jedoch holzwirtschaftlich nicht gerne genutzt wird.

Feld-Ahorn

Der langsam wachsende, kleine Baum liefert ein hartes, starkes Holz, das sehr begehrt ist bei Drechslern, Schnitzern und Instrumentenbauern. Aufgrund seines langsamen Wuchses und der gleichmäßigen Holzstrukturen, lässt er sich gut zu sehr dünnen Resonanzböden für Zither,

Inhaltsstoffe
Allantoin, Cholin, Flavonoide, Gerbstoffe, Saccharose, Saponine, Mineralstoffe und Vitamine

Eigenschaften
abschwellend
adstringierend
entgiftend
entzündungshemmend
entkrampfend
fiebersenkend und kühlend
tonisierend und vitalisierend
wundheilend

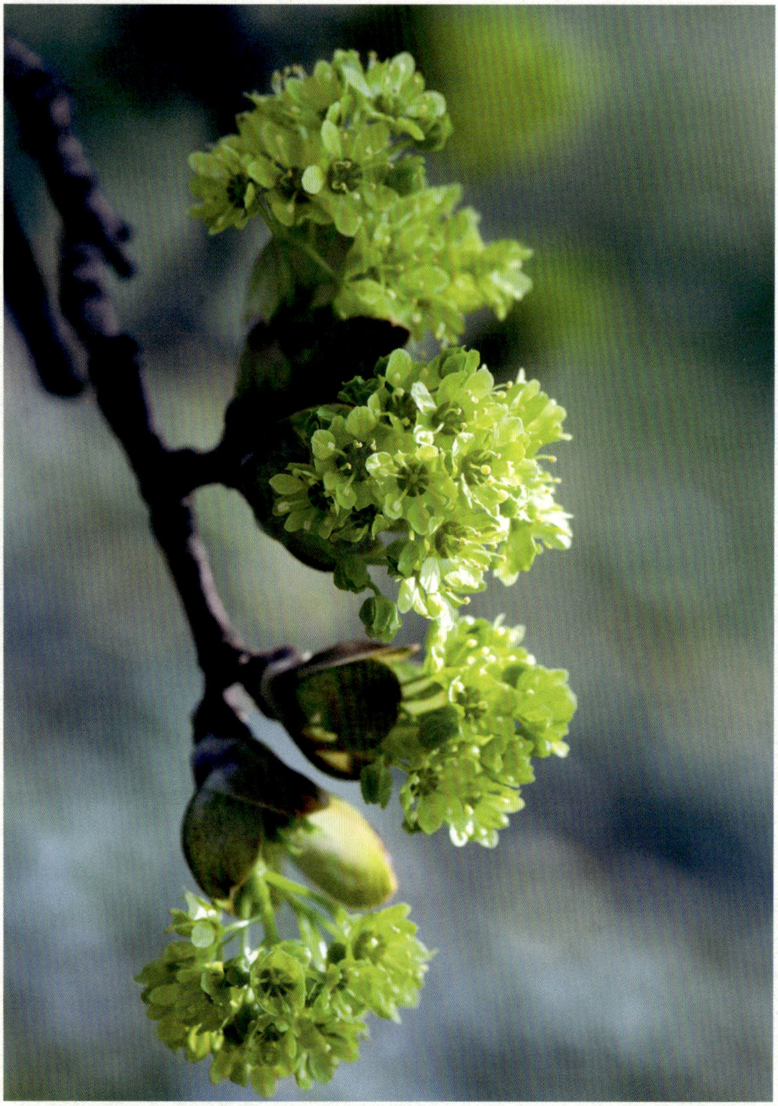

Ein Blütentraum aus zartgrünem Licht

Cello, Harfe oder Geige verarbeiten. Wie das langsam wachsende Holz der Bergfichte trägt es die Klangwellen in herrlicher Art und Weise.
Selten erreicht ein Feld-Ahorn mehr als 12 m Höhe. Er liebt kalk- oder lehmhaltigen Boden genauso wie Licht und Wärme und steigt kaum höher als auf 800 m Höhe. Wo er wächst, verbessert er den Boden. Bis zu 300 Jahre kann er alt werden und blüht im Mai jeden Jahres in lichtem, hellem Gelbgrün. Seine Blütendolden erscheinen mit oder nach seinen an den Spitzen stark abgerundeten Blättern. Diese führen Milchsaft und sind seit alter Zeit als Speise bei Mensch und Tier beliebt: „Maßholder – er hält Speis' bereit." Die Blätter, zu Mus gestampft und vergoren, ergeben eine Sauerkraut ähnliche Speise. Frisch zu Baumgemüse, Pesto, Nachspeisen und Getränken oder jung zu Salat verarbeitet sind sie fein. Neben der Esche zählt der Feld-Ahorn zu den wichtigsten Laubfutterbäumen und sollte deshalb auf keiner Viehweide fehlen.
Im Herbst färben sich seine Blätter golden und segeln vom Baum, wie seine Samen: Kleine bepelzte Nüsschen mit Flügeln, die im waagrechten Winkel paarweise verbunden sind, fallen schraubend zur Erde, als hielten sie sich tanzend an den Händen.

Berg-Ahorn

Der lichte, weise König der Ahorne kann bis zu 600 Jahre Lebensalter erreichen und erklimmt Höhen bis zu 1700 m über dem Meer. Gemäß einem kosmischen Paten, Jupiter, entfaltet er eine tiefe, weit ausladende Krone mit händeraschelnden Blättern. Seine duftenden, hellgrünen Blütentrauben erscheinen erst nach den Blättern, um auf der Bergeshöhe den letzten Frösten zu entgehen.
Sein rosa-rot-brauner Stamm, dessen Rinde sich im Alter in rundlichen, unregelmäßigen Platten ablöst, wie bei einer Platane, verhalf ihm zu seinem botanischen Namen *pseudoplatanus*. Die wunderschönen Stämme sind im Alter oft innen hohl und geben einen begehbaren Innendom frei. Beinweiß ist sein starkes Holz, hat absoluten Lichtholzcharakter und ist zur

Weiterverarbeitung äußerst begehrt als Möbel- oder Tischlerholz. Wie sein kleiner Bruder, der Feld-Ahorn, liefert er hervorragendes Klangholz für Musikinstrumente.
In Notzeiten wurde der Stamm des Berg-Ahorns im Herbst zur Zuckersaftgewinnung angezapft, wie in Schottland und Kanada der des Zucker-Ahorns *(Acer saccarum)*. Dabei ergaben etwa 100 Liter Ahornwasser in Kupferkesseln über dem Feuer gerührt nur 1 kg fertigen Zucker.

DIE KOSMISCHEN PATEN

Jupiter, Sonne und etwas Mars schenken dem Ahorn seine Kräfte. Alles an ihm ist heilkräftig: Knospen, Blüten, Samen, Blätter, Triebe, Rinde, Bast, Baumwasser und Wurzeln. Seine Blüten sind wertvolles Bienenfutter. Seine Blätter sind beste Nahrung für Mensch, Tier und Boden: Sie verrotten leicht und geben guten Kompost (ACER – ACKER).
Im Ahornsirup spiegeln sich das Gold und die Süße der Sonne wieder. Jupiter grüßt im heiteren Farbenspiel und in seiner ätherischen Kühle. Mars zeigt sich in den Spitzen der Blätter und in seiner vitalisierenden Wirkung.
Ahorn kennt sich aus in allen Varianten von Feuer:

- **Jupiter,** der Regent des Sternbildes Schütze, vermittelt uns **geistiges Feuer.** Es zeigt sich in der orange-rotvioletten Färbung der Blätter und in der treffsicheren, hochspirituellen, königlichen Kraft des Ahorn-Baumwesens.
- **Die Sonne** als Regent des Tierkreiszeichens Löwe lässt **Herzensfeuer** durch den Ahorn fließen. Goldenes Herzenslicht, Vitalkraft, Besonnenheit – all dies schenkt uns das Ahornwesen.

Kostbarkeiten aus Ahornholz

Riegelahorn und **Vogelaugenahorn** werden von Schreinern, Instrumentenbauern und Liebhabern besonders schöner Hölzer hoch geschätzt. Selten gibt es einen Stamm des Spitz-, Feld- oder Berg-Ahorns, der ganz langsam gewachsen, in abwechselnd hell-dunkel-schimmerndem Holz sich zeigt als sogenannter Riegelahorn. Dieser ist ebenso selten und wertvoll wie sein Bruder, der Vogelaugenahorn, bei dem im Holz Rundungen in Form von Vogelaugen sichtbar werden.

- **Mars** als Herrscher des Tierkreiszeichens Widder bringt uns das **physische Feuer** nahe, als rot-grüne Durchstoßkraft, als verjüngendes Lebensfeuer und als Konzentration, die auf den Punkt ausgerichtet ist.

DAS WAR DER BAUM FÜR DIE ALTEN

Dem Ahorn wurde eine besondere Bedeutung nachgesagt: Er strahlt Ruhe aus und hält böse Geister fern, weshalb er als schützender Hausbaum sehr beliebt war. Türschwellen aus Ahornholz boten Schutz vor Hexen und Zauberern. Zusätzlich wurden Ahornzweige mit ihren entfernt an gespreizte, abwehrende Hände erinnernden Blättern in die Fenster gestellt.
Hildegard von Bingen empfahl, Ahornholz zu erwärmen und auf Gichtstellen aufzulegen.

SO WIRKT DER AHORN AUF SEELE UND GEIST

A-horn, der Lieblingsbaum der Ein-hörner, führt uns aus Engstirnigkeit zur Einsicht und schließlich in eine weite Sicht der Dinge. Er hilft uns aus Sackgassen zurück auf den besten Weg. Er bringt unsere Energien wieder zum Fließen und lässt Licht und Farbe in die grauen Phasen unseres Lebens fließen – er führt uns aus Lebensfrust in Lebenslust. Er stärkt unser inneres Kind und die Königin/den König

Volksnamen

Spitz-Ahorn: Leimbaum, Leimurle, Lenne, Löhne
Feld-Ahorn: Maßholder, Mäpel, Mazzaltra, Mapeldorn, Speisebaum
Berg-Ahorn: Oane, Bergoane, Urle, Weißarle, Äsche, Fladerbaum, Milchbaum, Lichtholzbaum, Weißbaum

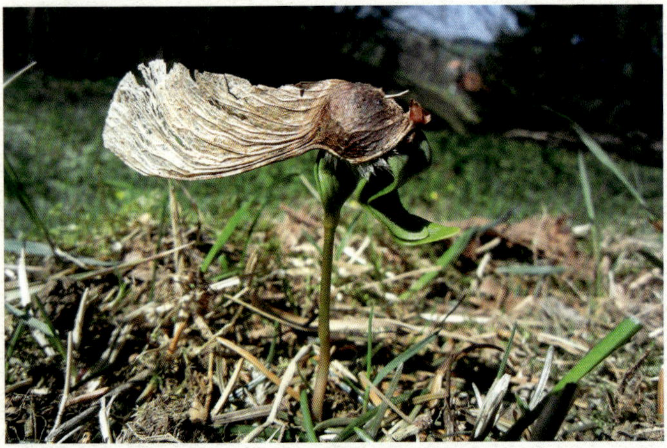

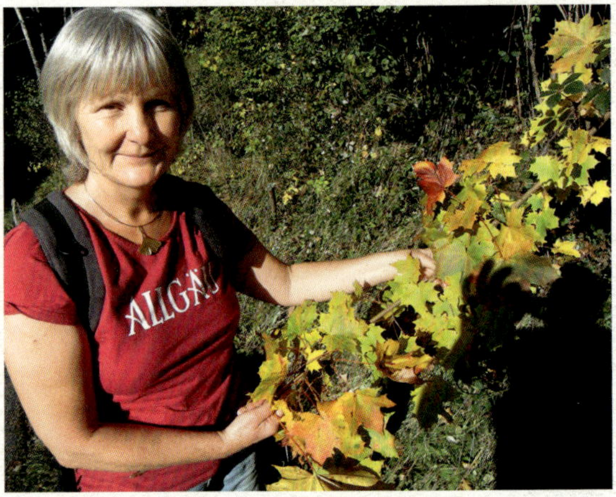

Der „Flug“ des Ahorns – vom Frühjahr in den Herbst

in uns mit Weisheit, Lachen und Fröhlichkeit und dem leuchtenden Spektrum der Farben.

HEILKRÄFTIGES UND FEINES AUS AHORN

Ahorn löst Stau und Stress und bringt uns die Süße des Lebens zurück.

Grüner Ahornblätter-Trank

In 250 ml Wasser verrühren wir 40 g Honig und 10 ml Bio-Essig und 0,5 TL Pulver von Ahornknospen oder jungen Blättern.
Anwendung: Über den Tag verteilt getrunken hemmt es Entzündungen und kühlt, wirkt abschwellend und fiebersenkend und steigert unsere Abwehrkraft.

Ahornblätter-Sole

3 Teile gesättigte Salzsole und 1 Teil junge Ahornblätter werden im Mixer zerkleinert und im Schraubglas 4 bis 5 Tage der Fermentation übergeben. Dann wird das Ganze abgefiltert und in Lichtschutzflaschen kühl aufbewahrt.
Anwendung: 5 bis 7 Tropfen in ein Glas Wasser geben und den Tag über in kleinen Schlucken trinken. Das wirkt entsäuernd auf Organismus und Magen; auch bei Katarrhen beruhigt es die Schleimhäute und hilft diesen abzuschwellen.

Ahornblätter-Auflage bei Cuperose

Frische Ahornblätter werden angewalkt und auf die Cuperoseäderchen aufgelegt. Das strafft und zieht zusammen.

Ahornblätter in Wein gesotten

Die gesottenen Blätter, leicht ausgedrückt und aufgelegt, helfen bei Schwellungen und Gelenkentzündungen. Sie beruhigen und wirken Entzündungen entgegen.

Ahornblätter-Wundpflaster

Frische Blätter im Mörser mit etwas Johanniskrautöl anstoßen und auf die Wunden auflegen. Das regt die Heilung an, wirkt entzündungswidrig und schwillt ab.

Augenkompresse

Aus Ahornblättern und Lärchenspitzen wird ein starker Tee (doppelte Menge eines Teeaufgusses) hergestellt, abkühlen lassen und abseihen. Darin wird ein zusammengefaltetes Leinentuch eingetaucht und als Kompresse 15 bis 20 Minuten auf die geschlossenen Augen aufgelegt. Die Kompresse kühlt herrlich und wirkt abschwellend und entzündungswidrig.

Fiebersenkender Wickel

Starker Ahornblätter-Tee (doppelte Menge eines Teeaufgusses) wird auf Körper-

„Ahorn –
bist du heiter und frei,
so bin ich dabei,
beim fröhlichen Lauf deiner Füße.
Den König in dir,
den Bettler und Narr,
all deine Teile – ich grüße.
Grüße mit Frohsinn und mit Humor,
locke das Beste von Allem hervor.
Führ' dich durch Chaos – ins Neue.
Entzünde dich nicht mehr am Wortgefechts-Feuer
der Reden – von Scheinaufgeblasenen,
auch nicht an denen, die scheuer
versuchen, die Wahrheit linkisch zu drehen.
Kannst du den göttlichen Samen sehen?
Er sinkt in spiraligem Drehen herab
und nimmt dir die Wahrheit –
die Wahrheit nur ab!
Die Wahrheit – zum Wohl aller Wesen."

ADELHEID LINGG

temperatur abgekühlt. Darin werden reichlich große Wollsocken eingetaucht und anschließend mit 3 bis 5 frisch gewalkten Ahornblättern befüllt. Sofort dem Fiebernden angezogen und mit einem Wolltuch abgedeckt bleiben sie 10 bis 15 Minuten an den Füßen.

Ahornwurzel-Auszug in Wein

Der Wurzel-Auszug in Wein wird in kleinen Schlucken tassenweise getrunken – er heilt Nervenschmerzen.

Blütenessenzen

Spitz-Ahorn-Blütenessenz: Wird aus den sich gerade öffnenden Blüten hergestellt und wirkt auf alle Meridiane. Sie löst Staus in Chakren, Meridianen und Akupunkturpunkten und öffnet diese für die Aufnahme von Energie. Zum Beispiel zur Vorbehandlung vor Moxen, Akupunktur, Akupressur, Heilströmen und anderen energetischen Behandlungsweisen. Bei Energieunterversorgung leitet sie zusätzliche Energie hinein.
Ahorn-Knospenessenz wirkt Stress auflösend – sowohl im körperlichen als auch im emotionalen und geistigen Bereich.
Berg-Ahorn-Blütenessenz: Sie wirkt stabilisierend auf das Kehl- und Stirnchakra: bei dem Gefühl der Unzufriedenheit mit der momentanen Situation. Wenn man lange Zeit seine Bedürfnisse übertönt durch Rauchen, Trinken, zu viel Arbeit oder andere Süchte, fördert Berg-Ahorn den Mut und die Entschlossenheit, seinen Bedürfnissen und Talenten zu folgen undgibt Kraft, diese auch zu verwirklichen. Sie lässt unsere Energie frei fließen, löst intellektuelle Verkrampfungen auf und gibt die notwendige Ruhe für unser Vorhaben. Sie ist eine Art Notfallessenz. Wenn man meint, völlig abzustürzen, fängt sie uns wieder auf und stattet uns mit neuem Vertrauen aus. Der heitere Narr und bunte Weise kühlt brennende Situationen und gibt uns die Süße und Freude des Lebens zurück.

Räucherung

Ahornholz wirkt sanft umhüllend und beruhigend, schenkt uns Lebensfreude und lädt uns mit Lebenskräften auf.

Pflanzenteil	**Knospen**	**Blüten**	**Blätter**	**Wurzeln**
Sammelzeit	~~**Mai**~~ März! (April)	**Mai**	**April/Mai**	**April u. Okt.**

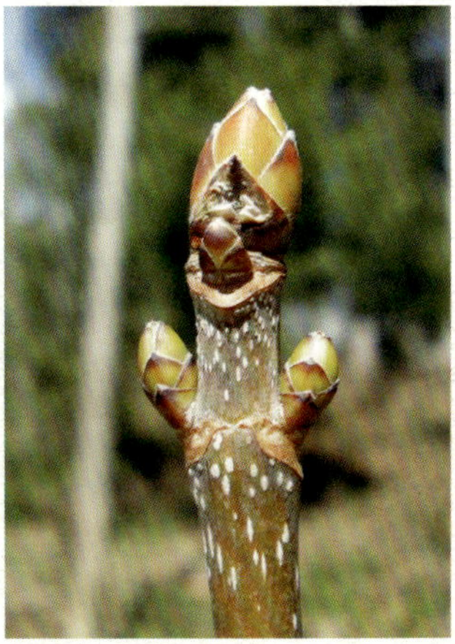

Oh, wie ist das Leben schön!

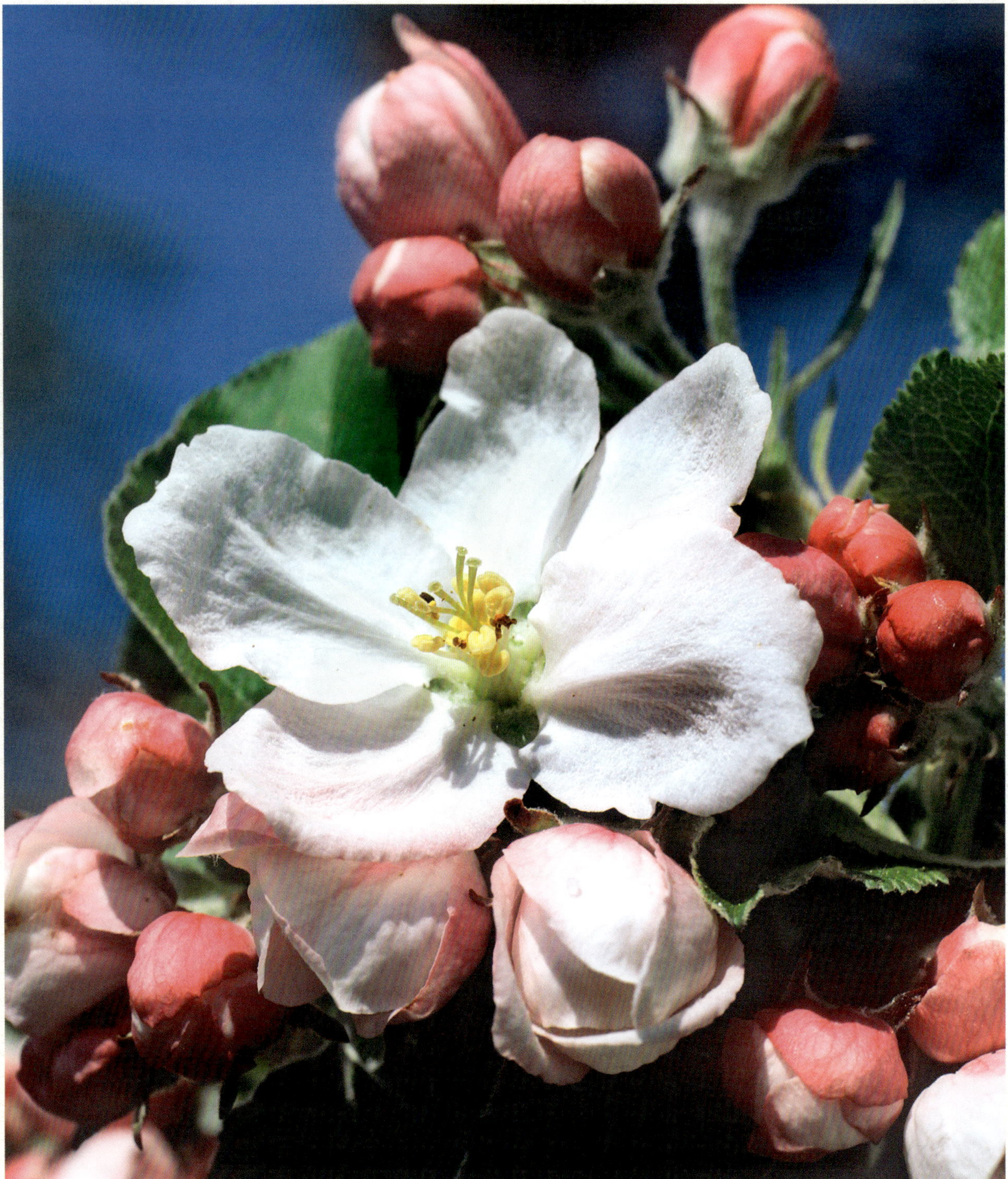

Apfelblüten in reinstem Weiß erröten durch den Kuss der Venus.

Apfel

—— **Kultur-Apfel** *(Malus domestica),*
Wild-Apfel, Holz-Apfel (*Malus sylvestris* – trägt noch Sprossdorne)

Apfelduft liegt in der Luft

Baum des Lebens werde ich genannt. Bin uraltes Symbol der blühenden Erde und der Göttin. Rosaroten, taufrischen Küsschen gleichen meine Blütenknospen. Sie öffnen sich voll Vertrauen der Sonne, wie die liebende Frau sich dem Herzenskönig. Urrein, lichtklar, ätherisch leicht entsteigt ein zarter Duft meinen Blüten, tanzt wie ein Schmetterling um deine Nase und kitzelt dich zärtlich wach. Je nach Sorte beherrsche ich tausend feine Duftnuancen, immer jedoch sind sie klar, unbedarft und rein, so rein, dass mein Duft nicht eingefangen werden kann, in kein Parfüm, in kein Shampoo. Nahrung bin ich für ein Heer von Bienen, die emsig meinen Blütennektar sammeln und mich zum Dank mit kosmischer Musik beklingen. Willst du mich riechen, so komm im Frühling, im „Spring" auf die Apfelwiese. Komm wie die Kinder, wie die jungen Tiere, springlebendig und voll Lebenslust, lass dich baden in meiner Duftwolke aus Ätherkraft, bevor sie wieder in ihren Ursprung – den Äther – zurückkehrt, „denn jedes Ding strebt seinem Ursprung zu". Je älter, knorriger, gereifter ich bin, desto schöner und fülliger ist mein Blütenkleid, umso leichter bringe ich meine Herzenskraft beim Erblühen nach außen. Gehalten von hellgrünen Hüllkelchen öffne ich fünf runde Blütenblätter, außen rosenrot, innen reinweiß und gebe mein Zentrum, mein Herz offen hin im Sonnengold. Besonnene Mitte bin ich und vertrauensvolle Ruhe, behüte die heiligen Gärten der Götter und Menschen. Ich schaffe Orte, in denen du erfährst, „alles ist möglich, leicht und wunderbar, wenn du es nur willst."

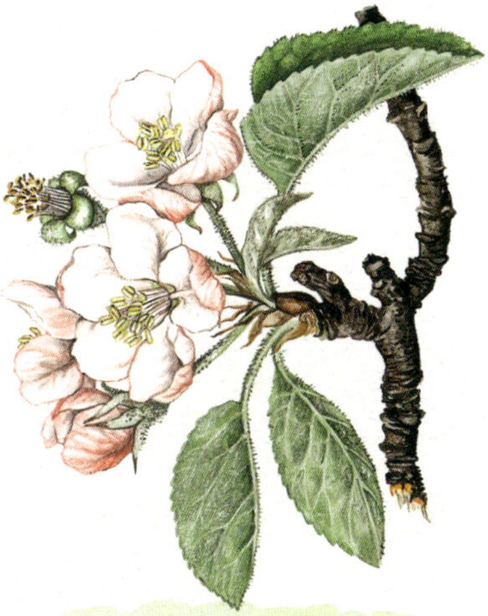

DER BAUM

Apfelbaum – **Q** – **Quert,** der Lichtkrieger. Im Baum-Ogham ist der Apfelbaum „der Baum der ewigen Jugend".

DIE KOSMISCHEN PATEN

Venus zeichnet im Fünfstern, im Pentagramm, die Apfelblüte, wie auch das Kernhaus in der Apfelfrucht. Heute noch ist es bei den Roma und Sinti Sitte, einen Apfel horizontal aufzuschneiden, bevor sie ihn verspeisen, um die Kraft des Pentagramms zu sehen und zu aktivieren. Pythagoras sprach dem Fünfstern Gesundheits- und Erkenntniskräfte zu. **Jupiter** signiert den Apfelbaum mit Fülle und Reichtum, macht ihn zu einem Wohltäter und Lebenserhalter. **Isis** schenkt ihm die Kraft der heilenden Urschamanin, der Leben wieder herstellenden großen Göttin.

DAS WAR DER BAUM FÜR DIE ALTEN

Das Apfelland liegt im äußersten Westen, hinter dem Land, wo die Sonne untergeht, und wird das Land der „ewigen Jugend" genannt. *Tir Nan Og* oder *Emain, Avalon,* sind Namen der heiligen Apfelinsel. Für die irischen Könige war das Geschenk der Göttin Morgaine ein Apfel oder ein Zweig mit silberweißen Apfelblüten, die Eintrittskarte auf die ewig fruchtbare, grüne, blühende, friedliche Apfelinsel *Emain*. Bei den Kelten zählte der Apfelbaum zu den drei heiligen Bäumen.

Inhaltsstoffe

Apfelsäure, Gerbsäure, Flavonoide, Enzyme, ätherische Öle, Pektine, Vitamin A, B, C, E, Magnesium, Kalium, Kalzium, Eisen, Kieselsäure, Schwefel, Malic- oder Tanninsäure, Phosphorsäure

Eigenschaften

Giftstoffe ausleitend
blutreinigend
abführend
fiebersenkend
cholesterinsenkend
kräftigend
Gewicht reduzierend
abwehrkraftsteigernd

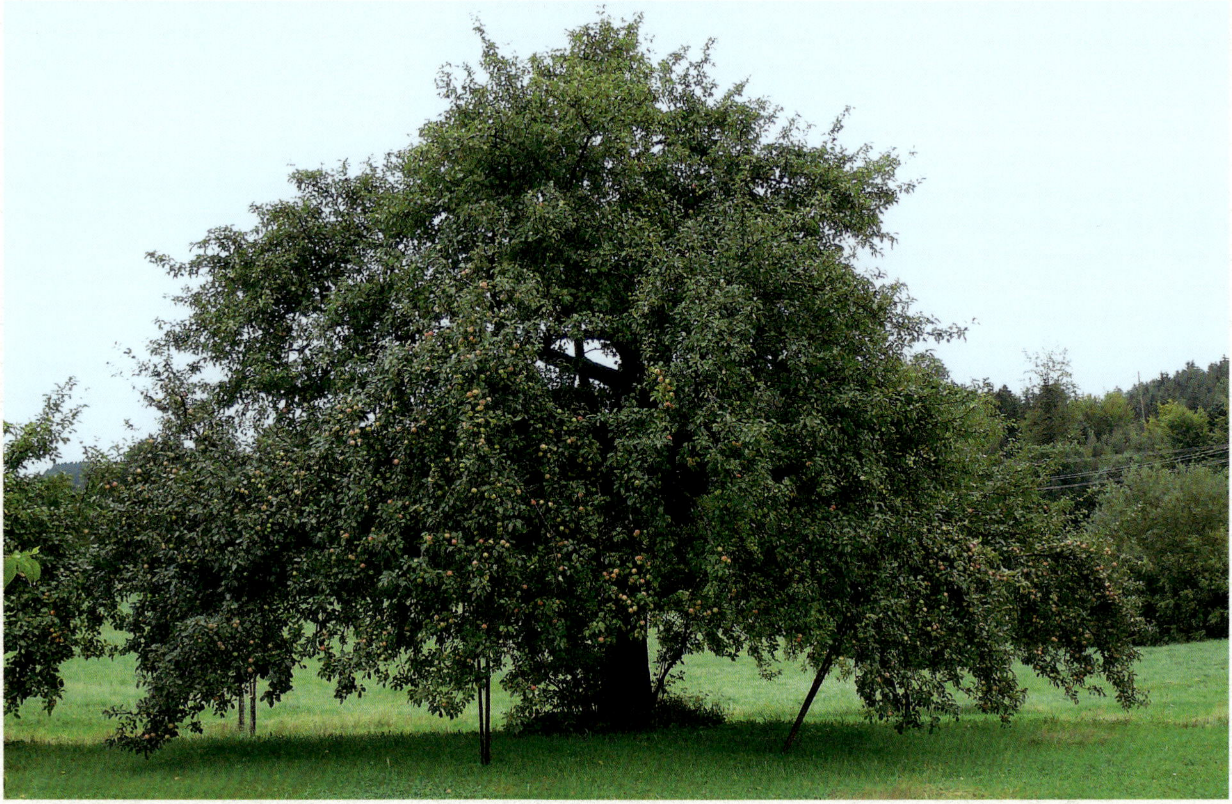

Mein „Apfelherz" schlägt am rechten Fleck, stark, freigiebig und reich.

In China heißt der Apfel *ping,* was ebenso für das Wort *Frieden* steht.

Ischtar, Aphrodite, wie auch Iduna wurden in den verschiedenen Kulturen als Göttinnen der Schönheit und Fruchtbarkeit verehrt und als Trägerinnen des Geheimnisses der Apfelbäume. Hera, Göttergattin von Zeus, hütete einen Paradiesapfelbaum mit goldenen Früchten, der den Göttern ewige Jugend und Unsterblichkeit verlieh.

Seit der Antike ist der goldene Reichsapfel ein Symbol der Königsherrschaft. Einst war er eine vergoldete Harzkugel. Mit ihm hielt der Herrscher die innere Weisheit, das Blut der Bäume und die äußere Kraft des Sonnengoldes und seiner Weisheit – Besonnenheit in seinen Händen. Jugendlichen Elan und weise Reife verlieh er seinem Besitzer.

APFEL-ERNTE

Ernten wir die Äpfel im letzten Viertel des Mondes, an Fruchttagen, so sind sie besonders schmackhaft und halten lange frisch. Spätestens jedoch am 16. Oktober – am St. Gallus Tag – sollte die Apfel-

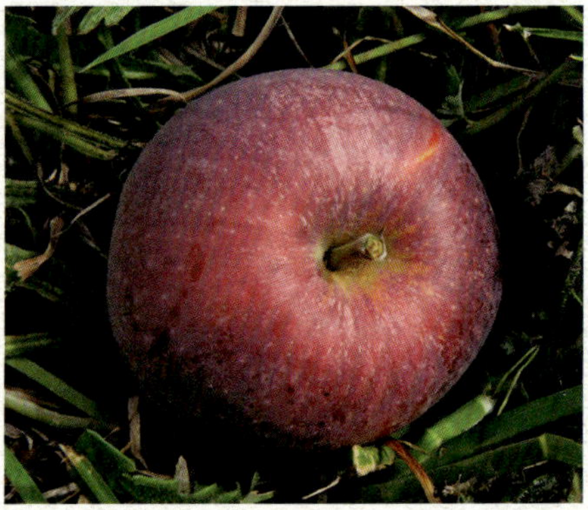

Die knackige Frucht der Liebe und Weisheit

ernte eingebracht sein, denn „nach St. Gallus Tag – keinen Apfel mehr pflücken mag". Welch unvergleichliches Aroma, welch herrlicher Geschmack, welche Kraft steckt in einem sonnengereiften Apfel, reif von einem Hochstamm geerntet. Da kann die überzüchtete, künstlich mit Gas gereifte Frucht eines verkrüppelten Plantagenbaumes in keiner Weise mithalten. Etwa 75 Fruchthochstämme zieren einen Hektar Streuobstwiese, bis zu 4 000 Krüppelstämme drängen sich auf der gleichen Fläche einer Obstplantage.

Apfelblütenland

„Komm ich sing' dir das Lied,
von einem Ort hinter dem Horizont,
wo ewiger Frühling und ewige Jugend herrscht.
Dort gibt es kein Altern und keinen Tod.
Ewig leben die, die dort sind,
sind weiser Alter und fröhliches Kind.
Alles in diesem Land ist eine runde Sache,
so wie wir Äpfel eben auch.
Wenn du dorthin willst, brauchst du eine Eintrittskarte,
die kannst du nirgends bestellen oder kaufen,
die bekommst du einfach geschenkt,
sobald dein Herz offen ist und rein,
einfach so."

ADELHEID LINGG

A –	PF –	EL
Herz öffnend	Phagos immer	Gott göttlich

Herzkraft öffnet sich,
weitet sich und
schwingt nach außen.

APFELKRAFT FÜR KÖRPER, GEIST UND SEELE

Schlafapfel, Gallapfel, Adamsapfel, Zankapfel, Stechapfel, Augapfel, Reichsapfel, Paradiesapfel, Pferdeapfel, Erdapfel – in vielen Bereichen unserer Sprache erscheint der Apfel.

Apfel steht für Glaube, Edelmut, Dankbarkeit und ein offenes Herz, das bereit ist zu geben und zu empfangen. Apfel gleicht aus zwischen Mangel und Überfülle, in ihm wirkt die weiße Göttin mit Weisheit, Licht und Liebe.

Im altirischen Baumalphabet gab es ***Qu*** nicht. So wurde der Apfel *Quert* aus ***C****-Coll*-Hasel und ***U****-Ura*-Heidekraut zusammengesetzt. *Quert* bedeutet im Altirischen „Wolf oder Himmelhund", dies war ein übliches Synonym für einen keltischen Krieger. Der *Quert* gehört einer verborgenen, geistigen Ebene an. Die tiefe Bedeutung für *Quert* ist der geistige, unerschrockene Krieger, der gemäß seines göttlichen Auftrags in andere Welten aufbricht. *Quert* gibt Schutz und Durchsetzungskraft.

Apfelholz, dieses harte, kostbare Holz mit seiner rot-goldenen Maserung, war ein „Hochzeitsring", ein Liebespfand für Mann und Frau. Apfelkerne, täglich einen gegessen, versprachen Schutz und gesunde Stärke. Vorsicht: Apfelkerne enthalten Amygdalin, ein Blausäureglycosid, deshalb nur in kleinen Mengen genießen!

Der Apfel besteht bis zu 30 % aus Pektinen. Diese fördern die Entgiftung über unseren Darm. Dort quellen sie auf und

Volksnamen

Apitz, Affalter; Ubull (keltisch); japluko (slawisch)

„Alternativ hat man's heute gern,
hat längst vergessen des Apfels Kern.
Weiß, wie Feige und Sternfrucht,
wie Granatäpfel schmecken,
will sich nach Litschis die Finger ablecken.
Trinkt Grapefruit und Mango, Guarano und Sekt,
weiß nicht mehr wie Apfelsaft schmeckt.
Doch wer die Exoten zur Genüge gekostet,
sehnt sich zurück nach Orten, wo man Äpfel mostet.
Freut sich nach all den fernen Reisen,
daheim am Berg in einen Apfel zu beißen.
Saftig und knackig, ehrlich, gesund,
füllt fröhliches Leben deinen Mund.
Entgiftet den Körper, rötet die Wangen,
da kann man ein ganz neues Leben anfangen.
Jedem Schnick-Schnack bar,
einfach –ehrlich –wahr."

ADELHEID LINGG

binden toxische Stoffwechselprodukte, aber auch Gifte wie Quecksilber und Blei. Pektin senkt den Blutfettspiegel und fördert die Gerinnungsfähigkeit des Blutes. Malic- oder Tanninsäuren unterbinden die schädliche Fermentbildung im Darm und reduzieren dabei übermäßige Bakterienansiedlung.

HEILKRÄFTIGES UND FEINES AUS DEM APFEL

Äpfel gehören zur Familie der Rosengewächse (Rosaceae) und gelten seit alters her als gutes Diät- und Heilmittel. Zwei Äpfel an Fruchttagen (Widder-Löwe-Schütze) gegessen sind hilfreich bei Verdauungsstörungen, Magen-Darmentzündungen und zur Gewichtsreduzierung. Apfel stabilisiert die Abwehrkraft, Herz und Kreislauf, Gefäße, Haut, Nieren, Leber, Magen-Darm und unsere Nerven. Gebratene Äpfel sind eine wunderbare Winterspeise und lindern Heiserkeit.

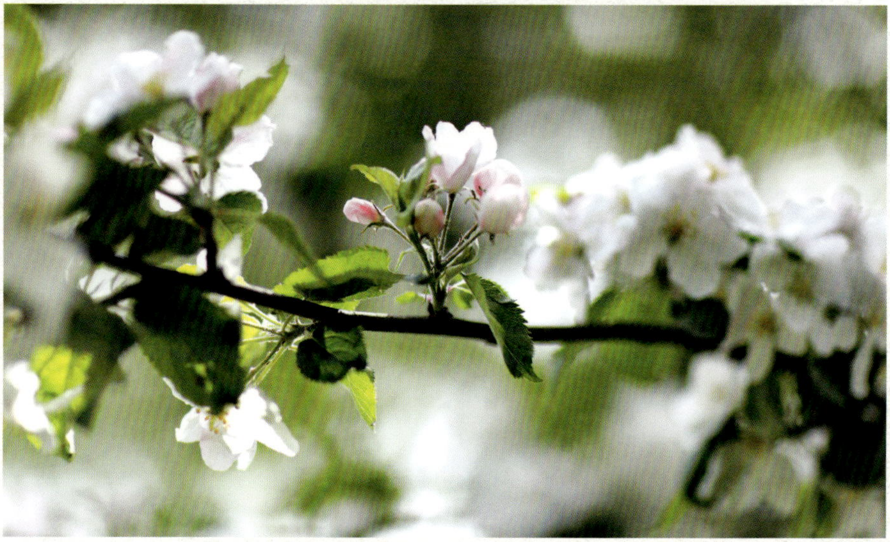

Apfelblütenkraft reinigt, kühlt sanft und heilt.

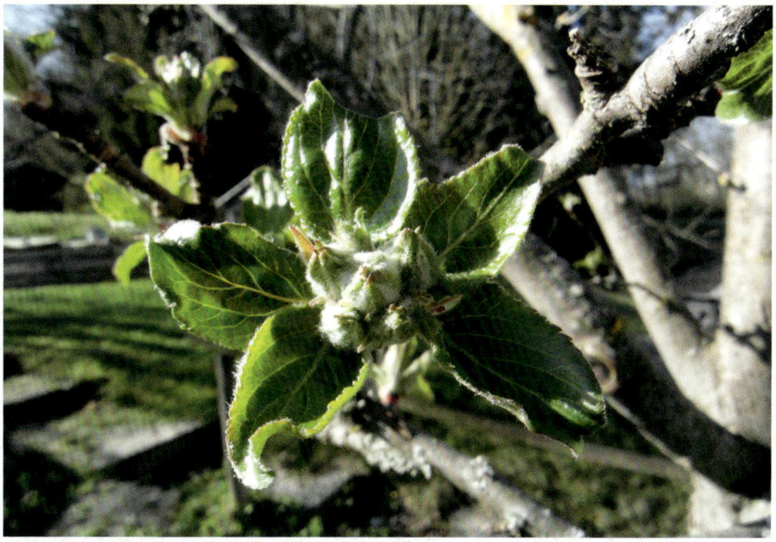

Apfelknospen stärken Leber und Nieren.

Apfeltee

Apfelfruchttee: Äpfel in kleine Stückchen schneiden und mit kochendem Wasser übergießen, zugedeckt 30 Minuten ziehen lassen, abseihen. Stärkt Nerven und Konzentration, beruhigt bei Schulstress.
Apfelblütentee: 3 TL frische oder 1 TL getrocknete Apfelblüten mit kochendem Wasser übergießen und etwa 10 Minuten zugedeckt ziehen lassen, abseihen und schluckweise trinken. Wunderbar bei Erschöpfung, Heiserkeit, Fieber, Husten, Nieren- und Hautthemen.
Apfelschalentee: Frische oder getrocknete Apfelschalen mit kochendem Wasser übergießen, zugedeckt 30 Minuten ziehen lassen, abseihen. Wirkt Harnsäure ausscheidend, beruhigend, fiebersenkend und schmeckt auch noch gut.

Apfelbrei – innerlich und äußerlich

Bei Blutergüssen oder blauem Auge: einen Apfel frisch reiben, auf ein Mulltuch messerrückendick auftragen, falten und auf die betroffene Körperregion auflegen. Bei Durchfall kann Apfelbrei (auf einer Glasreibe gerieben) löffelweise zur Heilung genommen werden.

Für Raucher

Um sich das Rauchen abzugewöhnen, sollte man an den jeweiligen Fruchttagen jeweils zwei Äpfel essen, ebenso einen Apfel bei starken Rauchgelüsten. Dies mindert den Genuss und das Verlangen nach Zigaretten.

Gesichtsmaske für schöne Haut

1 EL Haferflocken mit etwas warmem Wasser anteigen und quellen lassen, dann einen geriebenen Apfel und 1 TL Mandelöl unterrühren und als Gesichtsmaske auftragen, nach 10 bis 20 Minuten mit klarem Wasser abnehmen. Die Maske steigert die Durchblutung der Haut und baut sie auf.

Apfelblütenessenz

Die Blütenessenz reinigt die Gedanken und den Leib. Sie hilft alles Überflüssige loszulassen und sich klar an das Wesentliche zu erinnern.

Apfelräucherung

Eine Räucherung aus Blüte, Holz oder Rinde von Apfel entwickelt einen frischen, holzigen Duft und spendet Reinigung, Belebung und Stärke. Sie reinigt und klärt Mensch und Raum.

Pflanzenteil	Knospe	Blüte	Blatt	Frucht
Sammelzeit	März / April	April / Mai	Mai / Juni	Aug. – Okt.

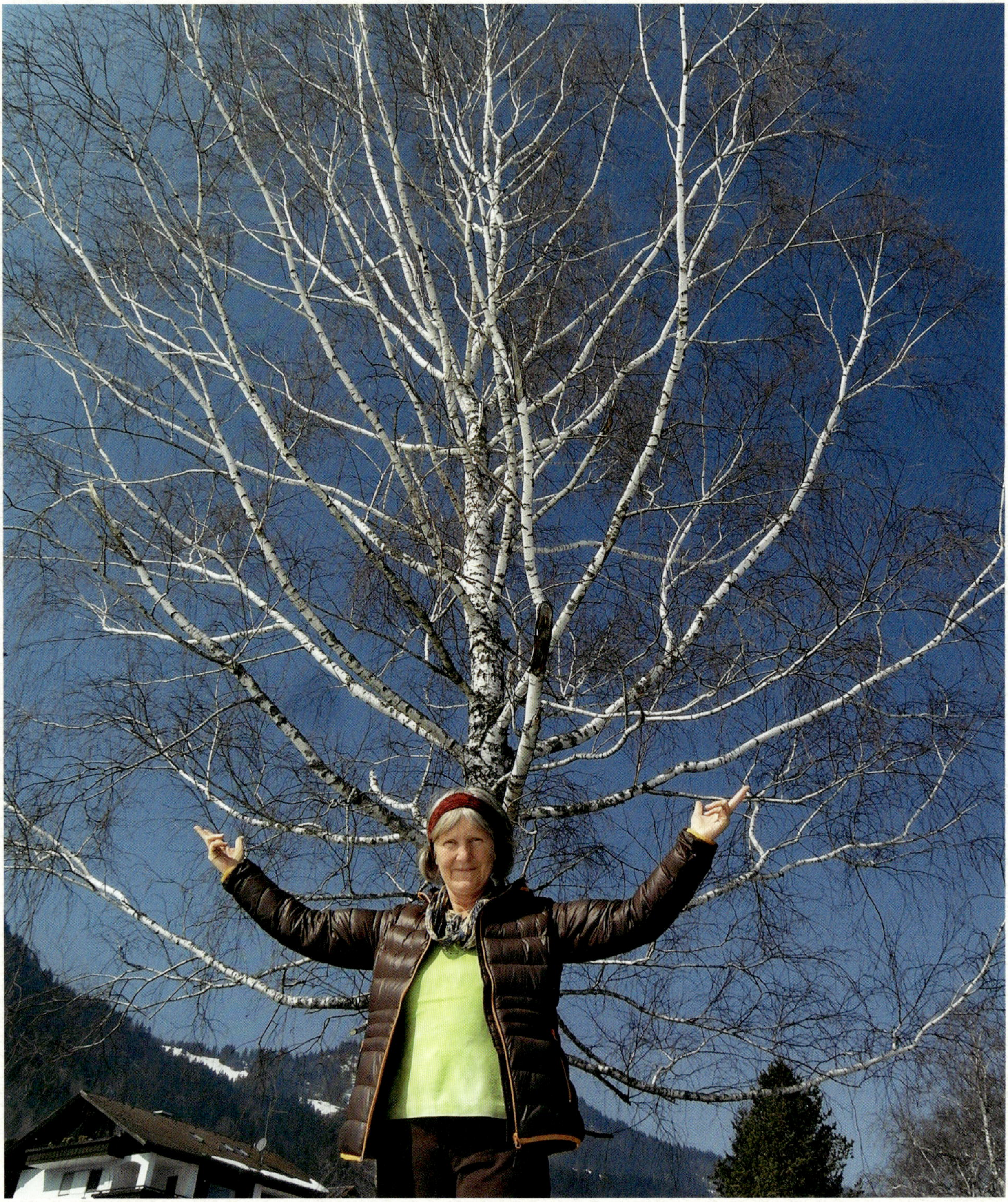

Birke, der lichte Weltenbaum der sibirischen Schamanen

Birke

— **Hänge-Birke** (*Betula pendula* – häufigste Art in unseren Breiten, raschwüchsig, kann bis zu 30 m hoch und bis zu 120 Jahre alt werden), **Weiß-Birke** *(Betula alba),* **Moor-Birke, Haar-Birke** (*Betula pubescens* – hilft Moore zu entwässern, die jungen, flaumig behaarten Blätter duften aromatisch), **Zwerg-Birke** (*Betula nana* – wächst buschartig, 0,5 bis 1 m hoch, kommt mit wenig Oberlicht zurecht)

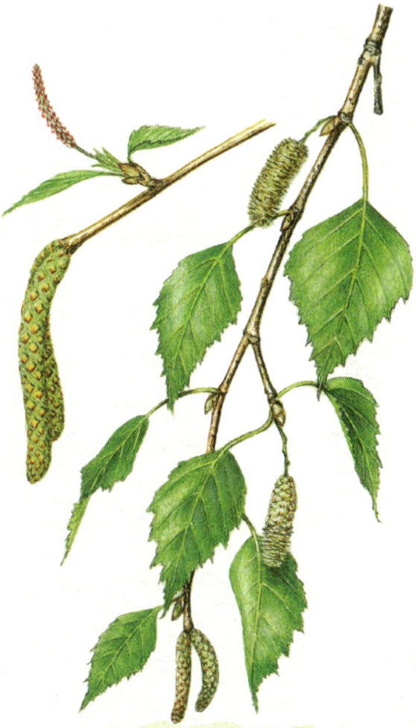

Birkengeflüster

Ich schwinge fröhlich, wie das Perpendikel der Uhr,
meine Zweige im Wind tänzeln frei und beschwingt.
Denk' nicht daran, dass es Schwerkraft gibt,
mein Ast, ja der hält, doch der Wind nimmt mich mit.
Nimmt mich mit auf die Reise ins andere Land,
hab' das Goldlicht der Sonne in mir schon erkannt.
Der Mondenfrau Perlmutt durchfließt meinen Leib,
hauchdünn, wie Papier, meine Rinde,
bin auch des Windes Kinde.
Wenn im Frühling der Mai tritt ins Erdenjahr,
bin ich ein Zeichen der Hochzeit gar,
der Vermählung von Himmel und Erde,
auf dass Gott mit Göttin verbunden werde.
Kommt und holt mich im Walde, ihr heitere Schar, ihr Männer, ihr jungen und alten!
Bei der Wahl und beim Fällen lasst Herzenskraft walten.
Dann tragt mich ins Dorf mit Siegesgesang,
begrüßt von den Frauen, die warten,
mit drei geflochtenen Kränzen aus Grün, aus Grün und aus Blüten vom Mai.
Blüten und Grün, Freude und Segen, eingeflochten ist Allerlei.
Fahrt ein mit der männlichen Säulenkraft in das vollendete Rund',
das ist gesegnete Stund'.
Nun liegt's an der Kraft der Körper und Seelen,
den Maibaum voll Jubel aufzustellen,
damit er ins Blaue des Himmels ragt
und die Verbindung zur Erdmutter wagt.
Wenn ihr mich besteigt, so will ich euch zeigen,
die Botschaft der Götter, den webenden Reigen.
Tanzt gemeinsam voll Freude durch Welten.

Inhaltsstoffe
Flavonoide, Gerbstoffe, Vitamin C, Salicylsäure, Saponine, Quercetin, Betulin (Birkenkampfer: weißer Farbstoff), Mineralstoffe (besonders Kalium und Kalzium), ätherische Öle, Harze

Eigenschaften
blutreinigend
blutentfettend
entgiftend
regt Gallefluss, Lymphe und Stoffwechsel an
harntreibend und entwässernd, leitet Harnsäure und Eiweißüberschuss aus
hautheilend
desinfizierend
Rheuma und Gicht heilend
krebswidrig (insbesondere die Betulin-Säure)

BIRKE – DIE LEUCHTENDE TÄNZERIN

B – Beth – Birke, B ist der 1. Buchstabe im Baum-Ogham. Birke und Kiefer sind Bäume der ersten Stunde: Pionierbäume zur Wiederbesiedlung auf kargen, mageren Standorten und bei widrigen, klimatischen Bedingungen.
Wo Wald ist, sind Gewässer und bald folgen ihnen Tiere und Menschen.

Weiße, weise Nordländerin

Du bringst Klarheit und Sternenlicht zur Erde und zu uns Menschen. Du läutest mit silberhellem Glockenklang die Wässer und Säfte aus den Tiefen der Erstarrung und Trägheit wach, bringst sie ins Strömen und in die Lebendigkeit der Farbenfülle zurück. Zartes, hellstes Lichtgoldgrün, Frühlingsgrün, Auferstehungsgrün zeigen deine Blättchen. Herzförmig, plissiert tanzen sie im Winde, noch überzogen mit einer schützenden Schicht aus Harz. Deine Samen tanzen scharenweise auf dem Morgenschnee, gleich einem Schwarm putziger Engelchen, legen sie sich in Messinggold rings um deinen Stamm. Deine Rinde, von papierdünnen, weißen Fetzen bis hin zu harter schwarzer Borke, ist wasserabweisend und luftgepolstert. Dein fester Stamm, deine hochelastischen, flechtbaren Würzelchen und Zweigspitzen lassen die breite Palette deiner Möglichkeiten erahnen. Deine Blättchen, lichtgrün und zart im Frühjahr, wandeln sich in tiefes Grün und zu ledriger Substanz im Sommer, bis sie im Herbst zu leuchtendem Sonnengold und ruhendem Braun werden. So sprechen sie zu uns vom Zyklus des Lebens. Alles an dir ist Spende und Wohltat für uns Menschen.

Die Birke ist ein einhäusiger Baum aus der Familie der Birkengewächse (Betulaceae) und blüht von April bis Mai. Die männlichen Kätzchen, gelblich-bräunlich, hängen an den äußeren Zweigen, während die weiblichen, grün-gelblich und walzenförmig, auf den Zweigspitzen stehen und mit unzähligen Flügelfrüchtchen ausgestattet sind. Die Birke kann bis auf 1 900 m Höhe steigen und gilt als winterhärtester Laubbaum. Ob feuchte Standorte im Moor oder trockene, lichte Höhen, die Birke lässt ihren hellen Strahl durch alle Bereiche fließen, von ganz oben nach ganz unten. Sie bringt silberweißes Sternenlicht in tiefste, feuchte Erde und erhebt dunkle Wässer zum Licht.
Ihre Rinde ist durch die Einlagerung von **Birkenteer** vollkommen wasserdicht und wurde in Streifen geschnitten, unter die Sohlbalken des Hauses gelegt. So lagen sie auf Schönheit, gut behütet und faulten nicht. Das Dach wurde mit Schindeln aus Birkenrinde abgedichtet. **Birkenrindenstreifen** in Öl getaucht werden spiralartig zu Fackeln aufgedreht und spenden helles Licht, das wenig raucht; wie das **Birkenholz im Kamin,** das sogar im frischen, leicht feuchten Zustand noch hervorragend brennt. Die Rinde junger Bäume lässt sich wie Leder verarbeiten und wird zu Schuhen, Gamaschen, Taschen, Brotdosen und Schmuck. Die Indianer bespannen ihre Kajaks damit. So gleiten sie leicht, wasserdicht und luftgepolstert elegant dahin. Edel zeigt sich der „Birkenmaier", ein birkener Bierkrug mit weißer Rinde, oder die Alphörner der Schweizer, die ebenfalls aus dem harten, festen, jedoch leicht zu bearbeitenden Holz der Birke gefertigt sind. Manch venusische Melodie aus ihnen erfreut Herz und Sinn.

DIE KOSMISCHEN PATEN

Venus zeigt sich in der freundlichen Gestalt der Birke und ihrer Ausgewogenheit. Der **Mond** fördert den starken Säftefluss der Birke und spiegelt sich im Weiß von Rinde und Holz. **Merkur** zeigt sich im Perlmuttschimmer des Holzes, in ihrer hohen Beweglichkeit, ihrem Tanz im Wind und im weiten Flug ihrer Flügelfrüchte. Die **Sonne** leuchtet im Herbst aus ihren Blättern und aus dem Innern ihrer Rinde, die wunderbar gelb färbt.

DAS WAR DER BAUM FÜR DIE ALTEN

Bei den Germanen war die Birke der Göttin Saga geweiht und ein Baum, der die Ahnenweisheit überlieferte. Für die Kelten war sie der Baum von Belenos, dem

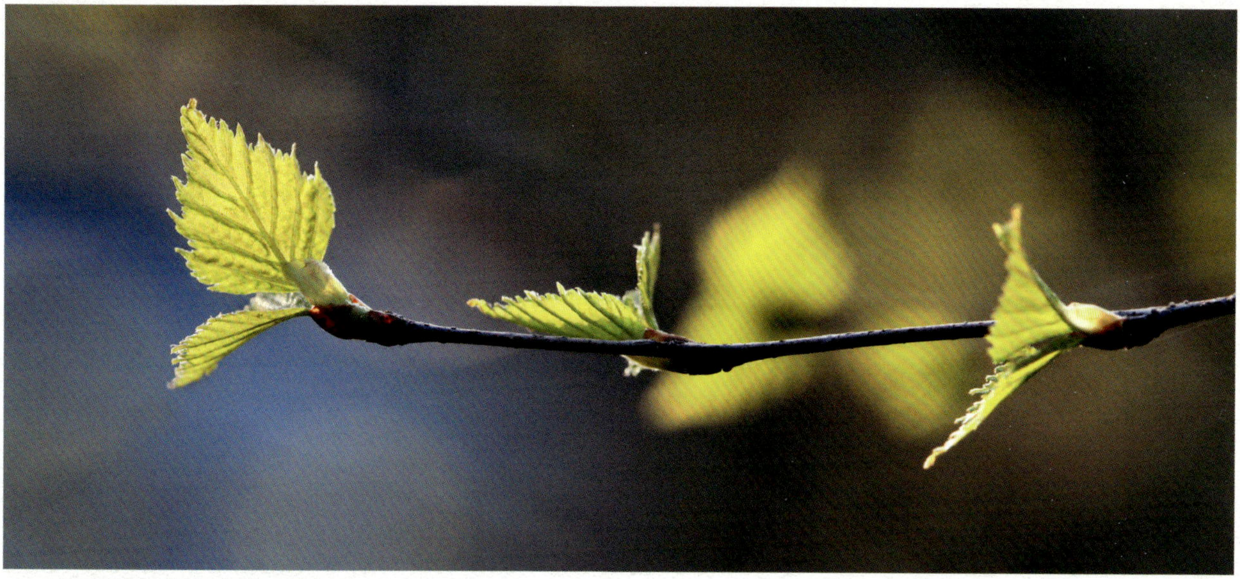

Junge Birkenblätter, getränkt mit höchster Lichtkraft

Leuchtenden, Belisane, der Leuchtenden und Brigid, der weißen Göttin, der Tänzerin, silberhell und beweglich, wie ihr Baum. Betula, Beth-Ula, der alte Bethenbaum der dreifachen Göttin hat eine überwältigend freundliche Ausstrahlung, spielerische Eleganz, leuchtende Schönheit und anmutigen Tanz im Wind. Er ist eine Fruchtbarkeit und Segen spendende Lichtleiter.

Die Birke ist die Mutter des Lernens. Das Uhl-Loch, das früher unterm Dachfirst war, ließ den geistigen Wind und die Seelen ein- und ausfliegen.

Für die sibirischen Schamanen ist die Birke der Lebensbaum, der Lichtbaum, *udeshi-burchan,* die Gottheit der Tore. Ihre Schamanenmasken sind geschnitzt aus Birkenholz. Die Birke ist Schützerin und Seelenführerin zugleich, eine Lichtleiter zum Himmel und zurück. Aus diesem Grund war sie für unsere Vorfahren, der Maibaum, die Verbindung von Himmel und Erde.

Hildegard von Bingen bezeichnete die Birke als „das Glück" und verwendete sie bei Hauterkrankungen und Furunkeln, um wieder eine schöne, weiße Haut zu erlangen. Birkenzweige – zum Quicken – erhöhen die Lebendigkeit, die Fruchtbarkeit und die Liebesfähigkeit. Im Norden ist die Birke ein Zeichen der wiederkehrenden Lebenskraft.

SO WIRKT DIE BIRKE AUF KÖRPER, GEIST UND SEELE

Medizinisch werden in erster Linie die Blätter, aber auch Knospen, Saft, Blüten, Wurzeln, Holz und Rinde verwendet.

Birke bringt die Wässer ins Fließen, entfettet und reinigt alle Körpersäfte. Als ein bedeutendes Blutreinigungsmittel reinigt die Birke unser Blut geistig, seelisch und körperlich und befreit uns von veralteten oder überflüssigen Informationen. Sie reinigt unser Blut von Ängsten. Birke gibt uns **inneren Schutz** und reinigt unsere energetische Substanz. Die Brennnessel gibt uns **äußeren Schutz** und reinigt unser physisches Blut.

Birke kann ein Zuviel an Adrenalin eliminieren und unseren Kreislauf stabilisieren. Lethargie und Unbeweglichkeit sind oft Folgen von bitterer Enttäuschung.

Volksnamen

Nierenbaum, Besenbaum, Maibaum, Frühlingsbaum, Birka, Berk, Birce, Beithe, Birk, Harzbirke, Rauchbirke, Sandbirke, Warzenbirke, Weißbirke

Herzenspartner-Ritual

Ist Mann oder Frau auf der Suche nach dem Herzenspartner, bietet sich ein **indianisches Ritual** an: Von einer Birke erbittet man zwei Streifen ihrer weißen Rinde und stellt sie als Schiffchen auf seinen Altarplatz. Jedes der Schiffchen repräsentiert das Fahrzeug eines Herzenspartners – von einem selbst und dem Herzensgegenstück. Nun wird der Platz geschmückt mit Blumen, Steinen und Kraftgegenständen und täglich besucht, um davor zu meditieren, zu singen und zu tanzen. Dabei wird die Position der Schiffchen zueinander neu erspürt und aktualisiert – mal weiter auseinander, mal näher zusammen. Lass dir Zeit dabei. Kein gutes Ding hat Eile. Die Freude und die Dankbarkeit des Werdens ist angesagt. Irgendwann entsteht das Bild des Herzenspartners und das Gefühl für seine/ihre Art vor dem inneren Auge und dem Gesetz der Resonanz folgend auch im Außen.

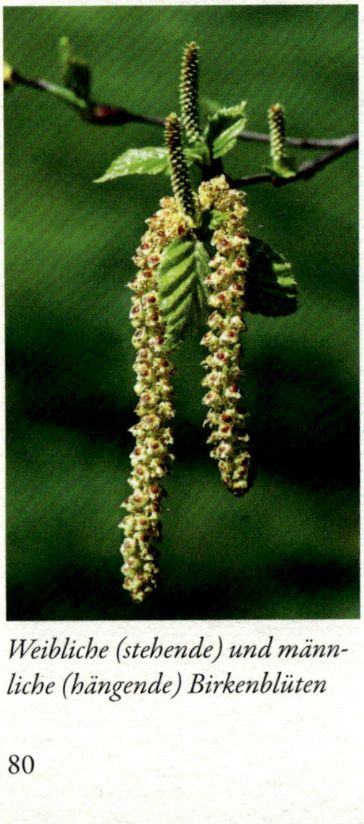

Weibliche (stehende) und männliche (hängende) Birkenblüten

Birke bringt Licht, Freude und Tanz ins Leben zurück. Sie spendet Mut, Vertrauen, Ausdauer, Kraft, Beweglichkeit, schenkt eine Energie der Öffnung und Heilung von Geist, Seele und Leib. Die Birke hilft uns, Generationsprobleme zu lösen und bereinigt mit Mistel *(Viscum album)* kombiniert, Erbkrankheiten. *Betula* gibt uns klare Sicht und wirkt zusammen mit Augentrost *(Euphrasia)* wie weißes oder perlmuttartiges Licht. **Die Birke arbeitet innerhalb unserer Aura und ist unsere innere Führerin.**
Unsere Nieren lieben die wunderbar starke und zugleich sanfte Birkenkraft. Zusammen mit Silbermantel und Rosskastanie hilft sie, **Ödeme** auszuleiten und zusammen mit Löwenzahn und Waldsauerklee unterstützt sie die **Lymphe.** Birkenblätterzubereitungen wirken stark reinigend auf Blut und Gewebe, ohne die Nieren zu reizen.

HEILKRÄFTIGES UND FEINES AUS DER BIRKE

Kulinarisch verfeinern junge, zarte Birkenblätter Quarkspeisen, Suppen und Salate, Getränke, Liköre und Desserts.

Birken-Tee

Ein Tee aus **Birkenblattknospen** stärkt die Gallefunktion und wirkt gegen Husten. Abkochungen der Knospen und der Rinde helfen bei Hautleiden, Hautpilzen, Milchschorf: Als Kompresse beschleunigen sie die Wundheilung.
Birkenblätter-Tee erhöht die übliche Harnmenge auf das 5- bis 6-fache, was wunderbar ist bei Ödemen und Nierenthemen, Blasenreizung, Gicht, Rheuma und Gelenkbeschwerden, Haut- und Herzbeschwerden und übermäßigem Schwitzen.

Vitalisierender Birken-Trunk

Eine Handvoll junge Blätter und Kätzchen werden mit 200 ml Mandel- oder Hafermilch gemixt und mit je einer Prise Vanillepulver, Kardamom und Zimt abgeschmeckt. Prost!

Venuslikör

Junge Birkenblätter und Knospen werden im Mörser angestoßen und in einem Schraubglas mit 38 %igem Korn und Rosenwasser zu gleichen Teilen angesetzt, mit einer aufgeschlitzten Vanilleschote bestückt, zugeschraubt und 3 Monate ausgezogen. Danach abseihen und in Lichtschutzflaschen kühl aufbewahren. Täglich ein Schnapsglas des Venuslikörs getrunken – entschlackt und verjüngt!

Birken-Haarspülung

Eine Handvoll junge Birkenblätter, -kätzchen, Acker-Schachtelhalm und Brennnesselblätter werden in ein Schraubglas gegeben und mit gutem Wein- oder Obstessig übergossen. 28 Tage zimmerwarm ausziehen lassen, in Lichtschutzflaschen filtern, kühl aufbewahren.

„*Birkenkraft – silberner Schaft –*
Perlmuttschimmer im Holz,
bin der hohen Nordländer ganzer Stolz.
Wiege und Werkzeug,
Nahrung und Trank,
Kleidung und Medizin,
führt sie zu mir hin.
Steh´ bis auf Bergeshöhn,
kannst mich in der Tundra sehn,
heile Menschen Moore und Land.“

ADELHEID LINGG

Anwendung: Nach der Haarwäsche 1:10 ins letzte Spülwasser geben und nicht mehr ausspülen! Gibt glänzende, leicht kämmbare, schöne, gesunde Haare.

Schöne Haut

Birkenblätter mit Ackerveilchen *(Viola tricolor)* und Rose zu gleichen Teilen gemischt wird als Heißaufguss bereitet. 2 bis 3 Tassen pro Tag getrunken tut empfindlicher Haut gut.

Birkenrinden-Öl

Öl aus Birkenrinde hilft bei Schuppenflechte (Psoriasis) und kann bei Gelenk- und Muskelschmerzen zum Einreiben verwendet werden.

Blütenessenz

Birke hilft uns, Vertrauen und Achtsamkeit zu uns selbst zu erlangen, sich in vollkommener Schönheit zu sehen und annehmen zu können. Sie macht uns offen für notwendige Veränderungen und für den ureigenen Weg. Sie hilft uns besonders in Übergangsphasen, wieder Sicherheit zu finden, uns zu beruhigen und geborgen zu fühlen.

Räucherung

Birkenrinde eignet sich für Lichtmess-, Beltane- und Samhain-Räucherzeremonien. Feiere den Aufbruch, den Neubeginn, wie auch das Zurückgleiten in die andere Welt! Birke führt uns durch das Tor und beschenkt uns mit Funken der Inspiration, sie richtet uns aus auf die Lichtaspekte des Lebens. Sie löst Verhärtungen und schenkt Beweglichkeit in uns und in unseren Beziehungen. Birkenrauch verbreitet Ruhe und Gelassenheit und kann sinnlich anregen. Er weht fröhliche Leichtigkeit in unser Gemüt und unseren Leib und erfüllt uns mit Mitgefühl zu uns selbst und zu allen Wesen.

Gegen Krämpfe

Birkenholz am 19. Juni, dem Gervasiustag, geschnitten wirkt als Heilholzamulett bei Krämpfen.

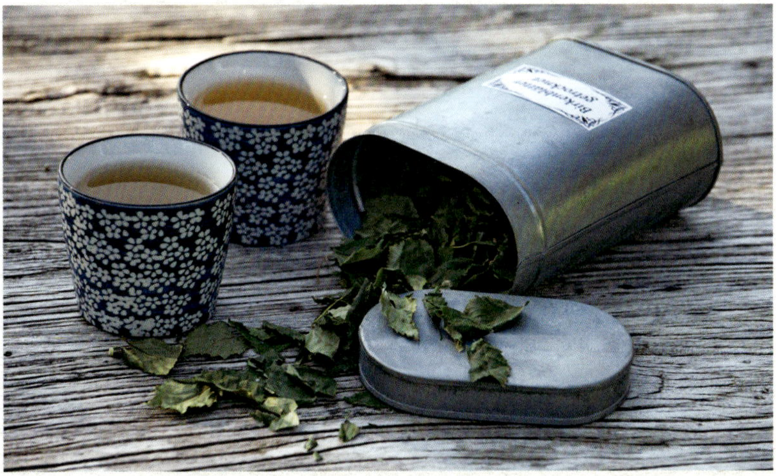

Birkenblättertee heilt Nieren und Haut.

Pflanzenteil	Knospen	Saft	Blätter	Blüten/Kätzchen
Sammelzeit	Feb./März	März–Mai	April/Mai	April/Mai

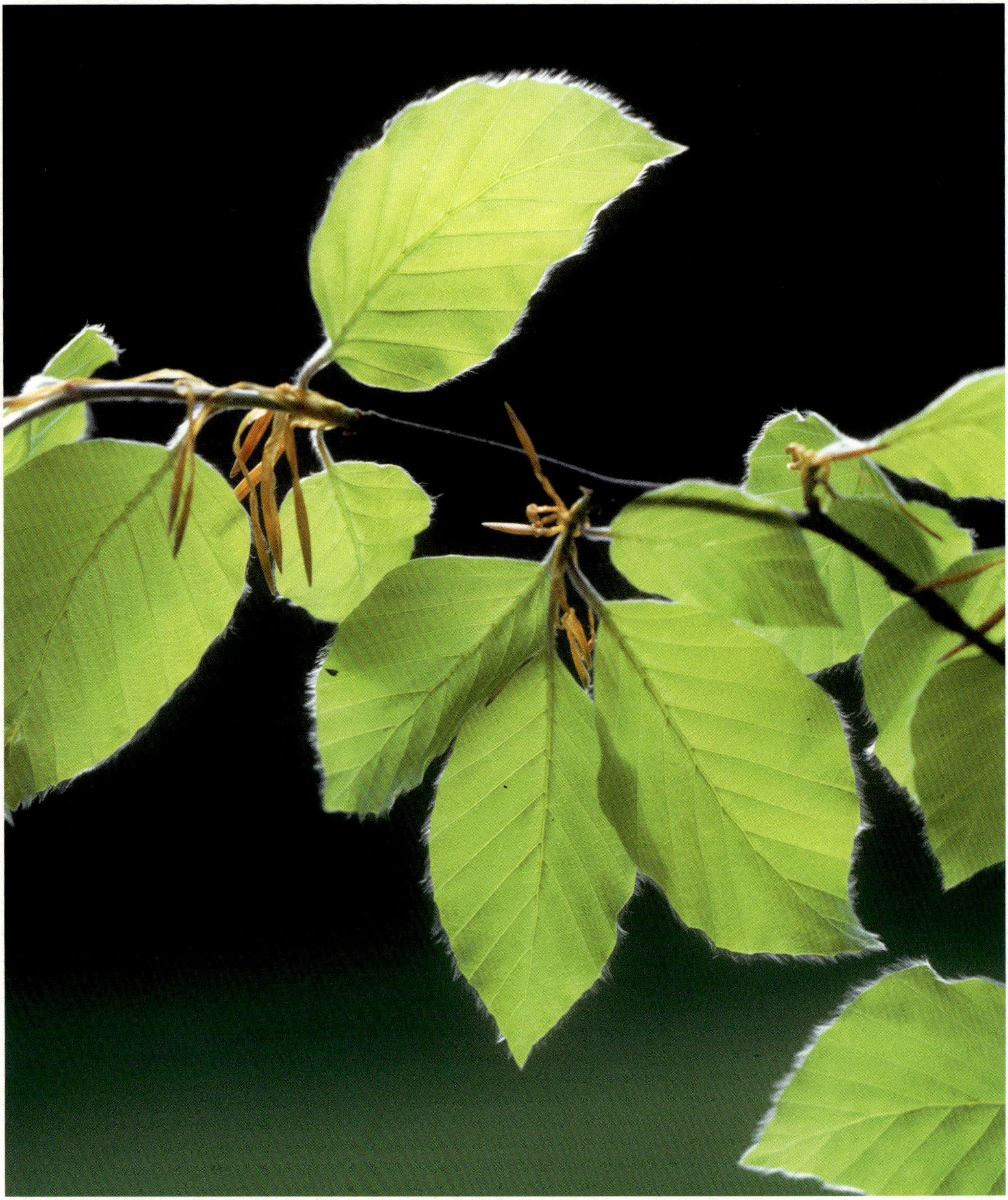

Flaumzarte Buchenblätter in lichtem Frühlingsgrün

Buche

—— **Rot-Buche** *(Fagus sylvatica)*

Buchengeflüster

Hast du je lichteres Grün gesehen, als im Frühlingsdom der Buchenwälder? Heiter tanzen Buschwindröschen und Waldmeister in ihm den Tanz der Freude, umspülen die elefantenhäutigen Füße der Buchen. Zarteste, beschwingte Blätterzierlichkeit bildet den Opernhimmel der Naturscala. Säfteströme singen und klingen durch die schlanken Baumsäulen und weben den Klangraum der Tanzenden. Sag, welches Herz fängt da nicht zu singen an, vergisst allen Ernst und alle Bürde und lässt einfach Leben – Leben sein. Kein Vergleichen, kein Verbessern, alles ist bereits wunderbar und gut. Sei dein Freudentanz des Lebens und juble mit jedem, der das Gleiche tut.

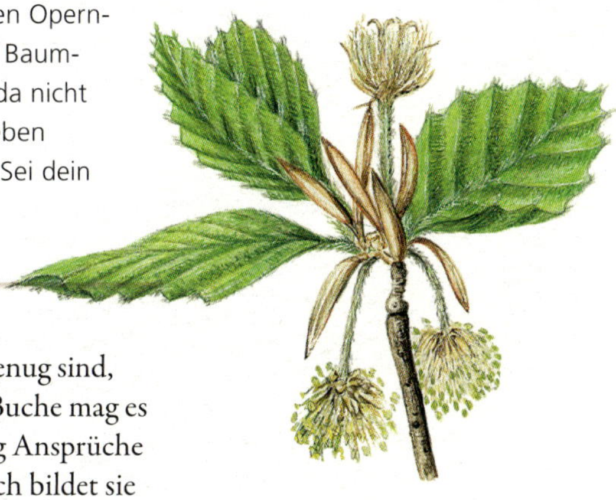

DER BAUM

Im Ogham-Alphabet steht **Ph – Phagos** für Buche „das ganze Jahr über, immer". Sie symbolisiert klare Ordnung, Unterscheidungsfähigkeit und Raum.
Kein Laubbaum entwickelt so eine blätterdichte Krone wie die Buche. Sie gehört zur Familie der Buchengewächse (Fagaceae) und kann bis zu 40 m hoch und 300 Jahre alt werden. Ihre Stämme sind wie tragende Säulen der hohen, grünen Kuppelhalle des Waldes. Flimmerndes Licht des Universums webt darin. Als Schatten liebender Baum kommt die Buche mit einem Sechzigstel des vollen Tageslichtes aus. Nach der frühlingsgrünen Zeit, in der ihre Blätter zart und flaumbehangen sind, lässt sie ihr Blätterdach dicht und dunkelgrün werden. Schirmartig schützt sie ihre dünnhäutigen Stämme vor Sonnenbrand. Gleichzeitig hält sie ihren Waldraum dadurch von anderen Bäumen frei. Mutter des Waldes wird die Buche oft genannt. Ihr Laub wirkt humusbildend und ihre Wurzeln durchfeuchten und durchlüften den Waldboden. Die Buche zählt zu den sehr geduldigen Bäumen mit einer starken inneren Kraft. Alte Buchen versorgen in Notzeiten über ihr Wurzelwerk junge Buchen mit, bis diese stark genug sind, sich selbst zu ernähren. Die Buche mag es feucht, stellt sonst aber wenig Ansprüche an Boden und Klima, dennoch bildet sie ein erstklassiges Brennholz.

DIE KOSMISCHEN PATEN

Graubehäutet wie die Füße der Elefanten sind die Buchen – beide, Baum und Tier, zählen zu den von **Saturn** beschenkten Wesen. **Jupiter** gibt der Buche den weitausladenden Schwung der Äste und die nährenden Inhaltsstoffe, besonders in den Bucheckern.

DAS WAR DER BAUM FÜR DIE ALTEN

Die einhäusige Buche zählte zu den heiligen Bäumen, unter denen Opfergaben dargebracht wurden. Priester und Priesterinnen lauschten dem Raunen ihrer Blätter, um weiszusagen. Runenzeichen wurden in Buchenstäbe geritzt und zur Weissagung geworfen.
Nach Hildegard von Bingen wirkt sie fiebersenkend und hilft bei Gelbsucht und bei Krämpfen.
Die Bucheckern dienten der Schweinemast und werden von vielen Tieren geliebt. Achtung, für Pferde sind sie giftig.

Inhaltsstoffe

Gerbstoffe, ätherische Öle, Kreosotum (Buchenholzteer), Fagin, Blausäureglykoside (in den Bucheckern), 42 % fette Öle, ungesättigte Fettsäuren, Spurenelemente, Vitamine, Mineralstoffe, viel Eisen, 23 % Eiweiß.

Eigenschaften

allgemein kühlend und
fiebersenkend
desinfizierend
entzündungshemmend
entgiftend und entsäuernd
lungenreinigend
atemvertiefend

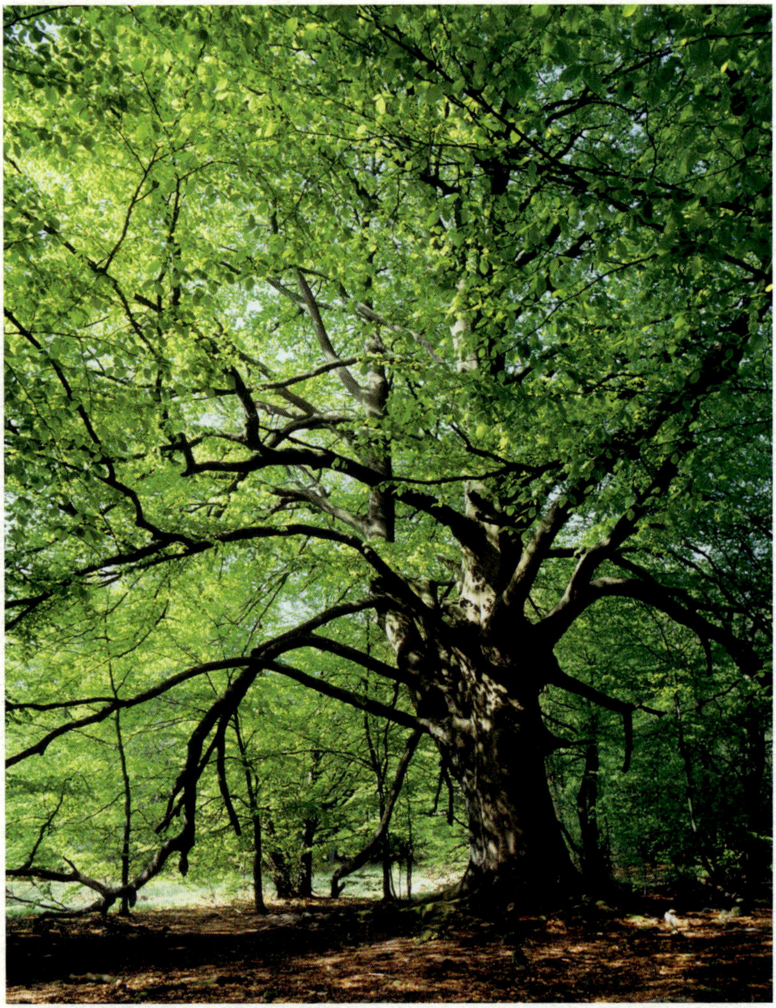

Weit ausladende, Raum ergreifende Buche

„Lass alles Äußere los und beginne bei dir selbst, bei deinem Urbeginn und deinem Urvertrauen, deinem Urbild. Ich kann mich auch schützen. Wenn es notwendig ist, steche ich dich mit meinen Triebspitzen oder der Stachelhülle meiner Bucheckern."

ADELHEID LINGG

Geschält und geröstet wurden sie als Kaffee-Ersatz verwendet und nicht nur in Notzeiten gewann man aus ihnen Öl oder aus ihren Blättern einen Tabakersatz.

SO WIRKT DIE BUCHE AUF KÖRPER, GEIST UND SEELE

Die Buche hilft uns, mehr nach innen zu schauen. „Erkenne deine Bauart, deine persönliche Art und respektiere sie, so wie du auch die vielen Arten und Wege der Anderen respektierst." Ihre klare Struktur leitet aus unserem System alle Trübungen aus und lässt nur das Reine, das Einfache zurück.

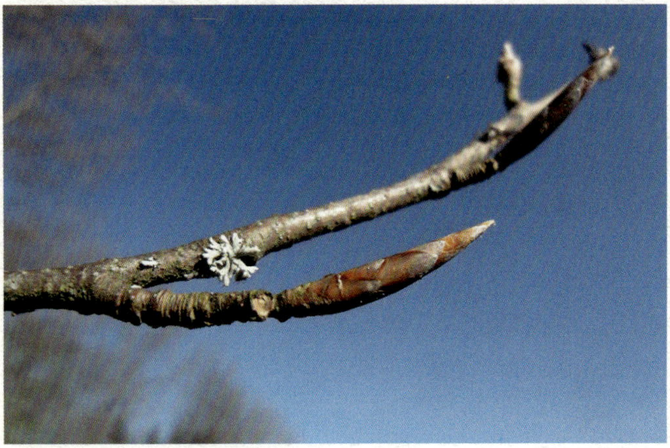

Buchenknospen, sicher behütet und wehrhaft

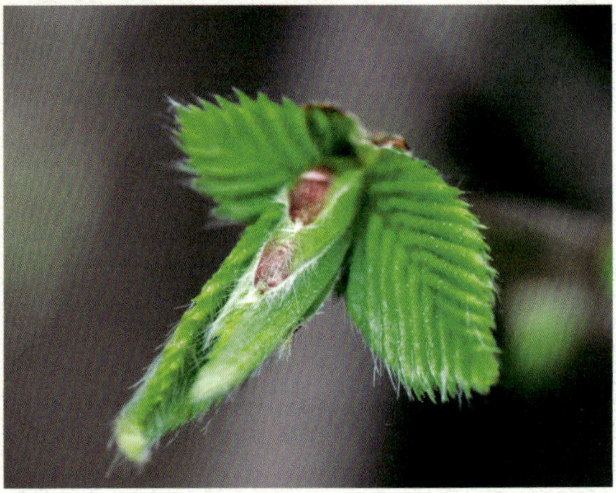

Buchenblätter in Entfaltung

Buchenkleider

„Lichtgrün und zart ist mein
Frühlingskleid,
tiefgrün gereift bin ich für Sommerhitze bereit.
Färb' mein Kleid im Herbst im goldenen
Sonnenschein,
lad' kupferbraune Erdfarben ein.
Noch bevor das Jahr sich neigt,
schenk' ich der Erde mein Blätterkleid.
Steh' nun mit silbergrauem Gebein,
lad' den Winter ein."

ADELHEID LINGG

HEILKRÄFTIGES UND FEINES AUS DER BUCHE

Die Buche zählt zu den alten Speisebäumen und spendet uns wertvolles **Speiselaub**: Junge Buchenblätter schmecken herrlich erfrischend in Quark oder Salaten.

Buchen-Tee

Ein **Tee aus jungen Blättern** wirkt leber- und gallestärkend und heilt Entzündungen und Schwellungen.
Als Tee-Absud in Form einer **Auflage** hilft er bei Gerstenkörnern und hemmt Entzündungen. Warm aufgelegt hilft er bei Erfrierungen, als kalte Auflage bei Verbrennungen.
Eine **Abkochung der Buchenrinde** wirkt bei Windpocken und heilt die Haut.

Buchenblätter-Likör

Ein Schraubglas halbvoll mit jungen Buchenblättern füllen und Kandiszucker nach Geschmack zugeben, mit Korn aufgießen und 28 Tage reifen lassen. In Flaschen abgeseiht ein wahrer Genuss.

Blütenessenz

Beech (Bachblüte) hilft, die Dinge etwas lockerer zu sehen und jedem Menschen seinen Weg, seine persönliche Art und Geschwindigkeit zuzugestehen. Sie lässt uns eine überkritische Haltung in eine gelassenere wandeln, lenkt den Blick auf das Wesentliche und lässt sich nicht von Kleinigkeiten ablenken. Leben wir Toleranz, Verständnis und Großzügigkeit!

Buchenteer

Bei der Destillation von Buchenholz wird Kreosotum gewonnen, ein Buchenteer. *Pix Fagi* ist als Buchenteersalbe in der Apotheke zu bekommen. Ihr wirksamster Bestandteil, Guajakol, wirkt antiseptisch und schleimlösend und hilft bei Hautleiden, Ekzemen, Schuppenflechte, Gicht und Rheuma. Bei Tieren wird sie zur Klauen- und Hufpflege verwendet.

Buchen-Asche

Buchen-Asche wurde für Zahncremes, zum Putzen, zu Heilwaschungen und zur Glasherstellung verwendet. Mit Johanniskrautöl vermischt wirkt sie heilend und desinfizierend bei Hauterkrankungen.

Buchenlaub

Getrocknetes Buchenlaub in Kissen eingefüllt trägt zu einem ruhigen Schlaf bei.

Räucherung

Eine Räucherung mit Buchenholzspänen gibt Fisch und Fleisch einen würzigen Geschmack und eine haltbare Struktur. Feinstofflich hilft uns eine Buchen-Räucherung auf der Räucherkohle, das Wesentliche vom Unwesentlichen zu unterscheiden und strukturiert zu handeln.

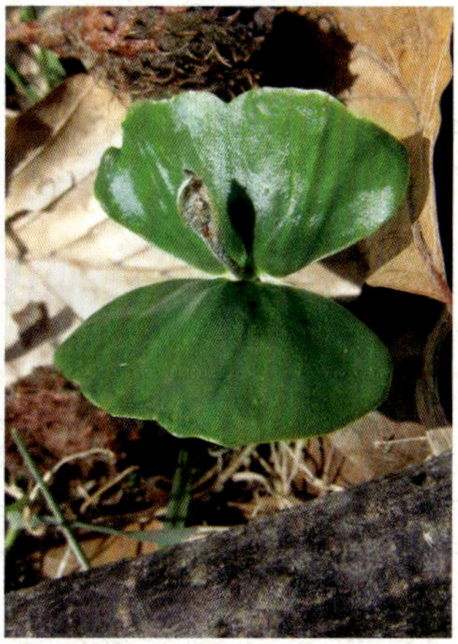

Elefantenohriger Buchenkeimling

Pflanzenteil	Knospen	Blüten	Blätter	Früchte	Rinde
Sammelzeit	April	Mai/Juni	Mai/Juni	Sept./Okt.	Feb./März

Volksnamen
Benk, Bäuk, Böke, Boucha, beech (englisch), bok (altnordisch).

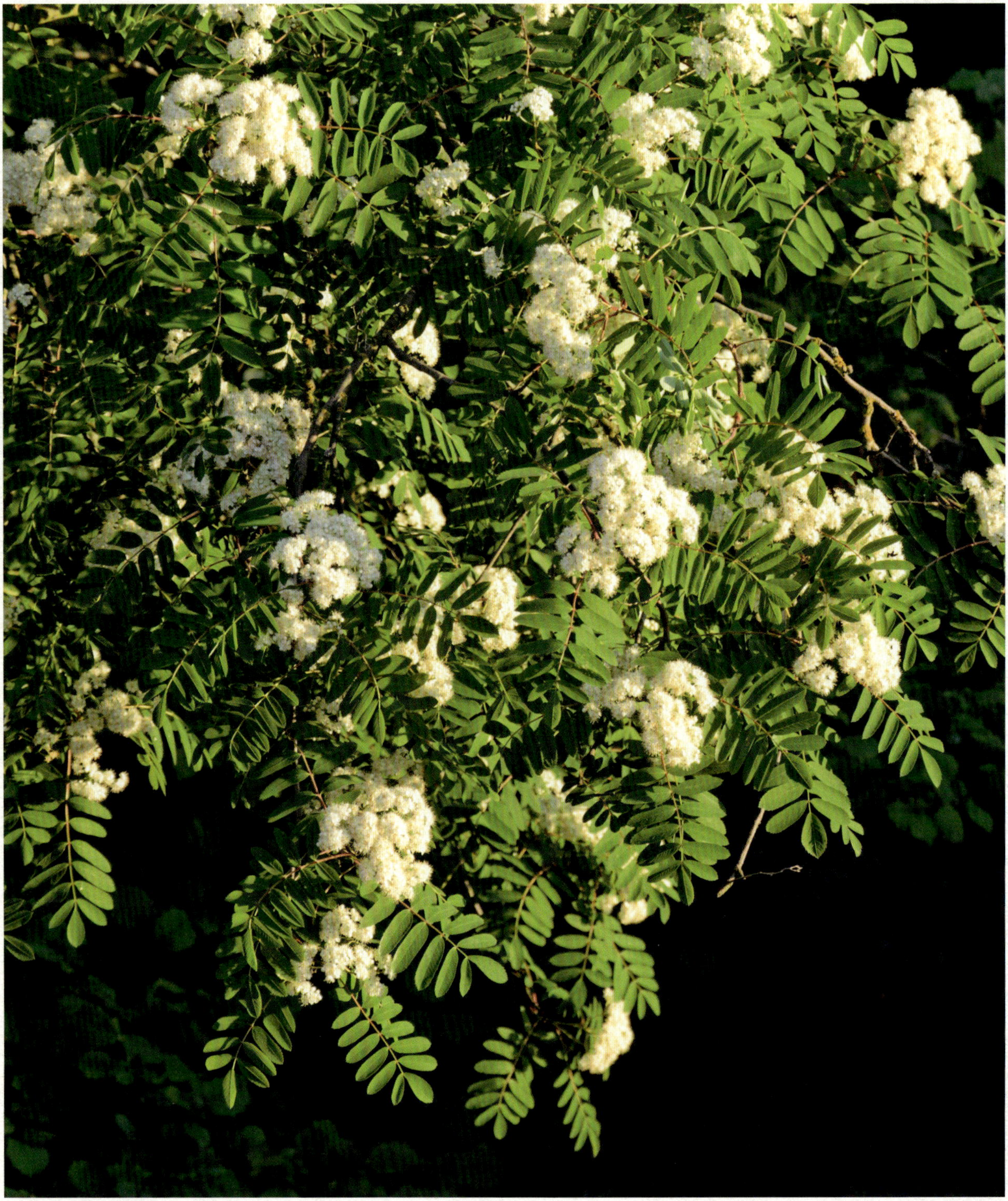

Ebereschenblüten, cremeweiß, verströmen einen hormonartigen Duft.

Eberesche

—— Vogelbeere, Eberesche *(Sorbus aucuparia)*

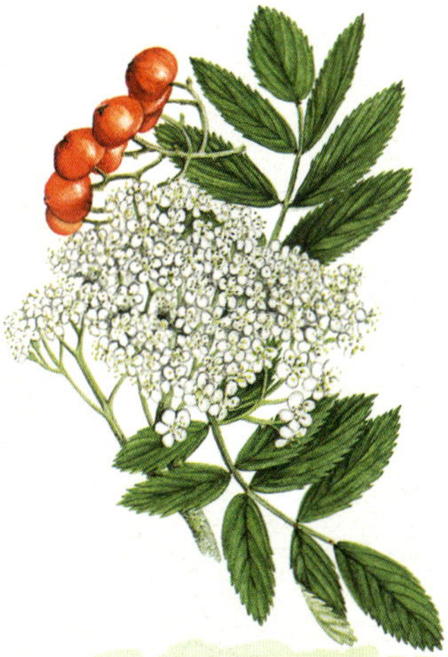

Luis, der Edle

Gestatten, Luis, vom Stamm der Rosengewächse. Die Vögel quietschen vor Vergnügen, wenn sie nur meinen Namen hören, und die Menschen bewundern meine filigranen Blätter und Blütendolden. Doch wehe, sie kommen in meine Nähe, dann rümpfen sie die Nase. Stinken sollen sie, meine cremeweißen Blüten, gar nach Fisch sollen sie riechen, sagen sie. Tja, Hormonduft ist Hormonduft und nicht jeder kann damit umgehen. Wenn zum Hochfrauenfest im August meine korallenroten Beeren leuchten, geht es nicht anders, als sie zu pflücken. Die einen sprechen von giftigen Beeren, die anderen gar von Giftmord. Die Kundigen, und das sind nicht nur die Vögel, schmunzeln und freuen sich auf den köstlichen Genuss. Und wenn es dich hinauszieht in die große weite Welt, dann brauchst du einen Wanderstab aus meinem Holz. Die Gesellen auf der Walz hatten den „Dreh" raus – mit meinem Holz und konnten sich auf die Führung ihres Ebereschenstabes verlassen. Er brachte sie sicher durch die Welt. Willst du durch die Welten reisen, so ist's der Zauberstab aus meinem Holz, der dir zur Seite steht. Gelassen und heiter, wohl behütet kommst du überall hin.

DER BAUM

L – Luis – die Eberesche ist ein „klingender Schutz auf dem geistigen Pfad".
Sie gehört zur Familie der Rosengewächse (Rosaceae). Der graziöse Baum erreicht bis zu 16 m Höhe und zählt zu den anspruchslosesten europäischen Hölzern. Er wächst bis über die Baumgrenze auf 2 400 m hinauf. Wenn wir uns an den schlanken, silbergrauen Stamm des Bäumchens lehnen und durch die Blätterkrone in den blauen Himmel hinaufschauen, sehen wir feinste Licht- und Schattenspiele – Leichtigkeit und Ruhe ziehen in uns ein. Die vielen, quer zur Wuchsrichtung sichtbaren, dunklen Striche auf der hellen, glatten Rinde, die sogenannten Lentizellen, stellen den Gasaustausch mit der Umgebung sicher. Zusammen mit dem Pilz *Glomus intradices,* einem Pilzgeflecht in den Wurzeln, der die Eberesche bei der Nährstoffversorgung aus dem Boden unterstützt, machen sie die Eberesche zu einem absoluten Pionierbaum für schwierige oder sauerstoffarme Standorte.

DIE KOSMISCHEN PATEN

Jupiter verleiht der Eberesche ihre Fruchtfülle und den bitter-süßen Geschmack der Beeren. Den Zweigen schenkt er die Fähigkeit Blitze abzuwehren. **Venus** zeigt sich in der filigranen, ebenmäßigen Schönheit der Blätter und in den duftigen Blüten.

DAS WAR DER BAUM FÜR DIE ALTEN

Für unsere keltischen Vorfahren war die Eberesche, Luis, der Baum des Lebens, dem sie die Macht zusprachen, über die Dunkelheit der Winterdämonen und anderen Zauber zu siegen. Wie die Germanen liebten sie ihn und umpflanzten ihre heiligen Stätten und Gerichtsplätze mit dem schützenden, glücksbringenden Baum. Die Rinde der Eberesche verwendeten sie, um Wolle braun oder rot zu

Inhaltsstoffe
Parasorbinsäure, Sorbit, Apfelsäure, ätherisches Öl, Zitronensäure, Bernsteinsäure, Amygdalin, Gerbstoffe, Weinsäure, Provitamin A, viel Vitamin C, Kalium, Kalzium, Magnesium, Phosphor, Pektin, Carotinoide (z. B. Lycopin in der Fruchthaut)

Eigenschaften
verdauungsfördernd
wasserausleitend
durchfallhemmend (getrocknet)
oder abführend (frisch)
vitaminspendend
kühlend, blutstillend
zusammenziehend
blutreinigend
leber- und nierenheilend
drüsenanregend
lungen- und bronchienheilend
pilztötend und keimhemmend
lymphanregend
antirheumatisch

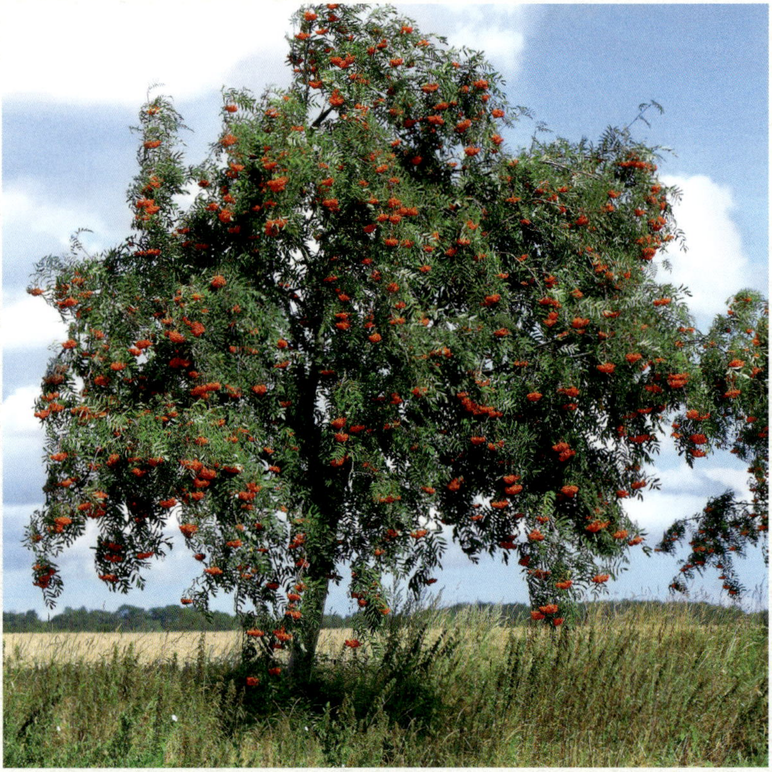

Korallenroter Fruchtsegen für Mensch und Tier

färben. Drechsler und Schnitzer liebten das schön gemaserte, feinfaserige, elastische Holz. Wanderburschen zogen über Jahre ihr Bäumchen und drehten ihren Wanderstock daraus.

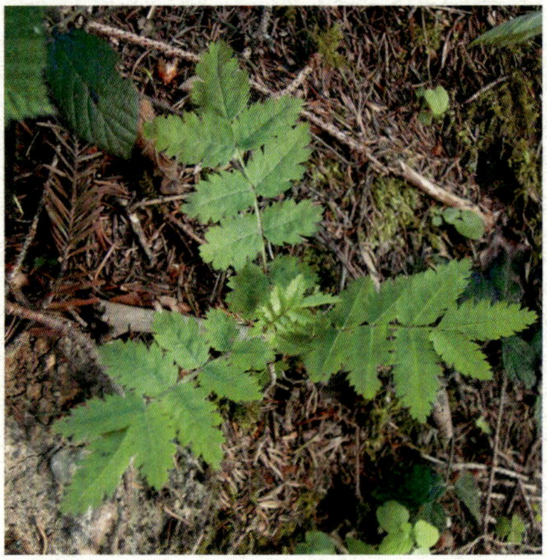

Junge Eberesche

Blutrote Früchte, silbergrauer Stamm und hormonartig duftende Blüten im Frühsommer – es ist nicht verwunderlich, dass die Eberesche zu den Fruchtbarkeitsbringern gezählt wurde. Die Beeren, auf lange Zwirne aufgefädelt, symbolisieren eindrücklich die blutrote Lebensschnur und als diese wurden sie an besondere Plätze des Hauses und der Ställe gehängt oder um die Himmelfahrtsboschen gewunden. Karl der Große empfahl den Anbau der Eberesche zu medizinischen und kulinarischen Zwecken. Der medizinische Gebrauch der Ebereschenbeeren als stopfendes, zusammenziehendes Mittel, geht auf Hippokrates zurück. Lonicerus (1564) empfahl Vogelbeeren bei Leberleiden, Nierenschmerzen und Wassersucht. Pfarrer Künzle gab einen Absud der Beeren bei Heiserkeit (auch infolge von Überanstrengung) zum Gurgeln: „Sie lösen den zähen Schleim von den Stimmbändern und halten diese geschmeidig."

Tipp

Regelmäßig etwas Wildobst und Beeren essen! Pflanzliches Vitamin C wird vom Körper leichter und besser resorbiert als künstliches.

SO WIRKT DIE EBERESCHE AUF KÖRPER, GEIST UND SEELE

Eberesche hilft uns, die innere Stimme zu hören, selbstbewusst die niederen Instinkte zu überwinden und ins bewusste Selbst zu gelangen. Sie ist ein machtvoller Schutz auf unserem Weg und führt uns sicher und unbeschadet zu unserem Seelenkern. Lebendige Kreativität sprüht sie zu uns und Vertrauen in unsere

So pflanzen wir im Garten doch einen Vogelbeerbaum!

Der Ernteertrag einer Edel-Eberesche kann bis zu 40 kg Beeren sein. Bitte brechen Sie die reifen Fruchtdolden vorsichtig ab, um die bereits angelegten Blütenknospen vom nächsten Jahr zu schonen. Die „Winterknospen" der Eberesche sind meist dunkelviolett gefärbt und weißfilzig behaart – ein sicheres Unterscheidungsmerkmal zum Speierling, dessen grüne, klebrige Knospen allenfalls an den Rändern eine feine Behaarung entwickeln.

Bestimmung, damit wir glücklich und fruchtbar leben und wirken, zum Wohl aller Wesen. Eberesche, der Quickbaum, erquickt uns an Geist, Leib und Seele und spendet reichen Segen: **Beeren-Grüße aus dem Land des ewigen Lebens.**
Eberesche schützt uns vor selbstzerstörenden Verhaltensmustern und dunklen Gedanken, sie berührt uns mit höherer Inspiration und Kraft.
Hartnäckig hält sich das Gerücht, Ebereschenfrüchte seien giftig. Nein, sie schenken sogar höchst lebendige Kraft. Roh allerdings, sind sie, außer von der Mährischen Eberesche, nur in kleinsten Mengen genießbar, da die Wildfrüchte Parasorbinsäure enthalten, die zu Übelkeit, Erbrechen und Durchfall führen kann. Kochen oder trocknen wir die Früchte, so wandelt sich die Parasorbinsäure in die gut verträgliche Sorbinsäure. Sorbit, ein der Sorbinsäure verwandter Stoff, ist ein wertvoller Zuckerersatz für Diabetiker und wirkt der Ketonkörperbildung (giftiges Zwischenprodukt des Zuckerstoffwechsels, entsteht bei Insulinmangel) entgegen.
Aber auch sonst haben es die korallenroten Fruchtzwerge in sich. 100 g Beeren enthalten bis zu 100 mg Vitamin C, das ist ungefähr doppelt so viel, wie Zitronen zu bieten haben. Vitamin C steigert die Abwehrkraft, fördert die Eisenaufnahme und hemmt Tumorwachstum. Es wird ummantelt von sogenannten Biophenolen, die es zum Teil unbeschadet durch den Marmeladenkochvorgang bringen und im Körper die Aufnahmefähigkeit für Vitamin C fördern.
Die Naturfarbstoffe, welche die Früchte und Beeren färben, sind turbostarke Vitalkraftspender. Orange Carotinoide oder gelbe, blaue, violette und rote Anthocyane erweisen sich als äußerst effektive Radikalfänger und Zellschützer. Sie verzögern das Altern, vor allem der Haut und der Gefäße, hemmen Entzündungen, regulieren den Blutfettspiegel, halten Herz- und Kreislauf gesund, desinfizieren und wirken antimikrobiell.

HEILKRÄFTIGES UND FEINES AUS DER EBERESCHE

Der Baum aus dem Land des ewigen Lebens erquickt uns vielfältig an Leib, Geist und Seele und unterstützt unsere Zellerneuerung.

Frische Beeren

10 Tage täglich 5 bis 10 Stück vor einer Mahlzeit gründlich gekaut wirken unterstützend auf Leber, Galle und den gesamten Organismus. Sie leiten aus und sind auch bei Verstopfung hilfreich.

Ebereschen-Tee

Ein Heißaufguss aus den **Blüten** hilft bei Bronchitis, Husten und Lungenentzündung. Der wirkungsvollste Teil der Blüte wird, ähnlich wie beim Knoblauch, über die Atemluft ausgeschieden, was die besondere Wirkung auf fiebrige Geschehnisse in Lunge oder Rippenfell erklärt. Albrecht von Haller, ein Schweizer Mediziner und Botaniker, empfahl sie gar zum Dauergebrauch bei Tuberkulose.

Volksnamen

Drosselbeere, Quitsche, Eibschen, Krametsbeere, Stinkesche, Hawaresch, Moosesche, Wielesche, Absche, Aewischen, Simpelbeer, Faulischbeer, Kronauwetterbeere; quick-beam, mountain-ash, cowantree, witchen, witchwood (englisch); sorbier des oiseleurs, thymier (französisch); sorbo selvatice, sorbo degli uccellatori (italienisch).

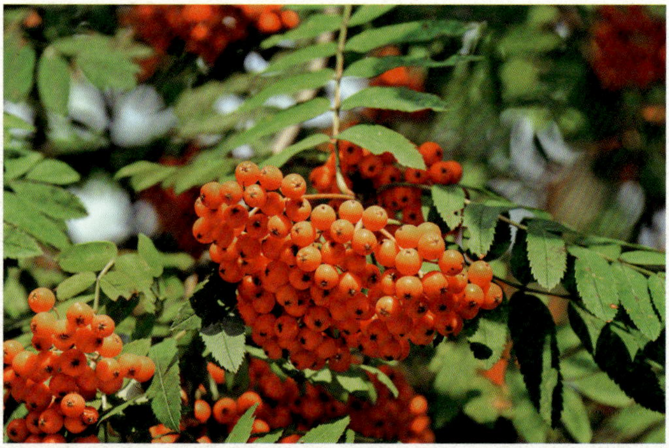
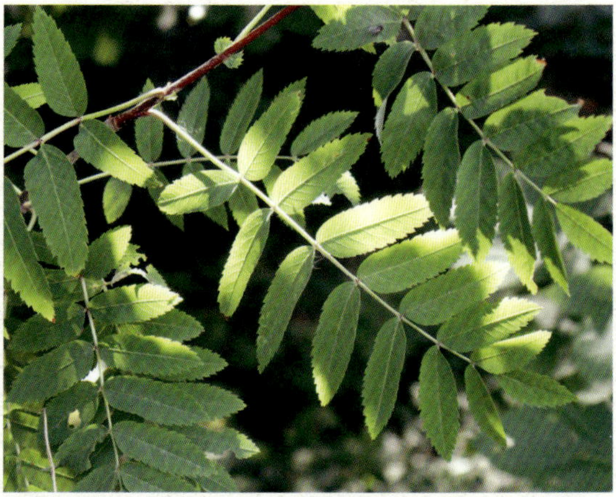

Eberesche – Vitalität, Schönheit und Grazie

Ein Heißaufguss aus den **Blättern** hilft bei Verdauungsbeschwerden, Übelkeit, Rheuma, Gicht und Hämorrhoiden.
Beerentee: Beeren kalt ansetzen, kurz aufkochen und 10 Minuten ziehen lassen. Der Tee hilft bei Blasen- und Nierenbeschwerden, zur Stabilisierung des Stoffwechsels, bei Prostataleiden, zur Reduktion des Augeninnendrucks bei grünem Star (Glaukom) und bei Durchfall. Bei Heiserkeit und Hustenreiz hilft es, mit dem Tee zu gurgeln.

Ebereschen-Tinktur

Eine Tinktur aus den **Blüten und Blättern** hilft bei Husten, Bronchitis, Rippenfell- und Lungenentzündung. Die Tinktur aus **Beeren** wird genauso angewendet wie der Tee aus Beeren (s. oben).

Ebereschen-Aperol

200 g reife Beeren werden angestoßen und eine Weithalsflasche wird zu zwei Drittel damit gefüllt. Ein Korken mit Gärröhrchen hilft, dass möglichst wenig Fremdhefen eindringen können. Man lässt das Ganze bei Zimmertemperatur etwa 1 Woche gären. Danach den Inhalt mit einem Safttuch abpressen. Den vergorenen Saft mit 100 ml 98 %igem Alkohol vermischen. Den Trester in ein Glas geben und mit Korn oder Wodka soweit übergießen, dass der Trester gut bedeckt ist. Zuschrauben und weitere 8 Tage warm stehen lassen. Abfiltern und über den Trester noch einmal die gleiche Menge abgekochtes, abgekühltes Wasser geben wie zuvor Korn oder Wodka. Abfiltern und Ablaufflüssigkeit zugeben. Nun den vergorenen, mit 98 % Alkohol versetzten ersten Saft ebenfalls untermischen und in Flaschen füllen. Kühl noch mindestens 8 Wochen lagern.
Lieben Sie es süßer, kann je nach Geschmack Zucker in Wasser aufgekocht, aufgelöst und hinzugeführt werden.
Der Aperol schmeckt besonders fein mit Sekt oder Weißwein.

Ebereschen-Birnenmus

Geschnitzte Birnen und Ebereschen 1 : 1 mit wenig Wasser weich kochen und pas-

„Trage Druidenperlen und
Zauberholz,
bin Schutzbaum der Freude, darauf
bin ich stolz.
Die Sehkraft der Augen erhalte ich dir,
stärk' Stimme und Leber,
flute Gelassenheit zu dir.
Im Duett mit den Vögeln sing' ich ein Lied,
vom Charme des Lebens, das in
Leichtigkeit siegt."

ADELHEID LINGG

sieren. Mit etwas Zimt und Vanillepulver würzen, Zucker hinzufügen und nochmals 10 bis 15 Minuten köcheln lassen und in Twist-off-Gläser füllen. Die Birnen machen den bitteren Geschmack der Ebereschenfrüchte milder und sanfter.

Vogelbeer-Saft

Ausgereifte Beeren vom Stiel zupfen und 2 bis 3 Tage in einem Tontopf, mit einem Tuch abgedeckt bei Zimmertemperatur angären lassen. Zu Brei zerstoßen und durch ein Safttuch abpressen. Den Saft mit der halben Menge Zucker verrühren, aufkochen und in Flaschen abfüllen. Kühl und dunkel lagern.
Anwendung: Zur Stärkung der Abwehrkräfte 3-mal täglich 1 EL einnehmen.

Vogelbeer-Gelee

Wenn wir dem Saft die gleiche Menge Zucker beigeben und bis zum Gelieren weiterköcheln, erhalten wir Gelee. Vitamin- und mineralreich, geschmacklich etwa wie englische Bitterorangenmarmelade, hilft es den Atmungsorganen und der Verdauung.

Vogelbeer-Schnaps

Der Schnaps hat in Tirol und in der Steiermark eine lange Tradition. Die enorm aufwendige Gewinnung und geringe Ausbeute (100 l Maische ergeben nur etwa 1,5 l Schnaps) macht den seltenen Edelbrand so kostbar. Ein Freund von mir, Michl Schneider, hat auf seiner 1 300 m hoch gelegenen „Kräuteralp" in der Nähe von Oberstaufen (Allgäu) den Vogelbeerbaum zu seinem Wappen erkoren. Wenn man seinen edlen Vogelbeer-Schnaps in Tropfen wie Medizin kostet, wird die Nase von einem herrlichen Bittermandelaroma umweht. Ein Gesundheits- und Schutzbaum der Hirten war der Vogelbeerbaum schon von alters her und so mag es nicht verwundern, dass er von einem Tier- und Pflanzenhirten besonders gut gebrannt werden kann.

Die Blütenessenz

Die Blütenessenz der Eberesche stimmt uns ein auf die Fülle des Lebens. Sie hilft uns, alles Lebensfeindliche loszulassen, und schwingt uns in Resonanz mit der Gemeinschaft aller Reiche. Verzeihen, Vertrauen und Heiterkeit sind ihre Lehrkapitel und entlasten uns im alltäglichen Leben. Platz und Nahrung ist ausreichend für jeden vorhanden, wenn wir feinen Austausch willkommen heißen und leben.

Räucherung

Eine Räucherung mit Eberesche schützt unser System durch Entlastung und erweitert unseren Blickwinkel in eine lebendige, kosmische Sicht.

Pflanzenteil	Knospen	Blüten	Blätter	Früchte
Sammelzeit	März / April	Mai / Juni	Mai / Juni	Aug. / Sept.

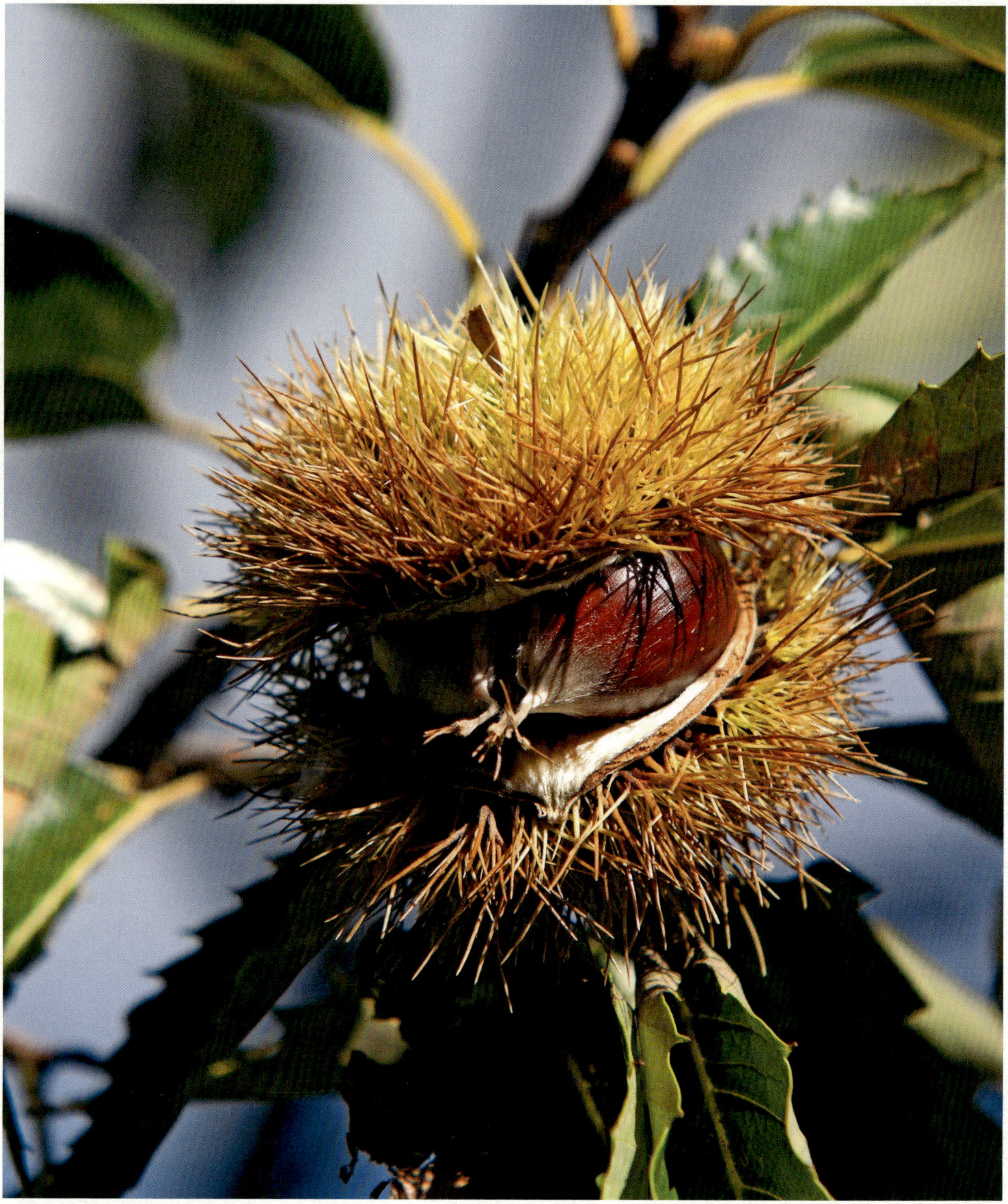

Vorsicht, kleines, nahrhaftes Stacheltier!

Edelkastanie

—— **Edelkastanie, Esskastanie, Marone** *(Castanea sativa)*

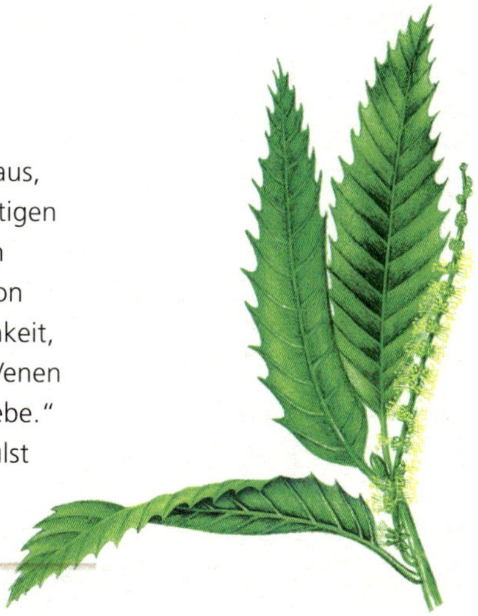

In guten Händen

Besonders Kostbares will geschützt sein. Da fährt man schon mal „alle Stacheln" aus, um Energieräuber und sonstige Eindringlinge auf Abstand zu halten. Dem Umsichtigen und Geduldigen jedoch gebe ich mich gerne hin. Ja, wer weiß sich nicht gerne „in guten Händen"? Jene, die Hunger haben an Leib und Seele, alle die ehrlich und von Herzen nach Austausch und Freundschaft suchen, nach Geborgenheit und Zärtlichkeit, die nähre ich satt. Lebenswärme und Lebensfreude durchfluten deine Adern, die Venen und dein Herz. Du fühlst und weißt: „Leben ist wunderbar und herrlich, weil ich lebe." Ich habe alles, was ich brauche, denn ich stehe mitten im Leben und das Leben pulst liebend und fröhlich in mir.

DER BAUM

Die Edelkastanie gehört zur Familie der Buchengewächsen (Fagaceae). Sie ist eine Quelle der Heilung und der Geborgenheit, unser Lebensanker.
Die Edelkastanie beinhaltet alle wertvollen organischen Mineralien und Vitamine. Das Wichtigste jedoch sind ihre hochwertigen Kohlenhydrate. Zusätzlich weist sie reichlich Faserstoffe auf, die bekanntlich die Darmtätigkeit anregen und nicht dick machen. Die wertvolle Stärke der Kastanie und die geringen Eiweißwerte (nur 3,4 g gegenüber 41,2 g an Kohlenhydraten, was einem Verhältnis von 1:12 entspricht) ermöglichen eine sehr gute Verdaulichkeit. Kohlenhydrate sind Gehirnnahrung und feinste Energielieferanten der Natur. Sie fördern, wenn wir sie abends essen, einen guten Schlaf. Unser Körper baut Kohlenhydrate in Energie, sprich Glukose, um, die der Motor für die Zellaktivität ist.
Der Nährwert der Esskastanien ist dem des Getreides ebenbürtig. Mineral- und vitaminreich liefern sie ein gut verwertbares hochwertiges Kohlenhydrat, Omega 3-Fettsäuren und 9 weitere seltene Fettsäuren.

DIE KOSMISCHEN PATEN

Jupiter spendet dem Baum königliche Größe und seine süß nährenden Früchte. **Venus** zeichnet im süßen Duft der Blüten und in der Milde der Frucht ein. **Mars** gibt der Fruchthülle ihre Wehrhaftigkeit.

DAS WAR DER BAUM FÜR DIE ALTEN

Homer bezeichnete die Esskastanie in der „Ilias" als „Maraon". Daraus leitete sich der heutige Name „Marone" ab. In China ist die Marone schon lange ein wichtiges Nahrungs- und Heilmittel. Auch für die Griechen und Römer war sie ein wichtiger Teil ihrer Heilkunst.
Hildegard von Bingen rühmte sie als starken Heilbaum und als Medizin, um die Elektrizität im Blut wieder zu heilen.
In den Alpensüdtälern war die Esskastanie der „Brotbaum" und hatte eine besondere Bedeutung für die Volksspeisung. Sie war Hauptnahrung und Überlebenssicherung der Bergbevölkerung im Winter und bei Missernten das „Fleisch der Armen".
Ein Keschtenbaum trägt nach 25 Jahren 100 bis 200 kg Früchte pro Jahr.
Hildegard von Bingen schrieb zur Edelkastanie: „Aber ein Mensch, der aus ih-

Inhaltsstoffe

Spurenelemente wie Kalium, Kalzium, Magnesium, Phosphor, Eisen, Kupfer, Natrium, Mangan, Chlor, Zink, Schwefel, Gerbstoffe, Gallussäure, Quercetin, Castalgin; Vitamin A, B_1, B_2, B_3 und C; Omega-3-Fettsäuren, Palminsäure, Pektin, Harz, Fett, Inosit, Glykoside, Kohlenhydrate

Eigenschaften

aufbauend, stärkend, nährend
zusammenziehend
hautheilend und -straffend
schleimlösend, mineralisierend
blutverbessernd
nervenheilend und erhellend
herzstärkend
leberheilend
magenstärkend und -reinigend
pilzheilend
venenheilend
konzentrationsstärkend

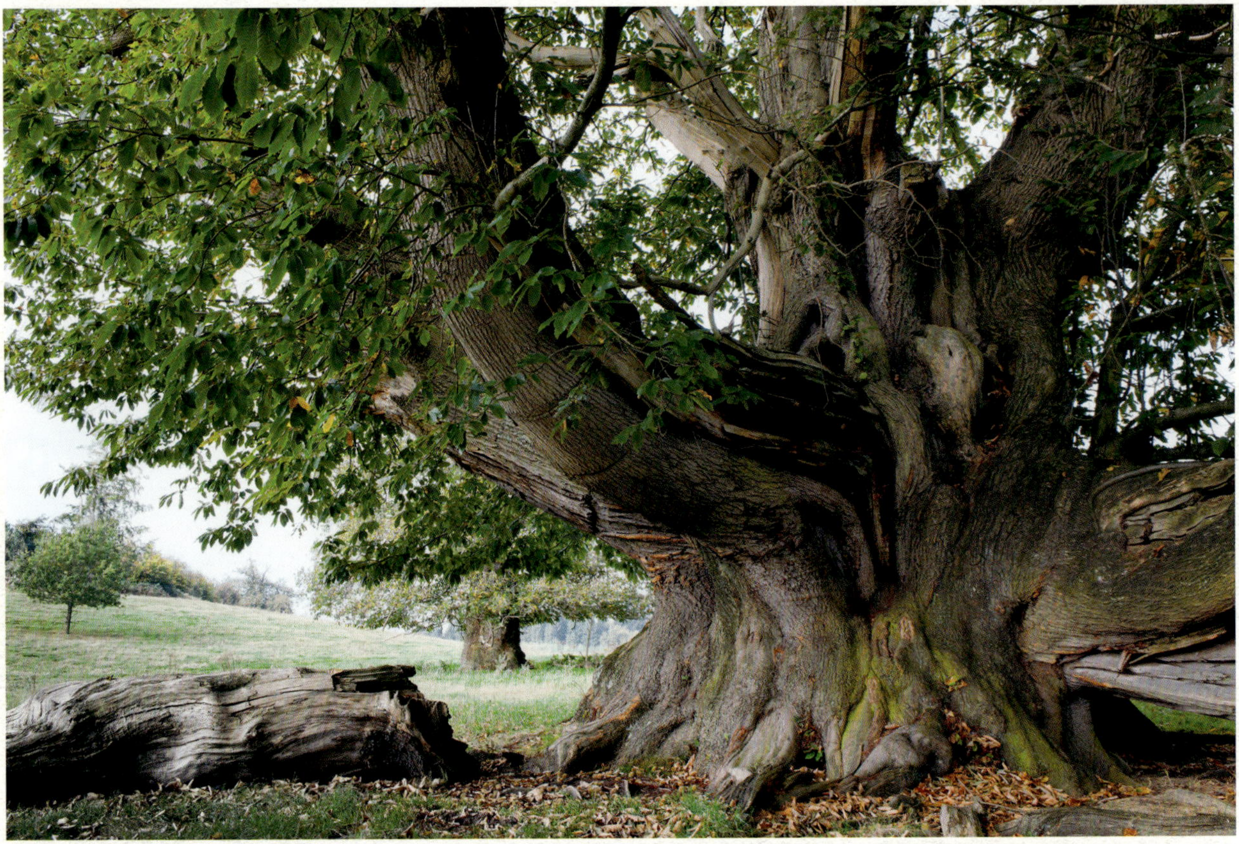

Uralter Baumriese mit Persönlichkeit, am „Käschtenweg" bei Feldthurns in Südtirol

Edelkastanien-Suppe (4 Personen)

- 300 g Kastanien (geschält und gegart, gibt es fertig zu kaufen)
- 1 Möhre
- 1 Stange Lauch
- 40 g Butter
- Salz, Pfeffer, Muskat (frisch gerieben)
- 125 ml Weißwein
- 500 ml Fleischbrühe
- 200 g Schlagsahne oder Crème fraîche
- 1 Prise Zimt
- Schnittlauch
- Puderzucker

Zubereitung: Kastanien, Lauch und Möhre in Würfel schneiden. Anschließend die Butter im Topf aufschäumen, die Kastanien dazugeben, mit Puderzucker bestäuben und karamellisieren lassen. Nun das Gemüse dazugeben und alles kurz andünsten. Mit Salz, Pfeffer, Muskatnuss würzen und mit dem Wein ablöschen. Alles mit Brühe und Sahne aufgießen und bei kleiner Hitze 15 Minuten gar kochen. Zum Schluss mit einem Stabmixer fein pürieren, mit Zimt abschmecken und mit Schnittlauch garnieren.

rem Holz einen Stock macht und diesen in seiner Hand trägt, sodass die Hand dadurch warm wird, dem werden aus dieser Erwärmung die Adern und alle Kräfte des Körpers gestärkt."
Sein kostbares Holz ist hart, wertvoll und äußerst fäulnisresistent. Es wurde für Stallböden, Schiffsplanken, Rebpfähle und Lawinenverbauung verwendet.

HEILKRÄFTIGES UND FEINES AUS DER EDELKASTANIE

Die Edelkastanie nährt Haupt, Herz und Bauch. Sie ist ein edles Heil- und Nahrungsmittel.

Bei Husten und Bronchitis

Alantwurzel, Edelkastanie (Marone) und Quendel (blühendes Kraut) trocknen

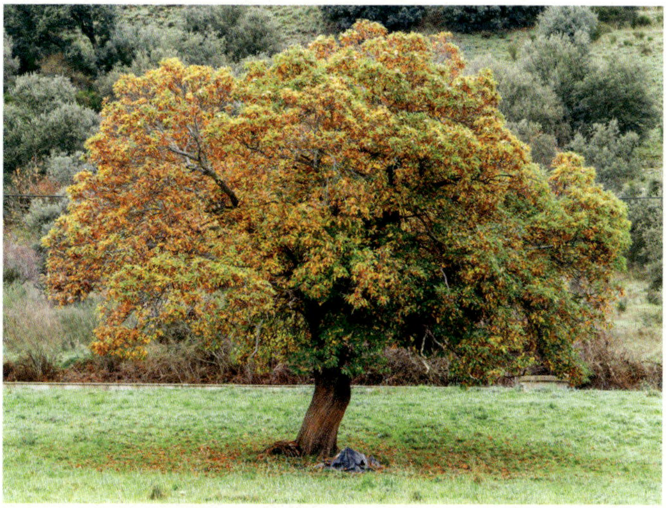

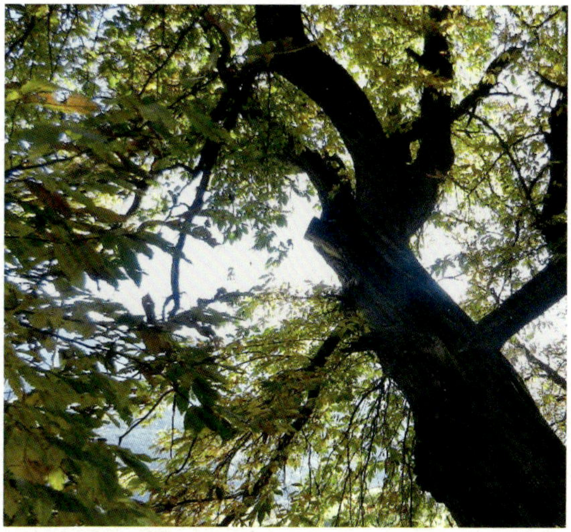

Die Edelkastanie, der Brotbaum der Armen

und zu gleichen Teilen mischen. 1 EL der Mischung mit 250 ml kochendem Wasser übergießen und 15 Minuten ziehen lassen, abseihen und schluckweise trinken. **Alternativ-Rezept:** 20 g Holunderblüten, 25 g Spitzwegerich, 20 g Edelkastanien (Maronen), 15 g Schlüsselblumenblüten und 20 g Quendel (blühendes Kraut). Die Zubereitung erfolgt wie beim ersten Rezept.

Edelkastanien-Blütenessenz, ein seelischer Blockadenlöser

„Ich richte Menschen wieder auf, die absolut verzweifelt sind und vor dem totalen Zusammenbruch stehen. Bei akuter Hoffnungslosigkeit, Depression und seelischem Leid, stärke ich den Lebenswillen." Bei innerer Totalblockade löst sie die Stauung und lässt die Lebenskraft wieder fließen. Sie eröffnet neue Lebensperspektiven, schenkt realistischen Optimismus und zeigt Auswege auf. Edelkastanie liefert energetische Unterstützung für die Magen- und Darm-Energie.

Räucherung

Die Räucherung mit Blüten, Blättern und Holz stimmt sanft und milde, wärmt und beruhigt unser Denken. Sie macht herzwarm, ruhig und still. Denken und Fühlen verbinden sich wieder miteinander: „Lerne mit dem Kopf zu fühlen und mit dem Herzen zu denken."
Wissen wandelt sich in Weisheit.

„Ich hülle dich ein und
kleide dich aus,
fülle mit Kraft dir Geist und
Haus."
ADELHEID LINGG

Pflanzenteil	Blüten	Früchte	Blätter	Holz
Sammelzeit	Mai / Juni	Okt. / Nov.	Mai / Juni	ganzjährig

Volksnamen
Keschten, Käschten, Marone, Maroni, Chestane, Zahme Kastanie, Sweet Chestnut, Kistelä

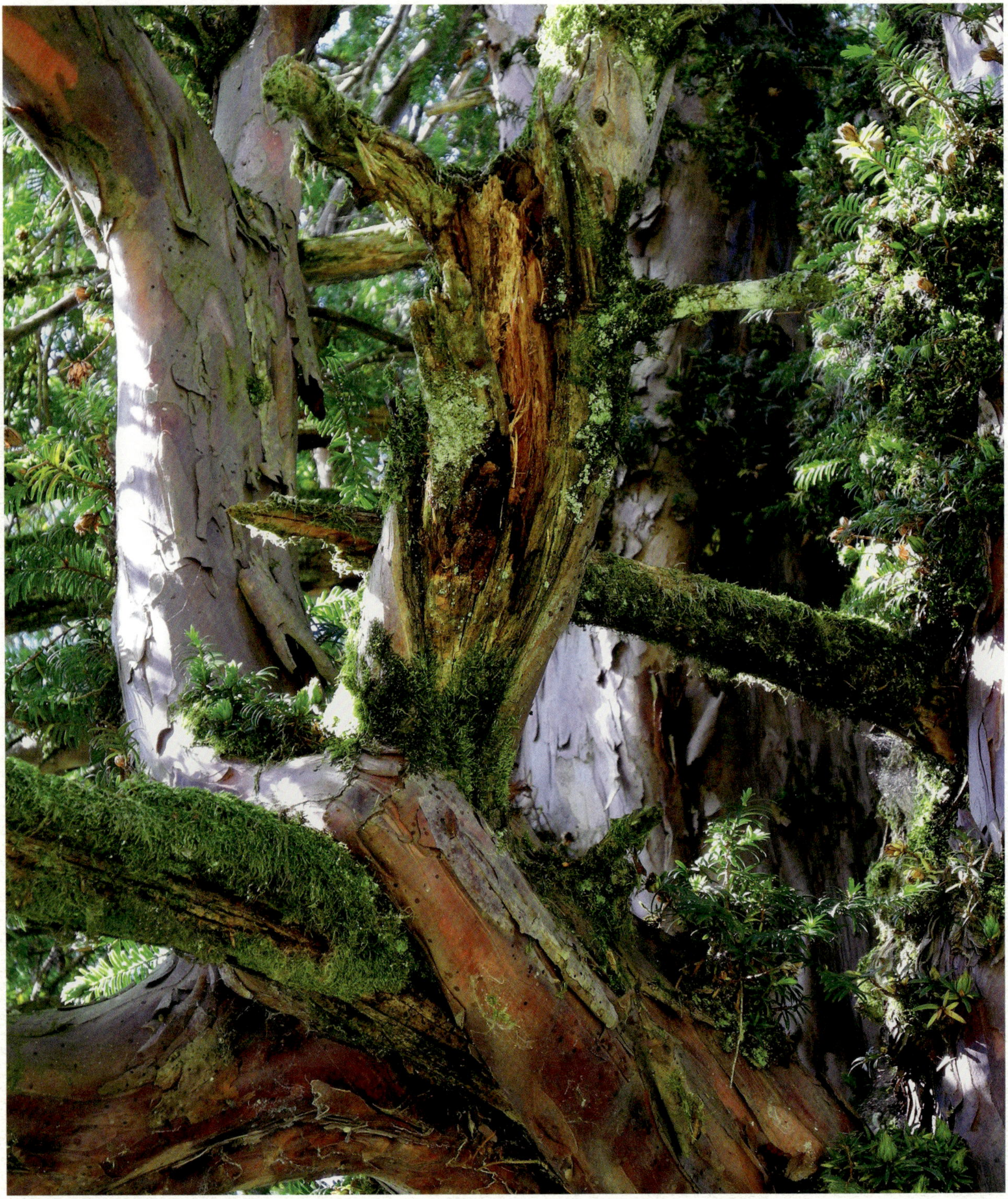

Die Eibe, der Baum der Ewigkeit

Eibe

—— **Europäische Eibe, Gemeine Eibe** *(Taxus baccata)*

Einheit

Eins in mir, eins in allem,
ich bin Zeit und Raum,
bin was du siehst und der Traum.
Ein Gott, eine Göttin, gestiegen zur Erde,
damit Sternenweisheit verankert werde.
Eiland – Eibland – Ireland,
als die Insel meines Volkes auf der Erde bekannt.
In diese grüne Insel verankerte sich tiefrote Kraft,
blühte auf – für Äonen – fast war es geschafft:
Das Sein ohne Schranken den Menschen zu weisen,
zu öffnen die Tore für Sternenreisen.
Doch noch einmal türmte sich Dunkelkraft auf,
versank das Licht in tiefschwarzem Rauch.
Hab´ still gewartet, im Unsichtbaren,
bis die mordenden Fluten vorüber waren.
So, nun seid ihr bereit? Offen ist Raum und Zeit,
für alle, die reif sind zum Wandel.
Schmieg´ dich an mein Herz, in meine Arme.
Ströme der Tränen, sie fließen durch dich und den Raum,
reinigen Bewusstheit und Traum,
lassen alles unverletzt, urrein zurück.
Das ist **Weltenglück**.

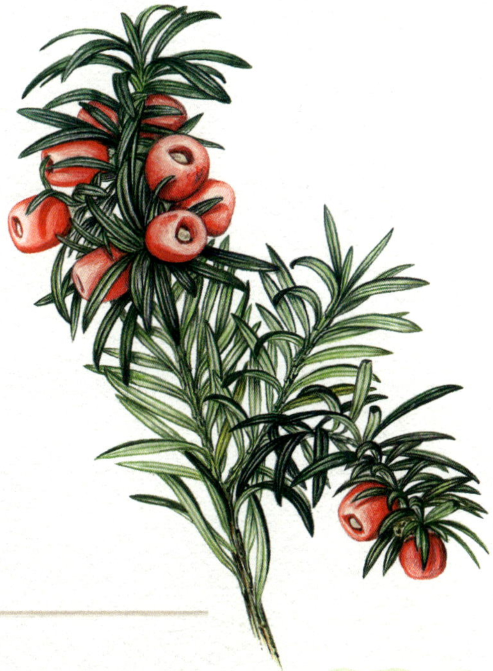

DER BAUM

I – Eihwaz, Ihwaz – die Eibe ist die 13. Rune und ein Sinnbild für Tod und Wiedergeburt. Der Sternenbaum ist die Verbindung zwischen den Welten. **Eibe ist die Kraft für die Überwindung des Todes und der Baum der Ewigkeit.**
Die Eibe, der Urbaum Europas, ist ein immergrüner Baum oder Strauch aus der Familie der Eibengewächse (Taxaceae) der 10 bis 15 Meter hoch werden kann. Sie wächst sehr langsam und kann über 2 000 Jahre Lebensalter erreichen. Gewöhnlich ist die Eibe zweihäusig, nur selten einhäusig. Es kommt sogar vor, dass sie ihr Geschlecht wechselt.
Die Eibe verjüngt sich von innen und von außen. Im Hohlraum des Stammes bilden sich Innenwurzeln, die sich mit der Zeit zu einem neuen Stamm entwickeln. Außen treiben Schösslinge. So ersteht die Eibe immer wieder neu, wie Phönix aus der Asche. Die Eibe ist Sinnbild für Wandlung (Metamorphose).
Ihr Holz besitzt keine Harzkanäle und zählt zu den härtesten und schwersten Holzarten, es weist eine erstaunliche Elastizität und eine wunderbare Maserung auf. Das Splintholz der Eibe ist sehr elastisch, dagegen zeichnet sich das Kernholz durch sehr hohe Festigkeit aus. Diese beiden Eigenschaften machten Eibenholz

Inhaltsstoffe
Blätter: Ephedrin, Taxol, Glykoside, Alkaloid Taxin
Samenhülle: Taxorhodin, Rhodoxanthin, Lycopin, Provitamin A, Zeaxanthin, viel Vitamin C

Eigenschaften
tumorwidrig und zellteilungshemmend
giftwidrig
zirkulationsfördernd
herzberuhigend und -stärkend

zum begehrten Holz für die Herstellung von Bogenwaffen, wie schon Homer berichtete.

DAS GIFT DER EIBE

Alle Teile der Eibe, ausgenommen der Samenmantel, sind giftig. Der in der Reife zuckersüße, leuchtend rote Samenmantel (Arillus) ist zunächst grün und umfasst den olivgrünen, harten Samen wie ein Becher. Er ist der einzige ungiftige Teil der Eibe. Den Kern muss man beim Verzehr des Samenmantels unbedingt ausspucken! Wildtiere sind dem Ursprung noch so nah, dass sie Eibennadeln vertragen. Rehe, Hirsche und Gämsen finden es sehr anregend, sie zu verspeisen. Es wirkt für sie, wie eine Tasse Espresso für uns. Für domestizierte Zuchttiere, besonders für Pferde, geht das Fressvergnügen oftmals tödlich aus. Bei Pferden genügen bereits 0,2 bis 0,3 g Eibennadeln pro kg Körpergewicht, um sie zu töten. Bei einem erwachsenen, gesunden Menschen sind 1 mg Eibentaxin pro kg Körpergewicht oder 6 bis 7 Samenkerne todbringend. Das Glykosid Taxicantin, wie auch das Alkaloid Taxin, führt zunächst zu Herzrhythmusstörungen und Atemnot. Innerhalb weniger Stunden kommt es zu

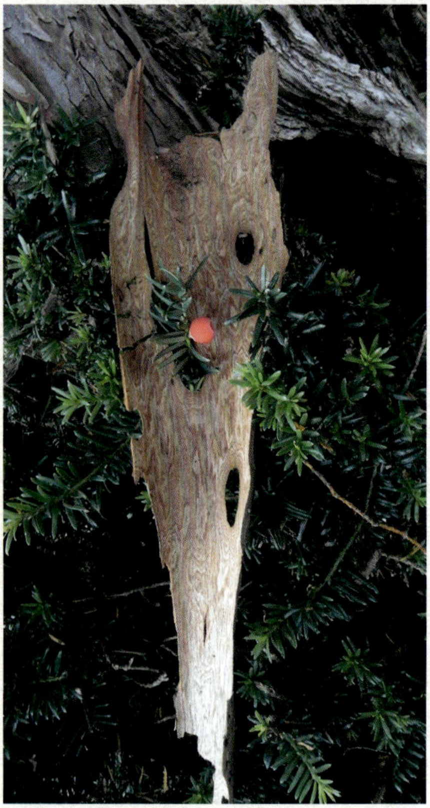

Eibenrinde, Eibennadeln, Eibenbeere

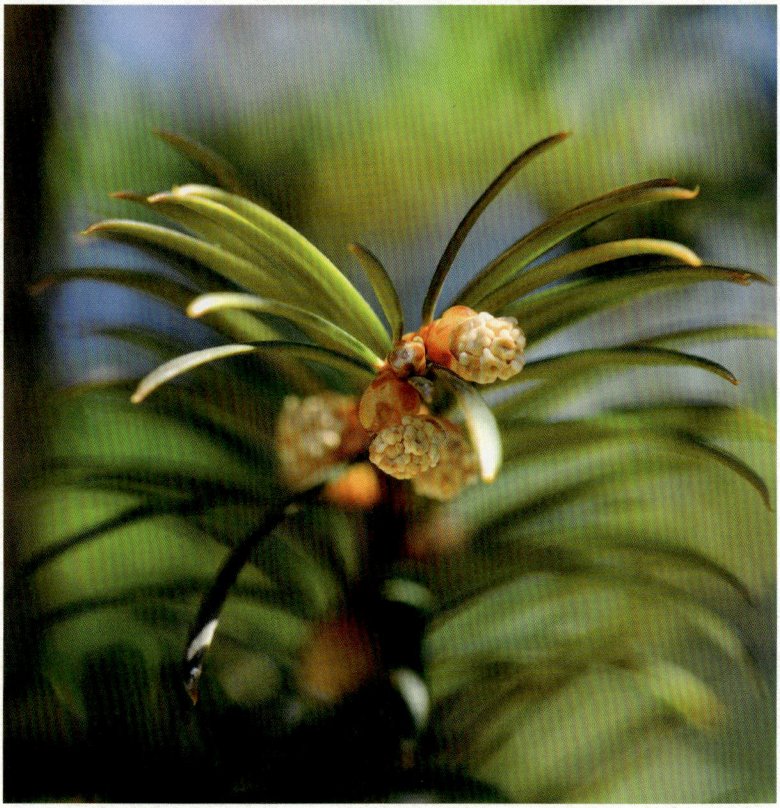

Eibenzweig in der Blüte

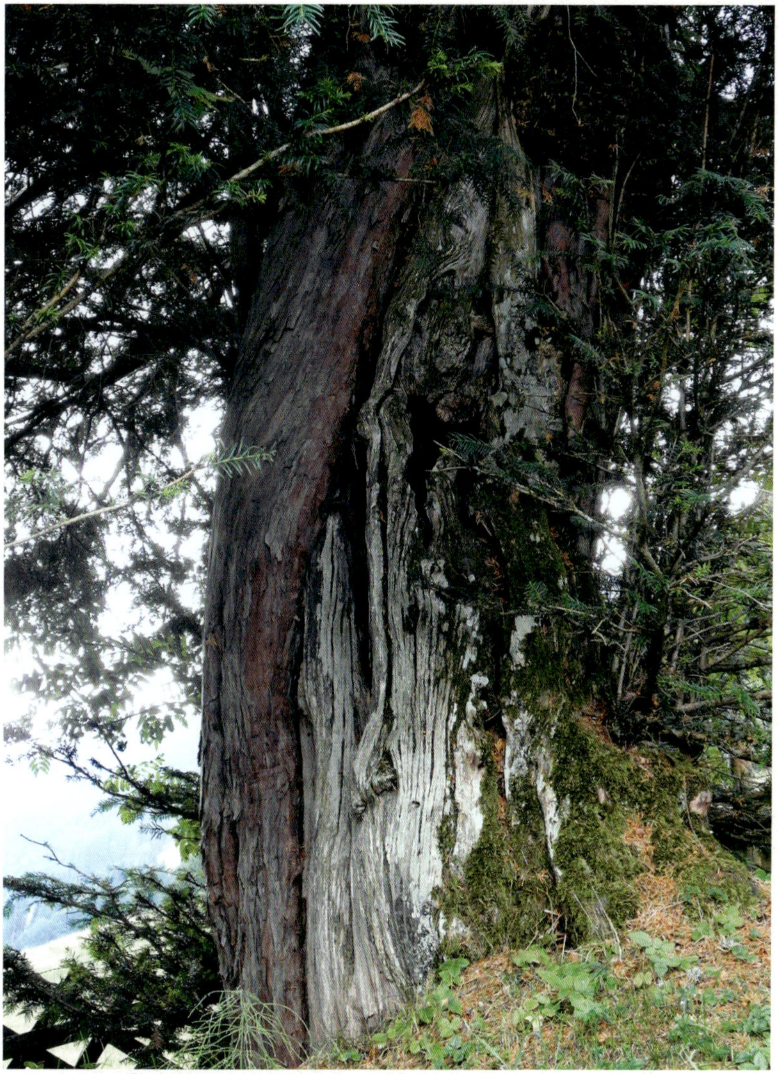

„Deodaru", der göttliche Eibenbaum

Atemlähmung und Herzstillstand. Das Alkaloid Taxol aus der Rinde der nordamerikanischen Eibenart *(Taxus brevifolia)* wirkt zytotoxisch, was von einem Forschungsteam in den 70er- bis 90er-Jahren bestätigt wurde. In der Krebsheilkunde gibt es inzwischen ein registriertes medizinisches Präparat, welches den Wirkstoff Taxol enthält. Da Taxol dem in unserer einheimischen Eibe vorkommenden Alkaloid Taxin chemisch verwandt ist, wird auch diesbezüglich auf die Antikrebswirkung geforscht. Eibe in winzigen Mengen oder in homöopathischen Dosen eingenommen, wird bei Naturvölkern als Magenmedizin und als entzündungswidriges Antirheumatikum verwendet.

DIE KOSMISCHEN PATEN

Hades, dem Gott der Unterwelt und Hüter aller Schätze der Erde, ist die Eibe geweiht. **Saturn** als „Hüter der Schwelle" als auch **Pluto** im „Stirb und Werde" schenken der Eibe die lange Lebensdauer, die Zeit, aber auch die Zeitlosigkeit, die Fähigkeit, Schwellen von Geburt und Tod zu überwinden, selbstverständlich und fröhlich.

DAS WAR DER BAUM FÜR DIE ALTEN

In fast allen Kulturen ist die Eibe ein heiliger Baum. In der Magie werden Zauberstäbe aus Eibenholz hergestellt. Die Druiden benutzten Eibenholz, um darin ihre Ogham-Zeichen zu schnitzen. Von den Kelten ist bekannt, dass sie mit Eibensaft ihre Pfeile vergifteten.

Irland wurde früher auch die „Eibeninsel" genannt. Das traditionelle Wort in altirisch für Eibe ist dasselbe wie für den Salm, den Lachs der Weisheit, „eo" oder „io", was „ewig" oder „immer" bedeutet. Der altindische Name der Eibe *Deodaru* bedeutet Baum Gottes oder göttlicher Baum. Diese Ehrbezeichnung wird heute für die Himalaya-Zeder *(Cedrus deodara)* verwendet.

Das rote Farbpulver für den traditionellen *Bindi* (*bindu* = Tropfen, Punkt), auch *Tilaka* genannt, den Punkt auf der Stirn zwischen den Augenbrauen, war ursprünglich aus pulverisierter Eibenrinde.

Volksnamen

Bogenbaum, Eibenbaum, Eife, Ibenbaum, Iwenbaum, Kandelbaum, Taxbaum, Ybe, Ische

„Jede Veränderung ist die Wirkung einer Tat der Liebe. Alle Handlungen der Liebe enthalten Freude. Sterbe täglich."
ALEISTER CROWLEY

Er symbolisiert das **dritte Auge** und öffnet die Fähigkeit, nach innen zu sehen, das heißt, Dinge zu sehen, die außerhalb der normalen Wahrnehmung liegen. Eiben-Zubereitungen regen sehr heftig die Gebärmutter an und wurden im Mittelalter für Abtreibungen verwendet. Die heilige Hildegard von Bingen bezeichnet die Eibe als Sinnbild der Fröhlichkeit. Sie riet bei Husten und Schnupfen den Rauch von Eibenholz einzuatmen. Darüber hinaus meinte sie, dass ein Stab aus dem Holz der Eibe für seinen Träger „gut und nützlich zum Wohlergehen und zur Gesundheit des Körpers sei".

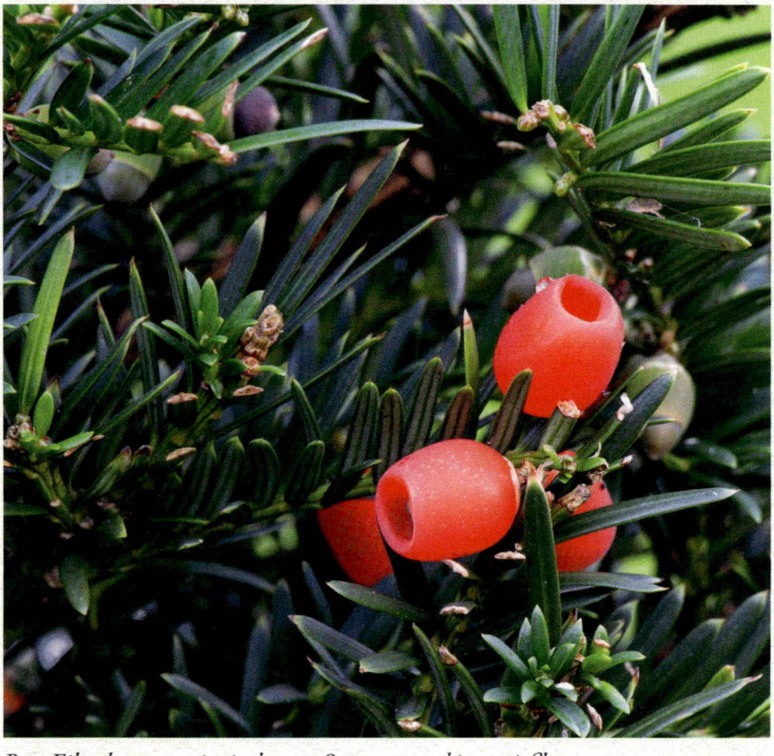

Rote Eibenbeeren – einzig der rote Samenmantel ist genießbar.

SO WIRKT DIE EIBE AUF SEELE UND GEIST

Eibe ist die Hüterin des Reiches „Jenseits der Zeit", der Baum des Lebens und der Erkenntnis. Er aktiviert die göttliche Kraft in uns und reinigt von parasitären Energien. Die Eibe ist eine Symbiose von Frau und Mann, von Ulme und Esche. Sie erneuert sich stets aus sich selbst. Ein Eibenhain kommt auf besondere Art und Weise einer Ätherkirche gleich. Wenn wir bereit sind, zum Eibenwesen zu gehen, treten wir durch ein energetisches Tor, erleben wir einen Durchgang. Dieses Tor wird für uns erst sichtbar, wenn wir zum Tieferschreiten bereit sind. Im neuen Innenraum sind unsere Sinne schärfer, unserer Sicht und Imaginationskraft klarer und stärker. Erinnerungen, Bilder und Gefühle tauchen auf und können befriedet und erlöst werden. Über allem aber liegt stets ein großer Schutz. Es wird uns nur begegnen, was uns gemäß und was uns dienlich ist:
Tiefe – Urvertrauen – Ewigkeit.

HEILKRÄFTIGES UND FEINES AUS DER EIBE

Die Eibe löst alles Drängende ab, befreit uns aus dem Strom der Zeit und schenkt uns der Möglichkeit des Ewigen.

Fruchtmantel

Aus dem fleischigen, roten Fruchtmantel, der den Samen umgibt, wurde Marmelade gekocht. Er ist der einzige Teil, der nicht giftig ist und kann auch roh gegessen werden. **Jedoch darf der Samen, der Kern, auf keinen Fall zerkaut oder mitgegessen werden.** Das Fruchtfleisch hilft bei Skorbut. Kinder sollten diese Früchte nicht essen, weil sie oft die giftigen Samen verschlucken. **Bis auf den roten fleischigen Samenmantel (Arillus) sind alle Teile der Eibe sehr giftig. Kochen oder Trocknen zerstören die Giftstoffe nicht.** Der Giftgehalt ist im Winter am größten.

Homöopathische Zubereitungen

Homöopathische Zubereitungen aus Eibennadeln finden Einsatz bei Rheuma, Gicht, Leberleiden und Krebs. Sie öffnen das Herz trotz Hindernissen und befreien von alten Traumata.

Blütenessenz

Gut für „Spätzünder", die ihre Talente erst langsam finden und ihre individuellen Fähigkeiten entwickeln möchten. Eiben-Blütenessenz verleiht eine besondere Dynamik und Wandlungsfähigkeit.
Das Universum ist dem Wandel unterworfen.
Zum Eibenwesen zu gehen bedeutet, bereit zu sein, auf den Grund der eigenen Seele geführt zu werden.

Räucherung mit Nadeln und Holz der Eibe

Eibenrauch bringt Entwicklung, Erlösung und Erneuerung. Er löst Altes, nicht mehr Lebenstaugliches völlig ab und beendet Dinge, die vorbei sind, vollständig. Zell- und Seelengifte werden aus dem System gelöst.

Eibendom

„Still sitze ich im Eibenwald, bin umfangen
vom Frieden der Bäume.
Kühl ist's, das Feuer der Emotionen erlischt
und ich komme immer mehr zu mir.
Plötzlich fühle ich ein hartes Band der Angst an meinem Herzen.
Hellwach auf eine ganz ungewohnte Art,
hellwach und klar, nehme ich es wahr,
ohne davon eingenommen zu werden.
Ich kann frei entscheiden, ob ich die Angst behalten will oder nicht.
So wage ich den Schritt
und löse sanft den Haken der Angst aus meinem Herzen,
lass das Band das mich mit ihr verbunden hat,
ins violette Feuer gleiten.
Wandel, vollständiger Wandel geschieht,
mit dem Band und mit mir!
Mein Herz zittert ein wenig ob der neuen Freiheit
und fängt zaghaft an,
im Rhythmus der Eibenströme zu pulsen,
leise und dann immer stärker, sicherer.
Ich bin nun eins,
eins mit dem Wesen des Baumes,
eins mit dem Grund meiner Seele.
„Eibenalte", bist die Hüterin des Reiches, jenseits der Zeit,
bist der Baum des Lebens und der Erkenntnis.
Im Tod sich stets erneuernd, bist du Sinnbild des Ewigen
und aktivierst die göttliche Kraft in mir.
Du göttlicher Baum
stehst als ewiges Stammeszentrum in der Mitte des Lebens,
in der Mitte des Seins.
Allan-da-ni-sam be-for-te-ka ai-ni"

ADELHEID LINGG

Pflanzenteil	Blüte	Früchte (Samenhüllen)	Nadeln
Sammelzeit	März / April	Juli bis Sept.	Sept. bis Jan.

ACHTUNG: Alle Teile der Eibe sind sehr giftig! Allein die rote Samenhülle, der Arillus, ist genießbar.

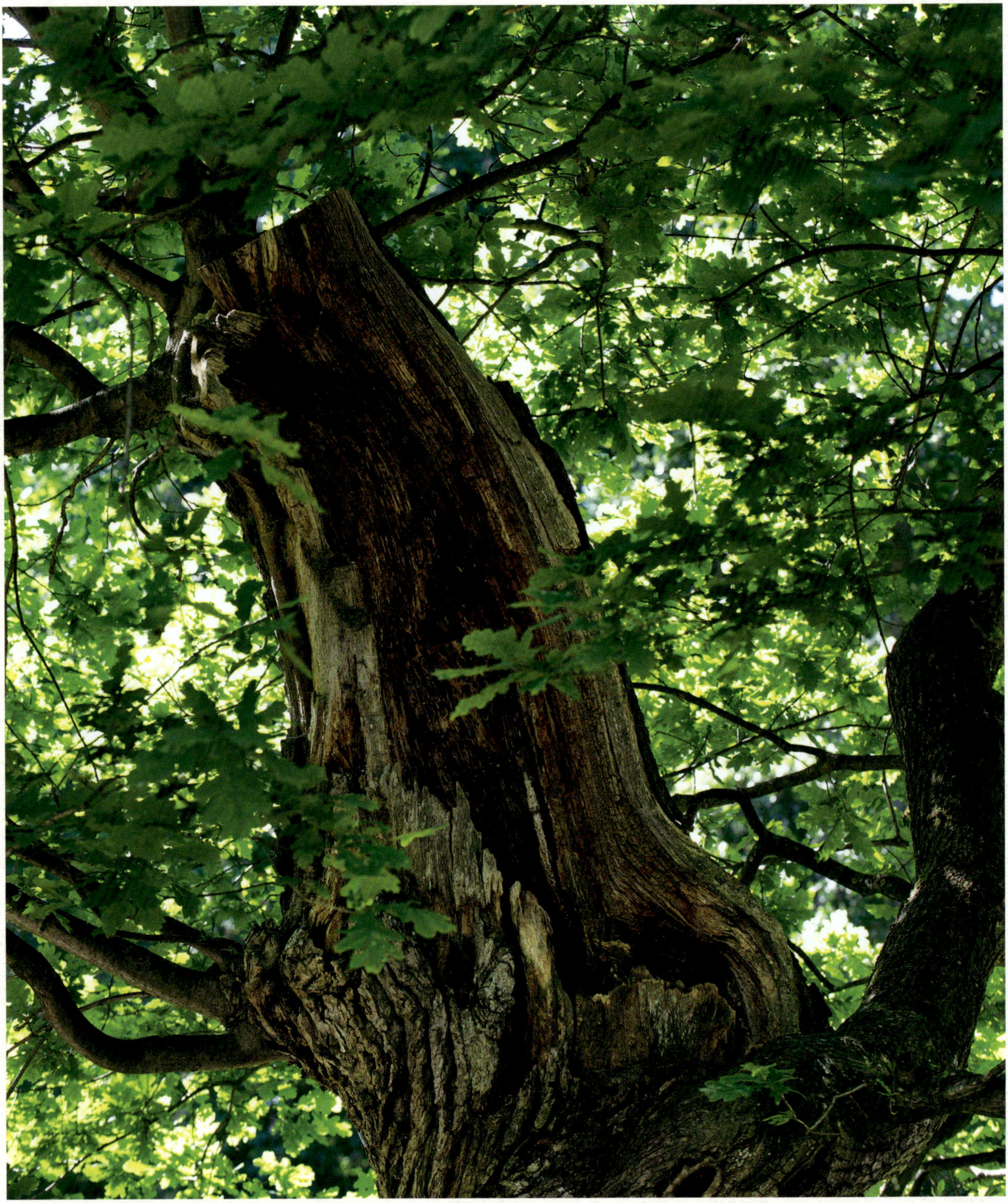

Der Sommerkönig DUIR

Eiche

— **Stiel-Eiche, Sommer-Eiche** *(Quercus robur)*,
Trauben-Eiche, Winter-Eiche *(Quercus petraea)*

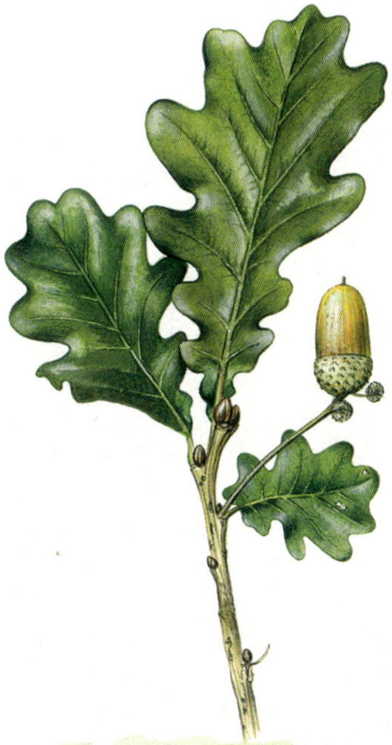

Eichenraunen

E **ICH** E und **DU** IR: Aus dem **Ei-**(che) wird das Urkind geboren.
Innen – Außen/Inspiration – Handlung/Vereinigung – Entscheidung
Was ich auch entscheide und tue: Ich bin, was ich bin. Triff' mutig deine Entscheidungen und bleibe dabei in dir selbst eins. Ich lehre dir die Rhythmen des Lebens, Ausdehnung und Zusammenziehen, Aktivität und Ruhe. Alle Pole der Dualität verbinden sich im Neuen Ganzen. Bin ich bereit, beides als gleich-wertig stehen zu lassen, das Entweder und das Oder? Füge der Ganzheit beides als wertvolle Teile hinzu. Im großen Überblick betrachtet, sind alle Erlebnisse und Geschehnisse wunderbare Puzzlestücke des Gesamtbildes. Verwerfe ich auch nur eines dieser kleinen Teile, hat das Bild ein Loch. Unter meiner Krone habt ihr Gericht gehalten, weil ihr erkanntet, dass ich ein wahrer Richter bin. Ich bringe die Dinge wieder ins rechte Lot, **richte** sie neu aus auf das göttliche Ganze. Nichts ist perfekt, aber alles ist **vollkommen** in seiner göttlichen Ordnung.

DER BAUM

Im keltischen Baumalphabet steht die Eiche für **Duir – D,** an siebter Stelle. Die Eiche, der Baum der kraftvollen, besonnenen Handlung. Drei goldene Eichenblätter umfassen die Welten des Seins. Der stattliche Baum aus der Familie der Buchengewächse (Fagaceae) wird über 1 000 Jahre alt und bis zu 40 m hoch. Er ist einhäusig, blüht im April und Mai und lässt sich vom Wind bestäuben. Die Eiche wächst langsam, aber stetig und zuverlässig, bildet kostbares, hartes, widerstandsfähiges Holz und hat einen kräftigen, dicken Stamm. Ihr mächtiges Wurzelsystem mit einer tief in die Erde reichenden Pfahlwurzel versorgt den Baum mit Wasser, Mineralien und weiteren Lebensstoffen aus dem Erdreich. Fest und tief verankert steht die Eiche selbst nach starken, tobenden Stürmen sicher im Boden. Ihre dicke Borke schützt sie vor Sonne und Brand und vor Verletzungen durch Tiere. Eichen blühen meist erst ab ihrem 60. Lebensjahr. Früher überzogen ganze Eichenwälder Europa, besonders England. Heute sieht man sie oft als königlichen Solitärbaum. Bei Recklinghausen im Ruhrgebiet steht eine von Fachleuten auf 1 400 bis 1 500 Jahre geschätzte „Thing-Eiche".
Die Eiche liebt Blitze. Als Donar- oder Jupiterbaum zieht sie diese geradezu an. Doch stirbt sie nicht beim Blitzeinschlag. Ihre elektrische Leitfähigkeit, ihr elektrischer Fluss ist außergewöhnlich hoch. Sie leitet die elektrischen Ströme des Blitzes durch ihren Stamm in ihr Wurzelsystem, welches oftmals auf unterirdischen Wasseradern ruht und von dort direkt weiter in die Erdwässer und in das sogenannte „Blitzgitternetz" der Erde. Donar/Thor, Zeus befruchtet so über seinen Baum die Erde, mit seinem Leben zeugenden, Funken schlagenden Hammer.

DIE KOSMISCHEN PATEN

Von **Jupiter** hat die Eiche ihre königliche Gestalt, ihre weit ausladende Krone und ihre starken Wurzeln. Ebenso gab er ihr

Inhaltsstoffe
Gerbstoffe (Tannine), v. a. Eichengerbsäure, Bitterstoffe, Gallussäure, Quercetin, Stärke, Zucker, Pektin, fette Öle, Eiweiß, Kalzium und weitere Mineralstoffe

Eigenschaften
adstringierend und antibakteriell
blutstillend und wundheilend
entzündungshemmend
narbenheilend
gewebefestigend
stopfend
stärkend
leber- und milzheilend
nervenstärkend
schweißhemmend

die joviale, großzügige, schützende, behütende, entscheidungsfreudige Art. **Mars** schenkt ihr die Schöpferkraft, ihre männliche Kraft. Wir sehen die Wirkung von Mars in den Blättern der Eiche. Seine rhythmische Anregung bei Erdferne und seine wachstumshemmende Kraft bei Erdnähe wirken sich im Aus- und Einbuchten der Blätter aus, wie im exzentrischen Zickzack-Wuchs ihrer starken Äste.

DAS WAR DER BAUM FÜR DIE ALTEN

Schauen wir in die Tiefe des Eichenwesens, erkennen wir seine königliche Herkunft. Naturkirchen, heilige Haine, gaben den Alten Weisung und geistige Heimat. Im Blätterraunen brachte der Wind die Botschaft der Götter. Einmal im Jahr bestiegen weiß gewandete Druidenpriester die Eichen, um die Riemenblume, die Eichenmistel, *Loranthus europaeus,* mit ihren goldenen Sicheln zu ernten. Sie wuchs nur auf Eichen und wurde mit einem weißen Leinentuch aufgefangen, um die göttlich-reine Kraft der Pflanze zu erhalten. Sie durfte nicht auf die Erde fallen und damit in die Wirksamkeit der irdischen Gesetzmäßigkeiten. So rituell geerntet, war sie Götterblume mit königlicher Kraft, zum Heilen von allem Kranken an Leib, Geist und Seele bestimmt.
Die Eiche war bei vielen indogermanischen Völkern ein verehrter und heiliger Baum. Bei den Griechen war er Zeus heilig und bei den Germanen dem Donar. Bei den Kelten war die Eiche Dagda, dem Schöpfer geweiht, der viel Appetit auf Sex und Essen hatte. Bei den Druiden symbolisierte dieser geheiligte Baum das männliche Prinzip, während die Mistel das weibliche Prinzip darstellte. Unsere Vorfahren maßen den Wert der Eichen an ihrer Fruchtfülle, die Menschen und Tiere, besonders die Schweine, ernährte und erst viel später an ihrem Holzwert.
Der alte Ausspruch „auf Eichen wachsen die besten Schinken“ erfährt heute bei den Gourmets eine neue Bedeutung. In Portugal, bei Évora, werden Schweine ge-

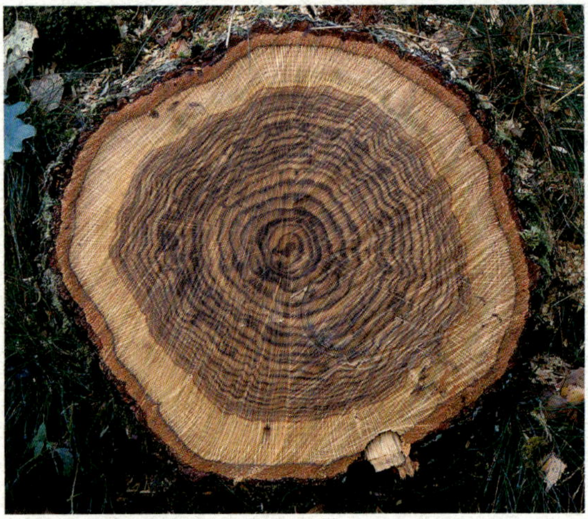

Hartes, beständiges, gerbstoffreiches Holz

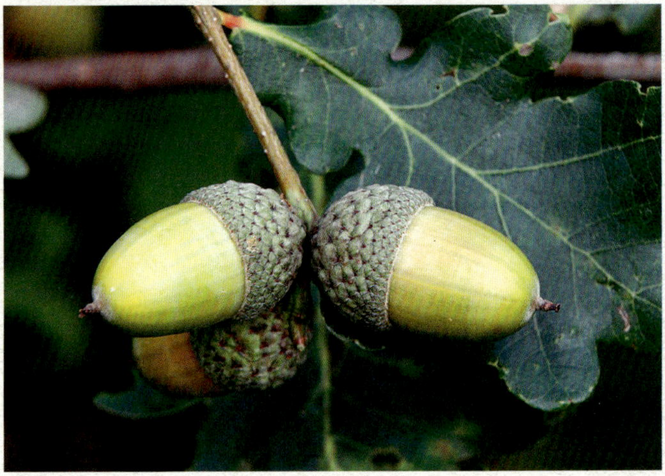

Eicheln im Fruchtbecher

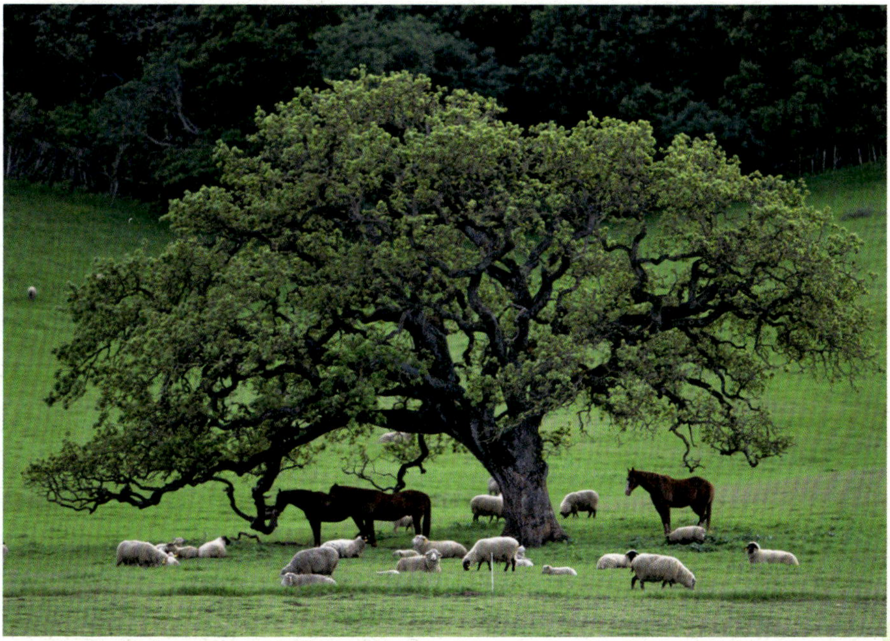

Eiche – starker Schutz und reiche Nahrung

„Entschlossener, wild-waldweiser König, du hast Überblick, Weitsicht, Einsicht, Nachsicht, Ruhe und Kraft, Ausdauer und klare Gelassenheit."

ADELHEID LINGG

züchtet, die ausschließlich mit Eicheln und Maronen gefüttert werden. Als besonders kerniger, fester Luxusschinken wird die Ware sehr teuer verkauft. Luxusgut ist heute auch das kostbare und teuer gehandelte Holz der Eiche. Ob für stolze Schiffe, Whiskyfässer, Brücken, Mühlräder oder Tragbalken, Eichenholz ist für die Ewigkeit.
Gerbstoffe haben eine stark adstringierende, zusammenziehende Wirkung: Sie verbinden und verdichten beispielsweise die Eiweißstoffe der Haut oder der Schleimhäute und stoppen so innere und äußere Blutungen. Der hohe Gerbstoffgehalt der Eichenrinde – bis 20 % – machte sie zum Brotbaum der Loh- oder Rotgerber. Sie war Zutat bei der Herstellung naturgegerbten Leders und beim Konservieren von Tierfellen.

SO WIRKT DIE EICHE AUF KÖRPER, GEIST UND SEELE

Physische Nahrung schenkt uns die Eiche mit ihren Früchten, die zu 40 % aus Stärke, 6 % aus Eiweiß, 7 % aus Zucker und zu 15 % aus fetten Ölen bestehen. Im Wasser entbittert, getrocknet und zu Mehl gemahlen wurde Eichenmehl mit Roggenmehl zu Broten gebacken oder mit Löwenzahnwurzel oder Zichorienwurzel geröstet und zu Kaffeemehl gemahlen.

HEILKRÄFTIGES UND FEINES AUS DER EICHE

Heilzubereitungen werden hergestellt aus der Rinde, den Knospen, den Blüten, den Blättern und den Früchten.
Eiche hilft beim **Alkoholentzug,** indem sie unser System entgiftet und eine Abneigung gegen Alkohol hervorruft. Sehr gut ist sie hierfür zu kombinieren mit dem täglichen Genuss eines frischen Apfels, der diese Wirkung noch verstärkt.
Eiche reinigt unser Blut, die Lymphe, die Leber und die Milz. Sie wirkt wie ein universelles Dränagemittel. Zubereitungen aus der Eiche werden genommen bei **Blutarmut oder Knochenbrüchen.**

Volksnamen

Loheiche, Sommereiche, Duir, Dair, Derwen, Flammeiche, Oach, Masteiche, Ferkeleiche; oak (englisch)

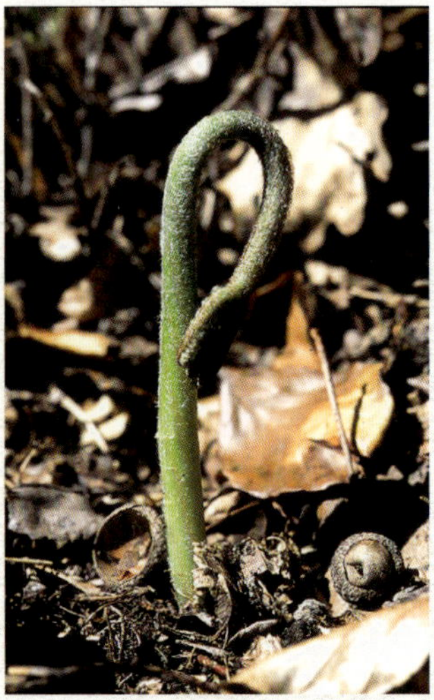

Hier ist der beste Platz für mich.

Eichenrinden-Tee

1 TL sehr klein geschnittene Rinde in 1 Tasse kaltem Wasser ansetzen und zum Kochen bringen, 10 Minuten köcheln lassen, abseihen. Dieser Tee, 1 bis 2 Tassen pro Tag getrunken, hilft bei chronischen Entzündungen der Nieren und Magen-Darm-Schleimhäute, leitet Gifte aus und unterstützt die Leber.

Eiche hilft bei **Vergiftungen**, solange sich die Giftstoffe noch im Magen befinden. Eichenrinden-Zubereitungen leiten Gifte wie Schwermetalle oder Nikotin aus, selbst Giftsubstanzen von Tollkirsche oder Eisenhut wurden von den Alten mit Eiche ausgeleitet.

Bei **Bettnässen** empfiehlt es sich, einmal pro Woche ein Bad aus Eichenrinden-Absud zu nehmen.

Eichel-Kaffee

Eicheln von der Schale befreien und zerkleinern, in der Pfanne vorsichtig leicht braun rösten und anschließend zu Pulver mörsern. 1 TL Pulver pro Tasse 10 Minuten köcheln lassen. Gemischt mit Kardamom, Zimt, Kakao und Milch schmeckt der Kaffee prima.

Zur allgemeinen Stärkung, für Lymphdrüsen, Schilddrüse, Blase und zur Knochenstärkung.

Eichen-Tinktur

Zusammen mit Arnika-, Ruprechtskraut- und Gänseblümchentinktur genommen, stärkt Eiche uns nach allen Arten von **Traumata** und baut Körper und Psyche wieder auf. Eichenblättertinktur löst **Muskelverspannungen** und Steifheit im Nacken und Lendenbereich. Sie ordnet unseren **Venenfluss** und unser **Lymphsystem.** 2- bis 3-mal täglich 3 bis 4 Tropfen in etwas Wasser einnehmen.

Eichengalläpfel-Tinktur

Galläpfel enthalten bis zu 70 % Tannin, Gallussäure, Zucker und wenig ätherisches Öl. Sie werden bei Zahnfleischbluten, bei Frostbeulen oder Hämorrhoiden eingesetzt. Eichengalläpfel als Urtinktur bereiten und tropfenweise ins Gurgel- oder Badewasser geben.

Eichenrinden-Körperöl

10 g gemörserte Eichenrinde und 10 g Hamamelis-Blätter (Zaubernuss) über Nacht in 100 ml Olivenöl ansetzen und am nächsten Tag kurz aufwallen lassen.

„Vom Geist der Eiche:
Quercus, Oak, Duir und Eiche,
der Name wechselt,
das Wesen bleibt stets das Gleiche.
Whisky und Wein,
die lagert man ein,
in meinen Fässern – zum Reifen.
Denn mit Reife, Vollendung, da kenn' ich mich aus,
baue in tausend Jahren mein Haus,
gewähre Heimat gar Vielen.
Den Sieger bekränz' ich,
mit Haltbarkeit glänz' ich,
faul' nicht im Wasser, noch Boden.
Bleib' was ich bin,
hab' was recht ist im Sinn,
leit' Blitzesfunken zur Erde,
damit sie wird fruchtbar, vital wie die Bache,
sie zu nähren, zu füttern ist meine Sache.
So stärke und nähr' ich auch dich,
lehnst du dich an mich."

ADELHEID LINGG

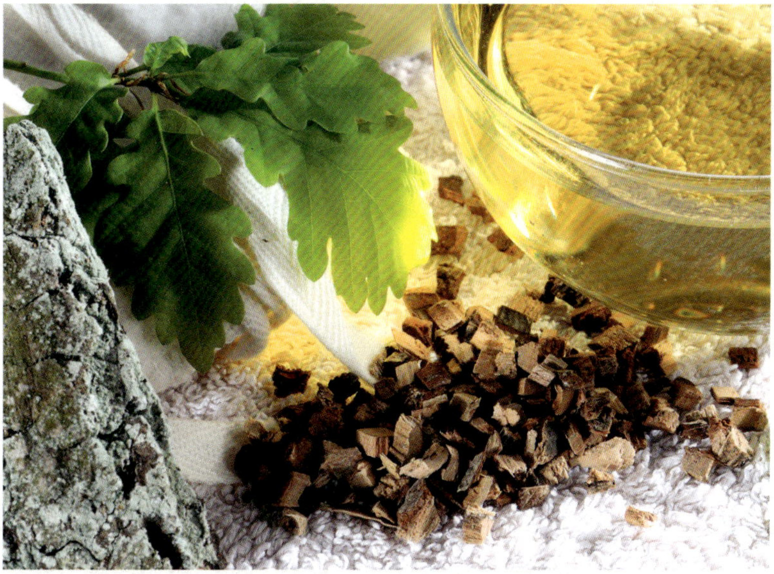

Eichenrindentee leitet Gifte aus.

Tipp

After Shave: *5 g Eichenrinde wird in 1 Tasse kaltem Wasser zugesetzt und zum Kochen gebracht. 10 Minuten köcheln lassen und danach noch zugedeckt 10 weitere Minuten ziehen lassen, in eine Flasche abfiltern. Nach der Rasur zart in die Haut „einklopfen".*

Weitere 10 Minuten zugedeckt ziehen lassen und in Flaschen abfiltern.
Anwendung: Das Öl wird in entzündete, gerötete Hautpartien sanft einmassiert und der Überschuss mit lauwarmen Wasser wieder abgenommen.

Blütenessenz

Eiche (Oak) hilft, wenn man sich zu viel zumutet und nie „Nein" sagen kann. Wir lernen, für andere da zu sein, aber in erster Linie auch für uns selbst zu sorgen: „Du brauchst die Last des Lebens niemals alleine tragen. Bitte darum und viele werden dir zur Seite stehen und helfen."
Eine Eiche leitet, wie ein gewaltiger Empfänger, schöpferische Urkraft in die Verkörperung, lässt kosmische Lebenskraft direkt ins Irdische einströmen. Eiche verwurzelt uns tief in Mutter Erde und in uns selbst. Sie hilft uns, unsere Führung, unsere innere Stimme wiederzuerkennen und ihr zu folgen. Eiche löst Co-Abhängigkeit auf und gleicht männliche und weibliche Anteile in und um uns aus. Sie harmonisiert unsere Zellschwingung ebenso, wie sie uns einschwingt auf die Schwingung unserer Erde und dem „großen Ganzen". Eiche lässt uns klar erkennen, wo die Schlüsselstelle eines Themas liegt und öffnet Tore zur Heilung. Wir lassen mühelos hinter uns, was keine Bedeutung mehr hat für unseren Weg. So können wir kraftvoll und klar Schritt für Schritt weiterschreiten und uns entfalten. Wir sind uns unserer inneren Quelle, der Kraft und unserer Königswürde wieder bewusst, zu unserem Wohl und dem Wohl aller Wesen.

Räucherung

Eine Eichen-Räucherung (Rinde, Holz, Laub) schenkt Mut und Kraft zu klarer Handlung. Sie baut auf und bringt unser System wieder zum Schwingen.

Pflanzenteil	**Blätterknospen**	**Rinde**	**Blätter**	**Eicheln**
Sammelzeit	**März bis Mai**	**März bis Mai**	**Mai / Juni**	**Sept. bis Nov.**

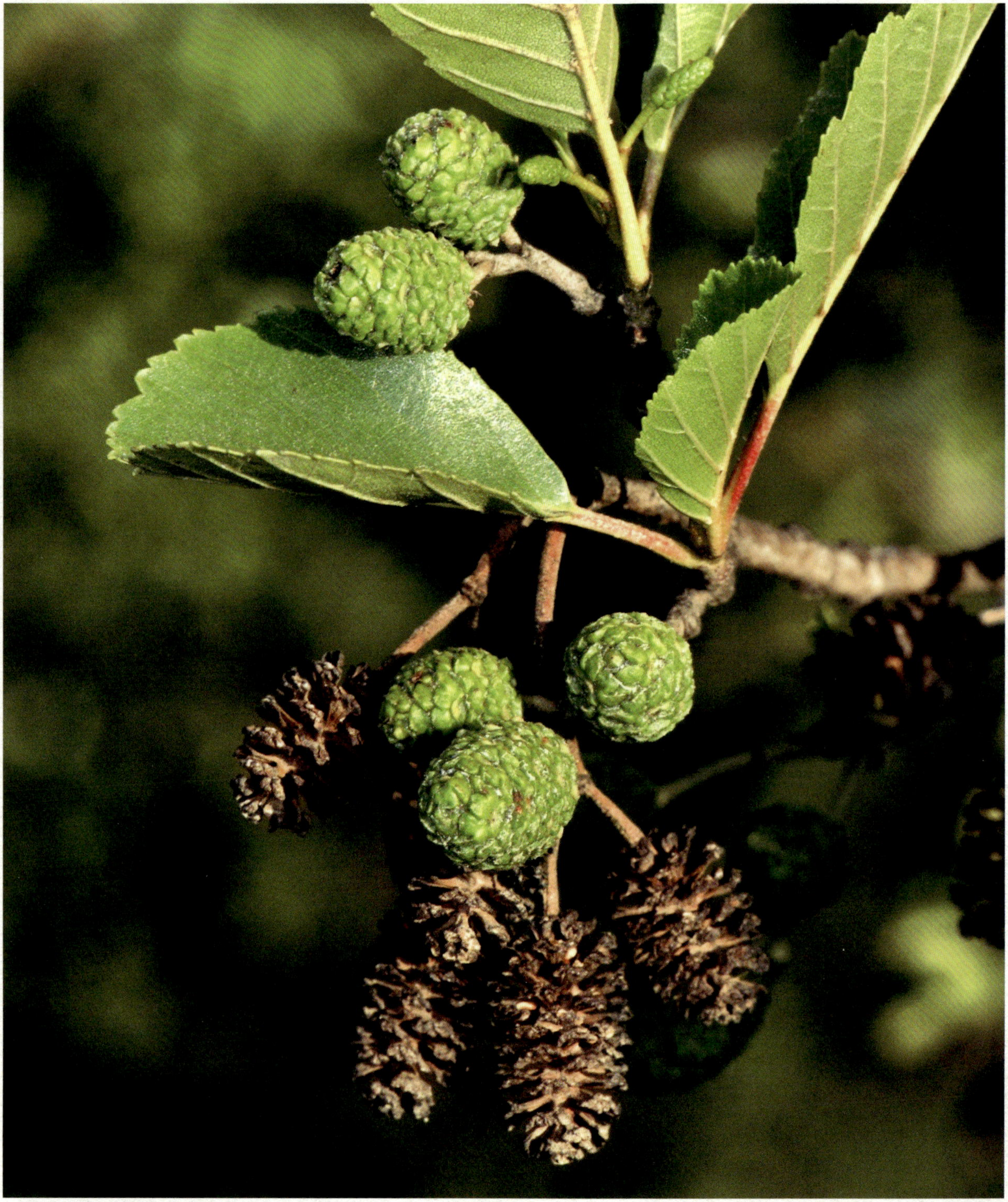

Erlenzweig mit ein- und zweijährigen Zäpfchen

Erle

— **Schwarz-Erle** *(Alnus glutinosa)*, **Grün-Erle** *(Alnus viridis)*,
Grau-Erle, Weiß-Erle *(Alnus incana)*

Erle – Herzflamme aus Mutter Erde

Ich bin eine Flamme aus dem Herzen der Erde. Durchflamme, durchliebe die Erde, das Wasser, die Luft und das All. Empfange Sternengaben dafür und schenke sie der Erde und dir. Komm zu mir und ich öffne dir die Tür, die Tür zum wahren Leben.

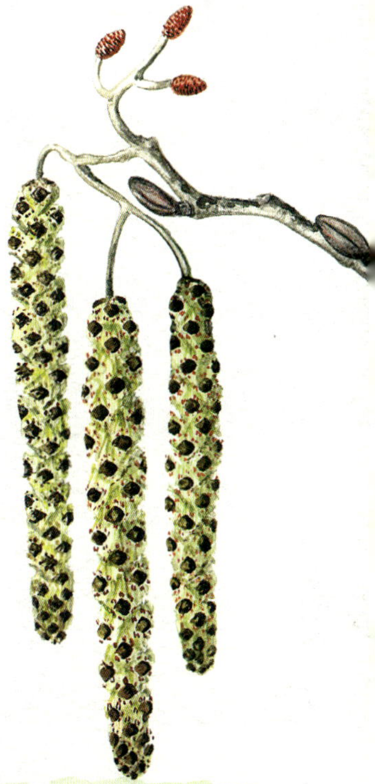

DER BAUM

Im keltischen Baum-Ogham ist Erle – **F – Fearn,** das Trocknen der winterlichen Fluten. Erle paart Kraft und Mut mit Milde und Großherzigkeit.
Sie gehört zur Familie der Birkengewächse (Betulaceae) und wird 10 bis 15 m hoch. Die Schwarz-Erle kann bis zu 120 Jahre alt werden.
Das Holz der Erle verrottet **nicht** im Wasser sondern wird steinhart. Ihr weißes Holz verfärbt sich an der Luft leuchtend rotorange.

DIE KOSMISCHEN PATEN

Lilith, die dunkle Mondin, zeigt sich in der Erle in ihrer Liebe zum tiefen Wasser und in ihrem Wechsel zwischen feuerroter Präsenz und grauer Unsichtbarkeit. **Saturn** überzieht den Stamm und die Triebspitzen der Grau-Erle mit Zeichnungen und Pelzchen in Grau und schenkt ihr die Genügsamkeit und Pionierfähigkeit. **Merkur** trägt ihre mit einem Luftring umgebenen Samen auf die Reise.

DAS WAR DER BAUM FÜR DIE ALTEN

Die Erle, ein Baum der Spinn-, Webe- und Färbekunst ist der Göttin Adrianrhod geweiht.
Hildegard von Bingen heilte Hautgeschwüre mit Blätterauflagen der Erle.
Nicholas Culpeper verwendete im 17. Jahrhundert Blätter- und Rindenauszüge bei Rheuma, Gicht, Fieber, Muskelschmerzen und Hautgeschwüren.
Die Erle kann mit Hilfe von Pilzen die Stickstoffe aus der Luft binden und, wo sie wächst, die Fruchtbarkeit in der wässrigen Erde fördern. Den Pilz wiederum versorgt die Erle mit Kohlenhydraten. So bringt die Erle Fruchtbarkeit und Ernährung ihrem Stand- und Umfeld.
Glutinosa, der lateinische Artname der Schwarz-Erle, bedeutet Klebrigkeit. Die glänzend dunkelgrünen Blätter sind im jungen Zustand klebrig. Wie bei der Esche fallen sie im Herbst grün zu Boden.

ERLENKRAFT FÜR KÖRPER, GEIST UND SEELE

Urig, knorrig, witzig, ist sie einfach da, die Erle, und wühlt Verzögerungs- und Verhinderungspunkte auf. Sie hilft, das Aufgewühlte dann auch zu transformieren. Ihre uralte Weisheit flüstert uns zu: „Du kannst unbeschwert und mit Leichtigkeit lernen, kindlich, beharrlich deinem Urwesen vertrauen. Alles ist gut so wie es ist, du bist in Sicherheit!" Tiefe klare Frische kühlt jede Überhitzung des Leibes, der Seele und des Geistes, legt sich wie wohltuendes Balsam auf jedes Sein. Die Erle ist ein Schutzbaum, der den Zugang zu den entlegendsten geistigen Sphären ermöglicht.

Inhaltsstoffe

Gerbstoffe (Tannine), Alnulin, ätherisches Öl, Fette, Harnsäure, Emodin, Flavonoide, Mineralstoffe, Glutinal, Vitamine

Eigenschaften

entzündungswidrig und antibakteriell
kühlend und fiebersenkend
zusammenziehend und blutstillend
narbenbildend
leber- und galleanregend
magenheilend
leicht abführend
tonisierend

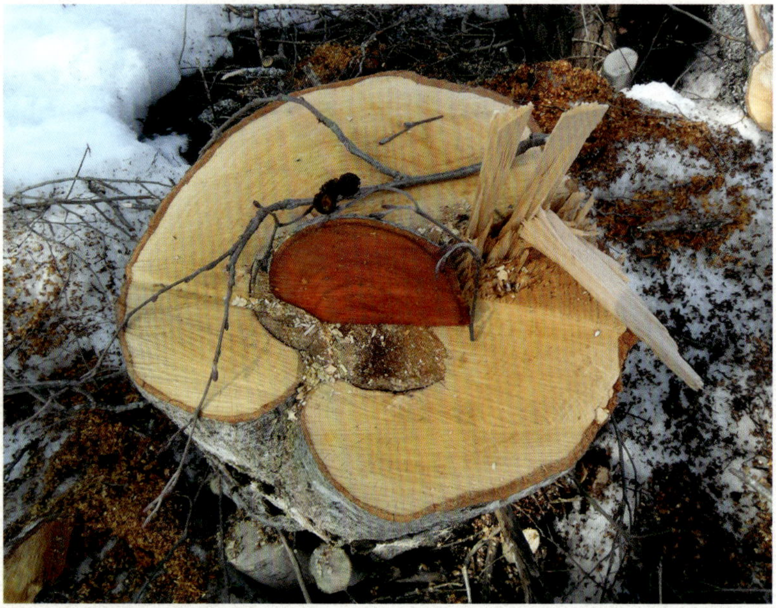

Erlenholz färbt sich an der Luft blutrot.

Erlenfarben

Die Rinde färbt in einem kräftigen Rot. Erlenknospen (Königspurpurrot) mit Kupfersulfat gemischt, ergeben ein tiefes Schwarz. Die Blüten liefern Grüntöne zum Färben für Kleidung. Aus jungen Trieben gewinnt man eine Zimtfarbe und mit Metallsulfaten ein reines Gelb.

HEILKRÄFTIGES UND FEINES AUS DER ERLE

Frische Blätter zerrieben und aufgelegt, heilen Hautabschürfungen und helfen gegen Schwellungen. Frische Blätter in die Schuhe gelegt, sind eine Wohltat für müde Füße.

Erlenblätter mit Wurmfarnblättern 1:1 getrocknet und in einen Bettbezug gestopft, helfen Stoffwechselkranken, 20 Minuten darin eingepackt, Gifte und Säuren aus dem Leib zu ziehen.

Junge Erlenkätzchen mit Himalaya-Salz und Walnüssen gemörsert, ergeben eine an kräftigen Käse erinnernde **Würze.**

Erlenzäpfchen und Efeublätter mörsern, in Wasser 10 Minuten aufkochen und zugedeckt auf Körpertemperatur abkühlen lassen. In eine Sprühflasche abgeseiht, kann es für **Cellulitis-Behandlung** verwendet werden.

Erlenholzspäne in Gin ausgezogen, wirken stärkend und belebend.

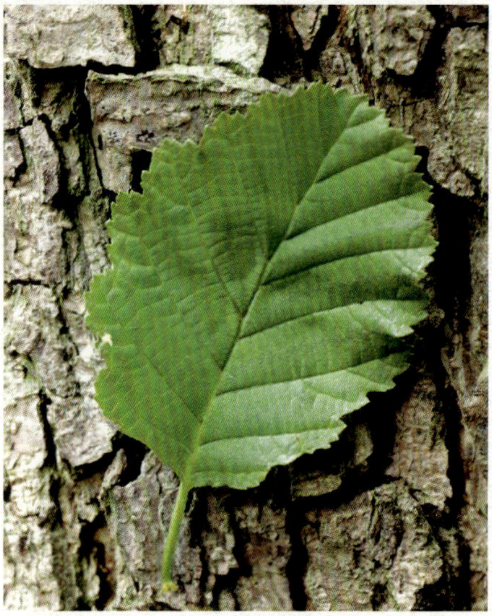

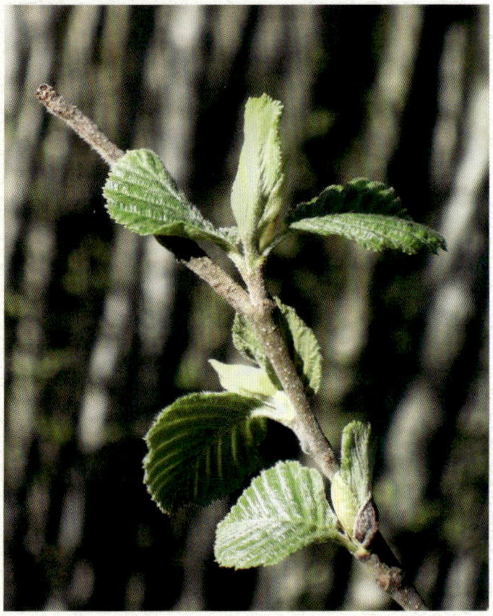

Erlenblätter wirken entzündungswidrig.

Die Erlenfrau

„Weiß wie Schnee, rot wie Blut,
schwarz wie die Nacht,
hast du dabei an mich gedacht?
An mich die alte Erlenfrau,
mit Haaren wie Flechten, borkig – grau?
Mit Bein, das im Tode blutrot färbt
und dabei die ewige Jugend erbt?
An die Hüterin vom Elbenland,
hast du die Königin des Feuers erkannt?
Des Feuers, das aus Liebe brennt
und dir das Codewort des Lebens nennt?
Sieh mich an, steig' in den Kahn,
zum Ursprung fahre ich dich dann,
zum Ursprung zurück und zur Quelle."

ADELHEID LINGG

Erlenknospen-Tinktur

Die Knospen-Tinktur (Gemmotherapie) verbessert die Durchblutung des Gehirns und wirkt entzündungshemmend im Bereich der Atmungsorgane, Nase, Hals, Lunge und bei Grippe. Sie hilft den Verdauungsorganen und den Knochen.

Tee

Ein **Tee aus jungen Blättern und Rinde** hilft der Darmentleerung und bei Durchfällen, Fieber, Erkältung und Rheuma.
Ein **Absud** aus 1 TL getrockneten Blättern und Rinde – pro Tasse Wasser 8 Minuten köcheln lassen – wirkt entzündungswidrig und zusammenziehend. Tagsüber öfter damit gurgeln. Alternativ können auch frische Blätter gekaut werden.
Ein **Erlenblätter-Aufguss** ins Fußbad gegeben reduziert Fußschweiß und -geruch.

Erlen-Öl

Frische Triebe, Blätter und Knospen werden in Öl eingelegt, 1 Monat an der Sonne ausgezogen und dann abgefiltert. Das Öl hilft äußerlich aufgetragen bei Psoriasis und bei schuppiger Haut.

Blütenessenz

Die Erle lehrt uns zu unterscheiden und lässt uns unter die Oberfläche der Dinge schauen. Sie hilft, das Wesentliche im Alltag zu erkennen, die eigene Weisheit und die der anderen zu sehen und zu erfahren. Mit Gelassenheit und Souveränität lässt uns die Erle unsere innere Insel der Ruhe ansteuern. Sie verringert Stress, Nervosität und Angst, bringt Erleichterung und stärkere Lebensenergie.

Räucherung

Eine Erlen-Räucherung reinigt die Luft stofflich und feinstofflich. Sie löst Verklebungen und Schwere und macht leicht und stark. Erle fegt Trauer und Müdigkeit aus und gibt Frische und einen gesunden Energiefluss. Erlenrauch verbindet uns mit den Urkräften der Erde, mit dem heiligen Herdfeuer der Erde und mit den kraftvoll reinigenden Erdwässern. Erlenkraft macht uns vertraut mit Erdentiefe, um uns in Leichtigkeit dem luftigen Element anzuvertrauen.

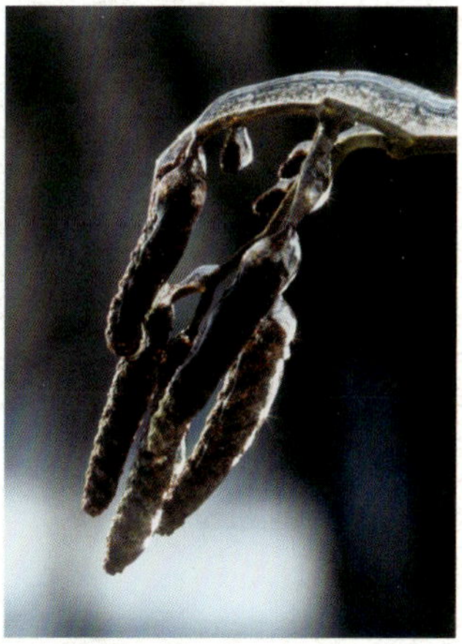

Erlenblüten, ♀ und ♂ in winterlicher Wartestellung

Pflanzenteil	Knospen	Blüten	Rinde	Blatt
Sammelzeit	Feb. / März	März / April	März / April	Mai / Juni

Volksnamen
Erlie, Arle, Elder, Older, Eller, Aller, Urle, Else, Eltan, Olte, Irle

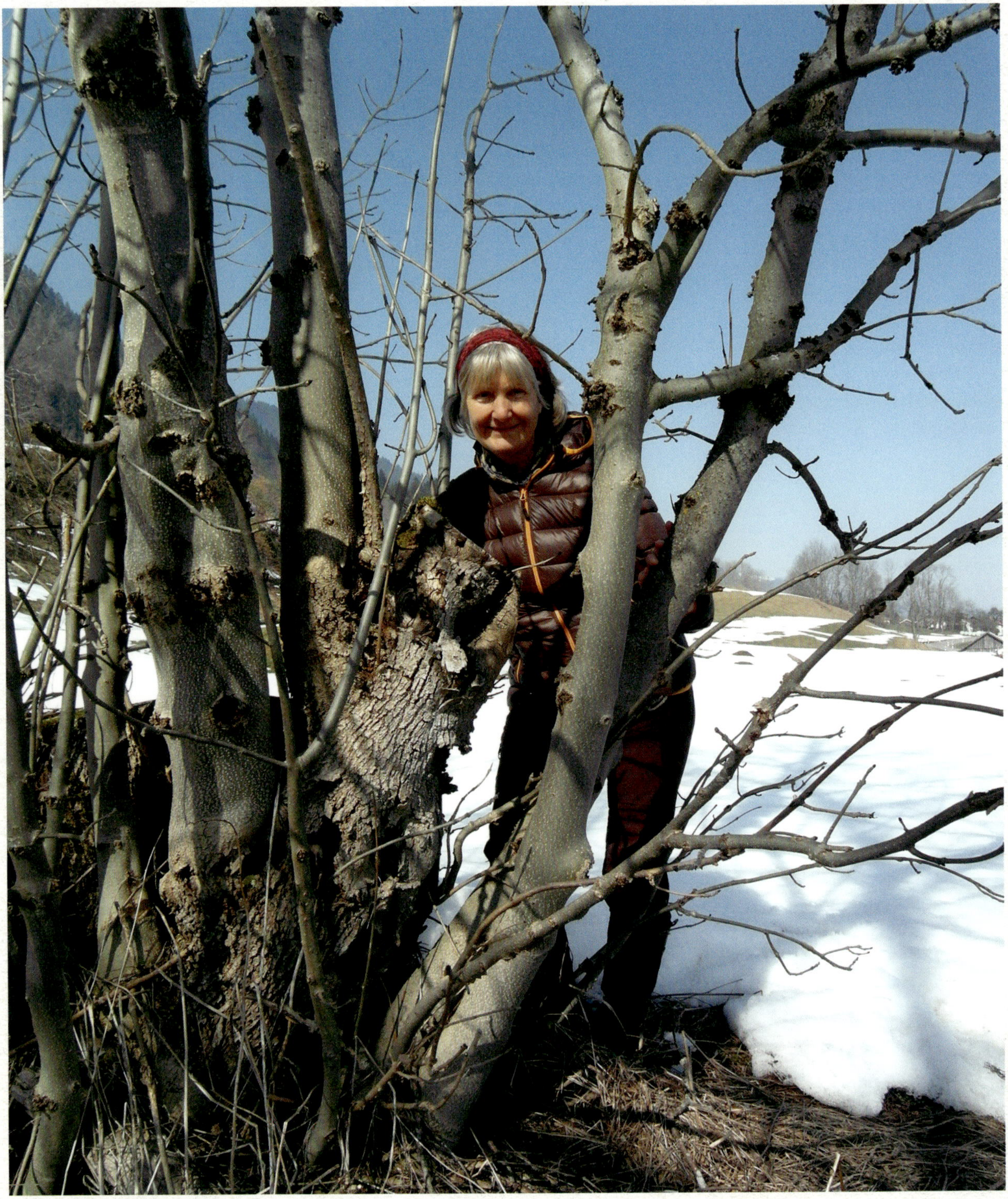

Irdischer Einströmungspunkt, von Eschen bestanden

Esche

—— **Gemeine Esche** *(Fraxinus excelsior)*

Eschengeflüster

Wellenförmig streben meine grün beblätterten Äste der Weite zu, teilen mit Licht und Schatten den Raum. Ich bin Licht und so kann ich es großzügig verteilen, über mein helles Holz und die Wurzeln, in die Tiefen der Erdenwässer und über meine weitausladende Krone in den Himmelsraum. Licht und Schatten, keines im Übermaß, im gesunden Wechsel, schenken Inspiration und schattige Geborgenheit. Seht, die Federblätter zaubern Muster auf die Erde und lösen Einseitigkeiten auf. Mächtig mein Stamm, borkig die Rinde, diese trägt, wenn ich reif bin, das Zeichen der Luft, die Raute. Lichtleicht und luftig, beweglich mach´ ich auch dich, reinige deine Wässer und Nieren, leite gestaute Energien aus, puste deine Kanäle frei. Werde frei wie ein Vogel, der tief verwurzelt fliegen kann. Weit in die Erde, weit in den Raum und weit in die Mitte. So schwingt die Lemniskate und verbindet alles im heiligen Weben. Lemniskatengleich lenke ich auch deine Ätherströme, hochbeweglich und stark. Drechsle dir einen Eschenholzpokal aus meinem hellen, großflammigen Sonntagsholz. Den Ritualtrunk reiche ich dir daraus, den Lichttrunk, den Gral. Schnitze dir Stäbe daraus und lass sie klingen, Klangholz bin ich und singe vom Sonnenlicht, vom Licht und von der Einheit der Völker. Jedes Volk hat seine Eigenart, lebt sein besonderes Talent, seine Mentalität, gemeinsam jedoch weben wir das Netz des Lebens. Ich mach dich beweglich und schnell, ob als Werkzeugstil in deiner Hand oder als Ski aus Holz unter deinen Füßen, als Gedanken, die fliegen von mir zu dir, von dir zu mir.

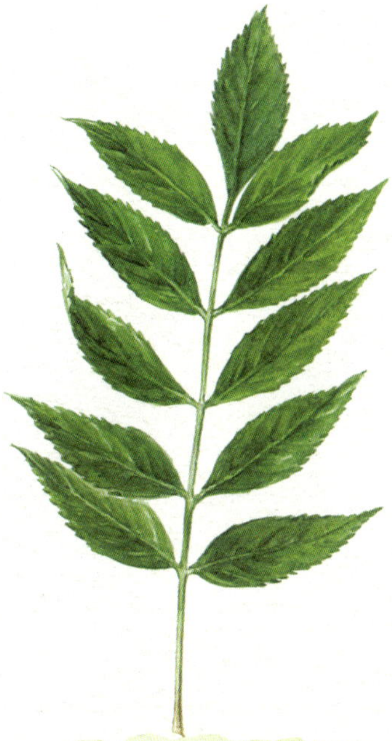

DER BAUM

N – NION – Esche, ist der dritte Konsonant des Baum-Oghams, und steht für „die Monate der Fluten", da zu dieser Zeit der Schnee taut, der Frost weicht und die Bäche und Flüsse mit reichlich Wasser versorgt werden. Esche ist die Sonnenwasser-Spenderin.
Die Esche gehört zur Familie der Ölbaumgewächse (Oleaceae) und kann 35 bis 40 m hoch werden.

DIE KOSMISCHEN PATEN

Die **Sonne** glüht in großen, lohenden Flammen im Holz der Esche, färbt es lebhaft und hell. Auch in ihrer stattlichen Größe und Liebe zum Licht erkennen wir das Wirken der Sonne in der Esche. **Neptun** verleiht der Esche Kraft über die Wässer der Erde und des Himmels. Einst wurden Eschenholzstäbe zu Regenritualen verwendet. Auch die Wässer in uns Menschen reinigt die Kraft der Esche.

DAS WAR DER BAUM FÜR DIE ALTEN

Junge Eschen wachsen schnell und pfeilgerade. Hart, zäh und doch hochelastisch wurde das Holz für magische Speere, Druidenstäbe und Bögen verwendet. War der Speerwerfer stark und besonnen, wie das Holz in seiner Hand, wirkte der Wurf eines Speers, seines Pfeils, wie ein Sonnenstrahl, der alles Dunkle durchdrang und heilend erhellte.
Die Wikinger waren der Esche tief verbunden und schnitzten ihre Runen auf Eschenholz, sie nannten sich selbst die

Inhaltsstoffe
Ätherisches Öl, Gerbstoffe, Bitterstoffe, Glykoside (z. B. Fraxin), Mannit, Flavonoide (z. B. Quercetin, Rutin), Cumarine, Harze

Eigenschaften
abführend und harntreibend
stärkend
blutreinigend
fiebersenkend
steinlösend
antirheumatisch und entzündungshemmend
wurmtreibend
schmerzstillend
harnsäureausleitend, entgiftend, entschlackend

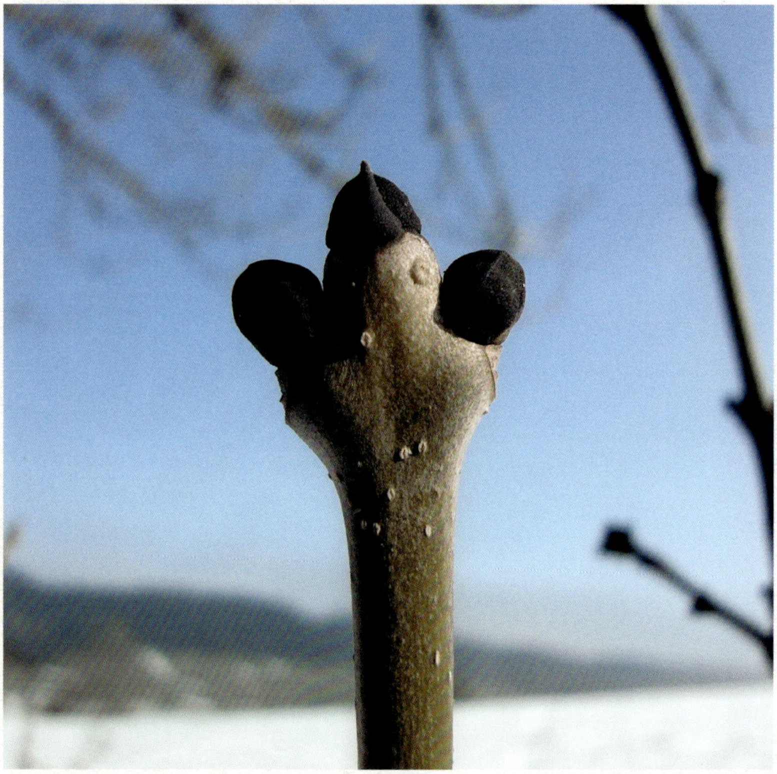

Rehfußartige Eschenknospen im Winterschlaf.

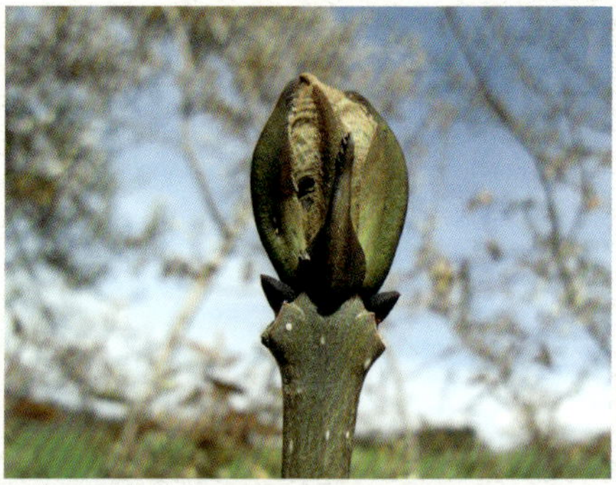

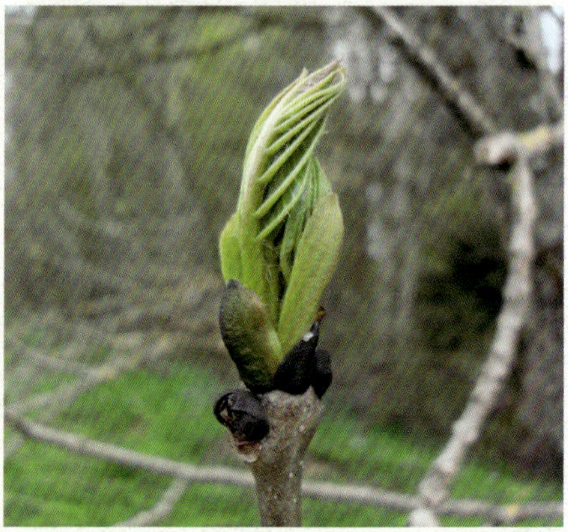

Ein Weckhormon startet die Entfaltung.

Das Eschen-Thema

Was geschieht, wenn wir jemandem begegnen und grüßen ihn „von Herz zu Herz"? Dann findet eine wirkliche Begegnung statt, mit echten Gefühlen und nicht nur mit den üblichen Floskeln. Wenn wir in so einer Begegnung uns vor dem anderen verneigen, unser Haupt seinem Herzen zuneigen, dann öffnen sich Kopf- und Herzchakra und die Christuskraft fängt an zu fließen. Die Esche ist ein Baum, der die Christuskraft besonders hochhält und verinnerlicht hat. So kann sie uns helfen, anderen wirklich mit Herzkraft und mit offenem 6. Chakra zu begegnen. Bei so einer Begegnung werden wir berührt und Seelenfreude wird genährt. Lass dich berühren, im Innen und im Außen.

In unserer modernen Leistungsgesellschaft mangelt es oft an menschlicher Nähe. Das bei Berührung ausgeschüttete „Kuschelhormon" Oxytocin kann die Esche zwar nicht ersetzen, Esche und Rosenquarz im Verbund helfen jedoch, Herzenswunden zu heilen und Begegnungen wieder als heilsam zu erfahren. Die Esche hat die Größe und den Freiraum, andere zu respektieren und stülpt ihnen nichts über. Sie ist offen für Begegnung und bleibt doch bei sich. Begegnung, die stattfindet mit offenem Herzen, ohne sich dabei selbst zu verlieren. Die Esche kann in ihrer Wirkkraft für diesen Prozess noch durch den Smaragd verstärkt werden.

„Aesclings“, die Eschenmenschen. Ihre Schiffe bauten sie meist aus Eschenholz, das sich gedämpft gut zu Fässern oder Schiffsrümpfen biegen lässt. Wussten sie doch, dass die Esche dem Meeresgott Neptun, Poseidon, tief verbunden war und deshalb vom Meer gern getragen wurde, gewärmt von der Sonne des Himmels.
Der griechische Arzt Hippokrates (4. Jh. v. Chr.) empfahl Blätter und Früchte gegen Rheuma und Gicht, als Tee oder als Eschengeist äußerlich aufgetragen.

ESCHENKRAFT FÜR GEIST UND SEELE

Als Baum der Sonne und des Wassers wählt die Esche Standorte, wo ihre langen Wurzeln sich tief und haltefähig zu ober- und unterirdischen Bächen graben. Reinstes Lebenswasser empfängt sie von dort und sprüht es aus, in Licht verwandelt, in alle Räume ihrer Umgebung. Sie birgt in sich das Geheimnis der Sonne, des Wassers und des reinen Lichtes, heilt mit „Besonnenheit“ und zeigt den besten Zeitpunkt zur Handlung.
Die Esche ist ein bis in ihr Holz hinein lichter Baum der Sonne. Selbst Sonne, wächst sie zielstrebig und pfeilgerade ihrem Ursprung entgegen.
Lichtkrieger und Sonnenschamane, Odins-Weltenbaum – in ihr ist die Fülle daheim, die Freude des Gebens und die Freude des Lebens. Lausche dem lichten Raunen ihrer Blätter und erfreue dich am klaren Feuerschein ihres Holzes. Spüre das Rautenmuster ihrer Rinde unter deinen Fingerkuppen und erinnere dich dabei an den Rhythmus von Konzentration und Weitung. So pulst das Leben, in jedem Wesen, zu jeder Zeit.

Kranke Eschen

Eschenholz wird heute nicht mehr so wertgeschätzt wie früher. Einst wurde Eschenholz als kostbarer erachtet denn Eichenholz. Der Lichtbaum Esche zeigt seit geraumer Zeit an den Astspitzen einen Pilz. Pilze sind von Haus aus im feuchten, warmen, dunklen Milieu daheim, nicht an exponierten Zweigspitzen von Lichtholz. Die Eschenkrankheit zeigt sich jedoch im Außenbereich der Krone, an der Außenhaut, in der Aura. Sie betrifft die Berührungsstellen mit der Umgebung.
Ist zu viel Feuchtigkeit und zu wenig Licht im feinstofflichen Außenbereich, im Begegnungsraum? Das Eschenpilzthema spielt sich im Berührungsbereich ab. Gefühle und Emotionen sind in unserer Gesellschaft häufig „Dunkelemotionen“, wie Neid, Hass, Gier und Angst, die uns und die anderen berühren. So können wir durch unsere emotionale Reinigung und Heilung zur Heilung der Esche beitragen. Die Esche ist einer der Weltenbäume. Wenn ein Weltenbaum betroffen ist, ist das gesamte Ökosystem betroffen. Die Ulme, die Frau, ist zuerst erkrankt und zwar von innen her. Es bedarf einer Innenheilung, einer gesunden Begegnung mit sich selbst. Die Esche, der Mann, ist von außen her erkrankt. Es bedarf einer Außenheilung, einer gesunden Begegnung mit dem Du.

HEILKRÄFTIGES UND FEINES AUS DER ESCHE

Eschen-Samen, getrocknet und im Mörser fein zerrieben, ergeben eine herrliche Zutat zu Back- oder Glühweinmischungen.

Eschen-Tee

Rheuma-Tee: Ein Tee aus Eschenblättern, Brennnesselblättern und ein paar Weidenblättern gemischt wirkt blutreinigend und entwässernd.
Eschenrinden-Tee: 1 TL getrocknete Rinde junger Zweige in 1 Tasse kaltem Wasser 1 Stunde ansetzen, danach aufkochen und 5 Minuten köcheln lassen.
1 bis 2 Tassen pro Tag in der Rekonvaleszenz, bei Depressionen, Rheuma, Fieber und Würmern trinken.

Volksnamen
Asche, Ische, Sperlingszungenbaum

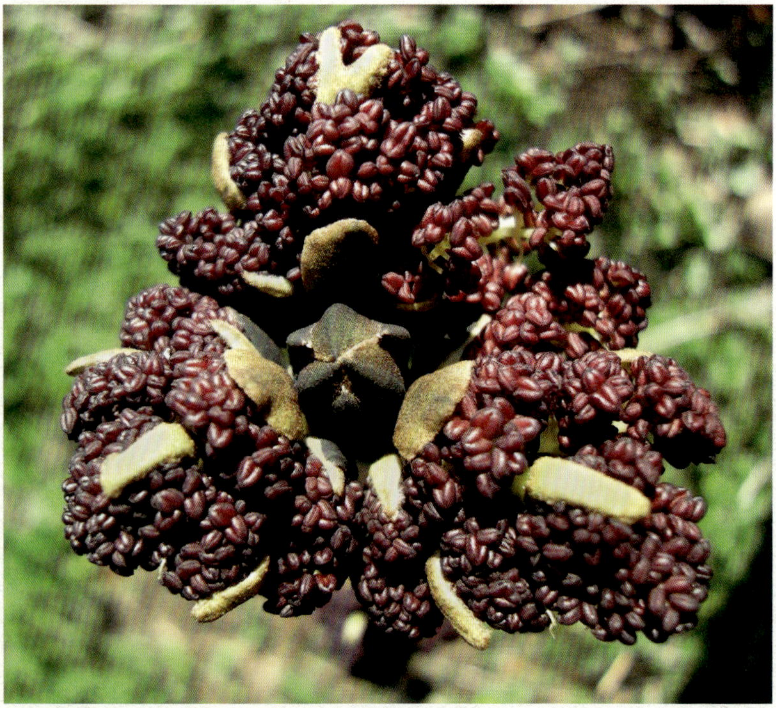

Eschenblüten-Mandala

Eschengeist

— 1 TL Eschen-Samen mit Flügel
— 1 TL Eschen-Blätter
— 1 TL Dost (Kraut)
— 1 TL Majoran
— 1 TL Rosmarin
— 1 TL Wacholder (Beeren und Nadeln)

Zubereitung: Ein Schraubglas mit den Zutaten zu Dreiviertel füllen und mit 70 %igem unvergälltem Weingeist vollständig übergießen. 28 Tage warm und dunkel ausziehen. In Flaschen abseihen und kühl aufbewahren.
Anwendung: Äußerlich wie Franzbranntwein zu verwenden – hilft bei Gelenk- und Muskelschmerzen, Gicht, Rheuma, Hexenschuss.

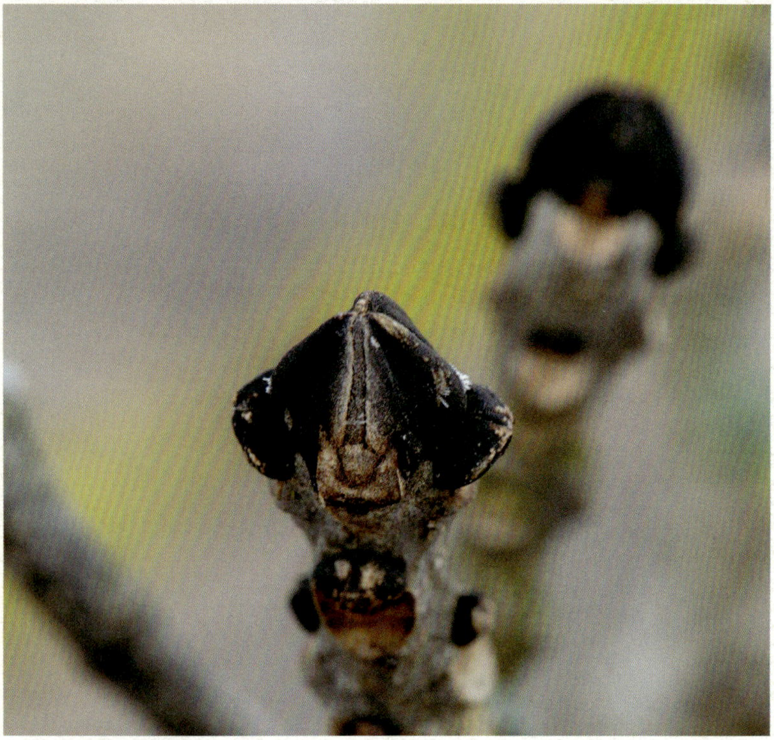

„Alle Mann mal herhören!"

Eschenrinden-Wein

3 EL zerkleinerte Rinde von ein- bis zweijährigen Zweigen wird mit 750 ml Bio-Weißwein übergossen und kurz aufgekocht. Zugedeckt auf Körpertemperatur abkühlen lassen und in Flaschen abseihen.
Anwendung: 1 Schnapsglas vor der Mahlzeit stärkt die Abwehrkräfte, reguliert die Milztätigkeit, wirkt fiebersenkend und erhellend.

Blütenessenz

„Seelisches Gleichgewicht und lichter Geist sind meine Gaben. Ich handle besonnen und lasse mein Licht ausströmen. Ich respektiere die Individualität jedes Einzelnen und bringe die Vielfältigkeit ins Bewusstsein."

Königliche Esche

„Eschenholz, jung oder alt, taugt selbst
für eine Königin mit goldener Krone.
Wässer, rein und klar, das ist meine Liebe,
dahin wandern meine Wurzeltriebe.
Halte mich fest, reck' mich empor, wie eine Lanze
schieß' ich zum Himmelstor.
Dem Hellsten zu, das ist mein Streben,
Sonnenklang, das bin ich eben.
Brenn' im Feuer hell und rein,
lichte Würde – ist mein Sein.
Komm setz' dich zu mir, lehn' dich an meinen
Stamm,
leicht mach' ich dich, spielend, Gramm um Gramm.
Mit federnden Händen, mit elastischem Holz,
erweck' ich in dir Königswürde und Stolz.
Solitär bin ich, nun fühle hinein,
Solitär sollst auch du sein."

ADELHEID LINGG

Räucherung

Eine Räucherung mit Eschen-Blättern, -Samen, -Holz und -Blüten hat die Botschaft: „Ich löse Vernebelung auf und lasse klar sehen. Ich reinige deine feinen Kanäle und stärke deine Wirbelsäule. Ich richte dich auf in deine urgöttliche Lichtsäule und schärfe Geist und Sinn."

Flechtband aus Eschenrinde

Die junge, noch grüne Rinde von ein- bis zweijährigen Eschenzweigen schälen wir vorsichtig in 20 bis 30 cm langen Streifen ab. Aus jeweils 3 Rindenstreifen flechten wir ein Armband, in welches wir beim Flechten die Dankbarkeit für alle Geschehnisse des Sommers einflechten. Ebenso flechten wir gedanklich die besten unserer noch nicht aktivierten Talente mit ein. Am Handgelenk getragen sickert die eingeflochtene Kraft über das Tor unserer Pulsstellen direkt in unser System.

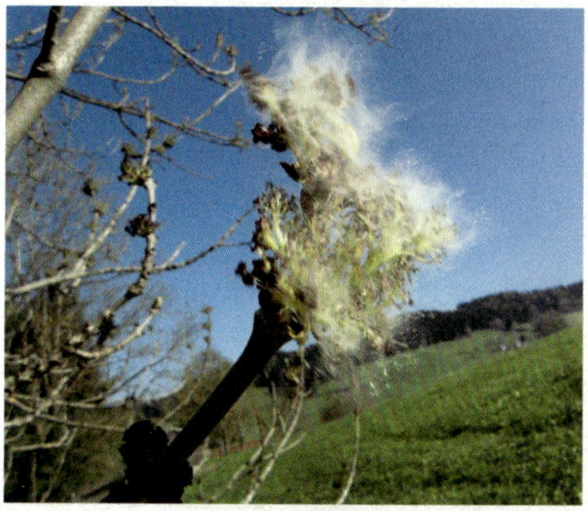
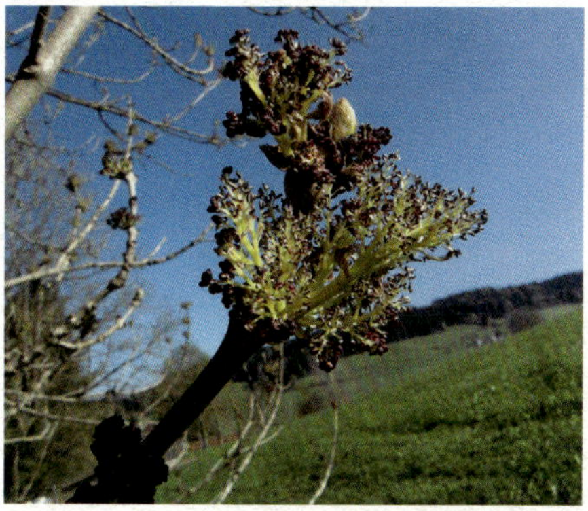

Der Wind trägt die Eschenpollen auf die Befruchtungsreise.

Pflanzenteil	**Blüte**	**Blatt**	**Frucht**	**Rinde**
Sammelzeit	**April / Mai**	**Mai / Juni**	**Juli / Aug.**	**April / Mai und Sept. / Okt.**

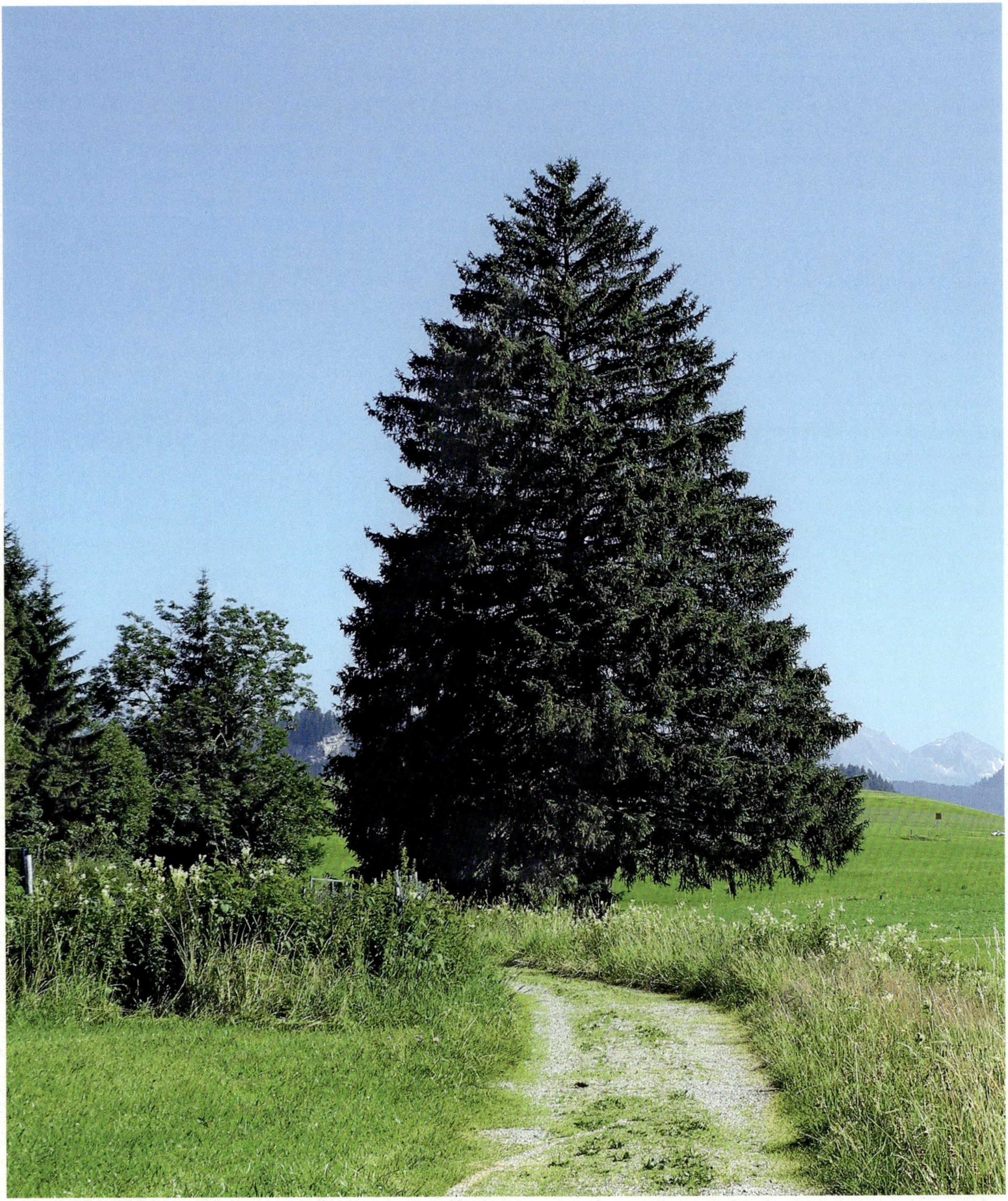

Die Fichtenmama bewahrt alles Leben unter ihren schützenden Schwingen.

Fichte

—— **Gemeine Fichte, Europäische Fichte** *(Picea abies,* syn. *Picea excelsa)*

Die Fichtenmutter

Ich umarme dich und öffne dir ein heiliges Zelt. Einen Rückzugsort zu dir selbst. Siehst du die vibrierende Säule des Lichtes in dir? Hörst du den Klang deiner Zellen? Sie leuchten und klingen, gleich meinem Holz. Die tiefe Stille der Bergeinsamkeit hat mich reifen lassen, Schicht um Schicht, Ring um Ring, bis Sternenklang und Kristallstruktur reinstens in mir schwingen. Geübte Menschenohren können dies hören und fertigen Meistergeigen aus meinem Holz. Auch du reifst langsam, Stück für Stück zum Meisterwerk: „Verstreue und verliere dich nicht im Außen, leuchte in dir."

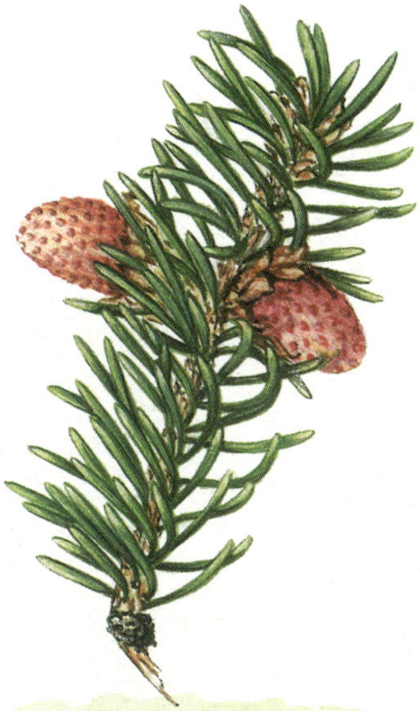

*blutstillend

DER BAUM

Die Fichte, eine Lichtsäule aus göttlichem Licht gehört zur Familie der Kieferngewächse (Pineaceae) und kann 30 bis 60 m hoch werden.

DIE KOSMISCHEN PATEN

Saturn befähigt die Fichte zur Konzentration auf das Wesentliche, auf das Auskommen mit ganz Wenigem und lässt sie die Rauheit der Berge und des Bergwinters ertragen. Ihre volle Geschlechtsreife tritt gewöhnlich nach einem Saturndurchlauf (28 Jahre) ein. Beständig und immergrün beinhalten ihre Nadeln mehr Vitamin C, je kälter es im Winter wird. **Mars** schenkt der Fichte die Schärfe im jungen Harz und die spitzen, wehrhaften Nadeln, **Chiron** das Licht im Holz und ihre große Heilkraft.

DAS WAR DER BAUM FÜR DIE ALTEN

Den Germanen war sie Mutterbaum, Heilbaum, Schutz- und Lebensbaum und trug als Irminsul die Welt.
Im alten Griechenland war die Fichte dem Meeresgott Poseidon geweiht, und ihr gerader Stamm hielt als stabiler Schiffsmast so manches Großsegel. Ebenso wie die Tanne und die Birke schmückt die Fichte als Maibaum den Dorfmittelpunkt und liefert gutes Bau- und Möbelholz. Paracelsus (16. Jh.) erwähnte die koagu*lierende Wirkung des Harzes. Matthiolus (1563) gab Abkochungen aus Fichtenzapfen als Pechpflaster bei Schenkelgeschwüren und verwendete es als Warzenmittel. Das Harz nahm er gegen Nierensteine, Hüftweh, Zipperlein und Wunden. Hecker (1814) lobt Fichtenknospen bei Hautkrankheiten, Skorbut, Venenleiden, Gicht, Engbrüstigkeit und angehender Schwindsucht. Pfarrer Kneipp empfahl, bei Waldspaziergängen ab und zu ein erbsengroßes Stück Harz zur Kräftigung des Organismus zu essen, besonders für Menschen mit schwacher Brust.

FICHTENKRAFT FÜR KÖRPER, GEIST UND SEELE

Die Fichte lehrt uns, dass wir Liebe nicht im Außen suchen müssen. Sie zeigt uns die Quelle des Lichts und der Liebe in uns selbst. So können wir uns jederzeit damit nähren und durchfluten. Im dunklen Raum alter Fichtenwälder ist es still und unser Sein sinkt darin bis auf den Seelengrund. Uralte Erinnerungen tauchen auf, aus tiefstem Unterbewusstsein und erlösen sich im Erscheinen. Vieles kann gehen, was uns lange als Ballast

Inhaltsstoffe
Ätherische Öle, Harz, Pinen, Vitamin C, Provitamin A, Limonen, Gerbstoffe (Tannine), Linalool, Cymol, Zucker, Wachse, Bronylacetat

Eigenschaften
durchblutungsfördernd
beruhigend und nervenstärkend
abwehrkraftsteigernd
atemwegsheilend
schleimlösend
hustenlösend
krampflösend
hautheilend
geschwürwidrig
harntreibend und ausleitend
verdauungsstärkend

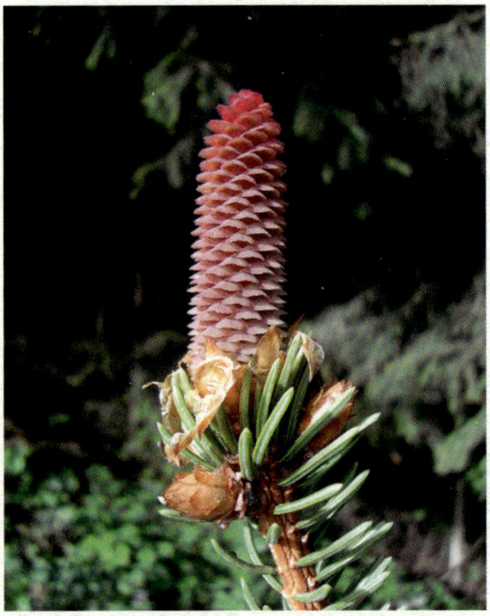

Junger Fichtenzapfen in Königspurpur

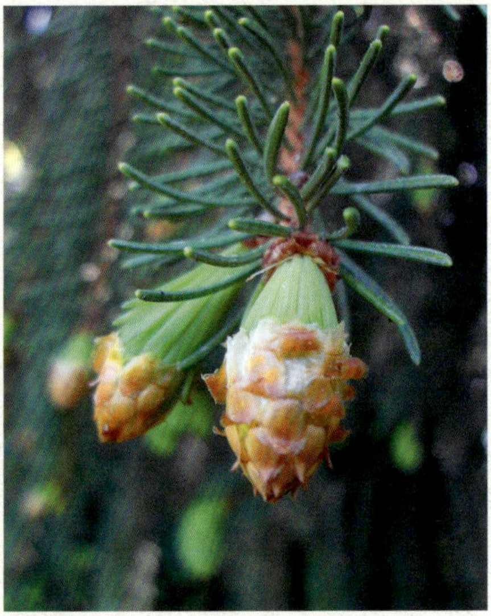

Fichtenmaitriebe, frisch geschlüpft

begleitet hat und neuem Frieden und neuer Leichte Platz machen.

HEILKRÄFTIGES AUS DER FICHTE

Fichte reinigt unsere Atemwege und Energiebahnen, schenkt Nerven- und Mittenkraft.

Dampf aus Fichtenzweigen

Der Dampf reinigt und befreit die Atemwege, heilt Bronchien, Rachen und Lunge.

Bäder aus Fichtenzweigen

Dekokt: Fichtenzweige 30 Minuten köcheln lassen und ins Badewasser seihen. Das Bad hilft bei Schlaflosigkeit, Hautkrankheiten, Milchschorf und Ausschlägen, Gelenk- und Gliederschmerzen, Gicht, Durchblutungsstörungen, Erschöpfung und Nervosität.
Anwendung: Badedauer maximal 20 Minuten, anschließend nochmals 30 Minuten nachruhen.

Fichtenharz-Salbe

Das Fichtenharz hat Zugpflasterwirkung, bei Spreißeln und Furunkeln zieht es und beruhigt gleichzeitig bei Neuralgien.

Fichten-Sirup

Grüne, unreife Zapfen und Triebe 4 bis 5 Stunden in reichlich Wasser köcheln, abseihen und mit Zucker auf sirupartige Konsistenz einkochen lassen.
Anwendung: Bei Atemwegsthemen von Kindern, bei Husten und Erschöpfung.

Fichtenkohle

Fichtenkohle, Carbo vegetabilis, wird aus Fichtenholz hergestellt. Sie absorbiert hervorragend Gifte im Magen- und Darm-Trakt und leitet sie aus.

Fichtenspitzen-Honig

Fichtenmaitriebe in ein Weithalsglas füllen, eben mit Wasser bedecken und 4 Tage in die Sonne stellen. Das Ganze in einen großen Topf schütten, Walderdbeerblätter dazugeben und 30 Minuten köcheln, dann abseihen. Mit 1:1 Zucker auf Sirupkonsistenz einkochen lassen, in Gläser abfüllen und verschließen.
Anwendung: Bei Bronchitis, Grippe, Rachenkatarrh. Wirkt auswurffördernd und reizmildernd bei Husten und nervenstärkend bei Erschöpfung. Mehrmals 1 TL pro Tag einnehmen.

Volksnamen

Rotfichte, Rottanne, Feichte, Weichte, Gräne, Pechtanne, Lerfeichten, Harztanne, Niechte, Lohtanne

„Als dunkelgrüne Pyramide,
stehe ich am Berg,
ahme die Form der Bergspitzen nach,
umklammere dabei beachtliche Felsbrocken,
werde Eins mit ihnen.
Bin innig verbunden mit den Elementen und Naturgewalten,
dauerhaft, still und im großen Frieden.
Balsam bin ich für Lungen und aufgewühlte Seelen."

ADELHEID LINGG

Tee aus Fichtentrieben

Heißaufguss: Fichtentriebe mit heißem Wasser übergießen und 10 Minuten ziehen lassen.
Kaltauszug: Fichtentriebe hacken und über Nacht in kaltem Wasser einweichen.
Anwendung: Hilft bei Husten, Erkältung, Grippe, Blasenkatarrh und Frühjahrsmüdigkeit. Im Bett getrunken regt er das Schwitzen an. Eine Tinktur aus Fichtentrieben wird genauso verwendet.

Blütenessenz

Sie reinigt und erweitert unsere Energiekanäle, so kommen wir mit Energieerhöhungen besser zurecht. Fichtenblütenessenz wirkt ausbalancierend zwischen männlich und weiblich, zwischen Macht und Milde, zwischen Mensch und Natur und verbindet uns mit uralten Archetypen und Bewusstseinsebenen. Auf der Körperebene sorgt sie für Entgiftung und verhindert Nebenwirkungen von Betäubungsmitteln.

Räucherung

Eine Räucherung mit Fichtenharz und -nadeln verbindet uns mit unserer Blutsahnenlinie und löst alte Verstrickungen auf. Sie hilft Korrekturen des Weges durchzuführen, verabschiedet Fanatismus und führt mit freierer Einstellung zum glücklichen Weg. Fichtenrauch reinigt alle Energiekanäle und durchlüftet sie.

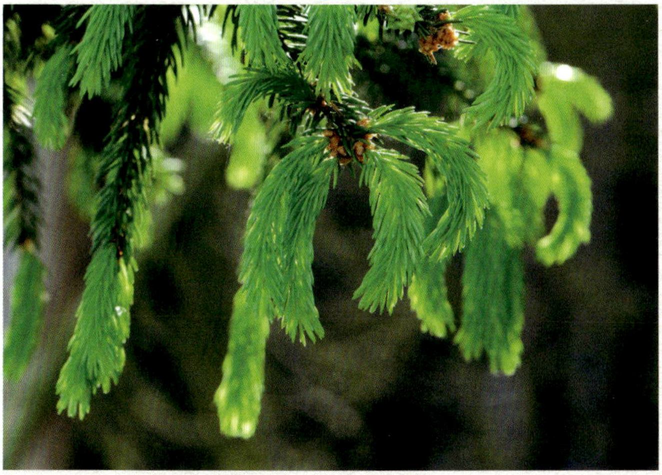

Optimaler Sammelzeitpunkt für die Maitriebe

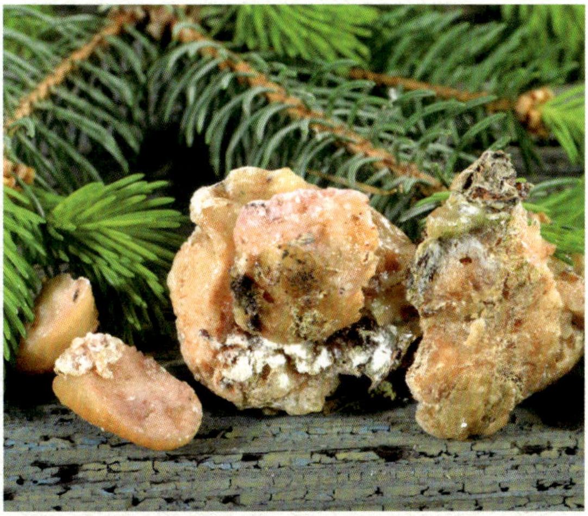

Fichtenharz, der Weihrauch der Alpen

Pflanzenteil	Blüten	junge Triebe	Harz	Zapfen	Nadeln
Sammelzeit	Mai	Mai / Juni	Juni–Aug.	ganzjährig	ganzjährig

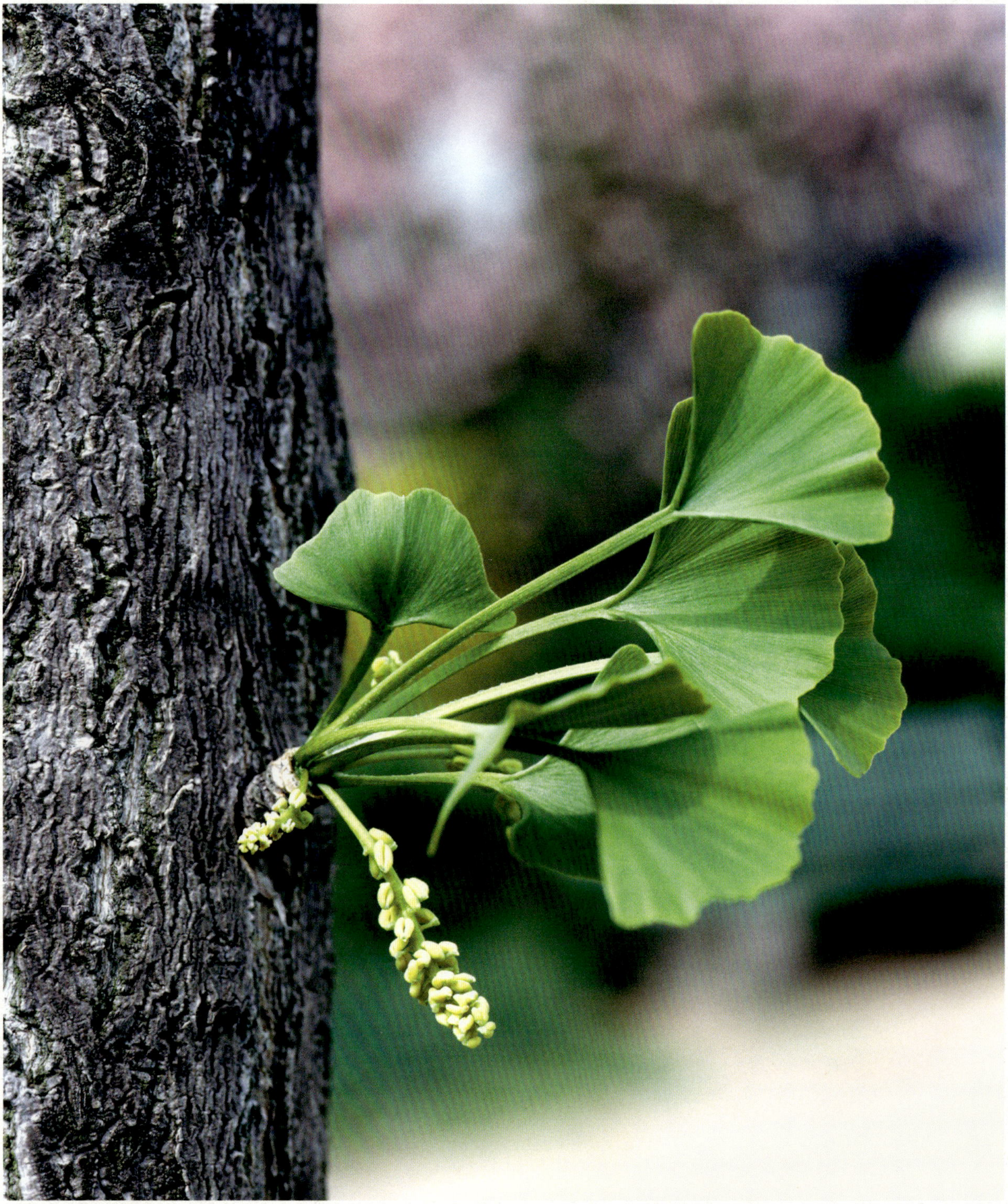

Ginkgo-Frühlingstrieb

Ginkgo

—— **Ginkgo** *(Ginkgo biloba)*

Ginkgo – goldene Inspiration

Wer meine Fächerblätter im Winde winken sieht, kann gar nicht anders, als mein Geschenk der guten Laune und der Freude anzunehmen. „Leben ist jetzt", flüstere ich dir zu und „Leben ist herrlich". Grün-goldenes Licht, direkt vom Ursprung, lasse ich dir zufluten und reinige deine Gehirnzellen und Adern. Inspiration flattert dir zu, auf den Flügeln von tausend Schmetterlingen. Erinnere dich, dass du ein Kind des weiten Universums und der Tiefe der Erde bist.

Steh endlich auf, befreie deinen heiligen Zorn und entledige dich von Unrat. Ein König bist du, eine Königin, die aufrechten Hauptes über die Erde geht und mit Stärke und Klarheit ihr Reich regiert. Erinnere dich deiner Bestimmung, deiner Lebenskraft und deiner Unverwundbarkeit. Schwinge dich wieder ein, ins Gleichgewicht all deiner Zellen. Du bist unsterblich in deinem Kern, ein göttliches Kind deiner Eltern. Kämpfe, die gibt es, im Außen und Innen, doch können sie niemals den Menschen erschüttern, der Licht atmet und Liebe verströmt und mit Klarheit im Geiste durchs Leben geht.

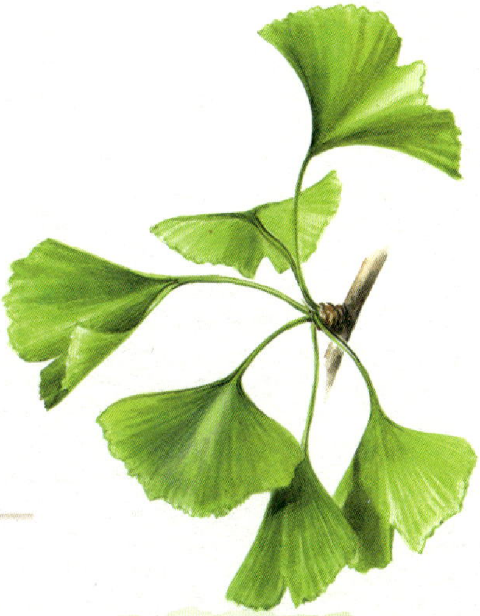

GINKGO: URALT – EINZIGARTIG – UNVERWECHSELBAR

Ginkgo zählt zur Familie der Ginkgogewächse (Ginkgoaceae) und ist ihr einziger noch lebender Vertreter. Er war ursprünglich in China beheimatet. Der Weltenbaum der Chinesen und Japaner summt das Lied der Erde.

Gin (Silber) und *kyo* (Aprikose) sind ein Hinweis auf die hellen, silbrig weiß schimmernden Samenanlagen des Ginkgos. *Biloba* steht für die Zweilappigkeit der Blätter.

Der Urzeitbaum ist schon nahezu 300 Millionen Jahre auf unserer Erde beheimatet und zählt zu den ältesten lebenden Pflanzenarten. Auch wenn er wie die Nadelbäume zu den Nacktsamern gehört, war er entwicklungsgeschichtlich gesehen vor ihnen da und natürlich lange vor den Laubbäumen.

Ginkgo ist weder ein Laub- noch ein Nadelbaum, war jedoch das Vorbild für beide. Seine fächerförmigen Blätter bestehen aus vielen zusammengewachsenen Blattnerven, die optisch an Nadeln erinnern. In der Mitte oftmals eingekerbt haben die Blätter im Ganzen betrachtet aber doch eine Blattform. Scheinbar Unvereinbares hat der Ginkgo meisterlich verbunden. Er kennt sich aus mit Gegensätzen und verbindet sie mühelos zur Ganzheit. In jungen Jahren frönt er der Senkrechten und treibt seine Pfahlwurzel tief in die Erde und seinen Stamm ohne Umschweife zum Himmel empor. Erst mit zunehmendem Alter, mit Reife und Weisheit, geht er die Waagerechte und das raumergreifende Prinzip an. Er entwickelt nach und nach eine weitverzweigte Gestalt, im Wurzel- wie im Kronenbereich.

Mit Überleben, gerade in widrigen Situationen, kennt der Ginkgo sich wahrlich aus. Er überlebte Zeiten und Menschen, ja sogar die Atombombe.

Ginkgoblätter, -holz und -wurzeln sind für alle Insekten mehr oder weniger giftig und werden aus diesem Grund in Schränke und Buchseiten gelegt, um diese vor

Inhaltsstoffe

Ätherisches Öl, Alkohole, Flavonoide (z. B. Quercetin, Kaempferol), Ginkgolsäure, Gerbstoffe, Terpene (z. B. Ginkgolid, Bilobalid), Harze, Pinit, Stärke, Mineralstoffe und Vitamine

Eigenschaften

Gedächtnis und Konzentration fördernd
antioxidativ und zellschützend
unterstützt Augennetzhaut, Nebennieren, Venen, Herz- und Kreislauf
Coritson regulierend
unterstützend bei Schwindel, Höhenkrankheit, Tinnitus, Demenz und Kopfschmerzen
mikrozirkulationsversbessernd (besonders im Gehirn)

Der Liebestanz des Ginkgos

Ende April blüht der zweihäusige Baum, es gibt weibliche und männliche Bäume. Die Blüten erscheinen noch vor dem Blattaustrieb und sind auf eine Windbestäubung angewiesen. Findet die Bestäubung im Frühling statt, so geschieht die wirkliche Befruchtung erst im späten Herbst. Die bestäubten, mit Nährgewebe umgebenen Samenanlagen ziehen das Pollenkorn in sich hinein. Dieses wiederum entwickelt einen Pollenschlauch, der mit feinen Würzelchen tief in die weibliche Samenanlage hineinwächst und sie netzartig durchdringt. Das regt die Eizelle an heranzureifen. Nun bilden sich im Pollenschlauch zwei bewegliche Spermien. Sobald der Pollenschlauch birst und sie frei gibt, können sie auf die Reise zur nun fruchtbaren Zelle gehen. Jetzt erst, im Spätherbst, findet also die eigentliche Befruchtung statt. Welch ein intensives und ausdauerndes Werben zwischen Mann und Frau!
Meist sind die mirabellenartigen, goldgelben Samenanlagen schon zur Erde gefallen und verströmen dort einen Geruch nach ranziger Butter und Gärprozessen. Entfernt man das seltsam riechende Fruchtfleisch kommt der Samen, die Nuss, hervor. Unter dem Namen *bai-guo* oder *pa-kewo* können die weißen Nüsse als Delikatesse in Japan und China gekauft werden. Sie enthalten 68 % Stärke, 13 % Eiweiß und nur 3 % Fette und sind daher nahrhaft und gut verdaulich. Geröstet wie Maroni werden sie mit Genuss geknabbert oder in Suppen gekocht gegessen.

Insektenbefall und Silberfischen zu schützen. Sein Holz hat antiseptische Eigenschaften und ist äußerst lange haltbar. Auch zeigt der Ginkgo eine hohe Immunität gegen Viren und Bakterien. Einzig Schnecken und größere Tiere hinterlassen an jungen Bäumen Fraßspuren.
Bis zu einem Alter von fünf bis acht Jahren hilft es, den Ginkgo im Topf zu ziehen und im Haus zu überwintern. Als Erwachsener erträgt er bis – 30 °C. Die Geschlechtsreife erreicht der Ginkgo erst mit 30 bis 40 Jahren, was ihm den Namen „Großvater-Enkel-Baum" eingebracht hat: Der Großvater pflanzt und erst der Enkel kann die Nüsse ernten.

DIE KOSMISCHEN PATEN

Als Kind von **Jupiter, Sonne** und **Isis** ist er geboren zu königlichem Dasein. Tief verwurzelt in der Erde, weit aufstrebend gen Himmel, ergreift er auch den Raum um sich. Er zeigt Präsenz, ganz einem Herrscher gemäß.

DAS WAR DER BAUM FÜR DIE ALTEN

In China wird der Ginkgo seit dem Altertum in buddhistischen Tempelanlagen und Klostergärten angepflanzt und als heiliger Baum verehrt. Die Heilwirkung des Ginkgo beschreibt erstmals das berühmte „Handbuch der Barfuß-Medizin", das im Jahre 2800 v. Chr. in China entstand. Schon im 11. Jh. pries der Chinese Ou-Yang Xiu die Samen als „Perlen, die man einem gutem Gast gibt". Die gerösteten Samen wurden früher sogar als Ehrung dem Kaiser gereicht, ja sogar als Pachtzins geliefert.

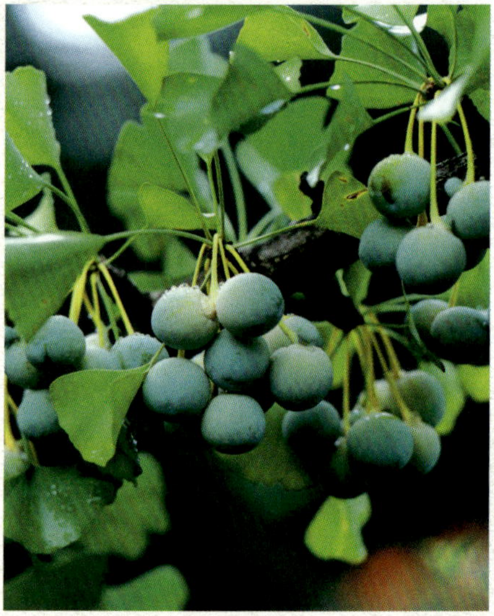

Ginkgofrüchte vor der Reife

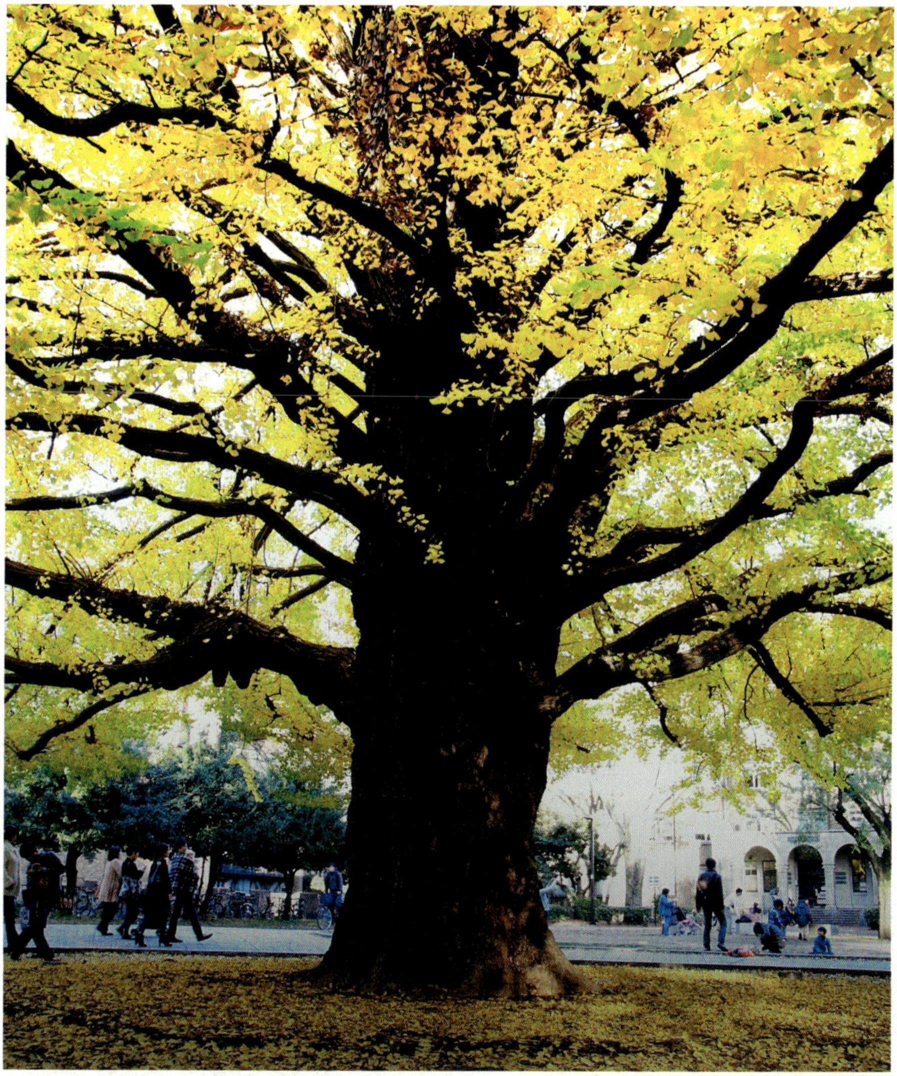

Blättergold umtanzt den alten Ginkgostamm.

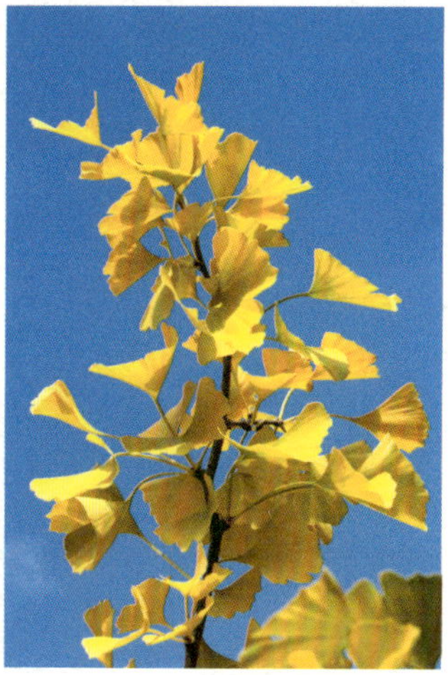

Ginkgoblätter-Schmetterlinge

Achtung: Zu viel der im Geschmack an harzige Pistazien erinnernde Nüsse sollten nicht auf einmal verzehrt werden, sie enthalten Pentosan, das in größeren Mengen narkotisch wirkt.

HEILKRÄFTIGES UND FEINES AUS GINKGO

Vom als heiligen Baum verehrten Ginkgo wurden in der Volksmedizin die gerösteten Samen bei Atemnot und übermäßiger Schleimbildung verwendet.

Tee

Bei Asthma, Husten, TBC, Blasenbeschwerden, Durchfall und Blähungen werden die **Samen** in Wasser gekocht, abgefiltert und der Teeabsud tassenweise vor dem Essen getrunken.

Wurzeln, in Wasser gekocht und abgeseiht werden als abgekühlter Tee vor dem Essen gereicht. Er stärkt den Magen, hilft bei Blähungen, bei Menstruationsstörungen der Frau und bei nächtlichem Samenabgang des Mannes.

Volksnamen

Entenfuß, Weiße Frucht, Großvater-Enkel-Baum, Elefantenohrbaum, Beseeltes Ei, Mädchenhaarbaum, Fächerblattbaum, Chinesischer Tempelbaum, Japanischer Nussbaum, Silberaprikose, Silberbaum, Weißnuss, Mandelfrucht

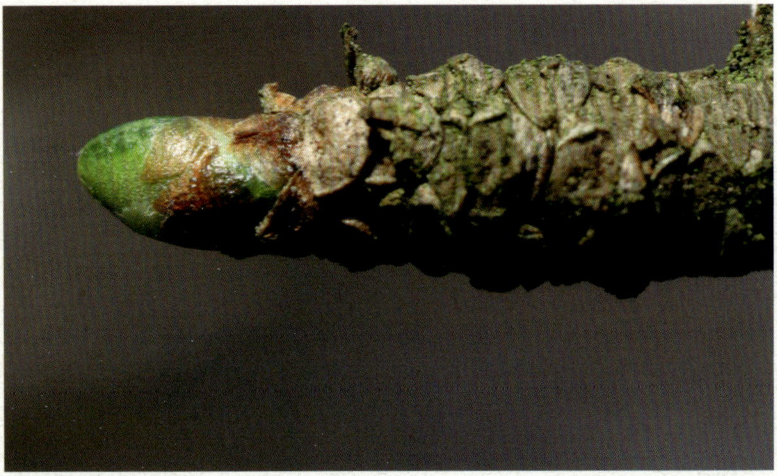

Ginkgo-Triebspitze

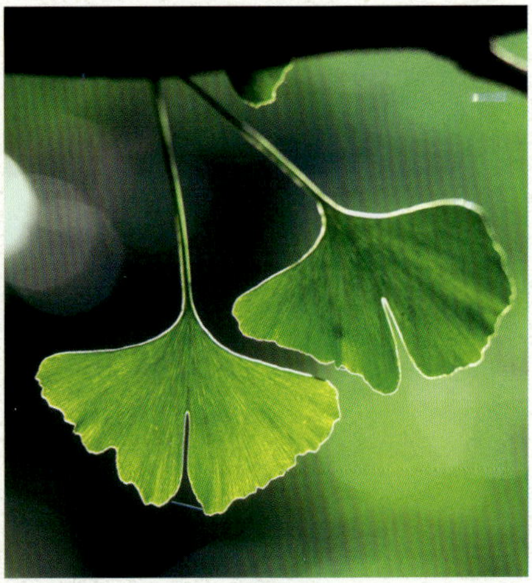

Zweilappiges Blatt (biloba)

Ginkgo

„Polaritäten, so sagt er, sind genau betrachtet eine Einheit, die zwei Seiten einer Medaille."

ADELHEID LINGG

Tinktur

Die aus den **Blättern** hergestellte Tinktur oder auch der Tee wirken bei Ohrensausen, Bluthochdruck und Asthma. Die Tinktur kann vorbeugend gegen Angina Pectoris helfen.

Blatt-Extrakt

Das Extrakt aus den Blättern, von Ginkgolsäure weitgehend befreit trat in den 60er-Jahren seine Markteroberung an. Ginkgo hilft den Gehirnhälften, wieder zusammen zu schwingen und ist ein herrliches Antioxidationsmittel. Er reguliert die Cortison-Produktion und stimuliert den Venentonus, schützt unsere Leber und hilft den Nebennieren und der Augennetzhaut, er verbessert die Mikrozirkulation im Gehirn und stärkt das Gleichgewichtsorgan und das gesamte Innenohr; außerdem kann er den Testosteronspiegel im Blut leicht erhöhen.

Blütenessenz

Hilft trotz widrigen Umständen an seinen Zielen festzuhalten, sich nach Rückschlägen immer wieder auf das Leben einzulassen und seinen Platz einzunehmen. Sie gibt Kraft und Stärke, Substanz und Durchhaltevermögen. Sie lehrt uns gesunde Nähe und Distanz in Einem.

Räucherung

Eine Räucherung mit Ginkgo hilft, unser Potenzial zu entwickeln und schenkt Klarheit im Geist.

Pflanzenteil	Knospen	Blüten	Blatt	Samen
Sammelzeit	Jan.– März	April / Mai	Mai – Okt.	Okt. / Nov.

Ginkgo-Meditation

Atme aus und atme ein, sei einfach anwesend im Atem. Lass den Atem in dich fließen, wie den Wind, der durch die Blätter streift und grün-golden in dich fliegt. Deine Bronchien und Lungen sind erfüllt mit der Kraft und Weisheit des Ginkgos. Entlasse deinen Atem erneut und mit ihm alles, was an Verklebungen und Verschmutzungen noch in dir ist. Entlasse es in die transformierende Kraft der violetten Flamme. Möge es vollständig gereinigt und geklärt an seinen göttlichen Ursprungsort zurückkehren, zum Segen aller. Atme ein und fülle mit der licht-goldenen Gabe des Ginkgos alle Teile deines Leibes. Lass deine Rippenbögen sich entfalten und deinen Brustkorb Weite gewinnen. Atme aus, sei still, sei einfach segnend da. Empfange erneut den feinen, klaren Wind, der durch den Ginkgo streift und atme tief ein, bis in dein Blut, in deine Organe, deine Nerven- und Lymphbahnen. Atme in deine Muskeln, Sehnen und Bänder, bis in deine Knochenzellen hinein und in all deine Drüsen und Chakren. Gestatte dem Atem alle Winkel deines Leibes, deines Königreiches, zu durchfluten und mit hellstem Licht aufzufüllen. Atme in deine beiden Hirnhälften, die Linke-Rationale und die Rechte-Intuitive. Grüße deinen inneren Mann, deine innere Frau, dein Yang und dein Yin, deine Klarheit und deine Empfänglichkeit. Gestatte ihnen, miteinander ins Gespräch zu kommen, sich zu berühren, sich zu verbinden, ohne dabei ihre Eigenart zu verlieren. Fühle deine linke und deine rechte Hemisphäre, ihre Verbindung über die Regenbogenbrücke, deinen Hirnstamm und seine Verlängerung über das Rückenmark in der Wirbelsäule.

Nimm wahr die goldene Wurzel, die sich über die Wirbelsäule und dein Steißbein in die Erde windet, hin zur Sonne der Sonnen in Mutter Erde, deine geistige Ahnenwurzel. Gestatte zwei weiteren Wurzeln zur Erde zu wachsen. Eine über dein linkes Bein, die Mitte deiner linken Fußsohle zur Erde, als deine mütterliche Ahnenlinie und eine über dein rechtes Bein, die Mitte deiner rechten Fußsohle, deine väterliche Ahnenlinie. Sieh, wie sie sich schlängelnd durch alle Schichten der Erde, zum Herdfeuer von Mutter Erde hinbewegen. Erlaube dir, dort angekommen, Heilung zu erfahren – genährt, gewiegt und behütet und mit neuester Weisheit aus dem Schoß von Mutter Erde beschenkt zu werden.

Zeitgleich steigt ein goldener Lichtfaden von deinem Herzen über deine Wirbelsäule, über Nacken und Haupt hinauf, tritt beim Oberhaupt aus und geht als goldener Strahl hinauf bis zum höchsten denkbaren Punkt. Zur Sonne der Sonnen im Kosmos, zu Vater-Sonne, zur Sternenheimat. Dort verankert er sich, erinnernd, ein Kind auch **dieser** Welt zu sein. Als Geschenk erhältst du Klarheit, Mut, Unsterblichkeit und Heiterkeit.

So beschenkt und verbunden mit Mutter Erde und Vater Himmel, begib´ dich an einen dir vertrauten Platz in deinem inneren Garten und sieh dort einen uralten, mächtigen Ginkgobaum. Tief verwurzelt steht er da, mit starkem Stamm und mächtiger Krone. Seine Blätter, leuchtend grün und golden zugleich, wechseln von einer Farbe zur anderen. Bitte das Ginkgowesen, eintreten zu dürfen in sein Haus und lehne dich an den Stamm des Uralten. Fühle die Kraft seiner Wurzeln und den Schutz seiner weit ausladenden Krone. Öffne dich für die Worte der Weisheit und Kraft des Baumwesens. Gestatte ihm, aus der Tiefe goldene Lebenswogen nach oben zu spülen und dich mit deinen uralten Talenten zu durchfluten, bis in dein Wachbewusstsein hinauf, in dein Herz und deine Handlungsfähigkeit. Gestatte dem Ginkgowesen, alle Zellen in dir zu heilen und auszubalancieren; so viel, wie dir jetzt möglich und dienlich ist. Empfange und erkenne deinen inneren Auftrag, dein königliches Urgeschenk und trage ihn ins **Hier und Jetzt.**

So verweile ein wenig und danke nun dem Ginkgowesen für die Gastfreundschaft, seine Geschenke und Hilfe und frage ihn, was du für **ihn** tun kannst. Verlasse den Baumraum auf dem gleichen Weg, auf dem du eingetreten bist. Finde dich wieder am Platz deines inneren Gartens. Nun atme dich zurück in die Präsenz des Augenblicks. Nimm Zettel und Stift und notiere, was dir wichtig erscheint.

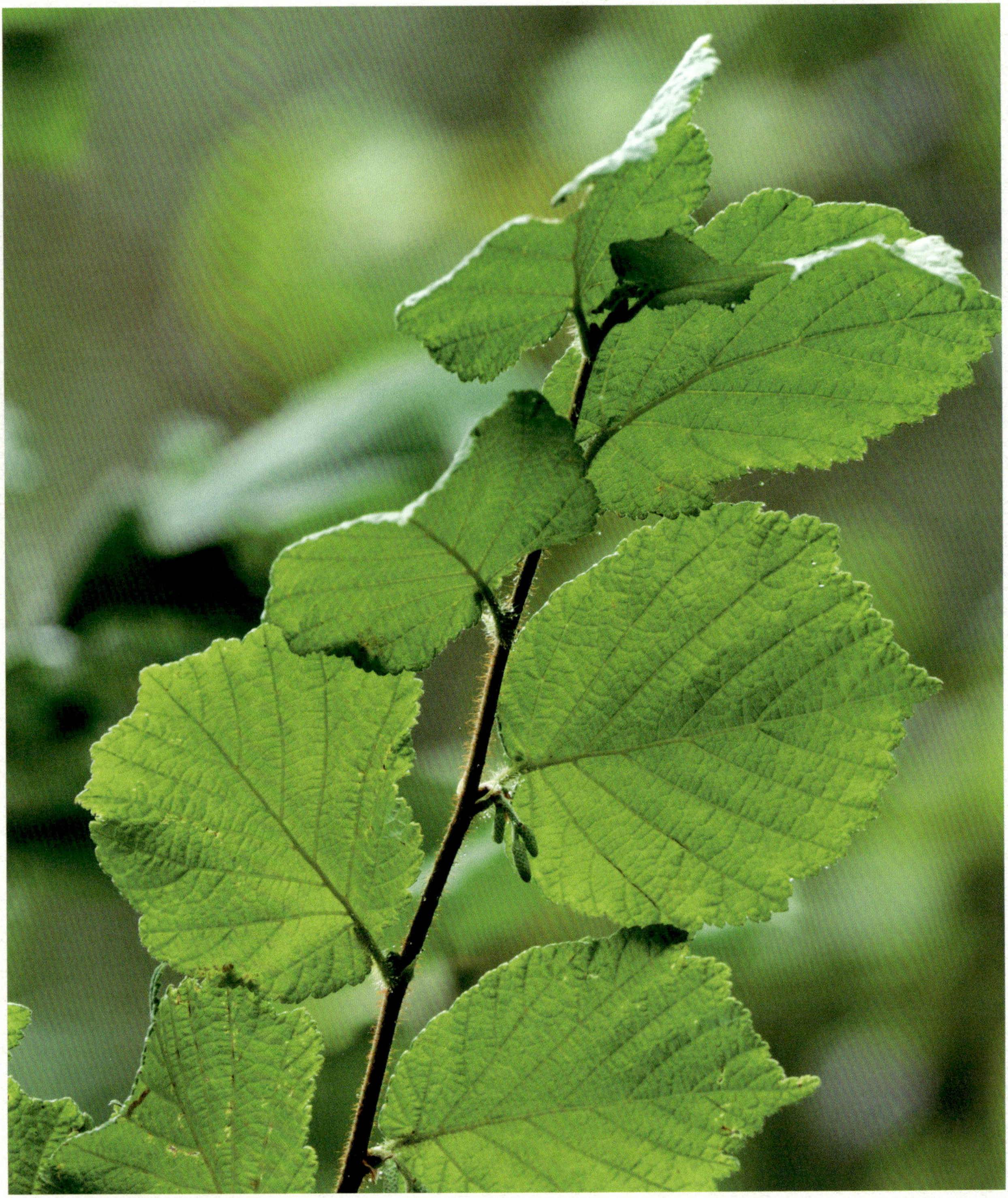

Haselzweig, der Merkurstab

Haselnuss

—— **Haselnuss** *(Corylus avellana)*

Das Hasel-Geheimnis

Vorsichtig, als ob die Nacht zerbrechlich wäre, trabte auf federnden Hufen ein Pferdchen aus dem runden Busch am Waldesrand. Kaum hörbar klangen die silbernen Hufe auf dem Boden und mit einer eleganten Biegung seines Halses warf es die goldene Mähne schwungvoll zurück. „Ei der Daus! So eine Haselmaus kann einen ganz schön erschrecken", wieherte der Goldschopf. „Ich liege friedlich in meinem Haselstrauch und träume, fährt mir da nicht völlig ohne Vorwarnung ein buschiger Schweif über meine Nüstern. Hatschi, könnt Ihr Euch vorstellen, wie so was kitzelt? Doch damit nicht genug: Scharfe Krallen tanzten über meinen Leib, als wollten sie mich piercen. Sagt, wessen Ruhe wäre da nicht dahin? Ja, ich weiß, diese Nacht gehört dem Feenvolk und keine Seele sollte sie stören bei ihrem Warten. Sie warten auf das neue Königskind, das heute Nacht geboren werden soll aus dem Urdbrunnen unter meinem Haselstrauch. Aber ich habe ja wirklich nicht damit gerechnet, mit diesem kleinen Untier mit den braunen Kulleraugen." Das Pferdchen bebte immer noch bei der Erinnerung an das scharfe Kratzen auf seinem Fell. Vorsichtig setzte es Huf vor Huf. „Hoffentlich sprenge ich keinen der Kraftkreise, die das Feenvolk gelegt hat, um die Sternenkraft zur Erde zu laden, heute zur Geburt des Feenkönigskindes." Kaum hatte es das gedacht, bremste es auch schon erschrocken vor solch einem Kraftkreis. Tastend hob es Fuß für Fuß zurück. „Oh, es ist viel zu gefährlich weiter durch diese Nacht zu traben", dachte das kleine Pferd und wendete. Vielleicht, so hoffte es, war sein Schlafbaum wieder ruhig und frei. Schritt für Schritt pirschte es sich vorsichtig zurück zu seinem Busch. Doch nun war es an ihm große, runde Kulleraugen zu kriegen. Sein Haselbäumchen leuchtete, wie es das noch nie gesehen hatte. Tausend silberhelle, zarte Glockentöne klangen aus dem Baumraum und es strahlte, als wären Sonne und Mond und alle Sterne gleichzeitig im Haselbusch vereint. Da sah das kleine Pferdchen, wie eine große, goldbraune Haselnuss aus dem Brunnen unter dem Strauch auftauchte und mit einem Knacken zersprang. Sanft behütet lag auf den grünen Hüllblättern ein kleines Feenkind von unglaublichem Liebreiz. Da konnte das Pferdchen nicht anders als seinen Kopf zu senken und das kleine Wunder mit zärtlichen Nüstern zu liebkosen. Wie gluckste und kicherte das Kindlein und griff mit seinen Händchen in die goldene Mähne hinein. Fest griff es zu und ließ nicht mehr los. Da schwang das Pferd das kleine leuchtende Wesen sanft auf seinen Rücken und brachte es in federweichem Gang zur Feengemeinschaft im Wald. Als es mit seiner kostbaren Last die Feenorte erreichte, hatte die Kunde die Feen schon erreicht. Wortlos öffneten sie ihren Kreis und bildeten ein Spalier durch das die zwei bis vor den Feenthron tanzten. Da ließ sich die Goldmähne nieder und schlug seine Silberhufe unter den Leib, neigte den Kopf und ließ das Feenkind sanft herabgleiten, vor die Füße des Feenkönigspaars. Tief gerührt und zärtlich nahmen sie es auf und hoben es in die Höhe. „Seht", riefen sie, „hier ist es, willkommen neues Licht." Und zum Pferdchen gewandt riefen sie: „Willkommen, Träger des neuen Lichts." Da brach ein unvorstellbarer Jubel aus unter dem Feenvolk und das Pferdchen freute sich mit ihnen. „Seht", so klang es aus vielen Kehlen, „das neue Licht ist da. Aus dem Brunnen unter der Hasel wurde es geboren und die Goldmähne mit den silbernen Hufen hat es uns gebracht. Sternenglanz haftet noch an seinem Fell." Seit diesem Ereignis hat das Pferdchen ein Fell so funkelnd wie das Glänzen der Sterne, Hufe aus Silber und eine Mähne aus Gold. Ganz, wie es sich für einen Boten des „neuen Lichts" gehört. Die Hasel aber spendet jedem, der bereit ist dazu, die Frucht der Neugeburt.

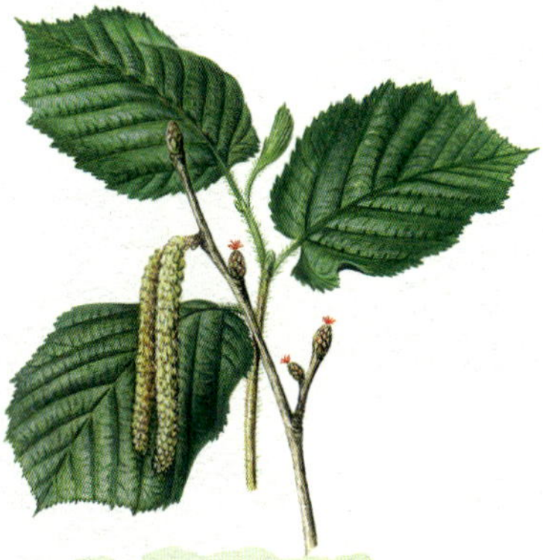

Inhaltsstoffe

Ungesättigte Fettsäuren, 12 % Eiweiß (Proteine), Kohlenhydrate, ätherisches Öl, Flavonoide, Gerbstoffe (Tannine), Harze, Phytohormone; Vitamin A, B_1, B_2, C; Mineralstoffe (z. B. Kalzium, Eisen, Magnesium, Kalium und Phosphor), Betulin (in Rinde und Wurzel)

Eigenschaften

adstringierend und blutstillend
aphrodisierend, nährend
blutreinigend
desinfizierend, fiebersenkend
gedächtnisstärkend
gefäßelastizierend
haut- und hustenheilend
kreislaufstärkend und stoffwechselanregend
leicht stopfend
nervenberuhigend

Immer im guten, gesunden Fluss

Hasel ist eng verbunden mit der Urquelle. Ihr Holz passt sich schnell den Energieströmen der Menschenhand an und kann als Wünschelrute und Hirtenstab beste Dienste leisten, um gute Wege und Schätze zu finden. Das Rutengehen ist eine alte, in vielen Kulturen geübte Technik. Der chinesische Kaiser Yü (2197 v. Chr.) wurde auf einem Bildnis mit der Rute abgebildet. Auch unsere keltischen und germanischen Vorfahren waren im Umgang mit der Rute sehr vertraut. Aus einem zwei- bis dreijährigen, glatten, gegabelten Haselzweig wird die Rute 5 bis 7 cm über der Gabelung im Rahmen eines Rituals abgeschnitten und in Folge nur von ihrem Träger verwendet.

DER BAUM

Im Ogham ist die Hasel – **C – Coll,** der Baum des Wissens. Er ist der weißen Magie und der Heilung verbunden und stammt aus der Familie der Birkengewächse (Betulaceae).

DIE KOSMISCHEN PATEN

Jupiter sorgt für den Fruchtreichtum und den hohen Nährgehalt der Nüsse. **Venus** zeigt sich in der erotischen Wirkung und in den samtig-weichen Blättern. Die Hasel steht in enger Beziehung zu **Merkur.** Merkur hatte einen Haselstab um den sich zwei Bänder schlangenförmig wanden. „Der Caduceus", der Äskulapstab, der Hermesstab, ist immer noch das Symbol der Heilberufe sowie von Weissagung und Unterredung. Hasel unterweist uns in den Künsten des Lernens, Lehrens, Kommunizierens und Heilens.

DAS WAR DER BAUM FÜR DIE ALTEN

Die Hasel war vor 8 000 bis 9 000 Jahren mit Birke und Kiefer einer der ersten Bäume, die sich nach der Eiszeit wieder übers ganze Land ausbreiteten. Bereits die Steinzeitnomaden schätzten die Haselnüsse als nährende Sammelnahrung. Bei uns war das Nussöl schon vor 1 000 Jahren zur Bekämpfung des Bandwurms bekannt. Hieronymus Bock (1577) riet bei hartnäckigem Husten, getrocknete und zerstoßene Nüsse in Honigwasser zu trinken. Hildegard von Bingen empfahl die Haselkätzchen bei Unfruchtbarkeit der Männer als Tee zu trinken. Hasel war für die Alten Fröhlichkeit, Fruchtbarkeit und

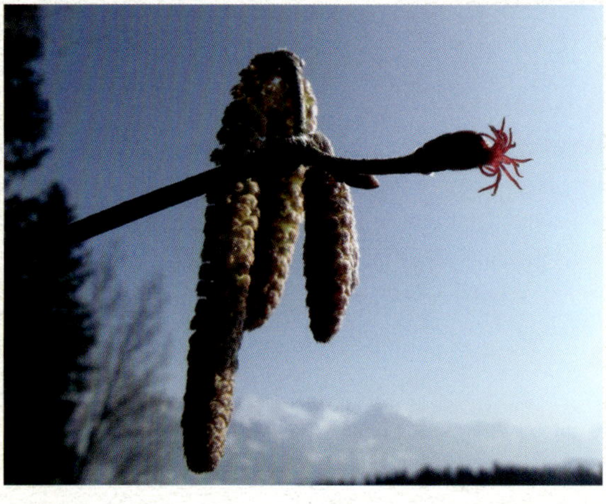

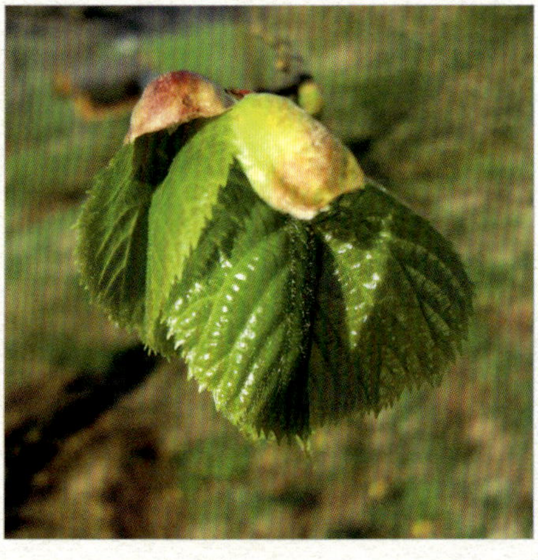

Links: Haselnussblüten, ♂ und ♀
Rechts: Zarte, junge Haselblätter

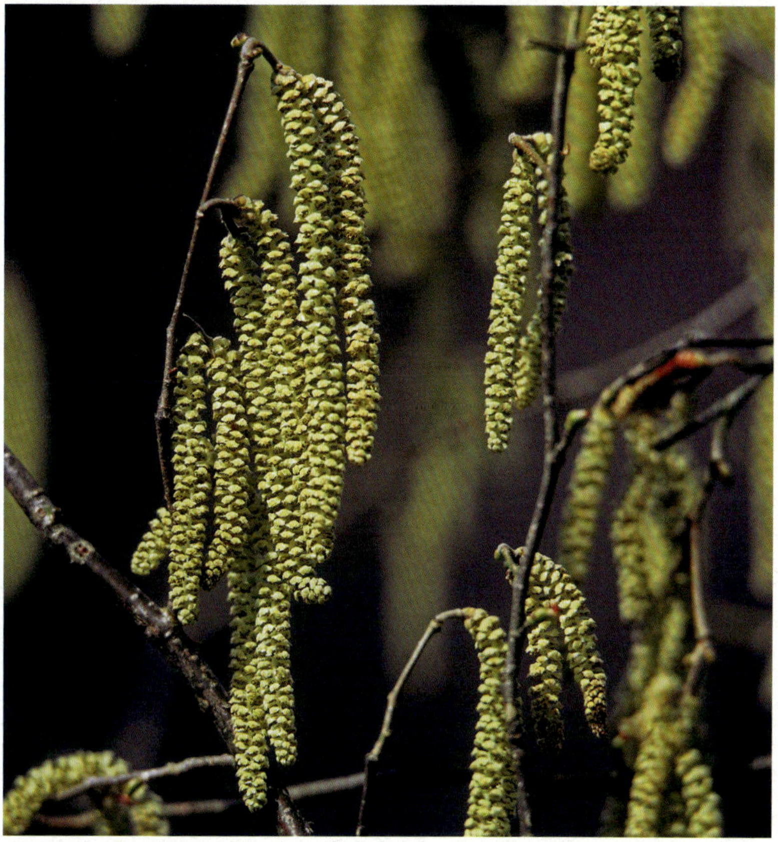

Haselkätzchen, golden Schnüre voll Pollenstaub

Verspieltheit. „In die Haseln gehen" war eine Umschreibung für unbeschwertes Liebesleben. Die Hasel ist ein uraltes Symbol für Fruchtbarkeit und wurde bei vielen Fruchtbarkeitsriten, Liebes- und Hochzeitsbräuchen eingesetzt. Denken wir nur an die hellgelben Pollenwolken der Hasel; so eine riesige Wolke voll Fruchtbarkeit.

HASELKRAFT FÜR GEIST UND SEELE

Im Umkreis von Haseln ist die Luft magisch aufgeladen mit Inspiration und Heiterkeit. Die Hasel schließt uns an das große Meer des Urwissens an. Sie lässt unseren Geist beweglich und flink werden, flink wie der Wind, der die feinen, kleinen Pollen der Hasel als hellgelbe Blütenstaubwolken von Strauch zu Strauch weht.

Die Hasel ist ein fröhlicher, Gemeinschaft liebender Baum, der die Nähe von Menschen und Tieren sucht und das Jüngste, das Unverbogene in ihnen nährt. Caledonia, der gälische Name Schottlands, leitet sich von *Cal Dun* (Haselhügel) ab. Auch das schottische Wort für weise, *cnocach,* entspringt der gleichen Wurzel wie *cno,* Haselnuss. Hasel ist im Ogham die Nummer 9 und der weißen Göttin geweiht, deren Dienst neun Priesterinnen ausführten. Die Hasel selbst trägt nach neun Jahren die erste Fruchtfülle. Und wir Menschenkinder ruhen neun Monate im Mutterleib.

HEILKRÄFTIGES UND FEINES AUS DER HASEL

Haselknospen und junge Blätter schmecken nussig frisch. Sie können als feine Salatbeigabe verwendet werden.

Haselknospen-Tinktur

Die Frischpflanzen-Urtinktur aus den Knospen hilft bei Atemwegsbeschwerden, für die gesunde Lebertätigkeit und die Elastizität im Bindegewebe. Die Tinktur wird tropfenweise in einem kleinen Schluck Wasser eingenommen.

Zubereitungen aus Haselkätzchen

Für ein **Haselkätzchen-Brot** werden 1 Handvoll Haselkätzchen getrocknet, gemörsert und ins Brot mit eingebacken. Den Tieren wird **Haselkätzchen-Mehl** unter das Futter gestreut, um ihre Fruchtbarkeit zu erhöhen und ihre Pansenbakterien auf Frühling einzustimmen. **Haselkätzchen-Tee oder- Tinktur** helfen bei Lungenentzündung und Grippe, zum Beispiel in Kombination mit Holun-

Volksnamen
Lämmerkern, Musekätzchen, Klöterbusch, Märzennadel, Hasel, Hagenuss; colla (irisch); caltainn (schottisch)

derblüten und Schwarzen Johannisbeerknospen. Die Kätzchen fördern den Stoffwechsel und wirken leicht schweißtreibend. In der Volksmedizin werden sie auch bei Fettleibigkeit und Kreislaufstörungen empfohlen.

Haselblätter-Auflage

Die Blätter können gewalkt zur Blutstillung auf Wunden und entzündete Venen der Beine aufgelegt werden. Die Auflagedauer beträgt 10 bis 20 Minuten und kann bei Bedarf mehrmals täglich wiederholt werden.

Haselblätter-Tee

Als Tee dienen die Blätter der Blutreinigung und Hustenheilung. Täglich werden 1 bis 3 Tassen davon getrunken, bis Besserung eintritt.

Haselnuss Likör

— 500 g Haselnüsse
— 500 ml Weingeist
— 125 g Zucker
— 250 ml Wasser
— ½ Bio-Orange
— ½ TL gemahlene Nelken
— ½ TL gemahlenen Zimt
— etwas Vanillemark oder ½ Vanillestange

Zubereitung: Haselnüsse hacken, mit 500 ml Weingeist übergießen und 4 Wochen ziehen lassen, abfiltern. Zucker in 250 ml Wasser zu Sirup kochen, abkühlen lassen, zum Weingeist geben. Die Orangenschale, Nelken, Zimt und Vanille zugeben. Das Ganze nochmals 3 Wochen ziehen lassen, abfiltern und in Flaschen füllen. Diese verschließen und beschriften. Kühl und dunkel aufbewahren.

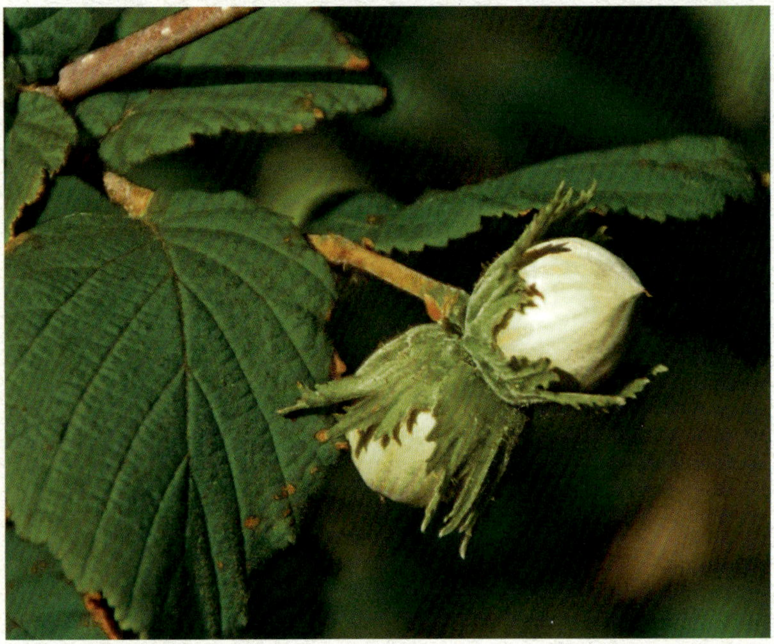

„Hast du die dritte Zaubernuss gesehen?"

Der Tee eignet sich auch für Wundauflagen. Dafür wird ein Leinentuch im abgekühlten Tee getränkt und für 10 bis 15 Minuten aufgelegt.

Haselrinden-Absud

10 g kleingeschnittene Rinde in 500 ml kaltem Wasser ansetzen, zum Kochen bringen und 10 Minuten köcheln lassen, danach abfiltern.
2 Tassen pro Tag helfen bei grippalen oder fiebrigen Zuständen, bei Krampfadern und Hämorrhoiden.
Als Waschung wirkt der Absud hautheilend bei Ekzemen, Frostbeulen und bei unreiner Haut. Bei Bedarf 2- bis 3-mal täglich waschen.

Haselholz-Destillat

Oleum Heraclinum wirkt wurmaustreibend und schmerzstillend. Diese Anwendung sollte jedoch nur unter der Aufsicht eines Kräuter- und Heilkundigen durchgeführt werden.

Haselnuss-Blütenessenz

Die Blütenessenz fördert das Geschick und die Fähigkeit, Weisheit zu empfangen und weiterzugeben. Sie bringt Stabilität und Konzentration und hilft nützliche Informationen zu integrieren.
Die Hasel macht uns offen und flexibel für die Überraschungen des Lebens und verbindet uns mit der Urmutter. Wir fühlen uns von ihr angenommen und ins Neue erhoben. Die Hasel ist eine wahre „Heb-Amme", die uns aus erstarrten Abschnitten des Lebens befreit und verjüngt, um uns an die spielerische Leichtigkeit unseres inneren Kindes anzuschließen.

„Haselstrauch reck dich,
Ast um Ast, streck dich,
schneid dich zum Wanderstabe,
brauch dich als Wünschelgabel,
find' meinen Schatz.
Der in der Erde wohnt oder im Herzen thront,
reif zum Entdecken.
Du kannst ihn wecken.
Gehst mit mir Schritt für Schritt,
nimmst mich mit,
bis zu dem Platz, wo verborgen der Schatz.
Wünschelrut' in meiner Hand, zeig' mir Erz- und Wasserland,
aus dem wir geboren.
Versteh' ich deine Botschaft weise zu nehmen,
kann sie mir keiner mehr stehlen,
bin ich ein Fürst.
Erweckt aus dem Traum, durch dich Haselbaum,
steh' ich reich im Leben, kann Bestes nun geben.
Lachend, wie Kindermund, gebe ich Wahrheit kund,
kann weise regieren, will's gleich ausprobieren."

ADELHEID LINGG

Räucherung

Die Haselräucherung (Holz, Rinde, Blätter, Kätzchen) stärkt unsere Intuition und lässt uns feinfühliger werden. Sie hilft uns, energetische Zusammenhänge zu erkennen, Überspannungen abzuleiten und schenkt uns Leichtigkeit und kindliche Freude. Sie macht unsere Gedanken beweglicher und umhüllt uns mit goldbrauner Zufriedenheit. Sie ermöglicht Gemeinschaft, die unterschiedlichen Menschen Platz bietet.

Intuitionsstärkende Mischung

Hasellaub, Lorbeer- und Salbeiblätter zu gleichen Teilen mischen, mit Weihrauch- oder Lärchenharz mörsern und in kleinen Portionen auf der glühenden Kohle oder dem Stövchen verräuchern. Diese Mischung lässt Funken der Kreativität und der Erkenntnis sprühen.

Pflanzenteil	Knospen	Kätzchen	weibl. Blüten	Blätter	Rinde	Früchte
Sammelzeit	Jan. / Feb.	Feb. / März	Feb. / März	April / Mai	Mai oder Sept.	Sept. / Okt.

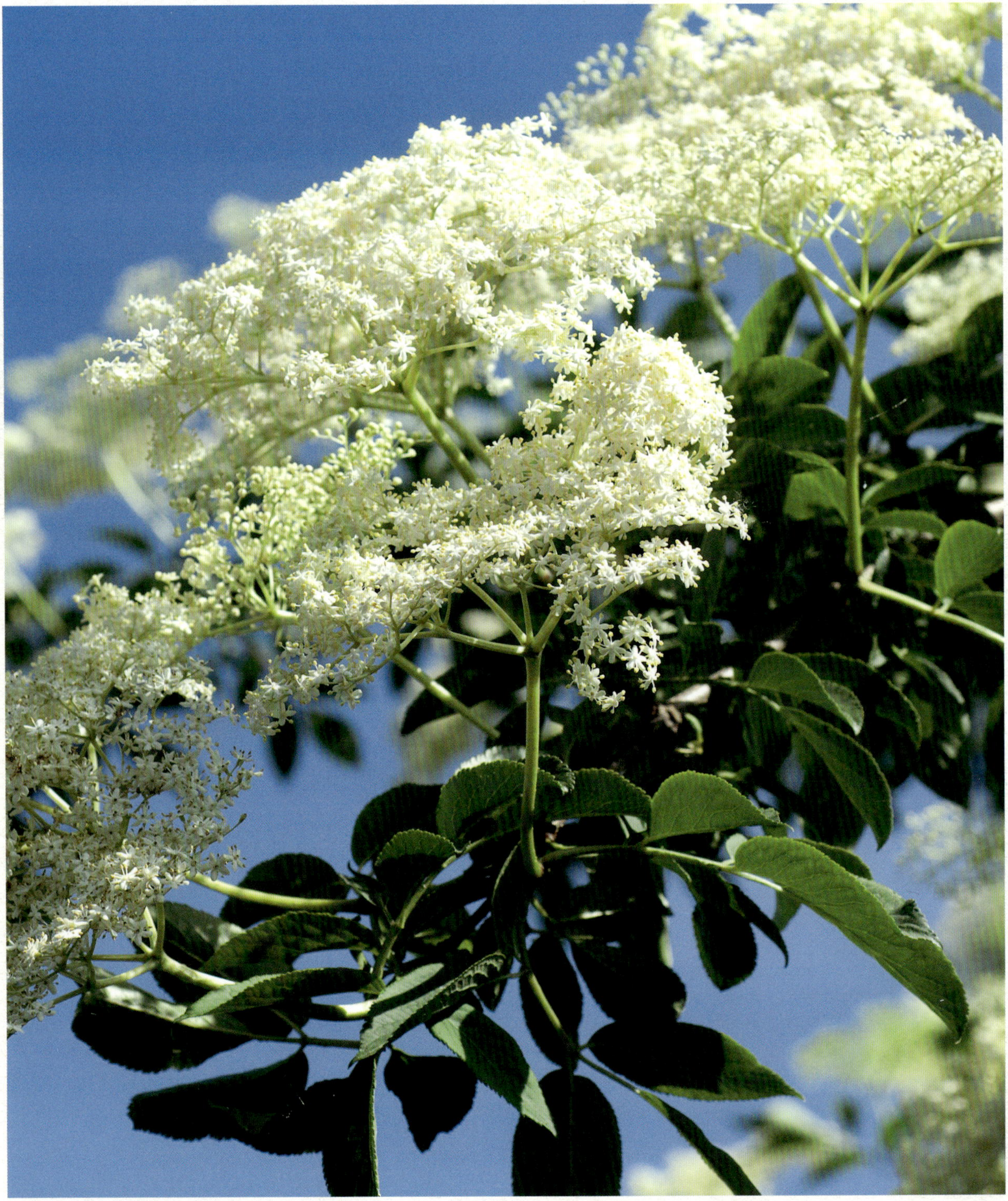

RUIS, die Holde, trägt bezaubernde Sternenblüten im tiefgrünen Blätterkleid.

Holunder

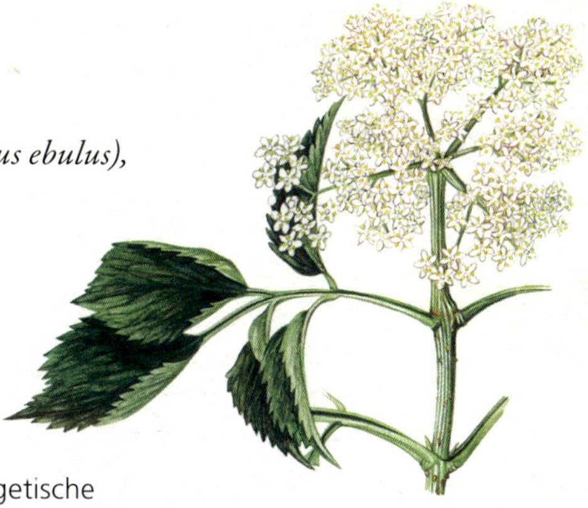

— **Schwarzer Holunder** *(Sambucus nigra)*, **Zwerg-Holunder** *(Sambucus ebulus)*, **Roter Holunder, Trauben-Holunder** *(Sambucus racemosa)*

Holla – die Hüterin der Tore

Die Herrin der Verbindungsnetze bin ich und komme wann und wohin ich will, wenn Menschen und Orte reif sind für meine Kraft. Antenne bin ich nach oben und nach unten, bin kraftvoller „Lithopunkt" im göttlichen Lichtnetz unserer Erde.
Ich bin freie Vermittlerin von Energie und Information und sorge für das energetische Gleichgewicht der Erde. Eine zu starke Ballung von Wissen und Energie an einem Ort während ein anderes Gebiet unterversorgt ist, führt zu Ungleichgewicht. So löse ich Stauungen auf, reinige und leite ein Zuviel weiter, dorthin, wo es gerade gebraucht wird.
Ich wachse, wo es im energetischen Sinn wichtig und heilsam ist. Werde ich an andere Stellen gepflanzt, verkümmere ich und verschwinde, denn diese Nebenantennen stören meine Hauptantennen. Dabei ist nicht meine physische Größe ausschlaggebend. Oft wähle ich meinen Standplatz bei alten, starken Bäumen, die mir als Antennenverstärker dienen. Spirituell wichtige Orte – Orte der Kraft – verbinde ich miteinander über Lichtlinien zu einem Kraftnetz, einem Lichtgitternetz. Kundige benutzen dieses als Übermittlernetz von Botschaften, um sich blitzschnell mit anderen austauschen zu können oder auch als Fahrzeug für Astralreisen. „Ich bin der Baum-Prototyp der Lichtverbindungen, der Erd-Ätherströme und mit allen Holunderbäumen in und auf dieser Erde vernetzt. Brauchst du Hilfe und Unterstützung, so kannst du sie über mein Lichtgitternetz einfordern. Es ist wie mit Radiowellen: Obwohl wir sie nicht sehen können, sind sie da und funktionieren. So hüte ich irdische Wegkreuzungen ebenso wie die spirituellen. Ich helfe dir bei der Wahl deines Weges oder beim Richtungswechseln und öffne Verbindungstore für dich."

SCHÜTZENDER HEILBAUM AM HAUS

R – Ruis im Baum-Ogham. Der Holunderbusch sieht nicht gerade schön aus, und die Äste des Geißblattgewächses (Caprifoliaceae) sind oft krumm und morsch. Im Winter, wenn die Blätter abgefallen sind, erinnern die Zweige an warzenbesetzte Hirschhörner. Im Frühjahr, wenn der Holunder in sattem Grün und mit leuchtend weißen Blüten dasteht, zeigt sich seine Schönheit. Da kann man in ihm die Wohnstatt der strahlenden Holla vermuten. Nicht ohne Grund erhielt der Holunder den Namen der großen Göttin.

DIE KOSMISCHEN PATEN

Der **Mond** zeigt sich in der Vorliebe des Holunders für Halbschatten und feuchte Standorte, wie auch im Weiß der Blütendolden. **Lilith,** die dunkle Mondin, und **Pluto** lassen sich gemeinsam in der dunklen Kraft der Beeren und in der eigenwilligen, freien Standortwahl erkennen. Tiefste Reinigungs- und Erkenntniskraft werden durch diese zwei Paten im Holunder aktiviert. **Merkur** schenkt dem Holunder das schnelle Wachstum der Zweige sowie die Fähigkeit, einen Richtungswechsel durchzuführen. Ein großes Geschenk von ihm ist die Sender-, Empfänger- und Übermittlungsqualität.

Inhaltsstoffe
Früchte: Fruchtsäuren, Vitamine, besonders Vitamin C, Mineralstoffe, Enzyme, Gerbstoffe, Zucker
Blätter und Rinde: Sambucin, Gerbstoffe, Bitterstoffe, ätherische Öle, Harze, Flavonoide
Blüten: Ätherische Öle, Flavonoide, organische Säuren, Schleimstoffe, Gerbstoffe und schweißtreibende Glykoside

Eigenschaften
schweißtreibend
schleimausleitend
fiebersenkend
abwehrstärkend und stoffwechselsteigernd
harntreibend
blut- und systemreinigend
beruhigend
löst Blockaden
wassertreibend
steigert die Sauerstoffversorgung
lymphanregend
körpersäfteklärend
brechreizanregend
blutbildend
abwehrstärkend
antiviral

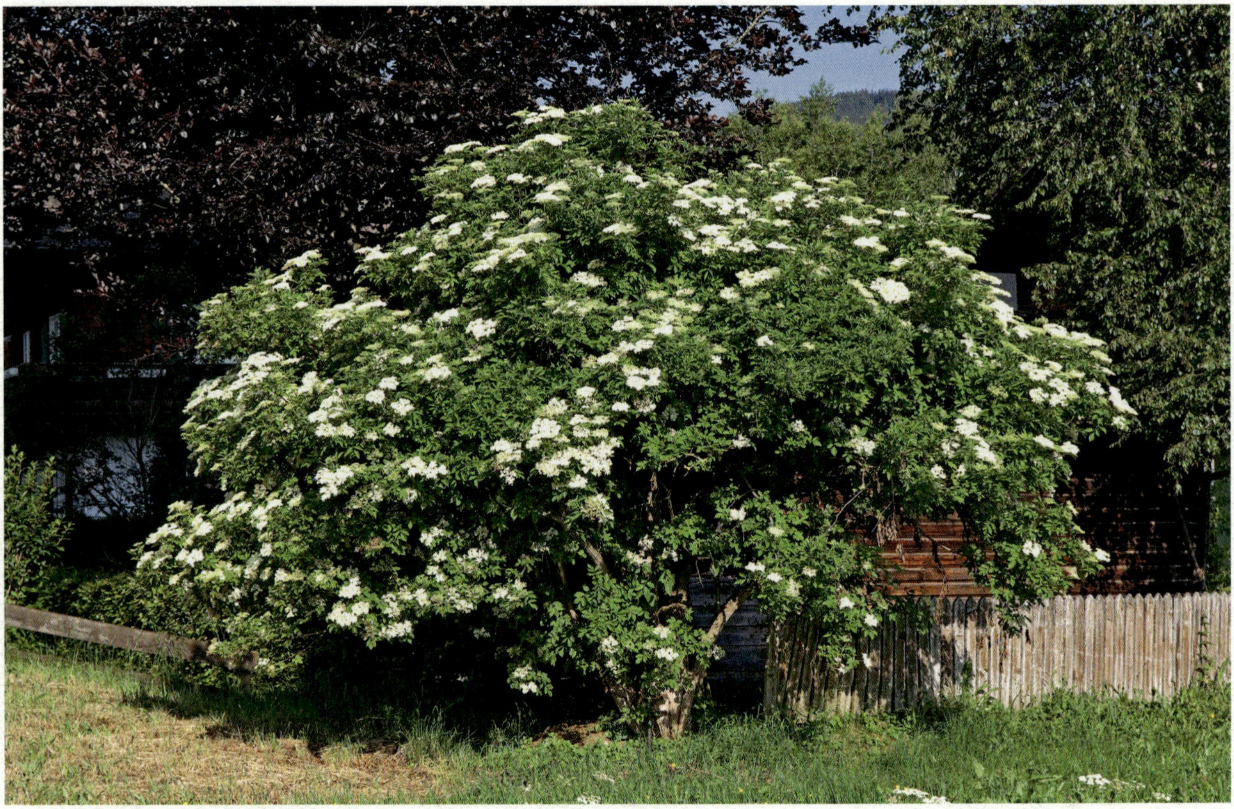

Holunder-Heilbusch am Haus

In den Blättern wirken Merkur, Pluto und Lilith gemeinsam. Ein tiefer, schwerer, fast metallischer Duft schlägt uns von ihnen entgegen: unglaublich kraftvoll und intensiv, manchmal fast zu stark.

DAS WAR DER BAUM FÜR DIE ALTEN

Der Holunder galt schon seit jeher als Zauberbaum und heilige Pflanze, in der ein mächtiger Pflanzengeist wohnt. Als ein Baum der Ahnen und als ein Tor in die Anderswelt wurde er angesehen. In ihm wohnte der gute Hausgeist, der Haus und Hof beschützte. Früher ging man mit Respekt und Ehrfurcht an ihm vorbei. Man sagte: „Vor dem Holunder sollst du den Hut ziehen, vor dem Wacholder aber das Knie beugen.“ Laut einer Sage war der 3. Juli, der Namenstag des heiligen Thomas, ein ganz wichtiger Tag für junge Mädchen: Beim Läuten der Abendglocken schüttelten sie einen Holunderbusch. Aus der Richtung, aus der der nächste Hund bellte, kam laut Sage der spätere Ehemann.

Die Cherokee-Indianer geben ihren Stammesmitgliedern vor der Visionssuche einen „Trank der Reinigung“ aus den schwarzen Holunderbeeren. Die Crow-Indianer baden Mutter und Kind nach der Geburt in Holunderabsud, um die Sauerstoffversorgung zu erhöhen und dem plötzlichen Kindstod (Bluebaby) vorzubeugen.

Bei den Kelten war die Wurzel der Hollermutter Wohnstatt des Erdgottes Puschkaitis, dem Herrn der wilden Wald- und Erdwesen. Unsere keltischen und germanischen Ahnen opferten unter dem

Vitaminreiche Powerbeere Holunder

100 g Holunder-Beeren enthalten:
Fluor (40 µg): Aufbau und Erhalt von Knochenhaut, Zähnen und Bindegewebe
Kalium (305 mg): fördert die Nierentätigkeit und die Wasserausscheidung bei Ödemen.
Vitamin A (360 µg): für Schleimhäute, Abwehrkraft, für besseres Sehen, hemmt Entzündungen.
Vitamin B, insbesondere Niacin (1,5 mg): versorgt unsere Gehirnzellen, bei Lern- und Konzentrationsstörungen, Neuralgien, gut für Darm und Haut
Vitamin C (18 mg): wertvoll für das Immunsystem, Radikalschützer.
Eine ganz besondere Art der Abwehrkraftstärkung hat der Holunder parat. Stoffe der Holunderbeere docken sich an Virusrezeptoren an, so können sich die Viren im Organismus nicht mehr festhalten und werden ausgeschieden. Eine noble Art, Eindringlinge ohne Kampf aus dem System zu verabschieden.

Hollerstrauch der alten urtümlichen Muttergottheit. Perchta, die Junge, die Leuchtende, die Strahlende, aber auch ihr dunkler Aspekt, hütete Haus- und Hofgemeinschaft und die Pflanzenwesen im Garten. Segensvolle, milde Holde, Hulde, war sie, Schützerin, Schwellenführerin und Heilerin zugleich.
Bei der Christianisierung geriet der Holunder in Verruf. So viel ungezähmte Frauenpower war einfach zu viel. Aus dem heiligen Baum wurde plötzlich ein Baum des Teufels. Sogar Hildegard von Bingen erwähnte, dass der Holunder kaum zur Anwendung beim Menschen tauge. Weise Übermittler von göttlichen Botschaften waren nicht immer beliebt. Oftmals wurde ihnen der Mund mit Holunderblättern gestopft. Sie wurden mundtot gemacht und eliminiert. Können Worte der Wahrheit nicht ausgesprochen werden, sind sie so mächtig, dass sie den Innenraum sprengen. Auf dem Bauernhof bekamen Kühe bei Blähsucht einen Holunderast quer ins Maul gebunden, damit die überschüssige Luft entweichen konnte.
Aus Holunderholz wurden in England Flöten und Jagdbögen hergestellt. Das Holz gewährleistete die direkte Anbindung zur Urmutter, zur dreifachen Göttin.

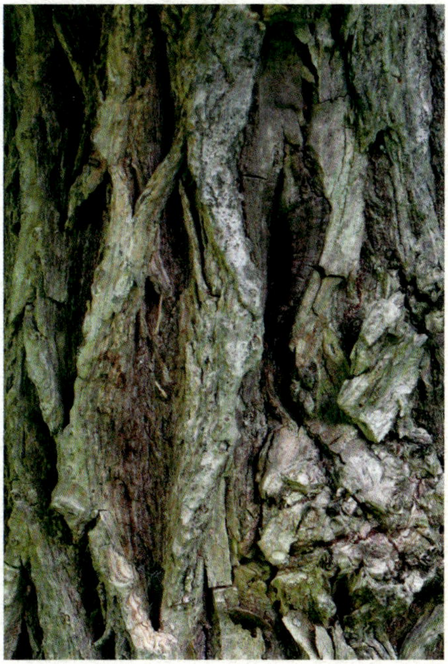

Das Rautenmuster der Luft ziert viele alte Holunderstämme.

Volksnamen
Alhorn, Holler, Holder, Husholder, Schwarzholder, Eiderbaum, Eller, Ellhorn, Hölder, Keilken, Kelkenbusch, Kischke, Hirschholder, Surau; elder (englisch)

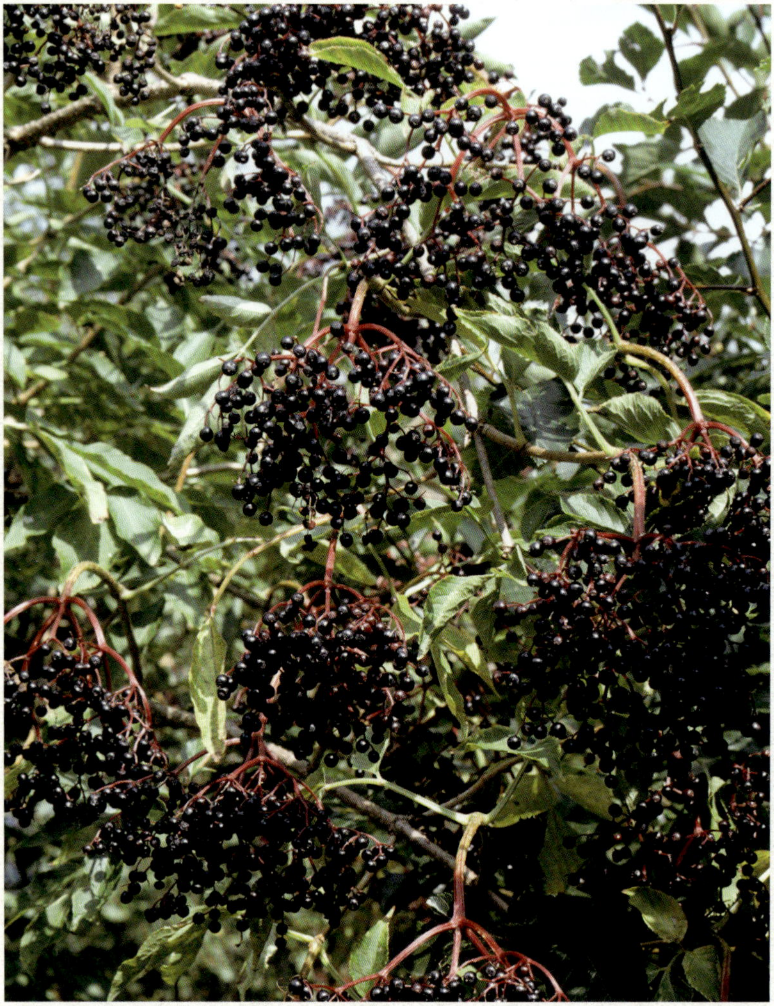

Reiche, schwarze Beerenkraft reinigt Körper, Seele und Geist.

SO WIRKT DER HOLUNDER AUF GEIST UND SEELE

In den elfenbeinweißen Sternenblüten begegnen wir dem Feinsten, dem Subtilsten, dem Federleichtesten der Göttin. Sie entstauben uns von allen überalterten Energien, geben Neutralität, Schutz und Strahlkraft. Das ist die Gnade der dreifachen großen Göttin.

In der Frucht des Roten Holunders, dem Trauben-Holunder, begegnen wir der vitalen, feurigen Kraft der Göttin. **Bitte die Holunderbeeren dampfentsaften!** Die Kerne sind zu stark, zu feurig und können **nicht** mitverwendet werden. Der Saft aber ist ein starker Immunkraft-Spender und reich an Vitaminen und Mineralstoffen. Die glänzenden, in ihrer Fülle sich zur Erde neigenden Beeren des Schwarzen Holunders unterstehen dem alten, weisen, dunklen Aspekt der Muttergottheit. Sie reinigen bis in tiefe Schichten, löschen überholte Programme und geben uns unsere Entscheidungsfreiheit wieder. Die Kraft der Holunderbeeren reinigt unser Wurzelchakra und bringt Anbindung an die uralte Kraft der Erde. Über die bewusste Rückbindung zur Mutter Erde können wir uns verwurzelt zu den Sternen erheben, die weibliche und männliche Energie ausgleichen, gleichwertig werden lassen und zur Einheit der Schöpferkraft verschmelzen.

Eins – Zwei – Drei – Eins: Aus der Einheit begaben wir uns in die Polarität der Zwei und aus der Verschmelzung der Zwei entstand eine neue Einheit, wie das Kind aus der Verschmelzung von Mann und Frau.

Holunder öffnet für die Zirkulation die Tore: Er öffnet die Poren der Haut, verhilft zu reinigendem Schwitzen und stimuliert die Nieren. Er bringt Hitze, üblen Schweiß und Urin nach außen. Ebenso öffnet er die Lungen und befreit von Schleim. Holunder wirkt wie ein Schutzschild, löst Ängste und lässt uns ruhig werden. Holunder wurde zu Heilzwecken und zu magischen Ritualen verwendet. Der Elderstab, ein Zauberstab, wurde aus Holunderholz hergestellt.

FEINES UND HEILKRÄFTIGES AUS HOLUNDER

Rinde, Beere, Blatt und Blüte, jeder Teil ist Kraft und Güte, jeder segensvoll.

Holunderblüten-Tee

Ein **Kaltaufguss** hilft bei entzündeten Augen und bei Drüsenvergrößerung.
Ein **Heißaufguss** bringt bei Fieber zum Schwitzen, er unterstützt bei Lungenentzündung oder Pseudo-Krupp bei Kindern, bei Grippe und starkem Körpergeruch. Zusätzlich kann der Tee vor dem Einschlafen auf Arme und Beine eingerieben werden. Holunderblüten-Tee abends getrunken beseitigt Schlafstörungen, lockert und entstaut.

Holunderblätter-Tee

Bei Nasengeschwüren lässt sich ein Heißaufguss aus den Blättern als Spülung verwenden oder in Cremes einarbeiten. Als Sprühlösung kommt er bei Verbrennungen oder Sonnenbrand, bei Arthrose oder bei Hautthemen zum Einsatz.

Tee aus der mittleren, grünen Rinde

Ein Kaltauszug aus der Rinde, die mindestens 6 Monate getrocknet ist, hilft die Gallenblase zu entstauen.
1 Tasse täglich trinken.

Holunderblüten-Sirup

Etwa 10 Holunderblüten zusammen mit 6 g Zitronensäure und 1 in Scheiben geschnittenen Bio-Zitrone in ein Gefäß geben. Das Ganze mit 1,5 l abgekochtem und abgekühlten Wasser übergießen, alles zugedeckt 48 Stunden ziehen lassen. Nun 1,5 kg Zucker zugeben, erwärmen und umrühren, bis sich der Zucker gelöst hat. Danach abseihen und in Flaschen füllen.

Holunderblätter-Salbe bei harten Schwellungen und Wunden

- 300 ml Pflanzenöl
- 60 g Holunderblätter
- 25 g Spitzwegerichblätter
- 25 g Wermutblätter
- 12 g zerkleinerte Efeublätter
- 30 g Bienenwachs

Zubereitung: Das Pflanzenöl mit den Kräutern 20 Minuten achterförmig rühren, dabei nie über 70 °C erhitzen. Anschließend abseihen. Bienenwachs dazugeben und schmelzen. In geeignete Gefäße füllen, auskühlen lassen und erst dann verschließen, beschriften und kühl aufbewahren.

Holunderblüten-Wasser

4 große Blütendolden in ein Gefäß zupfen und mit 1 l abgekochtem und wieder abgekühlten Wasser, in das 0,5 TL Weinsteinsäure gerührt wurde, aufgießen, abdecken und 24 Stunden ziehen lassen.
Die Haltbarkeit liegt bei 2 bis 3 Wochen.
Regt den Stoffwechsel an.

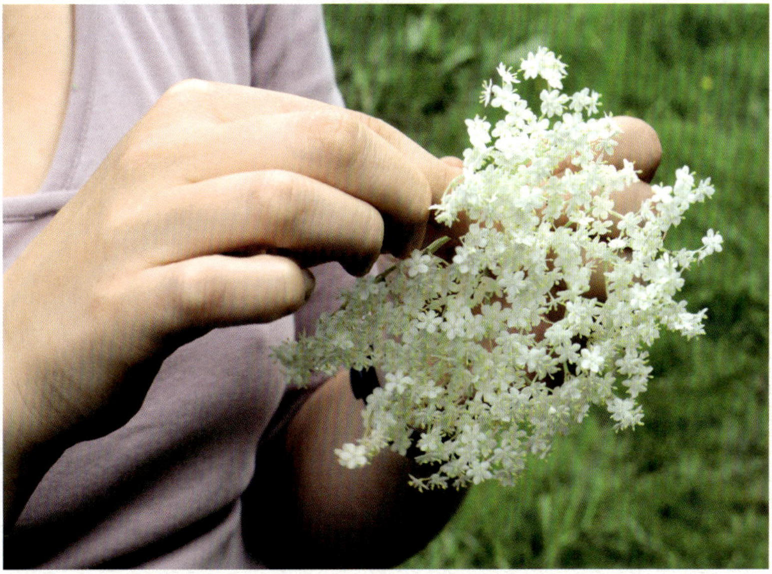

Blüte für Blüte zartduftende Sternengeschenke, voll Leichtigkeit und Hoffnung

Köstlicher Genuss

Holunder-Pannacotta

- 4 Blatt Gelatine
- 200 ml Milch
- etwas Vanillemark
- 400 ml Sahne
- 50 g Zucker
- 3 Holunderblüten

Zubereitung: Gelatine in kaltem Wasser einweichen. Milch mit Zucker, Vanille und der Hälfte der Sahne aufkochen. Die Holunderblüten dazugeben und ca. 10 Minuten zugedeckt ziehen lassen. Danach abseihen und die ausgedrückte Gelatine einrühren. Im Kühlschrank leicht anstocken lassen, dann die restliche Sahne schlagen und vorsichtig unterheben. Anschließend für 2 Stunden zum Festwerden in den Kühlschrank stellen. Ein köstlicher Genuss!

Holunderblüten-Likör

- 1 l Wasser
- 500 g Zucker
- 15 g Zitronensäure
- ca. 11 große Holunderblüten
- 1 l Doppelkorn

Zubereitung: Aus Wasser, Zucker und der Zitronensäure einen Zuckersirup kochen und abkühlen lassen. Die Blüten in eine Schüssel legen und den Sirup darüber gießen. 1 bis 2 Tage zugedeckt an einem kalten Ort ziehen lassen. Danach alles durch ein sauberes Tuch oder feinmaschiges Sieb geben, mit Doppelkorn auffüllen und gut miteinander vermischen. Den Holunderblüten-Likör in saubere, heiß ausgespülte Flaschen abfüllen und 3 Monate reifen lassen. Kalt oder warm mit einem Häubchen Schlagsahne genießen!

Holunderbeer-Wein

- 500 g Holunderbeeren
- 0,5 l Wasser
- 0,5 l Portwein

Zubereitung: Holunderbeeren mit Wasser 30 Minuten köcheln, dann durch ein Sieb streichen und abkühlen lassen. Mit 0,5 l Portwein vermischen.

Achtung: Bitte Holunderbeeren vor dem Verzehr immer kochen, da es sonst zu Erbrechen, Übelkeit oder Kopfschmerzen kommen kann.

Holunder-Milch

2 Blütendolden in 2 Tassen Milch zum Kochen bringen, etwas ziehen lassen und abseihen. Mit Honig oder Ahornsirup gesüßt und mit Vanille, Ingwer, Safran oder Zimt gewürzt – ein Hochgenuss!

Holunder-Tinktur

Eine Holunder-Tinktur wird aus zwei Dritteln Blätter und einem Drittel Blüten bereitet. Holunder unterstützt die Sauerstoffversorgung des Blutes.
Holunder- und **Kamillenblüten-Tinktur** oder -Tee wird bei Ohrenschmerzen empfohlen.
Eine Tinktur aus **Holunder** und **Oreganoblättern** kann bei Schwerhörigkeit und Tinnitus helfen.

Blütenessenz

Die Blütenessenz reinigt unser System und lässt uns Wichtiges von Unwichtigem unterscheiden und filtern. Sie schenkt Überblick und Klarheit, lässt Wesentliches erkennen und öffnet uns für den Lichtfluss. Holunder hilft, alle Teile des Lebensnetzes kennenzulernen, es zu entwirren und meisterhaft weiterzuweben.

Homöopathie

Menschen, die tagsüber schwitzen und während der Nacht warm und trocken sind, können durch eine homöopathische Dosis von Sambucus einen Heilimpuls erfahren. Ebenso ist Sambucus bei Atemaussetzern, die zu bläulicher Gesichtsfarbe führen hilfreich.
Bei Stockschnupfen der Säuglinge, die aufgrund verstopfter Nase nicht richtig atmen können, wird Holunder meist in Tiefpotenz gegeben.

„Aled bist du, das Feuer
der Erde,
uralte Weise der Sterne.
Öffnest Tore und Poren,
lehrst Rhythmus von Nähe und Ferne.
Urweiblich – urmännlich,
dir ist alles ***eins.***
Bringst was reif ist zur Sprache,
Wahrheit ist deins.“

ADELHEID LINGG

Holunder-Räucherung

Eine Räucherung aus dem weichen, weißen Holundermark gibt innerste Weisheit aus der Tiefe und lebendigstes Wissen frei. In-form-a-tion für alle.

Junge, getrocknete Holunder-Triebspitzen schenken als Räucherung große Regenerationsfähigkeit. Wir erheben uns wie „Phönix aus der Asche“ neu.

Eine Holunder-Beerenräucherung aktiviert unser „Bauch-Gehirn“ und stimuliert Kräfte, die ganz tief im Leib verborgen sind. Sie wirkt auf die Gebärmutter der Frau entstauend und kräftigt ihre Erdantenne.

Holunder-Holz sollte nur von Kundigen für besondere Ritualfeuer zu Tod und Auferstehung geräuchert werden. Holunder erleichtert den Übergang – im Tod und in der Neugeburt.

Er zerstreut dunkle Sorgenwolken und löst Verhaftungen ab. Als leichte, luftige, expansive Pflanze löst er alle Schwere und Blockierung auf. Er öffnet unser Herz und stärkt die Lebensgeister.

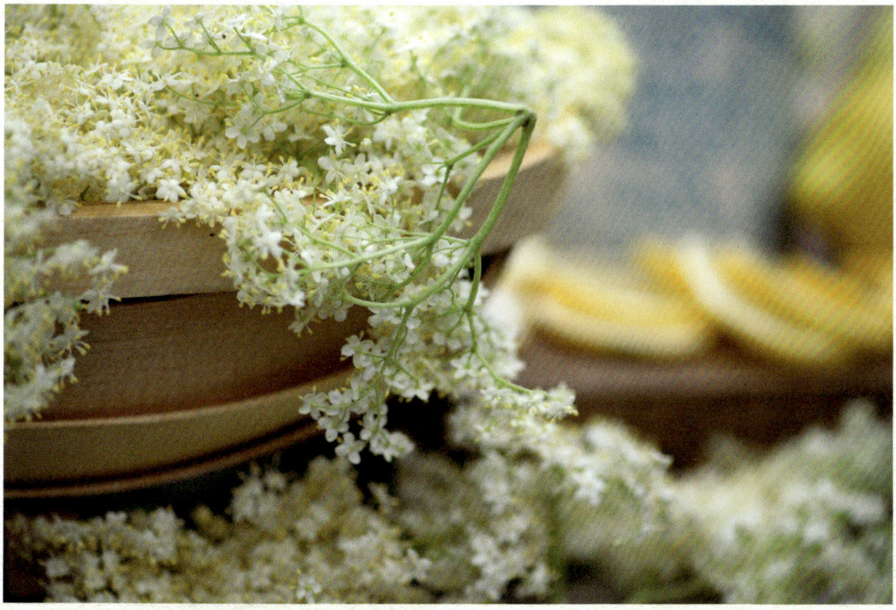

Erntefülle für viele Flaschen Holunder-Trinkgenuss

Pflanzenteil	Blätter/Knospen	Blüten	Blätter	Beeren	Rinde
Sammelzeit	Feb. / März	Mai / Juni	April – Juni	Aug./ Sept.	März / April

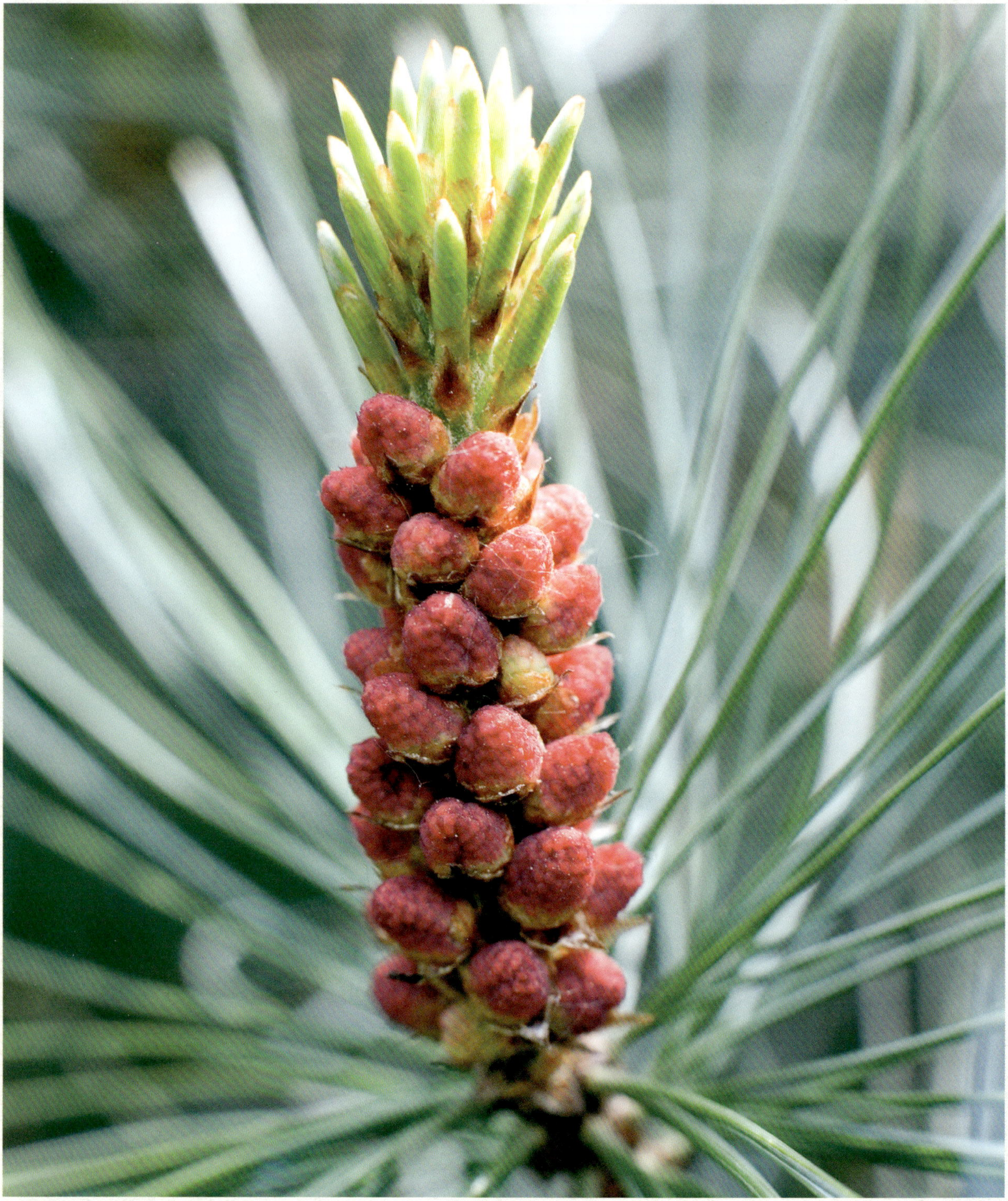

Weibliche Kiefernblüten im Purpurhäubchen

Kiefer

—— **Wald-Kiefer, Gemeine Kiefer, Föhre** *(Pinus sylvestris)*

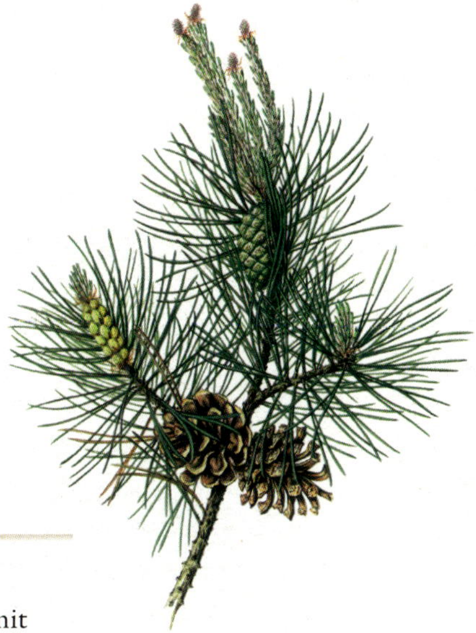

Kiefer-Geschenk

Schritt für Schritt nehm ich dich mit,
auf einem Windpferd zum göttlichen Ritt.
Borkige Rinde, rotwarmes Braun,
hilft dir, auf das Gelung'ne zu schau'n.
Zu danken für das, was du hast erreicht,
auch wenn es nicht der Superlative gleicht.
Dein Bestes ist es, für hier und heute,
das von dir, nicht das von irgendwelchen Leuten.
So atme tief, spann deine Flügel weit
und flieg in eine entspannte Zeit.

DER BAUM – DIE WALD-KIEFER

Im Baum-Ogham seht **A – Ailim,** für die Kiefer. Sie gehört zur Familie der Kieferngewächse (Pineaceae) und ist ein wärmender, klärender, tröstender Baum.

DIE KOSMISCHEN PATEN

Jupiter schenkt der Wald-Kiefer Größe und zeigt sich in ihrer schirmartig ausladenden, offenen Krone. Die **Sonne** bringt Wärme, Licht und ätherische Öle in den Baum und **Saturn** die Fähigkeit, mit wenigen Nährstoffen auszukommen und lange zu leben.

DAS WAR DER BAUM FÜR DIE ALTEN

Die Kiefer ebnete nach der Eiszeit vielen anderen Bäumen den Weg. Vor über 10 000 Jahren bedeckten riesige Kiefernwälder, zusammen mit Birke und Hasel, fast ganz Europa. Die Kiefer war den Kelten, ein kraftvoller Feuerbaum und wird bis heute von acht großen schottischen Clans als Baumtotem getragen.
In Ställen, Speisekammern und Krankenstuben wurde Kiefernharz als effektive, desinfizierende Räucherung verwendet. Über lange Zeiträume spendete sie mit ihrem Harz und Holz helles, fast rußfreies Licht, das die Räume der Menschen erhellte und mit wohltuendem Duft gleichzeitig beruhigte. Harz, Pech und das durch Wasserdampfdestillation gewonnene, flüssige Terpentinöl sowie das zähe Kolophonium (Baumharz) fanden vielerlei Verwendung im alltäglichen und medizinischen Gebrauch. So wurden mit dem Pech der Kiefer Fässer und Schiffsrumpfe abgedichtet und mit dem Kolophonium Geigen veredelt.
Hildegard von Bingen stellte aus dem Saft von Kiefernzweigen eine Salbe her, die trübe Augen wieder klärte, indem sie die Augenlider täglich damit einreiben ließ.

SO WIRKT DIE KIEFER AUF KÖRPER, GEIST UND SEELE

Die Kiefer bildet ruhige, lichte Wälder, in denen jeder Baum seinen eigenen Freiraum behält. So wird in Kiefernwäldern unser Geist rein, klar und frei, die Seele ruhig und die Atmung tief. Allein beim Spaziergang beleben sich unsere Lungen und Bronchien, unsere Verdauung wird gestärkt und unser System revitalisiert.

Inhaltsstoffe
Ätherisches Öl (mit Terpenen wie Limonen und Pinen), Glykoside (z. B. Coniferosid, Picein), Harze, Gerbstoffe, Bitterstoffe (z. B. Pinicrin), Vitamin C, Wachs

Eigenschaften
desinfizierend und keimtötend
hustenreizmildernd und hustenheilend
schleimlösend
reinigend und klärend
durchblutungsfördernd
haut- und wundheilend
wassertreibend
nervenstärkend
verdauungsfördernd
schmerzstillend

Für einen ruhigen Schlaf
Kiefernnadeln 6 bis 8 Wochen im zimmerwarmen Wasser einweichen. Die Wachsschicht der Nadeln springt während des Gärungsprozesses auf und gibt weiche „Waldwolle“ frei. Diese wird herausgefischt, an der Sonne getrocknet und in ein Baumwoll- oder Leinensäckchen gegeben. Zartweich vertieft es den Atem.

HEILKRÄFTIGES UND FEINES AUS KIEFERN
Frisch können sehr junge Kiefernsprossen Salate mit Wohlgeschmack bereichern.

Wald-Kiefernsprossen-Tee
1 EL Kiefernsprossen mit 1 Tasse kaltem Wasser zum Kochen bringen, 10 Minuten zugedeckt ziehen lassen, abfiltern, schluckweise 1 bis 3 Tassen täglich trinken.
Anwendung: Der Tee wird bei Bronchitis oder Husten, zur Verdauungsstärkung, bei Blähungen, bei Blasenbeschwerden und Hautproblemen gegeben.
3 l Kiefernsprossen-Tee ins Badewasser geseiht entspannt das Nervensystem, heilt die Haut und stärkt die Atmung.

Kiefernharz-Salbe
60 g gereinigtes und gemörsertes Kiefernharz vorsichtig mit 50 ml Leinöl im Wasserbad unter Rühren schmelzen und noch warm in Medizindöschen abfüllen. Nach dem Erkalten verschließen.
Anwendung: Auf Brust und Rücken eingerieben hilft sie bei Husten und Atemwegserkrankungen. Aufgetragen auf die Haut kann sie Geschwüre schneller abheilen und Gelenkschmerzen lindern.

Kiefern-Geist
5 grüne, junge Kiefernzapfen und eine halbe Handvoll Kiefernnadeln zerkleinern und in ein Schraubglas füllen. Mit Korn übergießen und 28 Tage warm und dunkel ausziehen. Danach abfiltern und in eine saubere Flasche abfüllen.
Anwendung: Kieferngeist eignet sich zum Einreiben bei Nervenschwäche, Überbeanspruchung von Muskeln und Gelenken und bei Kreislaufschwäche.

Blütenessenz
Sie hilft, sich selbst so annehmen, wie man gerade ist, Selbstvorwürfe und Schuld zu entlassen und sich und anderen zu vergeben: „Alles ist gut, so wie es ist.“

Räucherung
Wärmt und klärt Räume, löst Trauer auf und gibt Sicherheit. Sie erlöst von Dämonen und Flüchen und schützt vor mystischen Praktiken. Kiefernharzrauch stärkt das Herz und die Lungen. Er bringt Ruhe und energetische Aufladung in unser System, wirkt antiseptisch und durchblutungsfördernd. Die Energien von schwächlichen Menschen werden angehoben und gestärkt. Kiefer stärkt das Gefühl der Stimmigkeit, der Selbstverständlichkeit. Wir werden zufrieden, mit dem was ist und erfahren Ruhe und Muße.

Volksnamen
Fohre, Peuke, Kienholz, Farchen, Feuerbaum, Drachenbaum, Tälle

Pflanzenteil	Triebspitzen	junge Zapfen	Nadeln	junges Holz	Harz
Sammelzeit	Mai / Juni	Aug. / Sept.	Mai – Aug.	ganzjährig	Juni – Aug.

Latschen-Kiefer

—— **Latsche, Berg-Kiefer** *(Pinus mugo)*

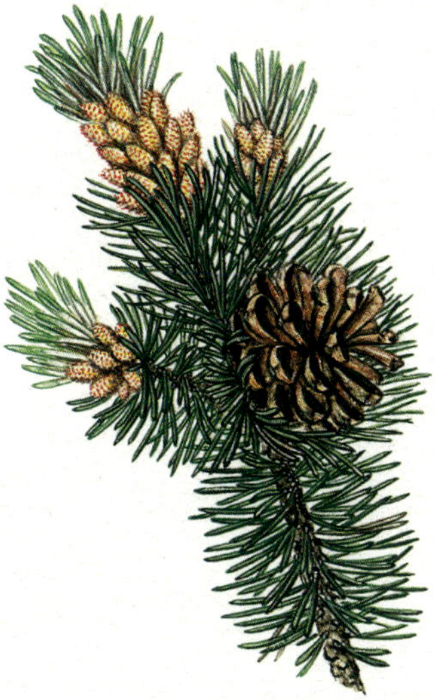

Latschenraunen

Wir sind die grünen Thermalquellen der Berge. Komm zu uns und bade dich gesund und fit. Fehlt dir Lebenswärme oder fehlen dir gesunde Knochen und Muskeln? Wir kriegen das schon wieder hin! Mit uns bekommen deine Glieder wieder Halt und Kraft. Du wärst nicht der Erste, den wir vor dem Absturz bewahren. Auf uns kannst du dich verlassen, zu jeder Zeit. Wir wärmen und wir halten dich, schenken dir neue Elastizität und Sprungkraft. Verjüngen können sich mit uns Mensch und Tier, drum´ komm zu uns herauf, wir sind hier.

BESONDERHEITEN DER LATSCHE

In der alpinen Zone, wo kaum ein Baum mehr sicheren Stand findet, wachsen die Latschen. Hier und dort noch in Gesellschaft von mutigen Ebereschen und Schwarz-Erlen, beleben sie die graue Felsregion. Selbst in lawinengefährdete Bereiche dringen sie vor und gewähren der Erde Halt.

Die Latsche wächst meist strauchförmig mit einer Wuchshöhe von 1 bis 3 m. Ihre Zweige und Stämmchen entwickeln sich niederliegend, bogig aufsteigend und breiten sich nach allen Seiten aus. Ihr dichter Wuchs bildet ein schier undurchdringliches Gewirr von Ästen und schafft ein einzigartiges Kleinklima.

Latschen speichern die Sonnenwärme und wandeln sie in ätherische und andere heilkräftige Öle um. Sie bilden wärmende, schützende, heilende Rückzugsorte für viele Tiere und andere Wesen. Beim Wandern durch ein Latschenfeld umfängt uns eine behütende Wärme, ein heimeliges Gefühl, das uns kräftigt und den Atem stärkt. Nur wenn die Sommersonne brennt, dann sollten wir den Weg durch ein Latschenfeld besser früh morgens wählen, sonst kommt der Weg einer Wüstenwanderung gleich, mit flirrender Hitze und Staubtrockenheit.

Die Latsche lehrt uns Geduld und die Weisheit vom rechten Zeitpunkt. Der einhäusige Baum blüht erst im Juni oder Juli, dabei fliegen die gelblichen männlichen Samenteile in hellgelben Wolken und bestäuben mit feinstem Lichtgelb, die weiblichen Samenanlagen. Diese stehen in Königspurpurrot am Ende der Zweigspitzen. Sie fangen die goldenen Pollenkörner und vollziehen einen langen Tanz der Vereinigung und des Reifens. Die Samenreife liegt etwa im Oktober und die Gesamtreifung des neuen Zapfens dauert ganze drei Jahre.

DIE KOSMISCHEN PATEN

Die **Sonne** senkt sich als Wärme in die Latschen ein, wie auch in den sonnenhellen Blütenstaub. **Saturn** schenkt der Latsche große Ausdauer und Widerstandskraft, ebenso ihre Formtreue. Selbst wenn sie von Schneelawinen niedergedrückt wird, steht sie immer wieder auf, ist genügsam und nahezu unspaltbar.

SO WIRKT DIE LATSCHE AUF KÖRPER, GEIST UND SEELE

Die Latsche schenkt uns Kraft und Stärke, auch bei widrigen Umständen. Sie sorgt für Durchhaltevermögen und Beständigkeit und stärkt unser Urvertrauen.

Volksnamen

Legföhre, Fohre, Krüppelkiefer, Krummholz-Kiefer, Forche

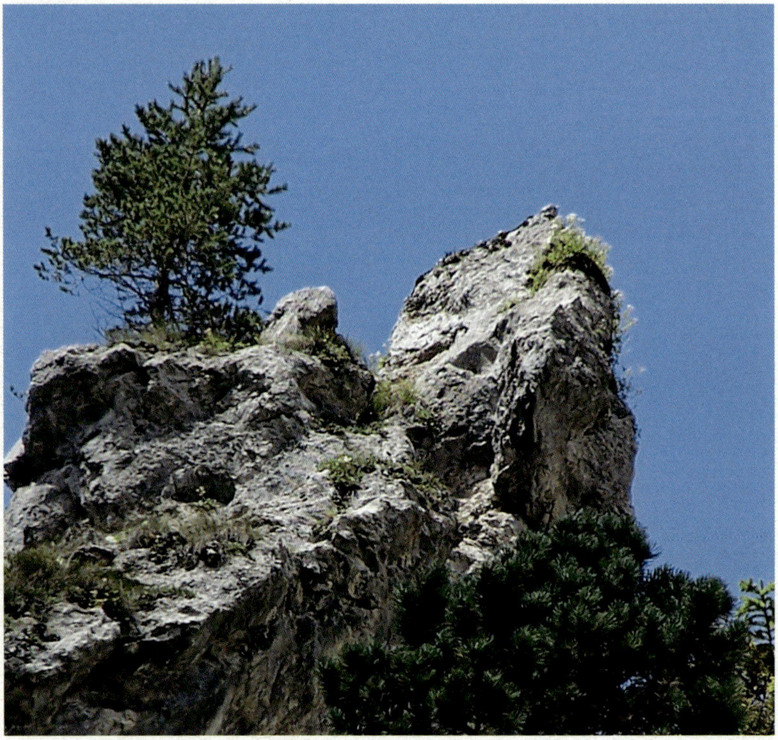

Blaugrünes Latschenmeer im kargen Fels

Tipp

Latschenholzstückchen in ein kleines Leinenkissen eingenäht und unter das Kopfkissen gelegt, öffnet eine klare Verbindung zu den Ahnen. Das Holz der Latschenkiefer wirkt auf uns allgemein kraftspendend. Runen aus Latschen-Kiefernholz sind absolute Kraftzeichen und Amulette.

Sie reinigt unseren Ätherleib und hält ihn elastisch. Gleichzeitig zentriert sie uns in uns selbst und öffnet unsere Sinne. Wie eine wunderbare Mutter ruft sie uns zu: „Zentriere dich, vertraue Dir selbst, du kannst deinen Lebensauftrag erfüllen. Dein Atem ist es, der Außenwelt und Innenwelt miteinander verbindet – so atme tief durch, öffne deine Augen und sehe klar, was zu tun ist. Ich schenke dir die notwendige Geborgenheit, löse Verwirrung auf und helfe dir, das Alte und nicht mehr benötigte, loszulassen. Das wirklich Wichtige, halte jedoch griffig und fest." Die Zapfen sind wie kosmische Rosenblüten. Gebaut nach dem Lauf der Planeten zeigen sie in ihrem Aufbau ein Spiralmuster, das der Blume des Lebens ähnelt. Ihr Duft ist kräftig, harzig, das Herz berührend. Werfen wir die reifen, braunen Zapfen ins Feuer, tanzen sie dort knackend und leuchtend ihren Tanz.

HEILKRÄFTIGES UND FEINES AUS LATSCHE

Äußerlich wie innerlich angewendet heilt Latsche die oberen und unteren Atemwege. In medizinischen Bädern, Fußbädern und Einreibungen macht sie die Muskeln manches Sportlers und Bergsteigers wieder fit und locker. Für Rheumageplagte liefert sie eine herrliche Einreibung, denken wir nur an den altbekannten Latschen-Kiefer-Franzbranntwein.

Ätherisches Latschen-Kiefern-Öl

Der hohe Gehalt an Harzen und ätherischen Ölen der Latsche kommt unserer Gesundheit zugute. Aus frischen Zweigspitzen, Ästen und Nadeln wird das ätherische Latschen-Kiefern-Öl durch Wasserdampfdestillation gewonnen. Es ist ein hervorragendes Mittel um festsitzenden Schleim aus den Bronchien zu lösen und abhusten zu können.
Anwendung: 8 bis 10 Tropfen in ein Kopfdampfbad geben und inhalieren. Ein paar Tropfen des ätherischen Latschen-Kiefern-Öls mit fettem Engelwurzöl (Sonnenauszug) gemischt ist eine wunderbare Einreibung für Brust und Rücken um Erkältungsbeschwerden zu heilen. Bitte 2- bis 3-mal täglich dünn einreiben.

Latschen-Kiefernadel-Verreibung

In Milchzucker verrieben sind Latschennadeln ein verjüngender Kraftspender.
Anwendung: Bitte 2-mal täglich eine Messerspitze davon im Mund zergehen lassen.

Latschen-Kieferzapfen-Likör

Junge, noch grüne Latschen-Kieferzapfen werden in Korn mit Kandiszucker eingelegt und über 4 bis 6 Wochen zimmer-

warm ausgezogen. Den Likör seihen wir in Flaschen ab und lagern ihn kühl.
Das harzige Aroma des rotgoldenen Likörs schenkt Klarheit, wärmendes Feuer und Kraft.

Blütenessenz

Sie vertreibt dunkle Gedanken und Unsicherheit und spendet hellstes Licht. Sie verbindet mit dem Lichtstrom der Ahnen und lässt die besten, schon errungenen Talente durch die Blut- und geistige Ahnenlinie fließen. „Nimm die Lebensaufgabe an, die deine eigene ist, aber auch die deines Clans."

Räucherung

Latsche verbindet mit unserer Ahnenlinie und wir bekommen durch sie eine „Ahnung" vom Auftrag unserer Stammfamilie. Latsche klärt Widerstände, indem sie uns diese bewusst macht. Sie räumt auf und hilft, sich nicht zur Seite schieben zu lassen. Ihr Rauch durchdringt alle Schichten und birgt Drachenkraft in sich. Sie gibt Halt, Fassung und Lebenswärme. Der Rauch schenkt fehlende Lebensfreude.

Latschengeist

„Bin ein Strauch, ich bin
kein Baum,
begrün' der höchsten Gipfel Saum,
mit Bögen, die sich heben,
vom harten Fels zum Himmel auf,
empfang' der Sterne Lauf.
Verzehr' die Angst, die Not in dir,
vor Kälte schütz' ich jedes Tier,
bewahre alles Leben.
Ein Berggeist bin ich eben."

ADELHEID LINGG

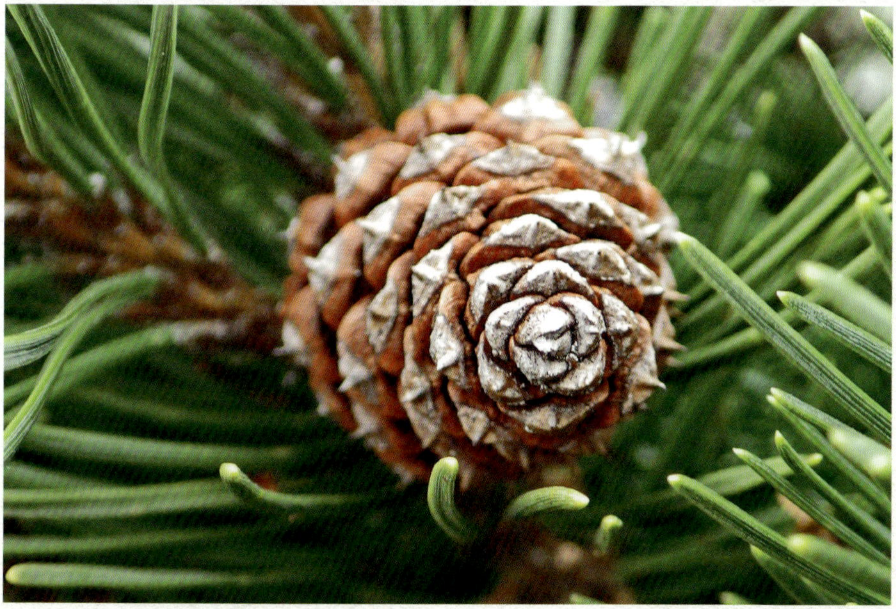

Latschen-Zapfen-Mandala im Grün

Pflanzenteil	Knospen	Blüte	Nadeln	Holz
Sammelzeit	Mai / Juni	Juni / Juli	Mai – Aug.	ganzjährig

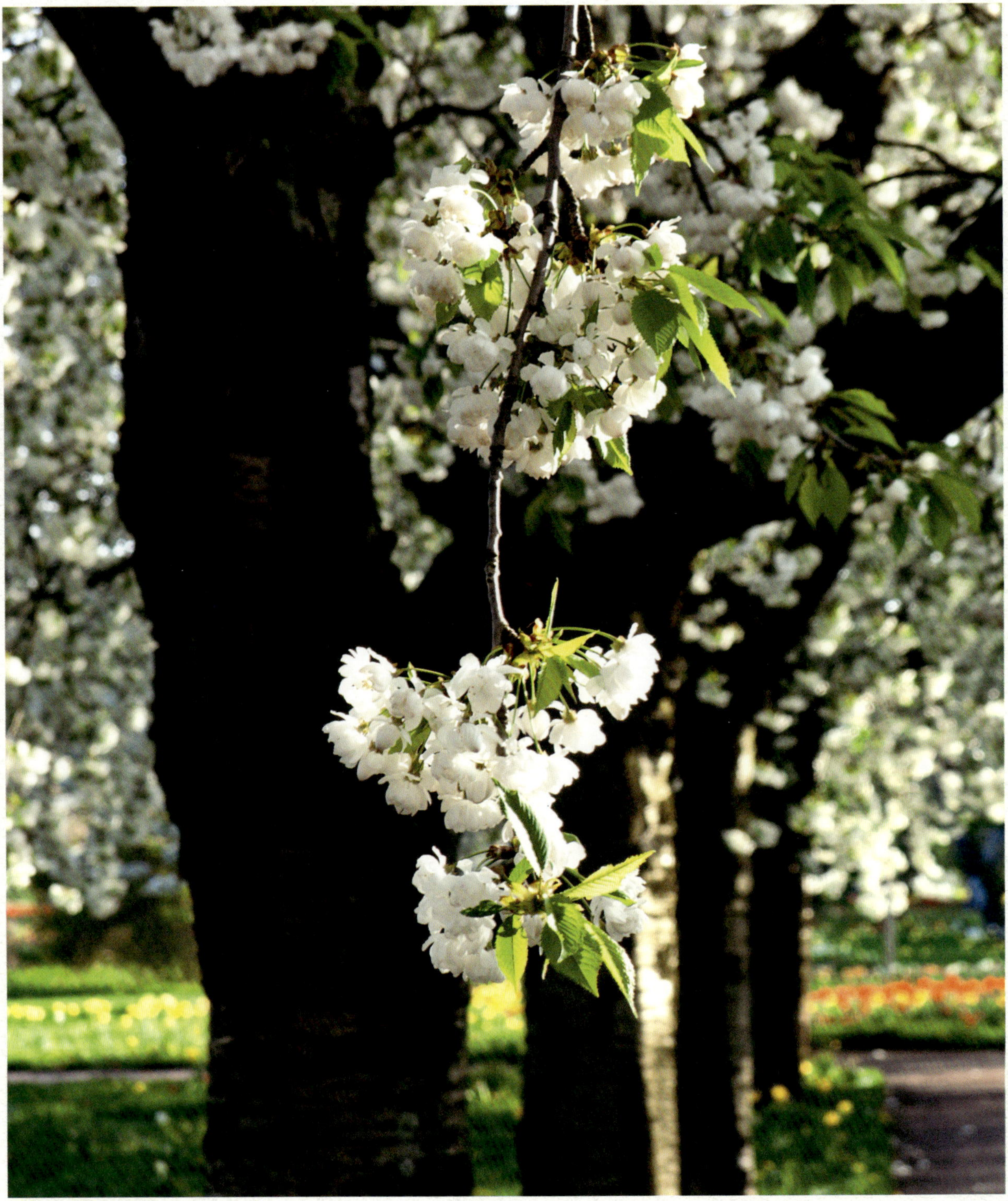

Kirschblüten, ein Traum in Weiß

Kirsche

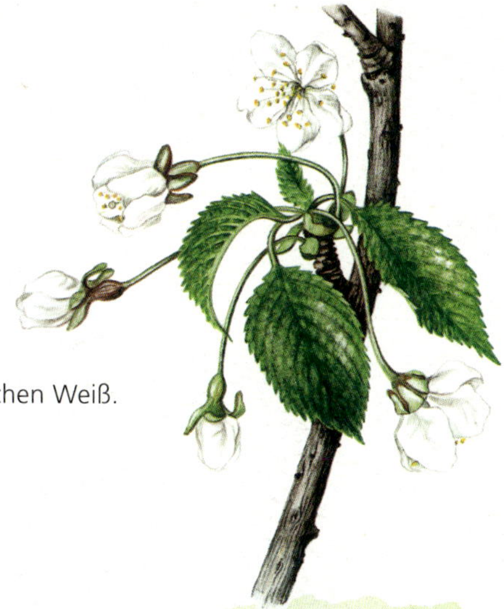

— **Süßkirsche oder Vogelkirsche** *(Prunus avium)*
Sauerkirsche *(Prunus cerasus)*: wild-saure Früchte

Verführung im Mondlicht

Circe und Mondlichttänzerin, steh' ich mit silbernem Stamme.
Flute in Wogen den Duft zu dir hin, bin der Glückseligkeit Amme.
Weich wird's dir ums Herz, wenn mein Blütenmeer strahlt, in reinstem, zierlichen Weiß.
Glucksende Freude regt sich in dir, Liebe entflammt gar heiß.
Ich locke mit Blüten und Früchten so rot, süß, wie die schwellenden Lippen.
Trage sie als Geschenk am Ohr, mit jedem Schritt lass sie wippen.
Lustvolles Urweib flutet durch mich,
schenkend und feurig im Wesen,
verbrenn' ich mit lustvoller Flamme, alle schwelende Glut,
das tut gut.
Nur wer bei mir im Mondlicht gesessen, mit der Göttin vereint,
wer von meinen Früchten gegessen, weiß, aus Hingabe das Höchste keimt.

DER BAUM: KIRSCHE – HEILENDES MONDLICHT

Die Kirsche gehört zur Familie der Rosengewächse (Rosaceae). Sie wächst bis auf 1 700 m, erreicht eine Größe von ca. 25 m und ein Alter von bis zu 300 Jahren. Sie blüht von April bis Mai, ist einhäusig und braucht daher zur Befruchtung einen weiteren Kirschbaum in ihrer Nähe. Kalkhaltige, durchlässige Böden liebt sie ebenso wie geschützte, sonnig bis halbschattige Standorte, da sie recht frostempfindlich ist. Gerade in Weinbergen ist die Kirsche ein besonders dankbarer Baum. An ihren Blattstielen befinden sich jeweils zwei rote, runde Drüsen, die ein Sekret absondern, das Ameisen Nahrung bietet. Diese wiederum halten im Gegenzug die Larven vieler Schädlinge fern. Diese Schädlingsreduzierung kommt auch der Weinrebe zugute. Sonne und Mond braucht die Rebe, um zu wachsen, die Kirsche empfängt als Mondenbaum das Sonnenlicht und spiegelt es freigiebig an ihre Umgebung weiter.

Kirschbaumholz

Das Holz zählt zu den Edelhölzern und wird zum Bau von kostbaren Möbeln und Instrumenten verwendet. Es ist ein Holz mit jugendlicher, ästhetischer Ausstrahlung und Schutzwirkung. Runen aus Kirschholz gelten als Liebesrunen.

DIE KOSMISCHEN PATEN

Der **Mond** schenkt ihr die duftigen, reinweißen Blüten, den silbernen Stamm, die roten Früchte und ihre Beziehung zum Wasser. **Venus** gewährt ihr die Wohlgestalt und die Fünfzahl der Blütenblätter, ebenso ihren herrlichen Duft.
Jupiter schenkt ihr die Fruchtfülle und große Heilwirkung. Göttinnen wie Venus, Freya, Isis, Artemis und Ceres wählten sie als ihren Baum.

DAS WAR DER BAUM FÜR DIE ALTEN

Früher nutzte man getrocknete Kirschblätter als Tabakersatz. Zur Kirschenernte im Juni und Juli blieben, so sagten die

Inhaltsstoffe
Allantoin, Glykoside (z. B. Amygdalin), Asparagin, Methylsalicylat, Carotinoide, Vitamine (A, C, B_1, B_2, B_3, B_6, Folsäure), Anthocyane, Fruchtsäuren, Pektine, Fruchtzucker, Enzyme, Gerbstoffe, Mineralstoffe (z. B. Kalium, Kalzium, Phosphor, Silizium, Zink und in den Früchten Molybdän)

Eigenschaften
entzündungshemmend und fiebersenkend
schleimlösend und hustenheilend
blutdruckausgleichend (besonders wenn dieser zu niedrig ist)
blutbildend
herzstärkend
stoffwechselanregend
haut- und bindegewebereinigend und -straffend
ödemausleitend
durchfallstoppend
harntreibend, adstringierend
beruhigend, nervenstärkend und aufheiternd

Alten, die Wartezimmer der Ärzte leer. Heute belegt diese Aussage ein Forscherteam der Michigan State University: Schmerzpatienten aßen eine Woche lang täglich ein halbes Pfund Kirschen und erlebten dabei eine deutliche Schmerzstillung.

20 leuchtend rote Kirschen haben den gleichen schmerzstillenden Effekt wie ein bis zwei Aspirin-Tabletten.

Die in den reifen Kirschen enthaltenen Anthozyane sowie Zink und Vitamin C zeigen eine direkte Heilwirkung auf entzündetes Gewebe und wirken dabei außerdem noch als Radikalfänger. Sie vernichten ebenso schädliche Enzyme, die zu einer frühzeitigen Faltenbildung der Haut und einer Erschlaffung des Bindegewebes führen. So bleibt das Bindegewebe jung und schön.

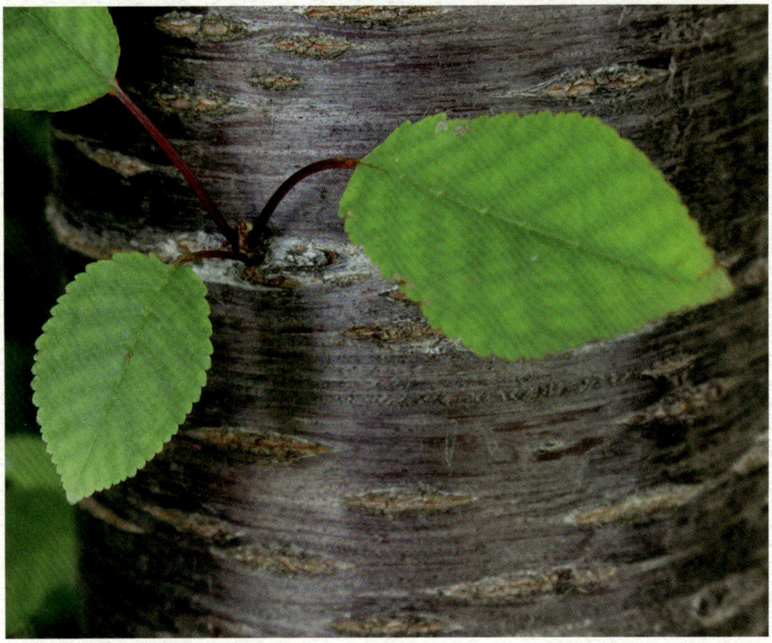

Mondensilber umspannt den Stamm der Kirsche.

KIRSCHENLEICHTIGKEIT FÜR KÖRPER, GEIST UND SEELE

Die Kirsche eröffnet im Frühling den Blütenreigen der Obstbäume und bedeckt ihre kahlen Zweige über und über mit einem duftigen Blütenmeer. Sie berührt unsere Basis, unser Sexualchakra und unser Herz. Lebensfreude lehrt sie uns, Sinnlichkeit und Liebe. Feierlaune breitet sich aus unter einem blühenden Kirschbaum und inspiriert nicht nur die Japaner zum Feiern von *Sakura,* ihrem Kirschblütenfest. Jeder kommt durch die Begegnung mit der Kirsch-Deva in Festtagslaune. Wie weggeblasen ist das Grau des Alltags und Herz und Sinn öffnen sich für Inspiration, den Genuss und die Leichtigkeit des Lebens. Im Mondschein sieht man Feen und Elfen um die Kirsche tanzen und nannte sie deshalb Feen- und Mondbaum.

Ein Orakelbaum ist sie bei uns. Am 4. Dezember, dem Barbaratag, brechen wir Kirschzweige und stellen sie im warmen Zimmer ins Wasser. An drei bis fünf ausgewählte Zweige binden wir kleine Zettel mit Wünschen, die die Blüten aktivieren. Wenn sie zu Weihnachten blühen, verheißen sie Glück und Segen.

Die Kirsche ist absolut als Diätfrucht geeignet, da sie wenig Fett und Eiweiß enthält, aber jede Menge Vitamine, Mineralstoffe und sekundäre Pflanzenwirkstoffe. Sie wirkt dennoch hungerstillend, da ihr Fruchtfleisch bis zu 10 % Fruchtzucker enthält. Eine Kirschkur ist allen Gicht und Arthrose geplagten Menschen sehr anzuraten, denn sie hilft den Harnsäurespiegel effektiv zu senken. Magenempfindliche Menschen können die Kirschen gekocht zu sich nehmen, um Blähungen zu vermeiden.

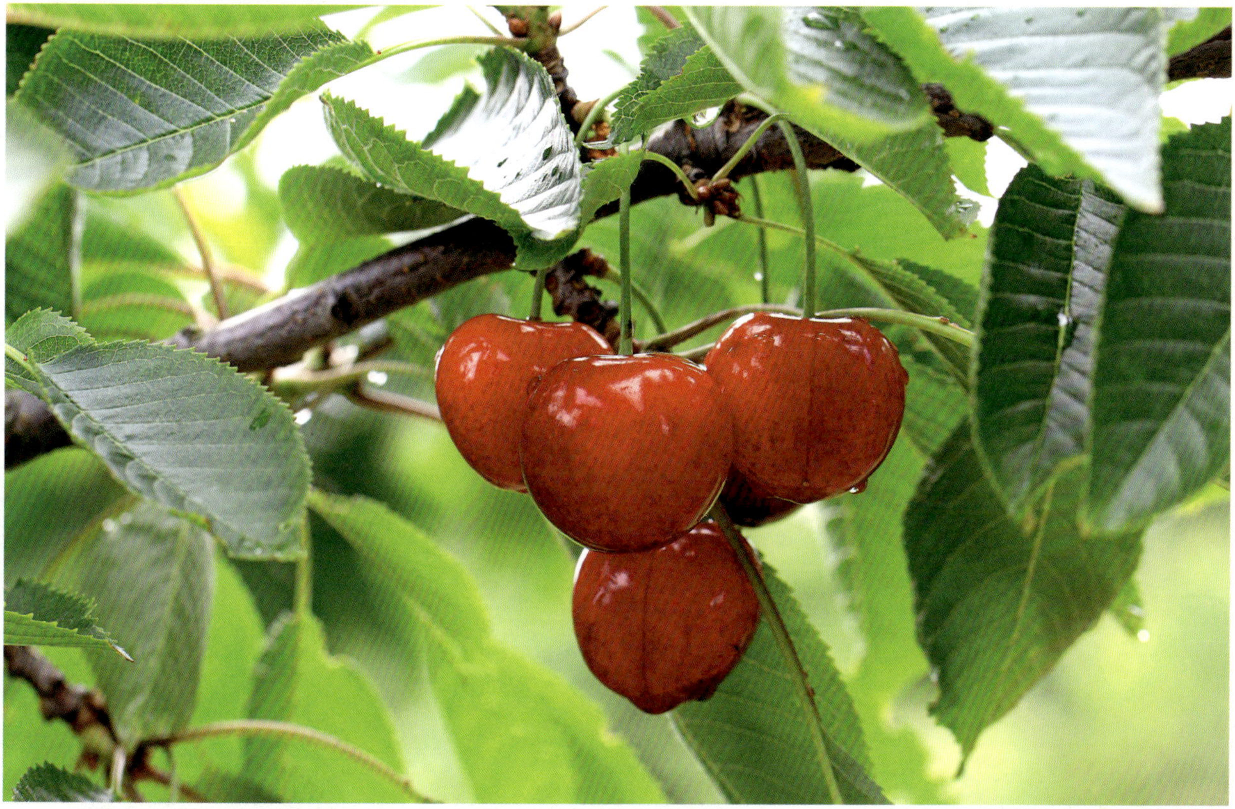

Zum Anbeißen süße Heilkraft

FEINES UND HEILKRÄFTIGES AUS DER KIRSCHE

Verwendung finden Knospen, Blüten, Früchte, Kerne, Stiele, Blätter, Rinde, Harz, Holz und Wurzel. **Kirschblätter und -blüten-Zubereitungen** werden in der Volksheilkunde bei Lungen-TBC angewendet.

Tipp

Junge Kirschblätter und -blüten schmecken wunderbar in Salaten, Suppen, Quarkzubereitungen und Getränken. Kirschblätter kann man auch zum Einlegen von Gurken verwenden.

Kirschlikör

100 g Süß- oder Sauerkirschen mit 100 g Kandiszucker, 1 Nelke, der Schale 1 Bio-Orange und einer halben Zimtstange in ein 500 ml Schraubglas einlegen und mit Korn auffüllen. Zugeschraubt 3 Monate ausziehen lassen, abseihen und in Lichtschutzflaschen füllen. Kühl aufbewahrt schmeckt er wild und süß, wie der Kuss der Esmeralda. Tipp: Zaubere Schokokirschen!

Salzkirschwasser

Das aus Süßkirschen gebrannte Kirschwasser wirkt sehr entzündungswidrig. 0,5 l Kirschwasser wird mit 2 EL Meersalz in eine Braunglasflasche gefüllt. Diese wird 1 Stunde lang alle 10 Minuten rhythmisch geschüttelt und in der 2. Stunde noch 2- bis 3-mal rhythmisiert. Als Gurgelmittel bei Rachenentzündungen oder für Umschläge auf schmerzende Stellen und Gelenke wirkt es Wunder.

Volksnamen

Süßkirsche: Herzkirsche, Mondbaum, Kriesbeer, Kersche, Kersbeere Knorpelkirsche, Wildkirsche, Waldkirsche

Sauerkirsche: Weichsel, Morelle, Amarelle

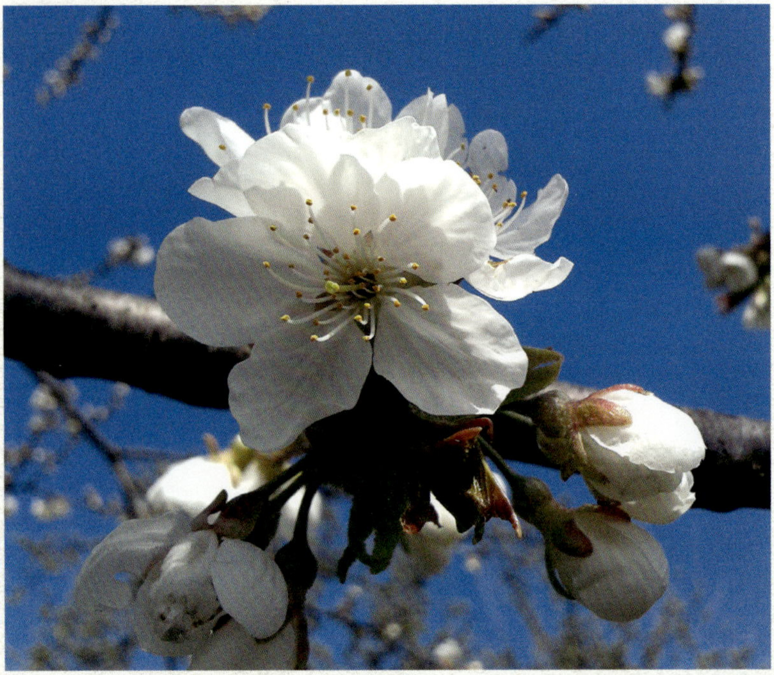

Kirschblüten – ätherisch zart und federleicht

Tipp

Färben mit Kirschenrinde

Kirschenrinde mit Beize ergibt auf Wolle und Seide ein helles Grau bis rötlich-dunkleres Braun.

Tee

Als Tee lösen **Kirschenstiele** Husten und Schleim, wirken schweißtreibend, entschlacken das Bindegewebe, entgiften die Nieren, entwässern, heilen Blase und Prostata und wirken Blut bildend. Sie dienen auch als „Entfettungstee" bei Fettleibigkeit.

Kirschblätter-Tee stärkt unser Immunsystem, entgiftet, kräftigt uns allgemein bei Erschöpfung und regeneriert unsere Leber.

Kirschkerne

Sie haben einen Ölgehalt von bis zu 35 % und wurden in Notzeiten zu Speiseöl gepresst – schmeckt ähnlich wie Mandelöl. Kirschkerne gemahlen und in **Wein** ausgezogen lösen Nieren- und Blasengries.

In **Naturessig** ausgezogen helfen Kirschkerne zu entwurmen.

Kirschkerne angestoßen und mit heißem **Wasser** überbrüht, ins Fußbad abgeseiht und bei Körpertemperatur gebadet hilft bei Fußpilz. Kirschkerne in ein **Leinensäckchen** eingenäht ergeben ein gutes Wärme- oder **Kältekissen.**

Tinktur

Ein Twist-off-Glas, zu drei Viertel locker gefüllt mit **Kirschblüten,** wird mit Korn aufgegossen, zugeschraubt und 28 Tage warm und dunkel ausgezogen. Anschließend in eine Lichtschutzflasche abgefiltert und kühl aufbewahrt. Die Tinktur stärkt die Weiblichkeit, wirkt sinnlich und leicht aphrodisierend, stärkt die eigene Ausstrahlung, macht anmutig und schön.

Kirschknospen und -blätter als Urtinktur (oder Tee) unterstützen die Leber und den Gallefluss.

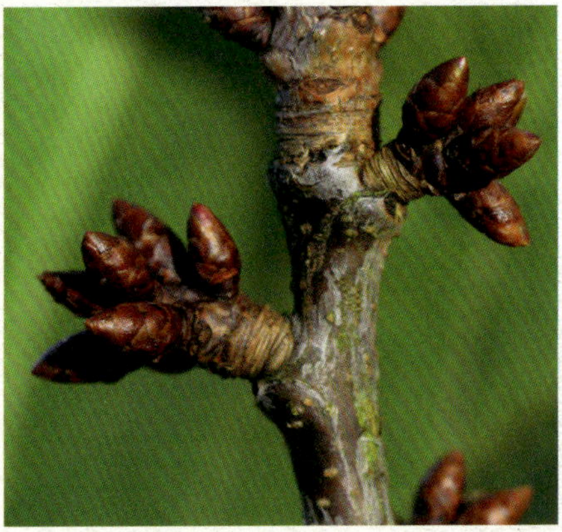

Kirschknospen für Leber und Galle

> *„Wer kann die Schönheit*
> *wieder zum Leuchten bringen,*
> *wer vermag die Schmerzen zu lindern,*
> *wer kann uns das Tanzen wieder lehren,*
> *wer die Liebe wieder entfachen?*
> *Frag' einfach den Kirschbaum,*
> *er kennt die Antwort darauf."*
> ADELHEID LINGG

Fruchtmark

Bei Cellulitis das Fruchtmark der Kirsche auf die betroffenen Bereiche auftragen und 10 bis 20 Minuten einwirken lassen. Danach mit lauwarmem Wasser abnehmen. Es entgiftet, strafft das Bindegewebe und fördert die Durchblutung.

Kirschharz

Kirschharz, auch Katzengold oder Kirschgummi genannt, schmeckt frisch wie ein Naturkaugummi und kann in **Wein** aufgelöst als **Hustenmittel** dienen. Fein gemörsertes Kirschharz wird mit Wasser gemischt und das Ganze vorsichtig unter Rühren im Wasserbad erwärmt, bis das Harz geschmolzen ist. Sprüht man diese Lösung dünn auf Blüten auf, kann man diese besser kandieren. Auch können mit dieser Lösung Filzhüte besprüht und leichter in Form gebracht werden.

Blütenessenz

Lädt den Optimismus ins Leben ein. Sie hilft Menschen, die das Feiern verlernt haben, damit sie sich wieder begeistern können und Lebenslust spüren. Mit Kirsche können wir das Leben leichter nehmen und befreiend lachen. Sie entspannt aggressive Impulse und bringt Sinnlichkeit und Genussfähigkeit zurück. Wir erleben wieder „Schmetterlinge im Bauch". Kirsche, die **Fröhlichkeitsblüte,** sagt: „Freue dich an jedem Tag – mit allen Sinnen." Affirmation: „Ich liebe das Leben und das Leben liebt mich!"

Räucherung

Das Harz sollte mindestens ein Jahr getrocknet sein, sonst qualmt es stark. Sein warm-würziger Duft bringt in Fluss, stärkt die Basis- und Sexualchakrakraft und öffnet für die Sinnlichkeit. Es lässt sich gut mit Styrax, Tonkabohne und anderen Harzen mischen. Kirsche, in all ihren Teilen geräuchert, verbindet uns mit unserer weiblichen Seite.

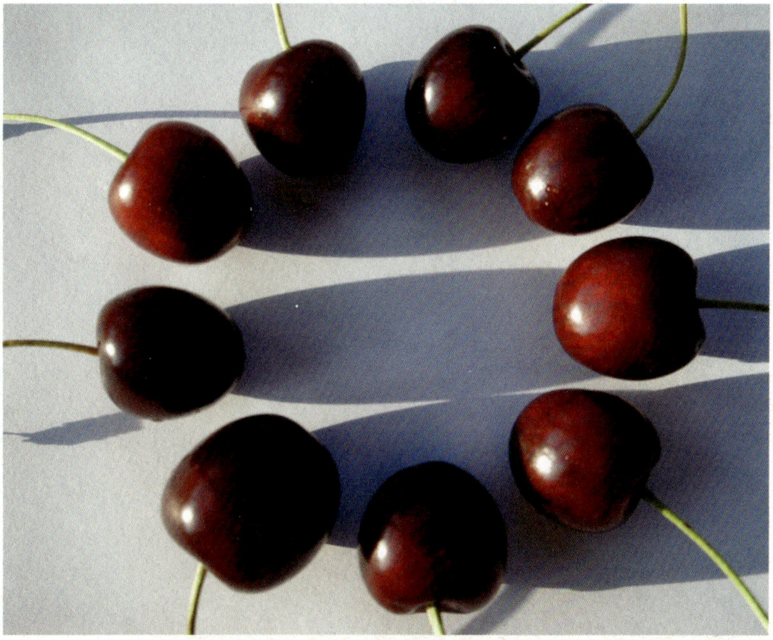

Ein fruchtiger Kranz für Schönheit und Gesundheit

Pflanzenteil	**Knospen**	**Blüte**	**Früchte**	**Blatt**
Sammelzeit	**März / April**	**April / Mai**	**Juni / Juli**	**Mai – Aug.**

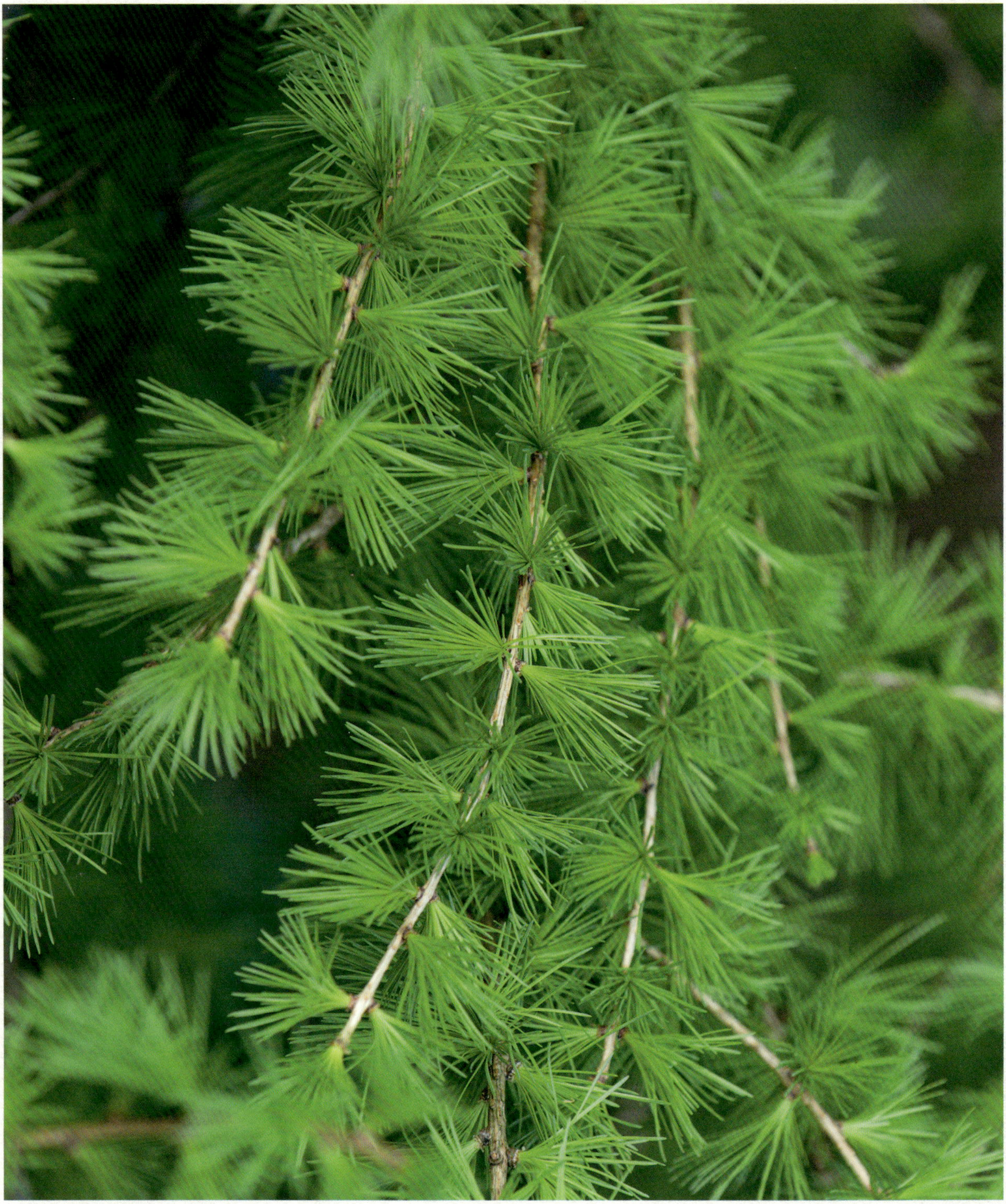

Lärchenzweige – Lichtkaskaden in Frühlingsgrün

Lärche

—— **Europäische Lärche** *(Larix decidua)*

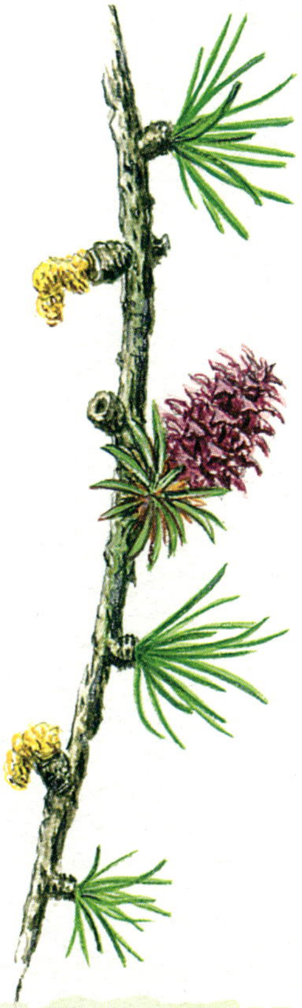

Lärchengold

Ich bin Sonnengold, das in die Erde sinkt, in den Schoß der Erde und in dein Herz. Leuchtspuren hinterlasse ich bei jedem Wesen, das mir nahe kommt. Ich strahle durch die Augen in dein Herz und aus deinem Herzen überall hin. Erinnere dich, dass du Sonnenlicht und Erdenliebe bist. Weich, zart und licht liebkose ich deine Wange mit meinen frischen frühlingsgrünen Zweigen und mit meiner milden Seele. Ich glaube an dich und an deine Talente. Lebe dein individuelles Potenzial. Wirke zum Segen aller und fühle den fröhlichen Frieden, der bei dir einkehrt.

LICHT – LEIB – AMME

Die Lärche ist Symbol des glücklichen Neubeginns und hilfreiche Hebamme bei schwierigen Geburten. Sie ist der Sitz des guten weiblichen Hausgeistes und Wohnstatt der Saligen. Sie verkörpert Leichtigkeit und Selbstvertrauen.

Die Lärche gehört zur Familie der Kieferngewächse (Pineaceae), wird bis zu 45 m hoch und wächst bis in Höhenlagen von 2 400 m.

DIE KOSMISCHEN PATEN

Venus schwingt in der Weichheit und Eleganz der Lärchenäste und im lichten Frühlingsgrün. Heilkraft und Milde sind Geschenke von ihr. Die Nieren bekommen von ihr liebevolle Unterstützung.

Die **Sonne** lässt die Nadeln im herbstlichen Gold erstrahlen. Sie verstärkt die Heilwirkung der Lärche auf Augen und Herz und flammt auf im goldenen Splintholz und im warmen Rotbraun der Rinde. **Saturn** gibt der Lärche Durchhaltekraft auf kargen Böden. Sie zieht ihren Lebenssaft im Winter in die Tiefe ihrer Wurzeln zurück und lässt sie so selbst starke Fröste überstehen. Ihre Urheimat, die sibirische Tundra, in der im Winter „Stein und Bein" gefriert, lehrte sie solch hilfreiche Überlebensstrategien.

DAS WAR DER BAUM FÜR DIE ALTEN

Venedig wurde überwiegend auf Pfählen von Lärche, Erle und Eiche gebaut. Die Rialtobrücke steht auf einem Fundament aus 12 000 Pfählen.

Der berühmte Renaissancemaler Raphael malte seine frühen Werke auf Lärchenholz.

Adamus Lonicerus (16. Jh.), schreibt in seinem Kräuterbuch: „In summa, Harz und Terpentin reynigen die alte und neue Wunden, erweychet die harte Gewär an allen Enden, heilen bösen Grind an Vieh und Mensch, wie das die tägliche Erfahrung gibt."

Johann Schröder vermerkte im *Arzeney Schatz 1685:* „Es wärmt, erweicht und adstringiert, wird innerlich gebraucht zur Reinigung der Lungen, treibt den Harn und laxiert. Äußerlich gebraucht als Wundarznei. Sehr oft und bald in allen Pflastern, dann treibt es den Eiter aus und heilt die Räuden."

In der Nähe von Landeck in Tirol glaubten die Menschen, nicht der Storch bringe die Kinder, sondern die große doppelstämmige Lärche. Dieser Glaube weist erneut auf die innige Verbundenheit der Lärche mit der langen Tradition der Hebammen hin.

Inhaltsstoffe

Ätherisches Öl, Bernsteinsäure, Terpentine, Harze, Bitterstoffe, Flavonoide

Eigenschaften

durchblutungsfördernd und erwärmend
entzündungswidrig und desinfizierend
entspannend
schleimlösend
wundheilend
wurmtreibend
aufbauend
schmerzlindernd
lungen- und bronchienstärkend
antirheumatisch
harnwegsdesinfizierend

Die Lärche hütet Tanz- und Ruheplätze der Bergfeen, der Saligen, und gibt ihnen Heimat und Schutz. In den Alpen wurde die Lärche oft als Hausbaum gepflanzt, um guten Wesen einen Wohnsitz zu bieten und um lichte Waldweiden für die Tiere zu schaffen.
Lärchenholz ist ein kostbares Bauholz. In den Alpen wurde Lärchenholz beim Hausbau verwendet, insbesondere für die Holzschindeln der Dächer und Wände. In der Kraft ihres Holzes lässt sich gut wohnen und eine lichte Freude strömt durch die Räume und Seelen. Lärche baut elektrische Überspannung ab und durchflutet mit großzügiger Leichte. Lärchenzweige im Zimmer aufgehängt heilen und stärken Mensch und Tier. Ihre Ausstrahlung durchlichtet den Raum und ihre ätherischen Öle desinfizieren die Raumluft.

HEILKRÄFTIGES UND FEINES AUS DER LÄRCHE

Lichtbaum der Berge, steigst du herab, um uns mit reicher Heilkraft und Urvertrauen zu beschenken.

Lärchenharz

In Rosenöl gelöst wirkt das Harz bei Flechten und Hautgrind heilend.
Bei Blasenleiden 250 ml Wasser kochen, etwas abkühlen lassen und darin 4 EL Honig und 3 g Lärchenharz auflösen.

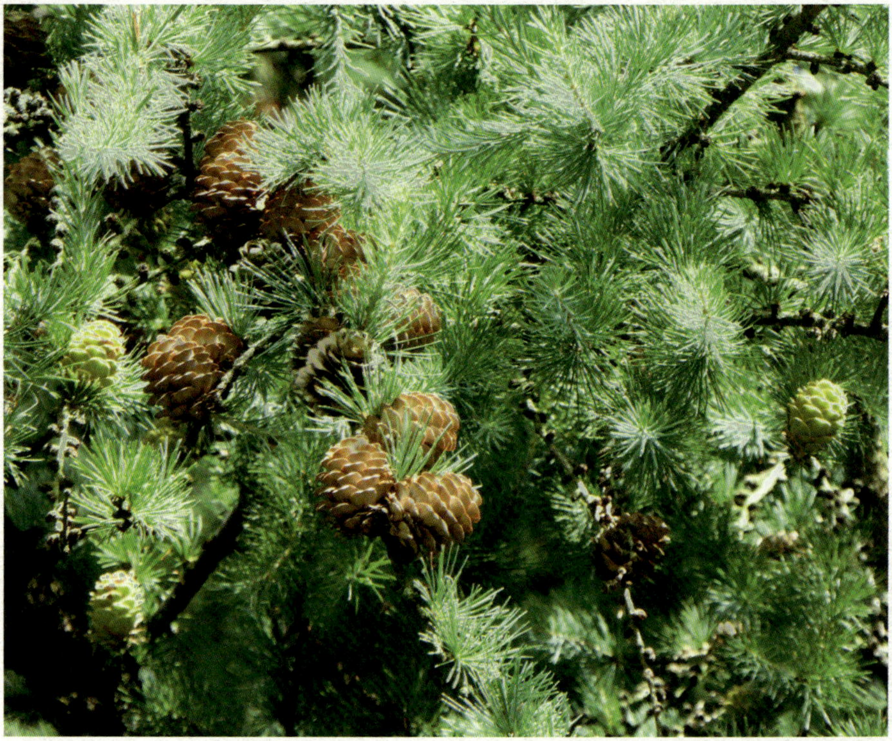

Ein- und zweijährige Lärchenzäpfchen

Davon alle 5 Stunden 1 EL einnehmen. Lärchenharz ist eine starke Zutat für Heilsalben, zum Beispiel für eine Schrundensalbe. Es duftet würzig und heilt die Haut.

Lärchenharz-Salbe

Harzsalben haben eine uralte Tradition. Schon in der Steinzeit wurden sie hergestellt und zu Heilzwecken verwendet. 8 g Bienenwachs mit 1 bis 2 g Lärchenharz im Wasserbad schmelzen. Dann je 5 EL Ringelblumen- und Johannisöl dazurühren und mit 1 TL Propolis-Tinktur versehen in Salbendosen füllen. Erst nach dem Abkühlen den Deckel aufsetzen.
Anwendung: Die sehr gute Heil- und Wundsalbe wirkt stark desinfizierend. Auch für Reiter ist die Lärchensalbe eine Option: Sie hilft, wenn man sich „einen Wolf geritten hat".

Lärchen-Terpentinöl

Bei Gallensteinen: 10 Tropfen Lärchen-Terpentinöl mit etwas Honig vermischen und 2-mal täglich einnehmen.
Bei Frostbeulen: 12 EL Leinöl mit 1 Eigelb und knapp 1 TL Lärchen-Terpentinöl vermischen, in eine Lichtschutzflasche geben und mehrmals täglich die betroffenen Stellen einreiben.
Bei Wurmbefall: Etwas Lärchen-Terpentinöl in 1 l lauwarmes Wasser einrühren. Mit dieser Mischung 2 bis 4 Tage klistieren.

Lärchennadeln in Essig

Bei Zahnschmerzen und Zahnfleischentzündungen hilft es, Lärchennadeln in Essig zu kochen und verdünnt als Mundspülung zu verwenden. Bitte mehrmals täglich damit spülen.

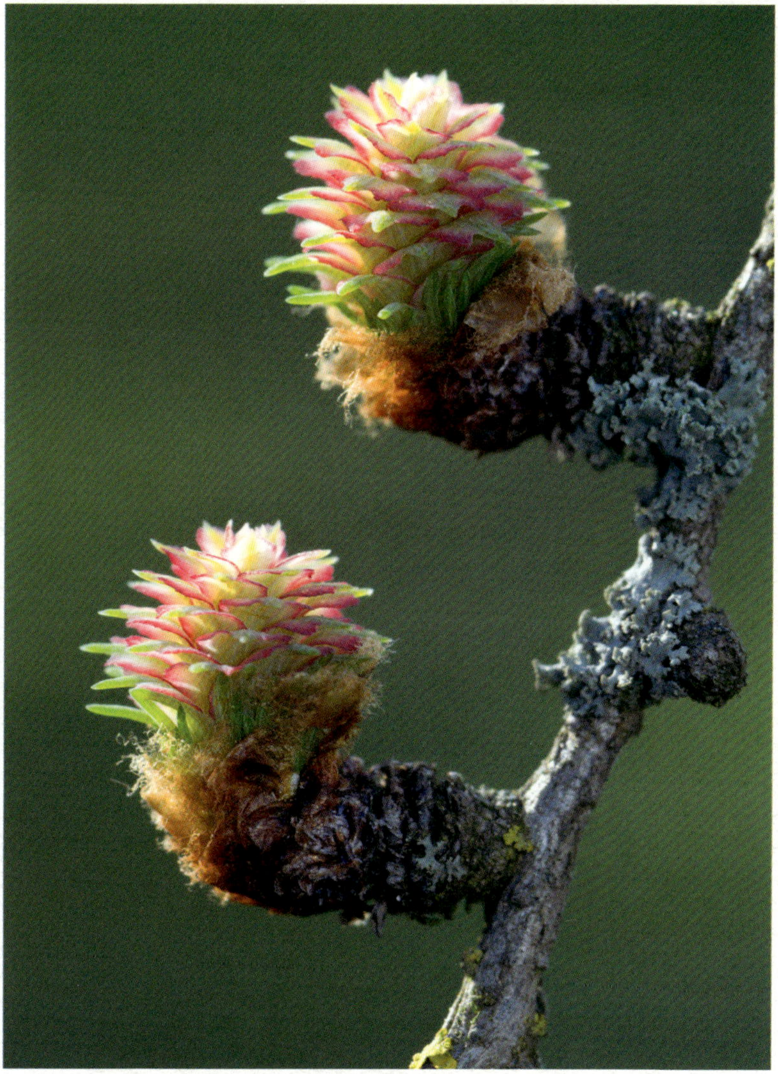

Lärchenzäpfchen, gekleidet im Dreiklang der Herzfarben „Grün-Gold-Rosa"

Bad aus Nadeln

Eine Handvoll Lärchennadeln in 1 l Wasser aufkochen und ins Badewasser seihen. Hilft bei allgemeiner Überanstrengung, Erschöpfung und Nervenschwäche und auch bei rheumatischen Schmerzen.

Lärchenrinden-Absud

Mit Kamille gemischt hilft der Absud bei Nierenschmerzen oder Nierengrieß.
Anwendung: Täglich 1 bis 3 Tassen schluckweise trinken.

Volksnamen
Larche, Lärchtann, Lerbaum, Lork, Lirche, Lierl, Lorichbaum, Saligenbaum, Wildfrauenbaum

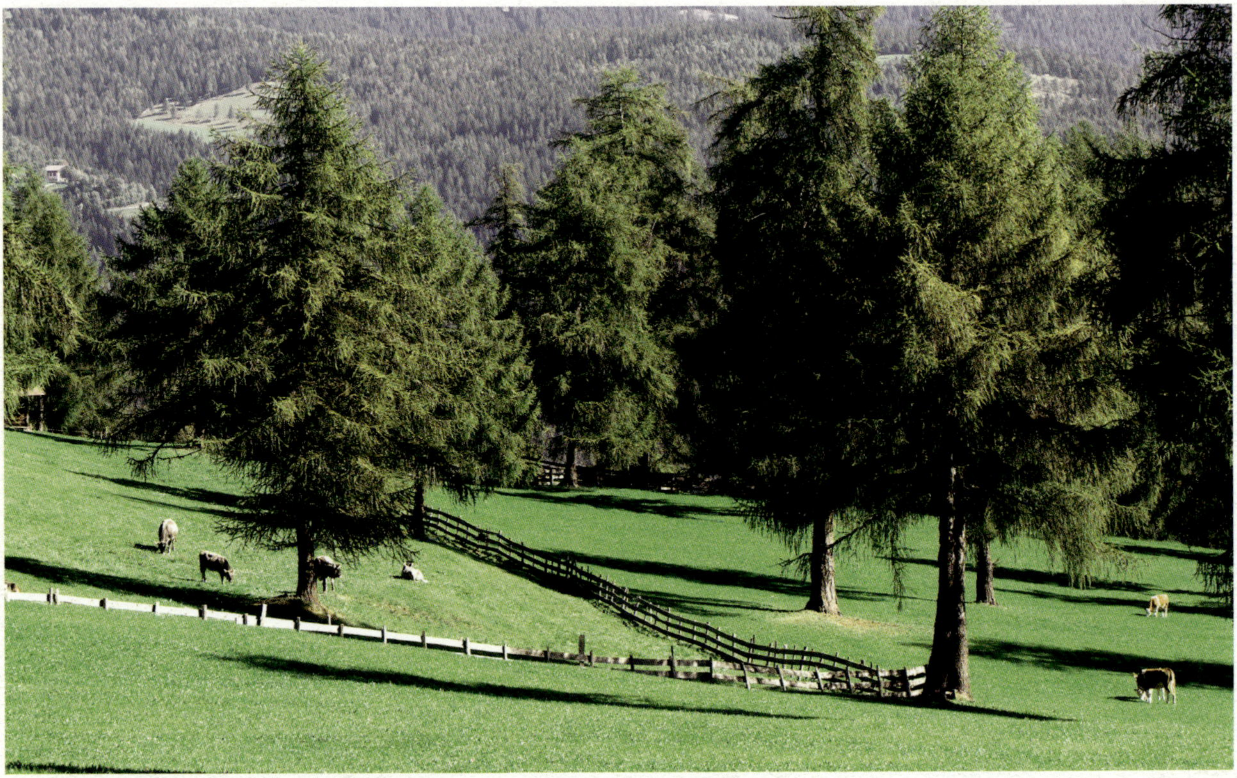

Lärchenwälder sind gastfreundliche Lichtweiden.

Blütenessenz

Sie hilft das eigene Potenzial zu erkennen und seine Fähigkeiten richtig einzuschätzen. Sie bringt Licht in die Gedanken und ins Herz und macht die Atmung frei. Lärche gibt uns Leichtigkeit und Selbstvertrauen.

Räucherung von Lärchenharz

Ein reinigendes, fein-harziges Aroma strömt Licht zum geistigen Pol des Menschen. Es regt die Kräfte der Erneuerung an und durchlichtet uns selbst und die Atmosphäre. Es schenkt Mut und Leichtigkeit Neues zu wagen, im Vertrauen auf sich selbst und die lichten Begleiter. Lärche entkrampft, reinigt, erwärmt und lässt uns die feinen Energien der Naturwesen spüren. Die Verbindung zwischen Geist und Seele wird verstärkt und Schwermut und Dichte werden aufgelöst.

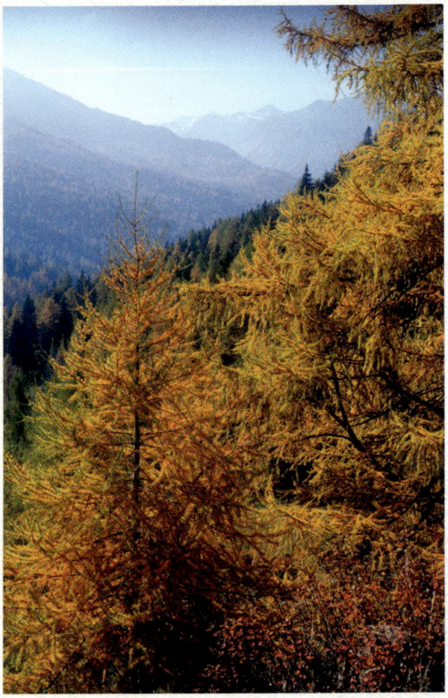

Bernsteinnadeln trägt die Lärche im Herbst.

„Sanft wie der junge Morgentau,
sind meine Wesenszüge,
schwinge mit dem, was ist, häng' nicht an eitler Lüge.
Kleid mich in Kargheit, wenn der Winter es will,
ganz ohne schönes Geschmeide,
steh' schmucklos, beborkt auf Waldes-Weide.
In mich gekehrt, auf das Wesentliche beschränkt,
senk' bis zur tiefsten Wurzel mein Leben.
Im Schoß der Erde, der uralten Einen,
empfange ich höchsten Segen.
Goldlicht im Herzen, Goldlicht im Sinn,
begrüß' ich die Frühlingssonne,
teil mit den keimenden Pflanzenkindern, säfteströmende Wonne.
Zartes Lichtgrün entspringt meinen Zweigen,
biegsam und sanft, wie Kaskadenreigen.
Mit purpurnen Zäpfchen, fürstlich bestückt,
führ' ich dich in dein Glück.
Ich öffne dir Augen zur Innenschau, zu feinen und lichten Welten.
Vertrau' auf deine Fähigkeiten, lass' Herzensgesetze nur gelten!
Ich heil' deine Wunden, die das Leben dir geschlagen,
will dich auf lichtgrünen Händen tragen,
bis mein Balsam auch die letzte Zelle geheilt,
bis die Würde der Königin wieder in dir weilt.
Bist du bereit für deinen Weg?
Hast du wie ich, dein Goldgewand angelegt?
Als wahre Königin weißt du, wenn es ist soweit,
dass die goldene Pracht wird verschwenderisch ausgeteilt.
Reichtum für Alle, für Himmel und Erde,
auf dass wir im Schenken – erhoben werden!“

Pflanzenteil	**Knospen**	**Blüten**	**Blätter**	**Beeren**	**Rinde**
Sammelzeit	**Feb. / März**	**Mai / Juni**	**April / Mai**	**Aug. / Sept.**	**März / April**

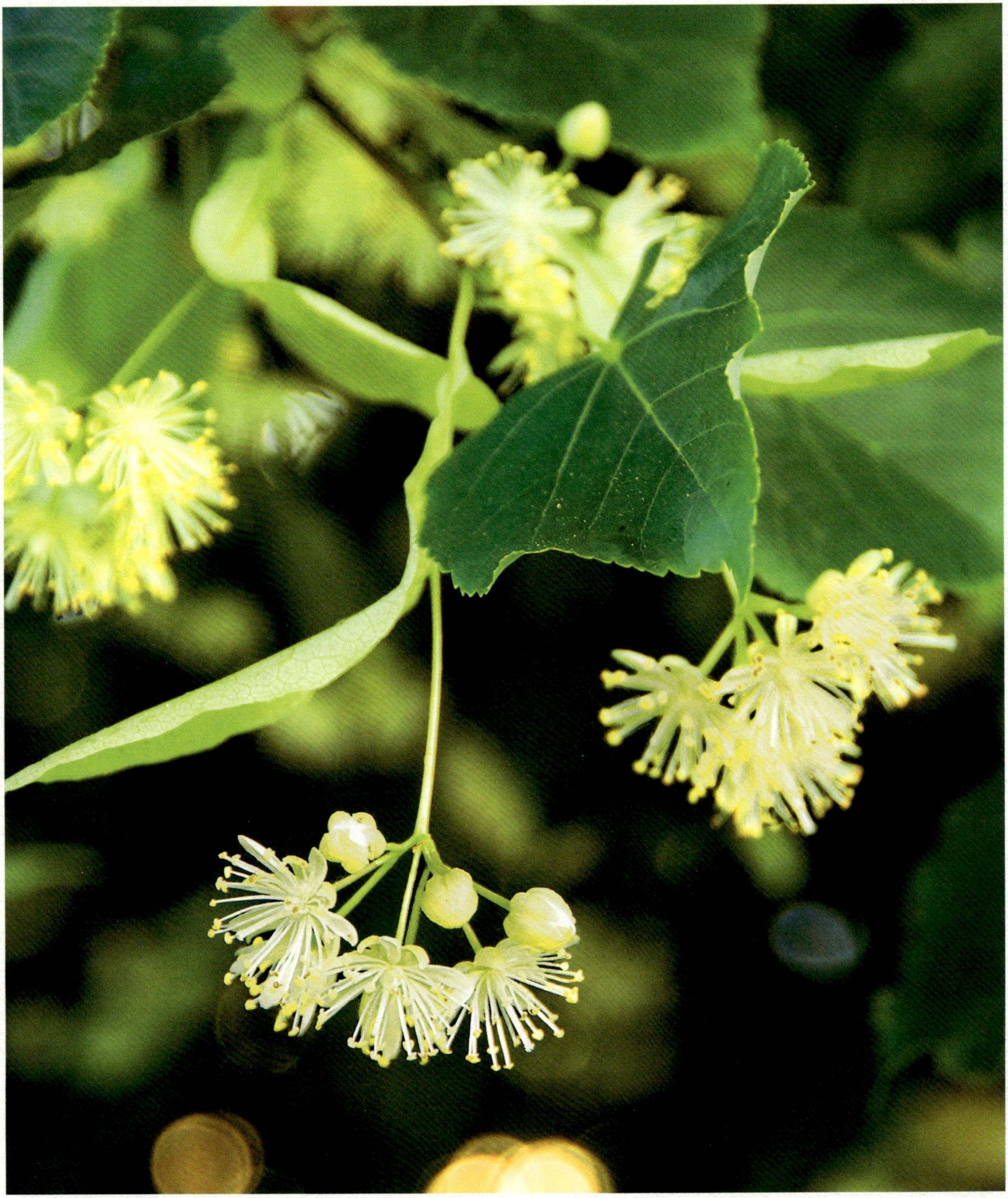

Lindenblüten – süßer, herzmilder Duft liegt in der Luft.

Linde

— **Sommer-Linde** *(Tilia platyphyllos,* syn. *Tilia grandifolia)*: **die großblättrige Linde**
Winter-Linde *(Tilia cordata,* syn. *Tilia parvifolia)*: **die kleinblättrige Linde**

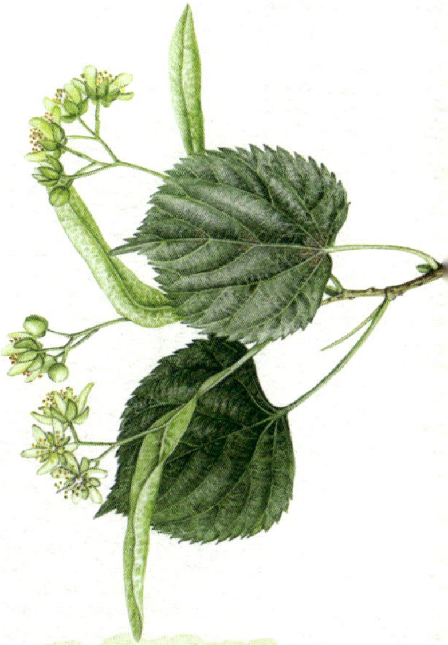

Die Stimme der Linde

Wir stehen in der Mitte des Dorfes, in der Mitte der Gemeinschaft, in der Mitte des Kreises und versorgen alle Teile mit Lebensblut. Wir rufen zusammen, was zusammen gehört, und schenken Ruhe, Freude, Wahrhaftigkeit und Frieden. Eure Alten wussten um unsere Kräfte und pflanzten uns in die Mitte ihrer Dörfer. Wie ein bunter Bändertanz webte sich das Leben der Gemeinschaft im Reigen um uns, kunstvoll und fröhlich, einträchtig und solidarisch. Die Menschen erfuhren: „Gemeinsam lebt es sich behütet und leicht, einfach und sanft, geborgen und klar; gemeinsam sind wir stark und froh." Wir sind der Gemeinschaftsbaum, der die Tradition bewahrt, Familiensinn und Zusammenhalt lehrt und der behütet. Wir trösten dich, wenn du einsam bist, und halten dich in unserem Arm, wiegen dich sanft und weich, wie nur eine Mutter oder eine Amme es kann. Was auch geschehen ist, was du auch getan hast, komm zu uns, wir hören dir zu und nehmen dich an, so wie du bist, ohne Forderungen und Fragen. Sei still und ruhe dich aus bei uns. Wir versöhnen dich mit deinem Schicksal und zeigen dir den großen Raum, die große Perlenkette deiner Linie, deiner Ahnen und Nachkommen aus dem irdischen und kosmischen Stammbaum deiner Art. Du bist zu keiner Zeit allein, fühle meine Arme, die dich trösten und halten, die dich wiegen und nähren, die dir das Lied der allumfassenden Liebe singen. „Verzeihe dir und verzeihe den anderen", rufen wir deinem Herzen zu, „lass die Last von deinen Schultern gleiten und lass die Leichtigkeit wieder bei dir einziehen! Viele Wesen sind mit dir, begleiten und helfen dir, in jedem Augenblick. Geh' sanft und mutig deinen Weg, alles ist möglich, wenn du es nur willst und wenn es der Gemeinschaft dient. Geh' tanzend den Weg der Freude!"

Inhaltsstoffe
Schleimstoffe (Saponine), Gerbstoffe, Flavonoide (Quercitrin, Hesperidin), ätherische Öle, Wachse, Weinsäure und Tartrate, Apfelsäure, Vitamin C und P

Eigenschaften
entzündungswidrig
erweichend
expektorierend und hustenlindernd
diuretisch
fiebersenkend
schweißtreibend
schmerzstillend
beruhigend und schlaffördernd
nervenberuhigend
krampflösend
tonisierend

DIE LINDE, DER HERZBAUM

Tilia, der botanische Name, entstammt dem griechischen *tilos,* was so viel wie Faser bedeutet. Tatsächlich enthält die Rinde viele Bastfasern.
Linden können bis zu 1 500 Jahre alt werden. Sie lagern im Gegensatz zur Eiche kaum Gerbstoffe ein und vermorschen so über die Jahrhunderte von innen heraus – sie werden hohl. Im hohen Alter jedoch entwickelt die Linde plötzlich oftmals eine völlig neue, überraschende Vitalität, ersteht wie Phönix aus der Asche neu. Sie treibt junge Baumwurzeln von den Ästen her durch den greisen, hohlen Stamm in Richtung Boden und verankert diese in der Erde. Die frischen Wurzeln versorgen eine neue, prachtvolle Krone. So verjüngt sie sich im Alter von innen heraus.

WERKMATERIAL FÜR KÜNSTLER

Zeichenkohle aus Lindenholz hat in der Hand großer Maler berühmte Kohlezeichnungen entstehen lassen. Aus Lindenholz ist manch wunderbare Madonna und Heiligenfigur entstanden. Sanft, weiß und von weicher, gleichmäßiger Beschaffenheit gibt es unter den Händen von Künstlern seine innewohnende Schönheit frei. Tilman Riemenschneider, Veit Stoß oder Ludwig Schwanthaler zählen zu den Großen der Schnitzkunst und Bildhauerei.

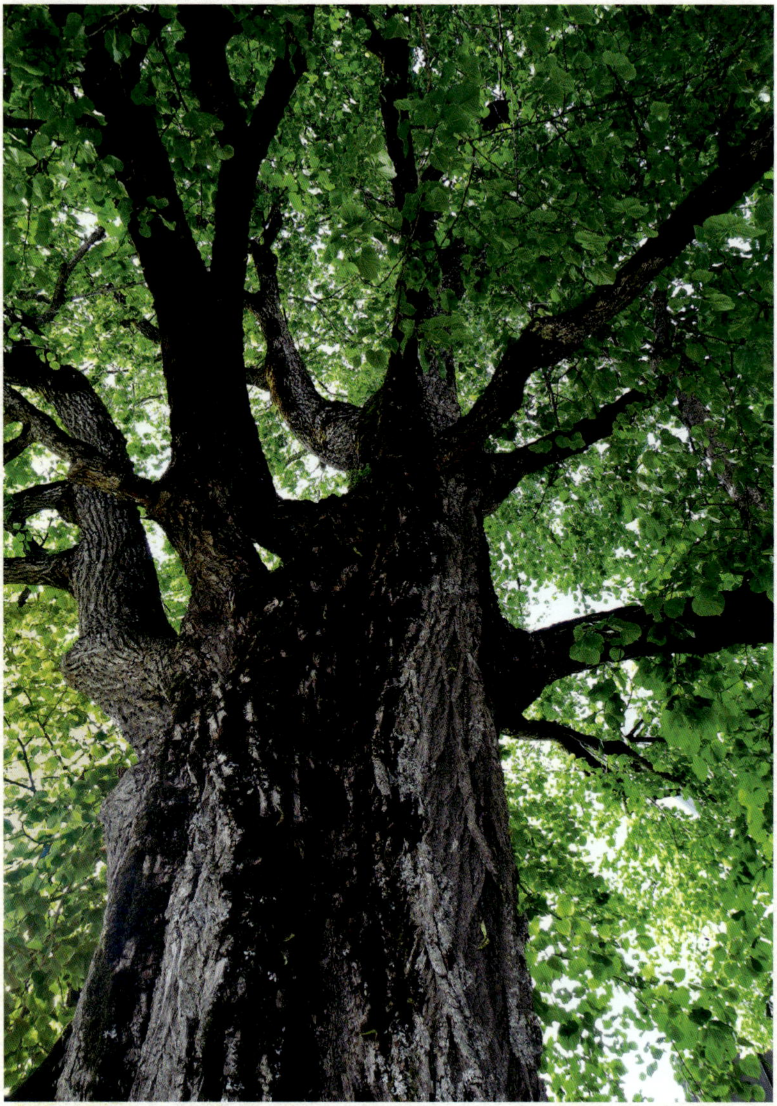

Mächtige Linde im Herzblätterkleid

Volksnamen
Steinlinde, Angstlinde, Waldlinde, Bastholzlinde, Schmeerlinde, Linn, Lingeboom, Linta, Linda

Aus Lindenholz sind selbst Nationalheiligtümer geschaffen, wie die Schwarze Madonna von Tschenstochau in Polen. Die Figuren des Marienaltars in Creglingen von Tilman Riemenschneider oder die Schreinfiguren am Krakauer Hochaltar der Marienkirche von Veit Stoß sind ebenfalls aus Lindenholz geschnitzt. Lindenholz galt lange Zeit als *lignum sacrum,* heiliges Holz, weil aus ihm viele Heiligenfiguren geschnitzt wurden.

DIE KOSMISCHEN PATEN DER LINDE

Venus verleiht ihr die Weichheit ihres Wesens, ihren süßen Blütenduft und die Herzform der Blätter, ebenso ihre ausgleichende, beruhigende, sanft kühlende Art. **Jupiter** zeigt sich in der mächtig ausladenden Krone und im starken Stamm und die **Sonne** senkt ihren goldenen Glanz im Frühsommer in die Lindenblüten und leuchtet im Herbst im Goldlaub der Blätter.
Alle drei, Sonne, Venus und Jupiter, gelten als Wohltäter in der Astrologie und machen die Linde zu einer Wohltäterin im Wesen und Wirken.

DAS WAR DER BAUM FÜR DIE ALTEN

Für unsere Vorfahren war Eichenlaub das Siegeszeichen der Krieger, Lindenlaub aber, die Zierde und das Emblem der Herzenspilger. Bei den Germanen und Slawen galt die Linde neben der Eiche als heiliger Baum, als Sitz der guten Geister. Die Slawen besaßen eine eigene Lindengöttin, *Libussa,* vom slawischen Wort *liba* für Linde. Sie wurde unter Linden als Rechtssprecherin und Orakelgöttin verehrt, vor allem in Liebesangelegenheiten. Bei den Kelten umstanden Winterlinden die heiligen Plätze im Hain. Sie grenzten ihre Kultstätten ein.
Die Linde, der Herzbaum, war immer schon der Dorfmittelpunkt, der Dorfherzpunkt, die Tanzlinde, um die der fröhliche Reigen und der Bändertanz getanzt wurde. Sie war der wichtigste Versammlungspunkt der Gemeinschaft, um auszuruhen und miteinander zu reden, oder auch der Ort, um mildes, lindes Recht zu sprechen.

„*Ein Baum spiegelt das Sein.*
Er wandelt sich.
Verändert
stellt er sich selbst wieder her.
Und bleibt immer der gleiche."
INDIANISCHE WEISHEIT

Die Malefizordnung von Maienfeld in der Schweiz aus dem Jahre 1678 besagt, dass das Gericht „unter der Linda und nicht anderswo, als unter dem heiteren Himmel abgehalten werden muss."
Für unsere Vorfahren war sie der Baum der **Freyja,** der sanften Göttin der Liebe, der Ehe und des friedlichen Zusammenlebens der Sippe. Man sah im Lindenbaum das schützende, nährende, zärtlich behütende Herz der Göttin, der Amme, der Königin. In der Antike wurde unter der Linde **Aphrodite,** der Göttin der Liebe, geopfert. Unter der Linde hat der Zwergenkönig **Laurin** seine Angebetete, die Schwester von Dietrich von Bern, entführt. Linden öffnen die Herzen und lehren uns, liebend zu leben. Im Rahmen der Christianisierung wurde aus der Freyja-Linde die **Marienlinde,** zu der auch Wallfahrten stattfanden, wo man sich einige „heilkraftbesitzende" Blätter mitnahm. Als Baum Freyjas und Marias sagte man ihr nach, sanft aber klar die Wahrheit ans Licht zu bringen, und hielt noch bis zum Ende des 18. Jh. unter den Linden Gerichts- und Thingversammlungen ab. So wechselte Zeit um Zeit, Herrschaft um Herrschaft, doch die Linde und die Liebe blieben bestehen.

SO WIRKT DIE LINDE AUF KÖRPER, GEIST UND SEELE

Die Linde hat einen besänftigenden Einfluss auf alles, was sie berührt oder mit ihr in Berührung kommt. Was überbordet oder sich entzündet, im Leib oder in den Emotionen, besänftigt und heilt sie. Allein der Duft der Lindenblüten beruhigt nervenschwache oder depressive Menschen und erfreut Herz und Sinn. Blumig, vanillig, süß, betörend lockt der Duft tausender Lindenblüten Schwärme von Bienen an, die fleißig den Blütennektar sammeln. Schwirren und Summen erfüllt die Luft, ein kosmisches Konzert feinster Töne für Herz und Ohren. Und am späten Nachmittag hat manche Biene, trunken vom himmlischen Saft, Mühe, auf geradem Weg nach Hause zu fliegen. Tausende, weiche, herzförmige Blätter

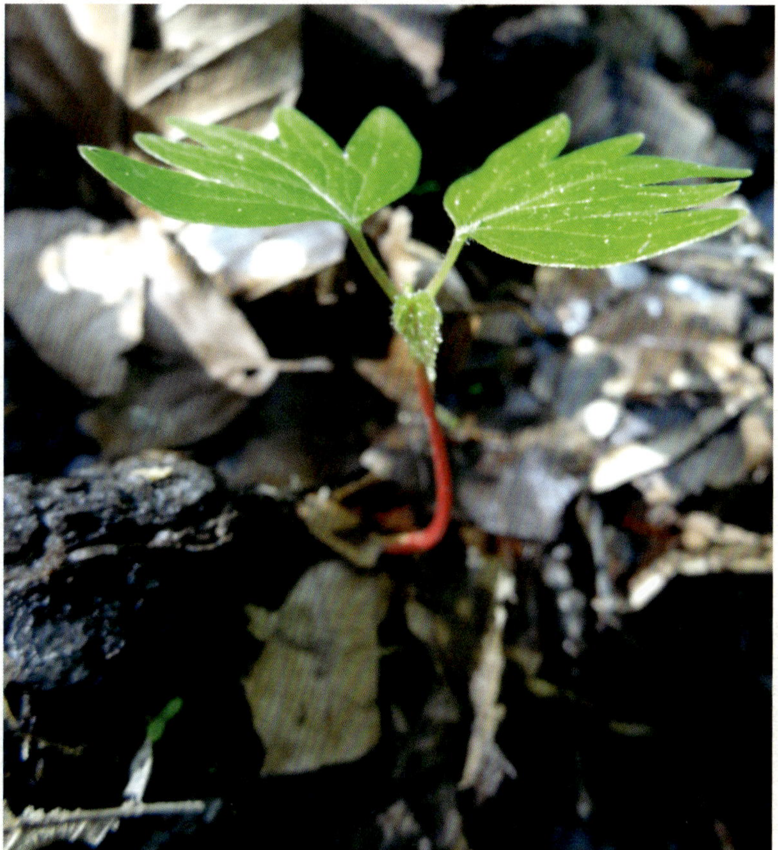

Lindenkeimling mit lichtgrünen Flügeln

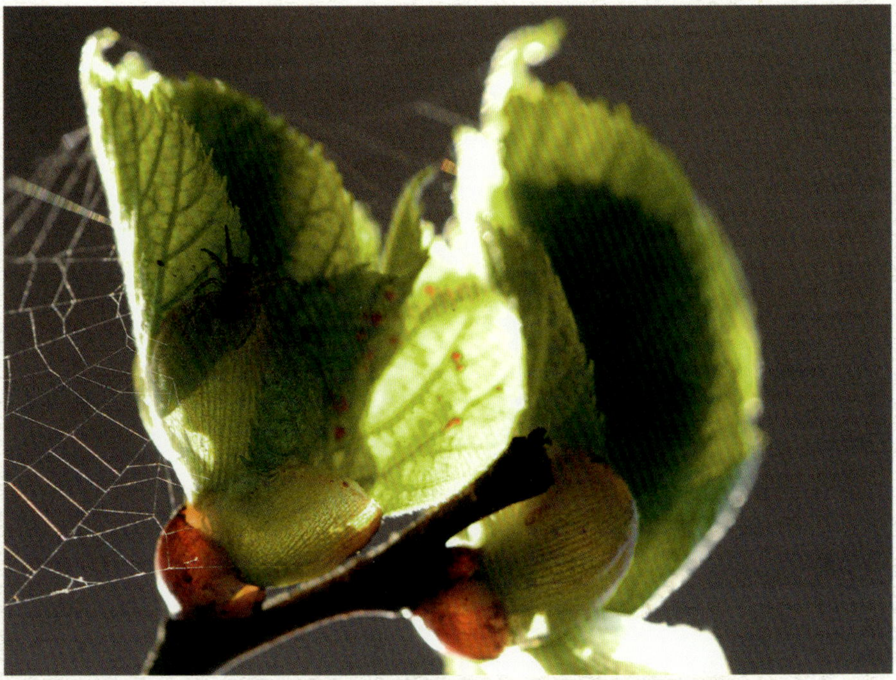

Alles verbindende Lindenkraft

trägt die Linde in den Zweigen ihrer mächtigen Krone. Ein lumineszierendes Licht scheint aus dem Innern des Lindenblattes, die Grünkraft der Liebe berührt dabei sanft unser Sein. Sie stimmt uns milde, heilt Zelle für Zelle, befreit alle Anspannung in Seele und Leib und führt Muskel für Muskel lösend, bis in den Alphazustand. Ihr sanftes Wesen gleicht uns aus, führt uns in unsere Mitte, in tragende Ruhe, behütet und beschützt. Ihre mütterliche Fürsorge lässt den Intellekt und den Sehsinn zur Ruhe kommen und schärft dafür den Hörsinn und unsere innere Wahrnehmung. Unser Herz schlägt ruhig und sicher, die Füße haben Halt in Mutter Erde, während Brust und Kopf leicht und frei werden. Aus der liebevollen Fürsorge der Linde strömt uns süßer, heilender Nektar zu. Mögen Städteplaner in jedem Stadtviertel, in jedem Dorf, der Linde einen großen Platz in der Mitte reservieren.

Die Linde hilft bei Erkältungen, Kopfschmerzen, Grippe und stärkt unser Immunsystem (bei HNO-Erkrankungen bitte mit Schwarzem Holunder geben). Nervosität, Ängste und Schlafstörungen, Verdauungsstörungen und Verkrampfungen löst die Linde auf. Sie fördert die Ausscheidung von Giftstoffen und Abfällen und hilft den Harnwegen toxische Abfälle, zum Beispiel Harnsäure, auszuleiten. Linde lindert zusammen mit Johanniskraut und Okoubaka (homöopathisch aufbereitete Rinde des Okoubaka-Baumes aus Westafrika), Brennnessel und Monarde Hitzewallungen in den

Wechseljahren. Lindenzubereitungen regulieren die Schilddrüsenfunktion und den Cholesterinspiegel, reinigen das Blut und stabilisieren Herz und Kreislauf. Sie helfen bei Bluthochdruck, Brustenge (Angina pectoris) und Gefäßablagerungen, bei Nervenbeschwerden und nervöser Müdigkeit. Als angstlösendes Antistressmittel ist sie für Kinder Gold wert.

FEINES UND HEILKRÄFTIGES AUS DER LINDE

Wo die Linde wächst, berühren sich Himmel und Erde. Ihre HEIL-MITT-EL sind sanft und tragen doch die Kraft des „Lindwurms", des Erddrachens, der Erdenmutter in sich.

Lindennüsschen

Noch grüne, weiche Flügelnüsschen schmecken knackig und süß und können auf Salate und Suppen aufgestreut den Gaumen erfreuen.

Salat aus jungen Lindenblättern

2 Handvoll junge Lindenblätter mit Balsamico-Essig, Öl, Kräutersalz und einem Spritzer Zitronensaft abschmecken und servieren. Schmeckt sanft-grün, mild und fein-nussig. Enthält viele Vitalstoffe und hilft den Magen-Darm-Schleimhäuten.

Lindenblüten-Auskochung

Lindenblüten in Wasser oder Weißwein gekocht sind ein wunderbares Mittel, um Bleichsucht zu heilen und gesundes Blut zu fördern. Sie gilt zusammen mit Holunderblüten, Mädesüßblüten und Wildkirschenstielen als kräftiges Mittel, um etwas auszuschwitzen. Ebenso hilft die Anwendung bei nervösen Schlafstörungen und Schlaflosigkeit.

Lindenblüten-Lotion

1 EL Lindenblüten mit 200 ml kochendem Wasser übergießen, zugedeckt ab-

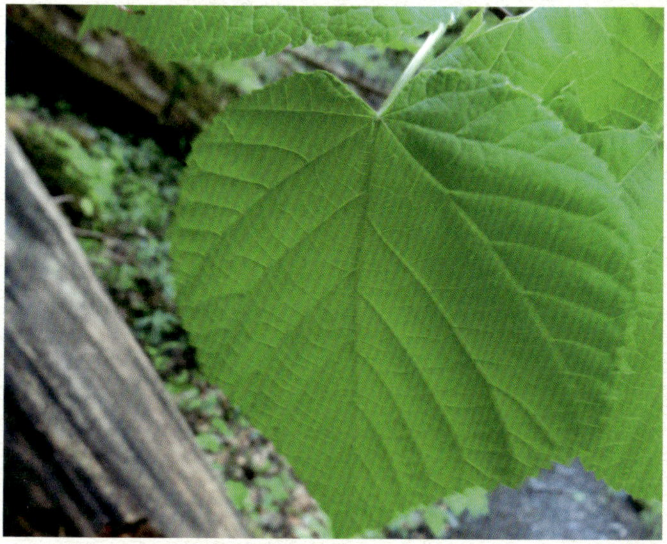

Lindenblatt, durch und durch Herz

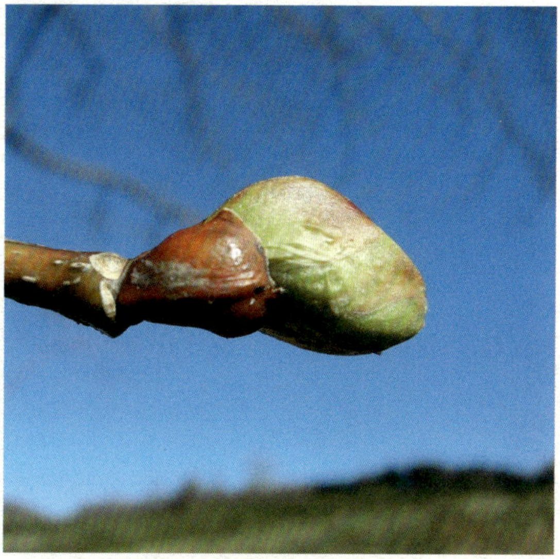

Sich öffnende Lindenblätterknospe

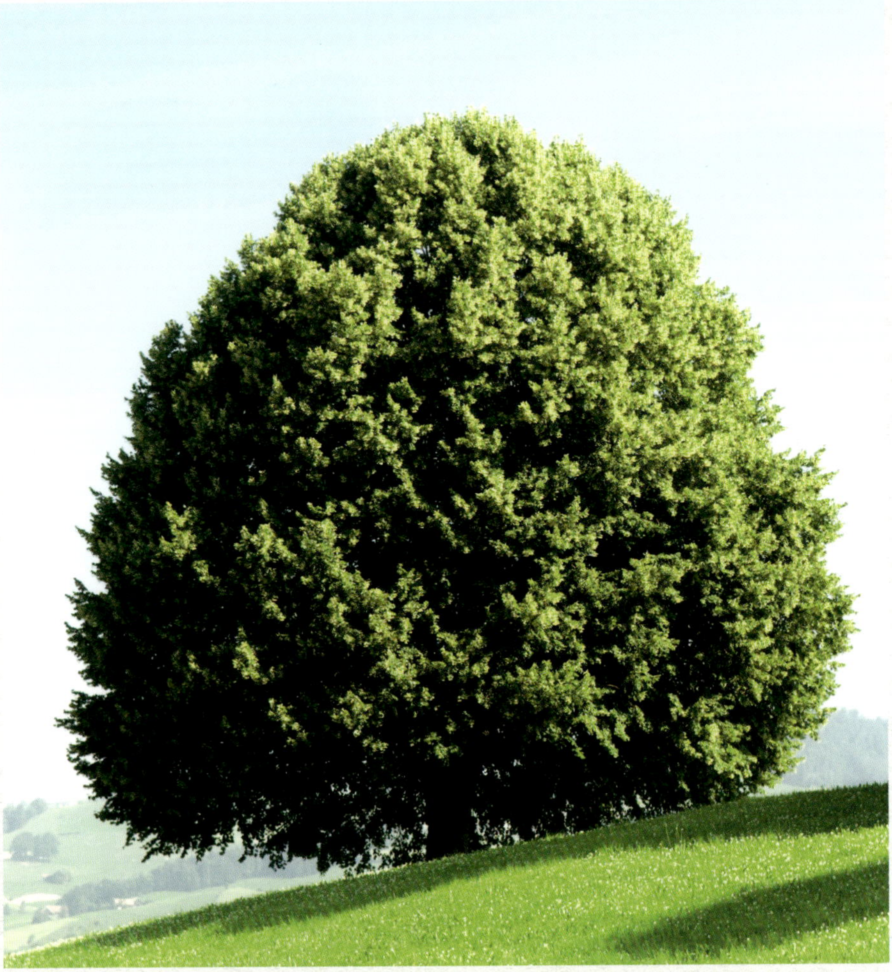

„Komm an mein Herz, ich wiege dich sanft."

kühlen lassen und in eine Sprühflasche abfiltern. Nach dem Sonnenbad auf Gesicht und Körper aufgesprüht streichelt es die Haut, macht sie zart, kühlt und regeneriert. Kühl aufbewahrt hält die Lotion etwa 14 Tage.

Lindenblüten-Likör

— 20 g Lindenblüten und -blätter
— 20 g Kamillenblüten
— 20 g Melissenblätter
— 20 g Orangenblüten
— 500 ml Korn

Alle Blüten und Blätter mit dem Korn übergießen und eine Handvoll Kandiszucker hinzufügen. 2 bis 3 Monate warm und dunkel ausziehen lassen.
Anwendung: 1 bis 2 EL nach dem Mittagessen einnehmen. Hilft bei Verdauungsbeschwerden, innerer Unruhe und Erschöpfung.

Lindenblätter-Auflage

Hildegard von Bingen, die große Kräuterkundige, übermittelte ein Lindenrezept für Augen und Haut: „Im Sommer soll man sich, wenn man schlafen geht, mit frischen Lindenblättern die Augen und das ganze Gesicht bedecken. Das macht die Augen und die Poren klar und rein."

„Urmutter und Königin,
in sanftem Frieden ruht dein Sinn.
Liebe – ist die Waffe in deiner Hand,
mit wohlwollender Klarheit regierst
du dein Land.
Göttin der Liebe und Fruchtbarkeit,
glückliche Fügung schenkst du weit
und breit,
hebst das Beste aus Jedem empor,
Lieder der Freude erschallen im Chor."

ADELHEID LINGG

Lindenbast

Lindenbast (die weiche Innenrinde der Linde) in Wasser gesotten hilft bei schmerzhaftem Urinieren.
Lindenbast in kaltes Wasser geschabt dient als Auflage bei Brandwunden und beschleunigt deren Heilung.

Lindenkeimling-Tinktur

Ein Lindenkeimling im Zweiblattstadium wird samt Wurzel ausgegraben. Mit Quellwasser wird die kleine Wurzel vorsichtig von Erde befreit. Der Keimling wird unversehrt in ein Schraubglas gelegt und mit Doppelkorn vollkommen übergossen. Nun lässt man die Tinktur dunkel und warm ein ganzes Jahr reifen. Während der Reifezeit wird die Tinktur jeden Monat einmal liebevoll, rhythmisch an einem Freitag oder Sonntag geschüttelt. Nach Ende der Reifezeit bitte in eine Lichtschutzflasche abfüllen und kühl aufbewahren. 1 bis 2 Tropfen in etwas Wasser vor den Mahlzeiten einnehmen, über 3 bis 4 Wochen lang, stärkt unsere Verbindung zur Heilkraft der Erde und deren ungestörten Energiefluss in uns. Sie hilft uns, uns selbst in Liebe anzunehmen und aus dem Herzen heraus zu handeln.

Blütenessenz

Sie öffnet die Augen des Herzens, stimmt milde und lehrt uns die Einheit aller Dinge und Wesen. Sie vermittelt Schutz, Trost und Gemeinschaftsgefühl, lässt die sanfte Königin in uns erblühen.

Lindenholzkohle

1 bis 2 Messerspitzen pro Tag eingenommen wirkt gift- und säurebindend im Magen und hilft bei Sodbrennen, Aufstoßen, Darmstörungen, Blähungen, viralen Infektionen und Appetitlosigkeit.
Lindenholzkohle gemischt mit Pulver von Salbeiblättern und Blutwurzwurzeln stärkt Zähne und Zahnfleisch.
Zeigen Tiere Vergiftungserscheinungen, so mischt man ihnen etwas Lindenholzkohle unters Futter.

Räucherung mit Lindenblüten und -früchten

Zu allen Festlichkeiten der Lebensfreude. Der leicht süße, weich-aromatische Duft wirkt einhüllend, besänftigend und schützend. Er schenkt uns Vertrauen und Lebensfreude und öffnet unsere Seele für die Schönheit des Lebens. Wir erkennen: „Alles ist mit allem verbunden und was getrennt erschien, ist doch immer eins."

Pflanzenteil	**Blattknospen**	**Keimling**	**Blüte**	**Blatt**	**Bast**	**Früchte**
Sammelzeit	**April / Mai**	**April – Juni**	**Juni / Juli**	**April – Sept.**	**Mai**	**Aug. / Sept.**

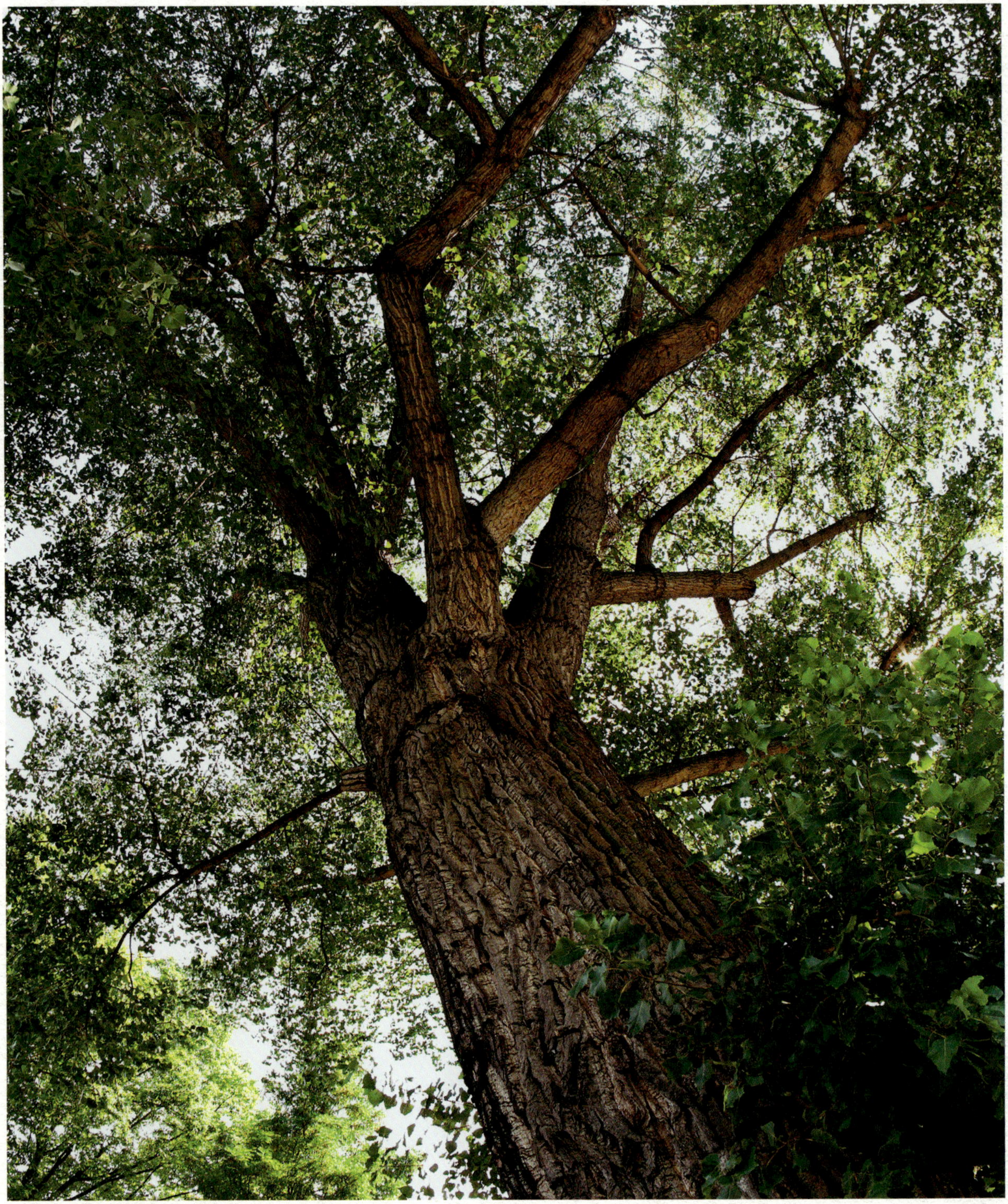

Pappelvibrieren in kosmischem Licht

Pappel

— **Schwarz-Pappel** *(Populus nigra),* **Silber-Pappel** *(Populus alba)*
Zitter-Pappel, Espe *(Populus tremula)*

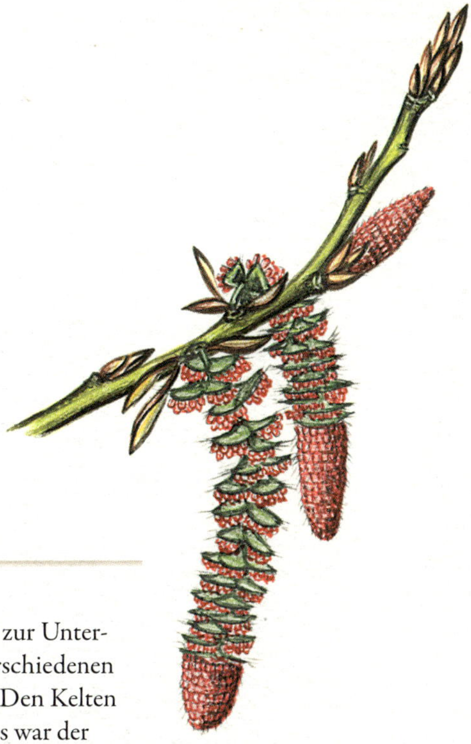

Pappelraunen

Tanz mit dem Wind,
flieg wie ein Kind –
der Götter durch alle Welten,
lass Ur-Vertrauen nur gelten.
Zeit und Ort – hier und dort,
befriede, senk' ein in das Schweigen,
lass' Stille im Innern sich zeigen.

DER BAUM

Die Espe ist **E – Eadha** im Baum-Ogham. Die Pappel singt die göttliche Botschaft im Wind. Sie gehört zur Familie der Weidengewächse (Salicaceae) und wird 25 bis 30 m hoch. Die Schwarz-Pappel kann bis zu 400 Jahre alt werden, die Silber-Pappel bis zu 200 Jahre. Die Espe, Zitter-Pappel, erreicht meist nur ein Lebensalter von 100 Jahren.

DIE KOSMISCHEN PATEN

Merkur verleiht den Pappeln die hohe Beweglichkeit der Blätter und den raschen Saftstrom im Stamm. **Vollmond** verleiht ihr die Liebe zum Wasser und das Silber der Silber-Pappelblätter, wie auch die kühlende, entzündungshemmende Wirkung. **Dunkelmond,** Lilith, verhilft der Schwarz-Pappel zu ihrer großen Reinigungswirkung und Inkarnationsfähigkeit.

DAS WAR DER BAUM FÜR DIE ALTEN

In mesopotamischen Gräbern wurden 3 000 Jahre alte goldene Stirnreifen in Form von Espenblättern gefunden, die zur Wiedergeburt verhelfen sollten. Die alten Griechen achteten die Pappeln als Antennen zum Kosmos und zur Unterwelt, als starken Kanal zu verschiedenen Bereichen des Bewusstseins. Den Kelten und Indianern Nordamerikas war der Bast (die Innenrinde) der Pappel das Brot in Notzeiten. Dioskurides (1. Jh. n. Chr.) empfahl, lauwarmen Pappelblättersaft bei Ohrenschmerzen ins Ohr zu tröpfeln. Hildegard von Bingen riet den Saft von Pappeln anderen Heilmitteln zuzusetzen, um deren Heilwirkung zu erhöhen.
Im Mittelalter wurde aus der äußeren Rinde junger Silber-Pappeln ein Mittel bei Gicht und Malaria zubereitet. Verbrennungen wurden mit einem Sud von in Wasser eingeweichter Pappelrinde behandelt.
Aus Pappelholz wurden die Schilde unserer Vorfahren gefertigt. Sie zogen das weiche Pappelholz anderen Harthölzern vor, wölbten ihre Schilde und überzogen sie mit Leder, das, in aus Pappelrinde bereiteter Lohe, gegerbt wurde. Dieses Leder war besonders hart und beanspruchbar. Dies und der psychische Schutz, den sie schenkte, machte sie zu guten Schlachtbegleitern. Pappel verhilft dazu, etwas zu wagen, ohne von Ängsten zurückgehalten zu werden. Sie lässt uns Bedenken in Chancen umwandeln.

Inhaltsstoffe
Mannit, Kalzium, Eisen, Glykoside (z. B Populin, Salicin), Gerbstoffe, Harze, Wachse, Säuren, ätherische Öle Gallussäure, Flavone (z. B. Chrysin)

Eigenschaften
antibiotisch, antimykotisch und antiviral
adstringierend
auswurffördernd
beruhigend
blutstillend
desinfizierend und entzündungshemmend
fiebersenkend
harnsäurelösend und harntreibend
immunstärkend
narbenbildend
schmerzlindernd
tonisierend

PAPPELKRAFT FÜR KÖRPER, GEIST UND SEELE

Die winzig kleinen Samen der Schwarz-Pappel, bis 26 Millionen pro Baum, sind von einer weißen Watte umgeben und lassen sich vom Wind an neue Orte tragen. Sanft getragen werden auch die Häupter, die sich auf mit Pappelwolle gefüllten Kissen zur Ruhe legen. Im Traum geht ihre Seele beflügelt auf die Reise durch die Welten. Die Pappel spendet Urvertrauen und Ruhe. Sie sorgt nicht nur an ihrem Standort für befestigten, fruchtbaren Boden, sondern auch in uns. Pappel verwandelt unsere Ängste und Befürchtungen in gute Gelegenheiten. Sie lässt in uns innere Stärke und Zuversicht wachsen. Pappeln nutzen den Wind zur stetigen Bewegung ihrer Blätter, damit sie schneller Feuchtigkeit verdunsten können. Dadurch können sie mehr Wasser und Nährstoffe aus dem Boden ziehen und nach oben pumpen. Das Rauschen ihrer Blätter wispert uns die Botschaft des Göttlichen zu. Die Friedensbotschaft lautet: „Höre zu und lass alte Ängste los, überwinde deine Furcht, befriede alles und finde zur tiefen Stille in deinem Innersten. Bringe Licht ins Dunkel und erfahre die wahre Freude durch Frieden."

HEILKRÄFTIGES UND FEINES AUS DER PAPPEL

Pappelblätter können wie Ahornblätter zur Sauerkrautbereitung verwendet werden. Knospen und Blätter können frisch gekaut oder auch getrocknet und feingemörsert statt Zahnpasta zum Zähneputzen verwendet werden.

Pappelhonig: Pappelknospen oder -blätter werden in Honig eingelegt und über 14 Tage gereift. Bei Husten und Bronchi-

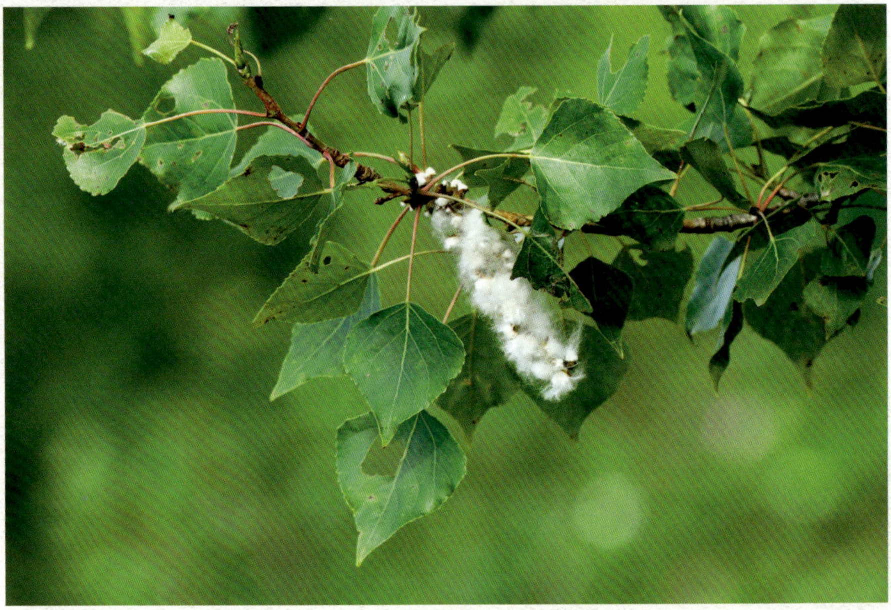

Pappelsamenwatte

Tipp

Pappelknospen werden zusammen mit Kastanienknospen und Walnussknospen zum Licht- und UV-Schutz in Öle oder Cremes eingearbeitet.

tis mehrmals täglich 1 TL im Munde schmelzen lassen. Lässt den Schleim leichter abhusten.
Pappel-Tinktur leitet Schwermetalle und Giftstoffe aus dem Körper aus und wirkt wundheilend.

Tee

1 TL **Pappelknospen** pro große Tasse hilft, unser Entwässerungssystem anzukurbeln, heilt Blase, Niere und Prostata. Der Tee hilft bei Rheuma und Gicht, da er Harnsäurekristalle lösen und ausleiten kann. Äußerlich kann der Tee als Kompresse bei Verbrennungen, Hautausschlägen, Wunden, Hämorrhoiden oder Muskel- und Gliederschmerzen verwendet werden.
20 g **Pappelkätzchen** mit 200 ml Wasser kurz köcheln und 3 Minuten zugedeckt ziehen lassen, abseihen. 1 bis 3 Tassen täglich getrunken hilft bei Nieren- und Blasenbeschwerden, wie auch bei Magen-Darm-Themen und zur Kräftesteigerung nach Krankheit.

Kompressen

Angewalkte Blätter heilen als Kompresse bei Muskel- und Rheumaschmerzen.
Pappelrinde, über Nacht in Wasser gelegt und am Morgen als Kompresse auf Krampfadern locker aufgelegt, wirkt entzündungswidrig und löst Venenstau.

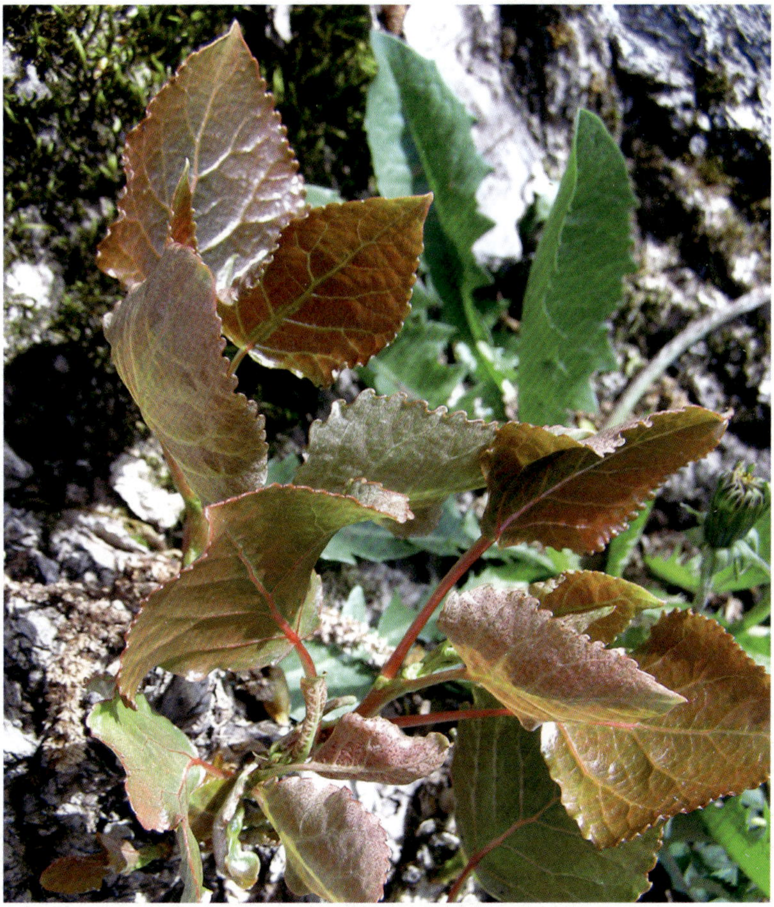

Pappelblätter, frisch ausgetrieben

Pappelkätzchen-Wein

50 g Pappelkätzchen mit 500 ml Weißwein übergießen, 13 Tage ausziehen lassen und dann abfiltern.
Anwendung: 1- bis 2-mal pro Tag 1 Schnapsglas zum Essen genommen, hilft bei Erkältung und in der Rekonvaleszenz. Bei Burn-out baut es wieder auf.

„Baumpropolis"-Salbe

Als ich das erste Mal an den harzigen Blätterknospen der Pappel roch, kam mir der balsamische Duft sehr bekannt vor und ich überlegte lange, woher ich ihn kannte. Ein befreundeter Imker erzählte mir kurz darauf, dass die Bienen das „Material" für ihr Kittharz (Propolis) am

Volksnamen
Schwarz-Pappel: Dunkel-Pappel
Silber-Pappel: Weiß-Pappel, Alber, Abele, Bellenbaum; abel (englisch)
Zitter-Pappel: Aspe, Papierbaum, Flittereske, Baumwollholz

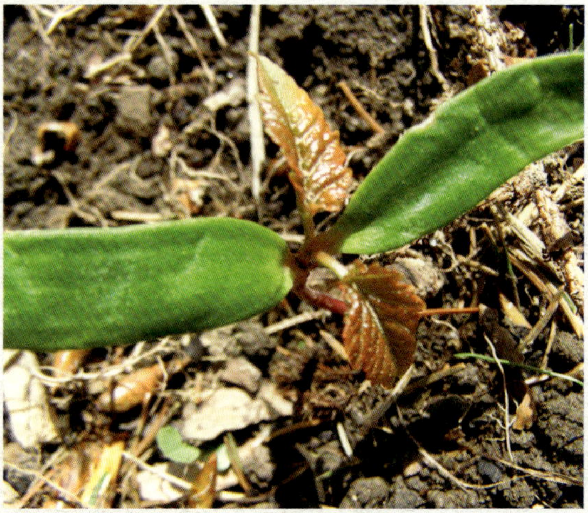

Pappelkeimling

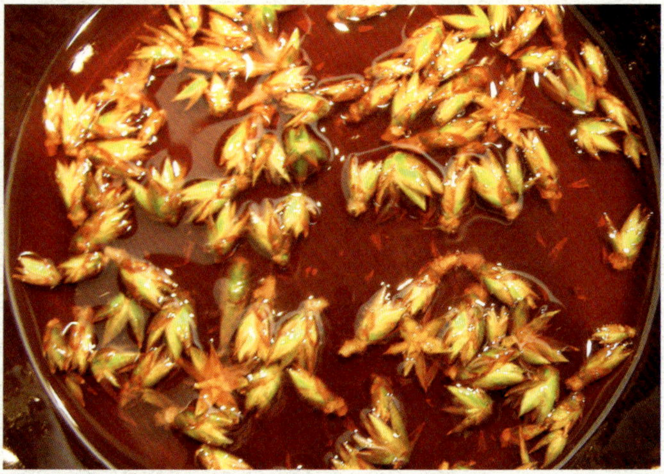

Pappelblätterknospen-Öl

liebsten von der Pappel holen. Das gab mir den Anstoß für die Baumpropolis Salbe:
20 g Pappelblätterknospen, 10 g Birkenblätterknospen und 5 g Zistrosenblätter, werden in 250 ml Olivenöl im Wasserbad erwärmt und 15 Min. unter Rühren ausgezogen. Nach dem Abseihen geben wir 20 g Bienenwachs und 5 g Sheabutter hinzu und lassen alles unter Wärmezufuhr schmelzen (bei max. 70 °C).
Auf ca. 45 °C abkühlen lassen und je 5 Tropfen Propolis, Ringelblumentinktur und ätherisches Lavendelöl hinzufügen und alles in Salbendosen abfüllen. Ergibt eine hervorragende Wundheilsalbe mit schmerz- und entzündungswidriger Wirkung.

Heilkerzen

Im Frühling sammelt man abgefallene Pappelkätzchen und zerstampft sie. Anschließend in kochendes Wasser geben, kurz aufwallen lassen und dann auspressen. Die nun grün-weiche Masse wird zu Kerzen geformt und getrocknet. Sie verströmen beim Brennen einen heilsamen Duft.

Blütenessenz

Nicht benennbare Ängste, Ängste vor Tod und Dunkelheit erlöst die Espe. Sie gewährt uns Standhaftigkeit und tiefes Urvertrauen, trotz hoher Sensibilität. Die Blütenessenz befähigt uns, unbewusste Impulse in die Bewusstheit zu heben und sie zu verarbeiten, um mehr Lebensmut

Tipp

Frische Pappelblätter 1:10 mit Wasser vermischen und pürieren, etwas Stein- oder Meersalz dazugeben und ein Baumwoll- oder Leinenhemd 2 bis 3 Tage darin einweichen. Danach an der Luft trocknen lassen. Bei Erkältung, Grippe oder dunklen Gedanken und Ängsten anziehen – hat eine stärkende Wirkung.

zu schöpfen. Sie gibt Kraft zur Konfrontation mit den eigenen Ängsten, hilft innere Blockaden aufzulösen und ins Vertrauen zu gehen. Sie weckt Neugier und Freude am Leben.

Räucherung

Die Pappelknospen-Räucherung ist ein beliebter Duft bei Naturwesen. Eine Räucherung mit getrockneten Triebspitzen unterstützt die Heilung bei Scheidenpilz und Weißfluss.
Eine Pappel-Räucherung reinigt von negativen Kräften und neutralisiert Störungen. Sie fördert die Hellsichtigkeit und die Feinfühligkeit und schafft Ruhe und warme Geborgenheit.

„Bebend, zitternd, Zauber ahnend,
tänzeln meine Blätter,
bewegt von Dingen, die fürs Auge
noch nicht sichtbar sind.
Du spürst sie schon – mein Kind?
Lass dich nicht beirren, lass dich
nicht verwirren, vertrau deinem Sinn.
Tauch' tief ein in die Hand, die alles hält,
in den Zauber, das Leben, das Fügen der Welt.
So bist du geborgen für immer."

ADELHEID LINGG

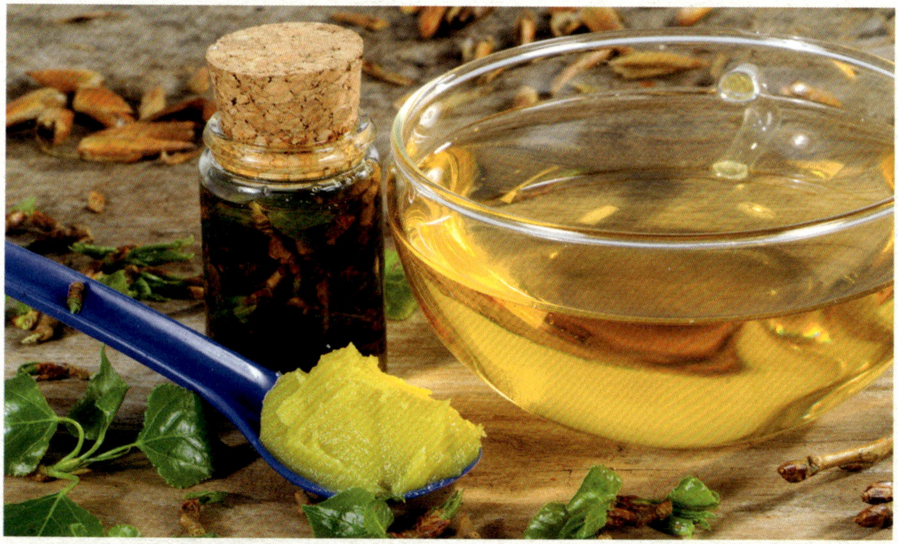

Pappel-Öl und -Salbe, zwei starke Heiler

Pflanzenteil	**Blüten**	**Blattknospen**	**Blätter**	**junge Rinde**
Sammelzeit	**März / April**	**Feb. / März**	**April / Mai**	**März – Mai**

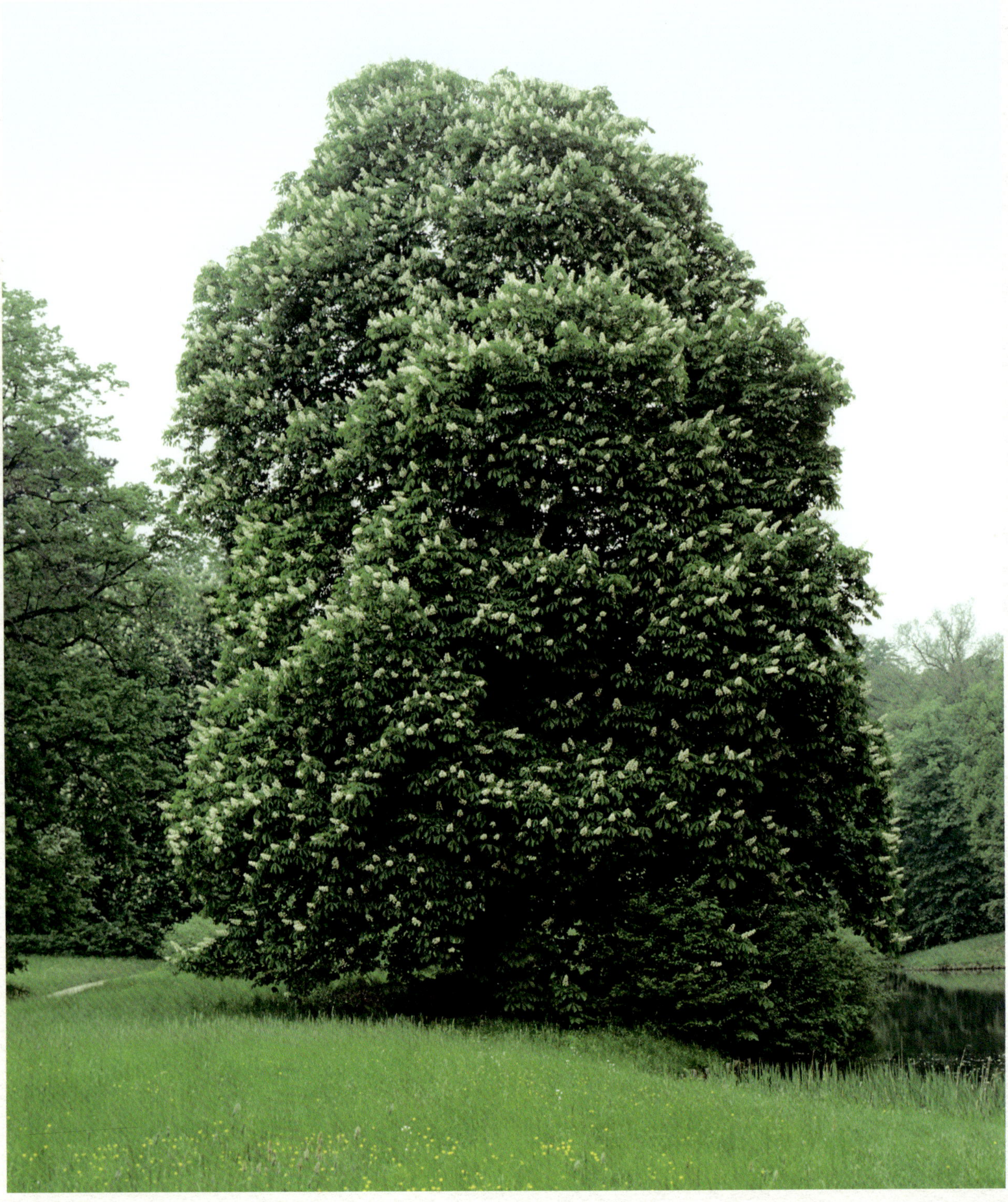

Kastanie – ein Baum bestückt mit tausend Blütenkerzen

Rosskastanie

—— **Rosskastanie** *(Aesculus hippocastanum)*

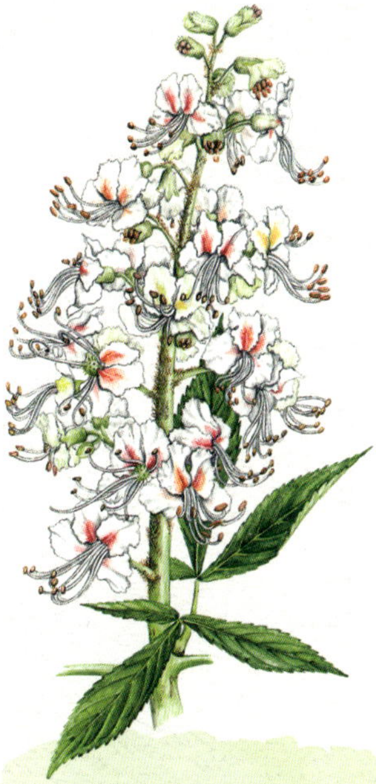

Rosskastanie – Sein statt Schein

Ich bin kraftvollste Entfaltung und bleibe verbunden mit meinem Ursprung. Ist dir etwas abhanden gekommen von deinen ursprünglichen Talenten? Ich helfe dir, sie wiederzuerlangen.

Steig' ein in meinen Raum, unter meine hütenden Hände und bade im Strom der Reinigung. Lass' dich erlösen von Stauungen, von Verkrustungen und Verschlackungen deiner Vergangenheit. Überholtes aus Kultur und Religion fließt einfach ab. Werde frei, werde rein, wie ein Kindlein im weißen Taufkleid, ganz unbefleckt durch den Strom der Zeit. Sei bei dir selbst, wieder ganz in der Kraft deines ursprünglichen Wesens. So ganz ohne Schnickschnack wird dir vieles klar, kannst du manches durchschauen und der Wahrheit ins Gesicht sehen. Leichten Herzens wirst du alle Machtspiele verlassen und dein Lebensglück wieder selber in die Hand nehmen. Stehe erhobenen Hauptes ein, für dich und für dein Handeln. Erobere dein volles Potenzial zurück. Lass deine Säfte und Kräfte fröhlich fließen und erwache zum kosmischen Bewusstsein.

DER BAUM

Die Rosskastanie aus der Familie der Rosskastaniengewächse (Hippocastanaceae) wird bis zu 30 m hoch. Sie verkörpert Fröhlichkeit im Hier und Jetzt und kindliche Unbeschwertheit

DIE KOSMISCHEN PATEN

Jupiter schenkt dem Rosskastanienbaum die ausladende Größe und die Vielzahl an stattlichen Blüten. Die Fähigkeit in freiem Fluss zu sein, Fröhlichkeit und Glück zu leben stammt ebenso von König Jupiter.

DAS WAR DER BAUM FÜR DIE ALTEN

Für die alten Griechen war die Frucht des Rosskastanienbaums die „Eichel des Zeus", die Araber sahen in ihr den „Fürst der Eicheln".

Im Jahre 1896 erzielte ein französischer Arzt mit einer Rosskastanien-Tinktur große Erfolge bei der Behandlung von Hämorrhoiden.

ALLES IM FLUSS: ROSSKASTANIE FÜR KÖRPER, GEIST UND SEELE

Die Rosskastanie bietet Schutz und Geborgenheit mitten im Trubel der Welt. Sie entschärft kritische Themen und führt uns zu einfachen, wohltuenden Gesprächen. „Verlasse die Bühne der Machtspiele, nimm dein Schicksal wieder selbst in die Hand und werde zum Gestalter der Wirklichkeit, leicht und fließend."

Die Rosskastanie wirkt entstauend, besonders im Venen-Lymphsystem. Sie bringt Blutstau im Kopf wieder ins gesunde Fließen. Als Venentonikum reguliert sie den Rückfluss des Blutes. Sie entstaut auch Gebärmutter und Leber.

Tipp

Kastanien-Urtinktur wirkt vorbeugend gegen tiefe Venenthrombosen, zum Beispiel beim Fliegen. Zur Cuperose-Behandlung mit Hamamelis und Steinklee mischen.

Inhaltsstoffe

Flavone, Flavonoide (z. B. Rutin), Vitamin B_1, Gerbstoffe, Bitterstoffe, Glykoside, Stärke, Harze, Säuren, Enzyme, fettes Öl, Cumarine (z. B. Aesculin), Eiweiße, Saponine (z. B. Aescin)

Eigenschaften

blutreinigend und entgiftend
blutstillend
basisch, waschaktiv
entfettend
entzündungshemmend
hustenheilend
schleimlösend und abschwellend
hautberuhigend und -schützend
lymph- und venenstärkend
gefäßdichtend
kreislaufstabilisierend und tonisierend, stärkend
UV-schützend
gewebeentwässernd
stoffwechselanregend
durchblutungsfördernd
gewebefestigend

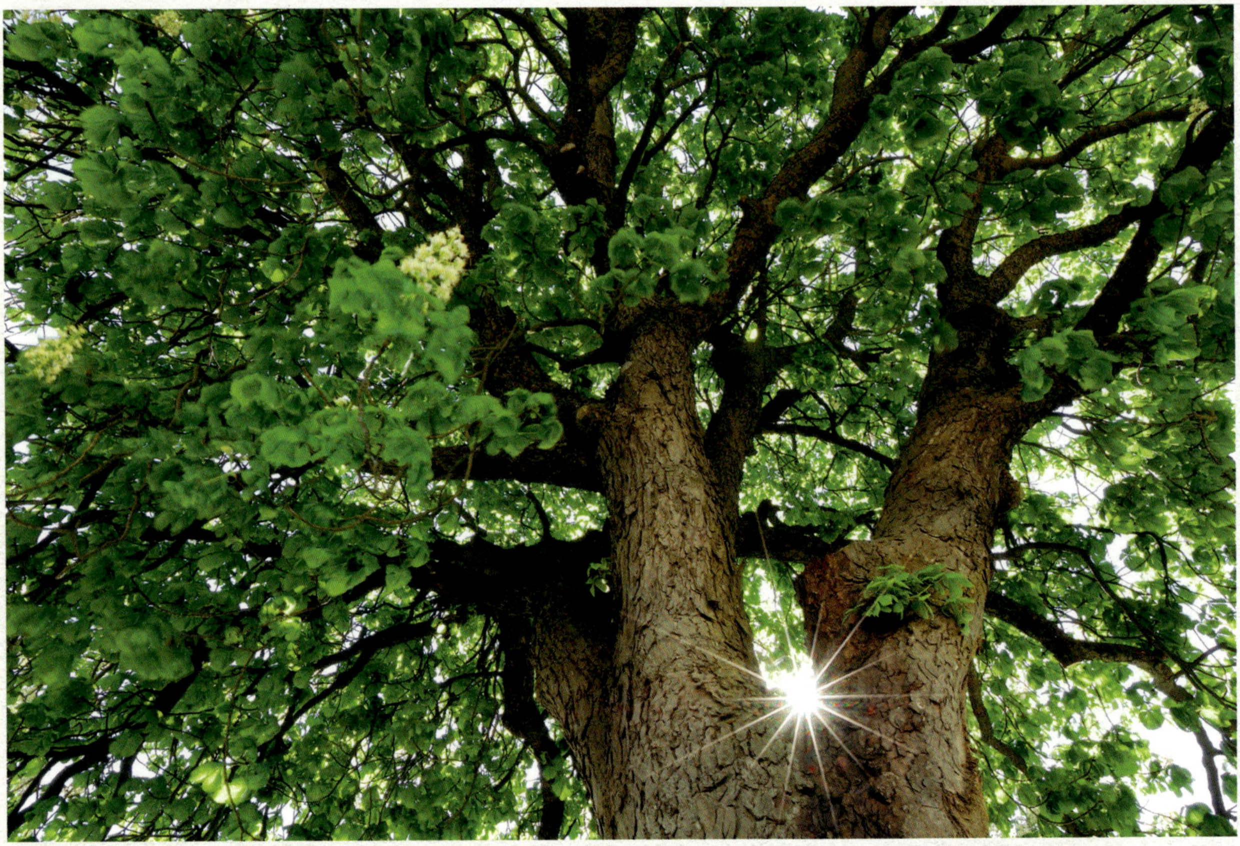

Erwache zu kosmischem Bewusstsein!

HEILKRÄFTIGES UND FEINES AUS DER ROSSKASTANIE

Die Rosskastanie macht den Weg frei für gesunden, freien Fluss von Blut und Gewebeflüssigkeiten.

Tee

Ein Heißaufguss aus den Blüten hilft bei Erkältungskrankheiten, Husten, Keuchhusten, Lungenverschleimung, Neuralgien und bei zu starker Menstruation. Sie entwässert und festigt das Gewebe.
Für ein **Kastanienblüten-Bad** 2 Handvoll Blüten über Nacht in kaltes Wasser legen, morgens nur erwärmen und ins Badewasser seihen: Das Bad hat eine straffende und stärkende Wirkung auf das Gefäßsystem und wirkt auch bei Zellulitis (nur lauwarm baden!).

Ein Heißaufguss aus den Blättern hat zusammenziehende, abschwellende, gewebeentwässernde Wirkung, zum Beispiel bei aufgelaufenen, schweren,

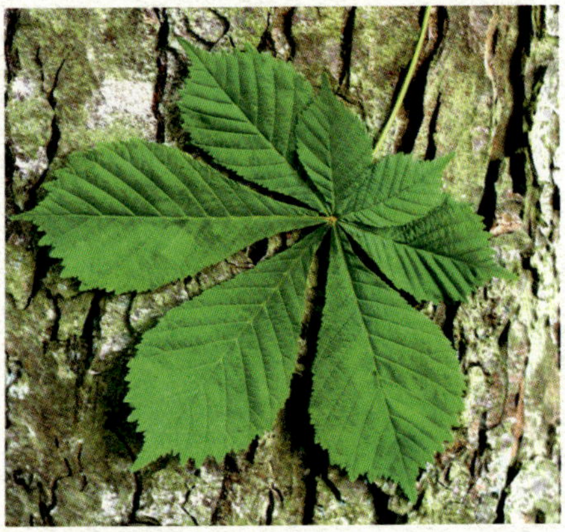

Grüne Blätterhand

minderdurchbluteten Beinen. Dieser Rosskastanien-Tee hat sich auch als Hustenmittel bewährt.
Für einen Tee aus der Rinde 1 TL pro große Tasse mit kaltem Wasser ansetzen, langsam zum Kochen bringen, kurz aufwallen und etwa 10 Minuten zugedeckt ziehen lassen.
Anwendung: Hilft bei Verdauungsstörungen und chronischem Durchfall, zur Giftstoffausleitung, bei erschlafften Venenwänden und bei Blutstauungen.

Blüten-Tinktur

Die Tinktur aus den Blüten hilft bei Rheuma oder Gicht, bei Durchblutungsstörungen der Extremitäten, Kribbeln, Ameisenlaufen und Einschlafen der Arme und Beine, bei Krampfadern und Magen-Darm-Beschwerden.
Anwendung: 3-mal täglich 5 Tropfen in etwas Wasser vor den Mahlzeiten eingenommen. Äußerlich zum Einreiben bei Muskel- oder Gliederschmerzen.

Früchte-Tinktur

Für eine Früchte-Tinktur die Kastanien zerstoßen und ein Glasgefäß zu einem Drittel damit füllen, mit 50 %igem Alkohol aufgießen und 28 Tage warm und dunkel ausziehen, danach abseihen und abfüllen.
Anwendung: 3-mal täglich 5 Tropfen in etwas Wasser vor dem Essen eingenommen unterstützt bei Durchblutungsstörungen der Arme und Beine oder des Herzmuskels. Bei Thrombosen und Venenentzündungen zusätzlich äußerlich einreiben! Die Rosskastanien-Tinktur beschleunigt den Blutstrom und verhindert Blutstauungen, ist schwellungshemmend und schmerzlindernd.

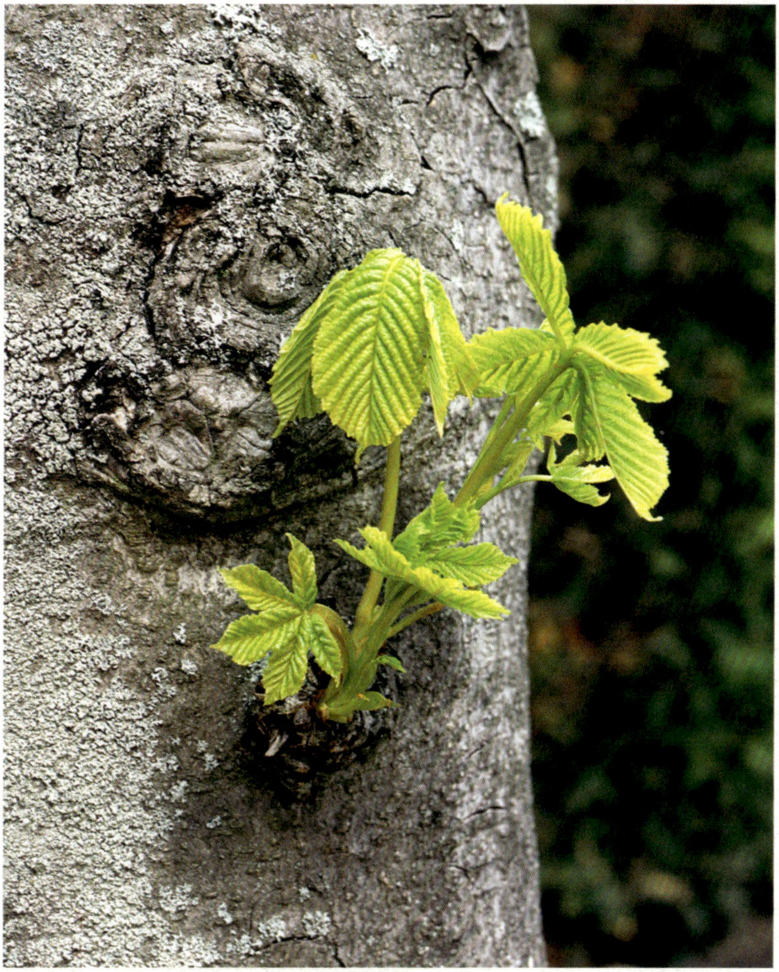

Zarte, junge Kastanienblätter im Sprießen

Handpackung

Je 30 g Rosskastanien-Mehl, Hafermehl und Mandelmehl mit Olivenöl zu einem Brei rühren und auf trockene Hände 10 Minuten auftragen. Anschließend mit lauwarmem Wasser abnehmen.

Rinden-Tinktur

Eine Rinden-Tinktur löst Stauungen im Blut-und Lymphfluss, hilft bei Hämorr-

Volksnamen
Pferdekastanie, Gichtbaum, Sauerkeste, Wilde Kastanie, Drusenkeste, Vexierkeste, Foppkastanie, Zierkeste, Bitterkastanie

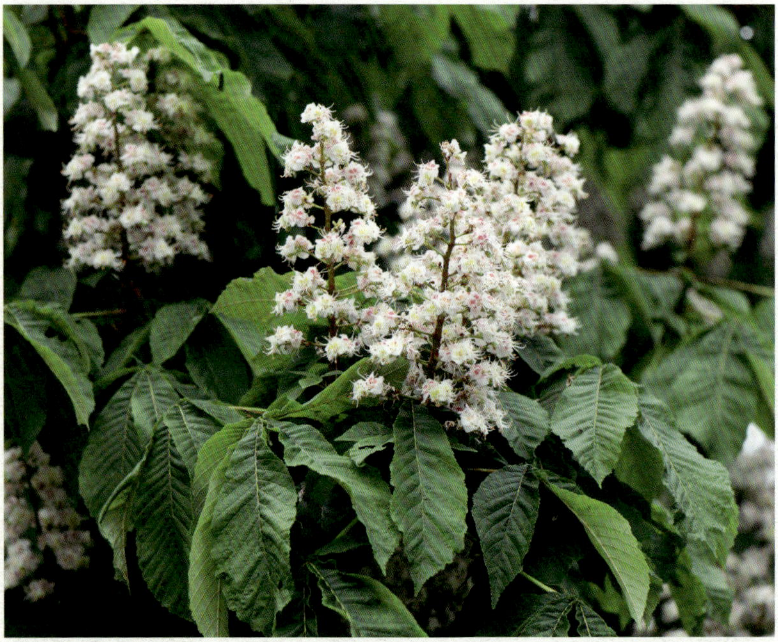

Kastanienblüten-Tee entwässert und festigt das Gewebe.

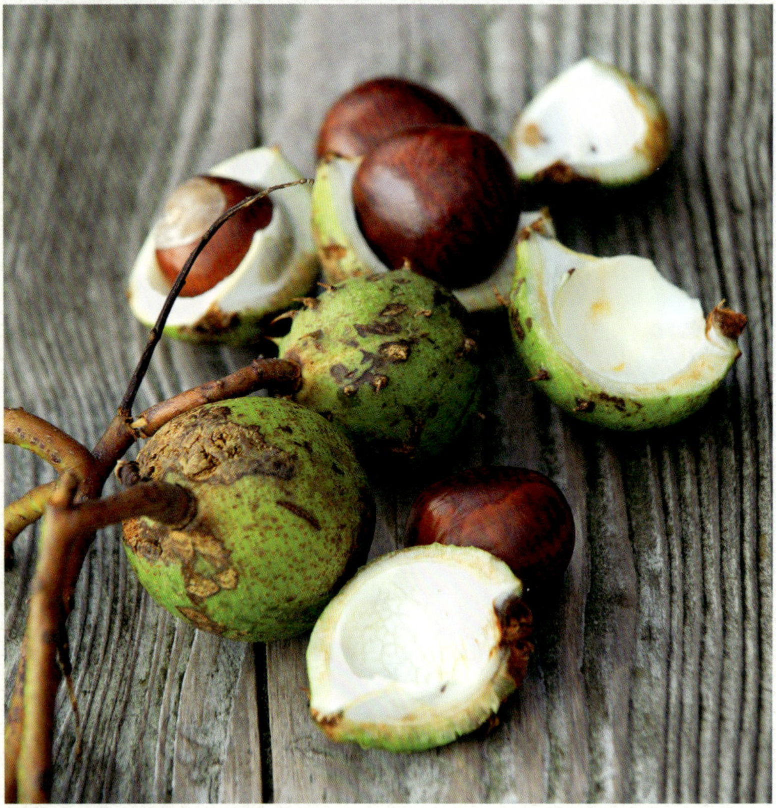

Glänzendes Rund in stacheliger Hülle

hoiden, Magenkrämpfen, Galle- und Milzleiden, Venenentzündungen, Krampfadern, Ohnmachtsneigung, Bandscheibenthemen, Gicht, Rheuma und Frostbeulen.

Rinden-Pulver

Morgens und abends eine Messerspitze Rindenpulver in etwas Wasser eingerührt, vor dem Essen eingenommen, stärkt die Venenwände und hilft bei venösen Schwächen wie Krampfadern und Schmerzen in den Venen.

Rinden-Geist

30 g Rinde, 50 g Walnussblätter und 50 g Wacholderfrüchte oder -nadeln zerkleinern und in 70 %igem unvergälltem Alkohol ansetzen, 28 Tage warm und dunkel ziehen lassen, dann abseihen und abfüllen.

Anwendung: Zum Einreiben bei Gelenk- und Muskel- oder Rheumaschmerzen und bei Frostbeulen.

Hautöl für sensible Haut

1 Handvoll Kastanienrinde von jungen Zweigen, junge, haselnussgroße Walnüsse und Walnussblätter zerkleinern und in ein klares Weithalsglas füllen. Das Ganze mit 250 ml Jojobaöl aufgießen und zugeschraubt 4 bis 6 Wochen in die Vormittagssonne stellen. Abseihen und mit 25 ml Aloe-vera-Öl vermischen. 2 Tropfen ätherisches Zistrosenöl und 5 Tropfen ätherisches Lavendelöl zugeben und aufschütteln.

Anwendung: Das Kastanien-Hautöl hilft dünn aufgetragen der sensiblen oder neurodermitischen Haut. Es gewährt außerdem einen natürlichen Sonnenschutz der Stärke 4 bis 5.

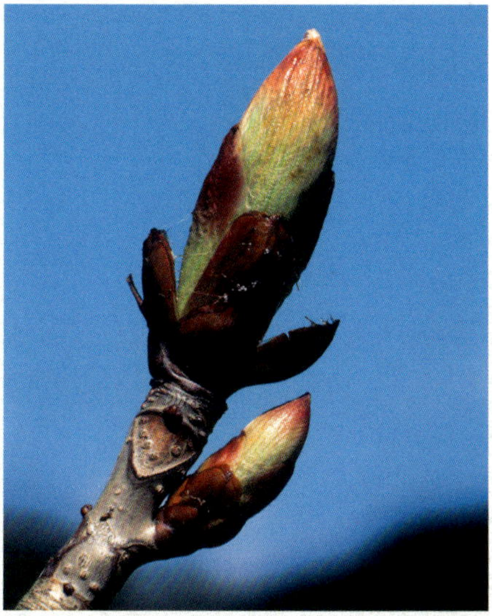

Kastanienknospen sind gebettet in 36 Schutzhüllen.

„Oh, du kleines Stacheltier,
rollst zu meinen Füßen hier,
will dich nicht berühren.
Denk' an groben Morgenstern
an Waffen ungalant.
Zögernd nur reck' ich die Hand;
zu fassen dich mit spitzen Fingern,
die Hülle in zwei Teile zu zimmern,
das Kindlein darin zu befreien.
Ei der Daus, was liegt da im Bett,
weich gepolstert, behütet?
Ein glänzendes Rund mit riesigem Nabel,
turboversorgt – ausgebrütet.
Wer kann da widersteh'n,
das Kunstwerk zu seh'n,
es in den Händen zu halten?
Genüsslich rollt es durch meine Finger,
kühlt und durchkraftet beim Gleiten,
erinnert an urgesunde Zeiten.
Erinnert an meine eigne Geburt,
an mein Erbe im Anfang,
an mich, wie ich tief und
satt genährt,
erklinge, im
göttlichen Urklang."

ADELHEID LINGG

Venencreme

Die Creme aus 30 ml Rosskastanienöl, 4 g Bienenwachs, 15 g Lanolin, 30 ml Rosskastanien-Tinktur, 5 Tropfen ätherischem Lavendelöl und 8 Tropfen ätherischem Wacholderöl wie auf S. 57 beschrieben zubereiten. Diese Creme hält 2 bis 3 Monate frisch. Bitte 1- bis 2-mal täglich ohne Druck eincremen.

Blütenessenz

White Chestnut, Weiße Kastanien-Blütenessenz, stoppt Gedankenzüge und schaltet unser inneres Kopfkino ab. Sie hilft Fünfe gerade sein zu lassen, Fremdes loszulassen und in Einfachheit bei uns selbst zu sein und zu bleiben.

Chestnut Bud, Rote Kastanienknospen-Blütenessenz, löst uns von alten Verklebungen und überholten Mustern und zeigt uns den Weg in eine neue, kraftvolle Entfaltung.

Räucherung

Eine Räucherung mit Holz, Blatt, Blüte, Frucht oder Rinde befreit uns von krampfhaften Vorstellungen und von Fremdeinflüssen. Sie schenkt uns Schutz und tiefe Verbundenheit mit unserer Urquelle.

Pflanzenteil	**Knospen**	**Blüten**	**Blätter**	**Früchte**	**Rinde**
Sammelzeit	**März / April**	**Mai / Juni**	**Mai / Juni**	**Sept. / Okt.**	**März / April und Sept. / Okt.**

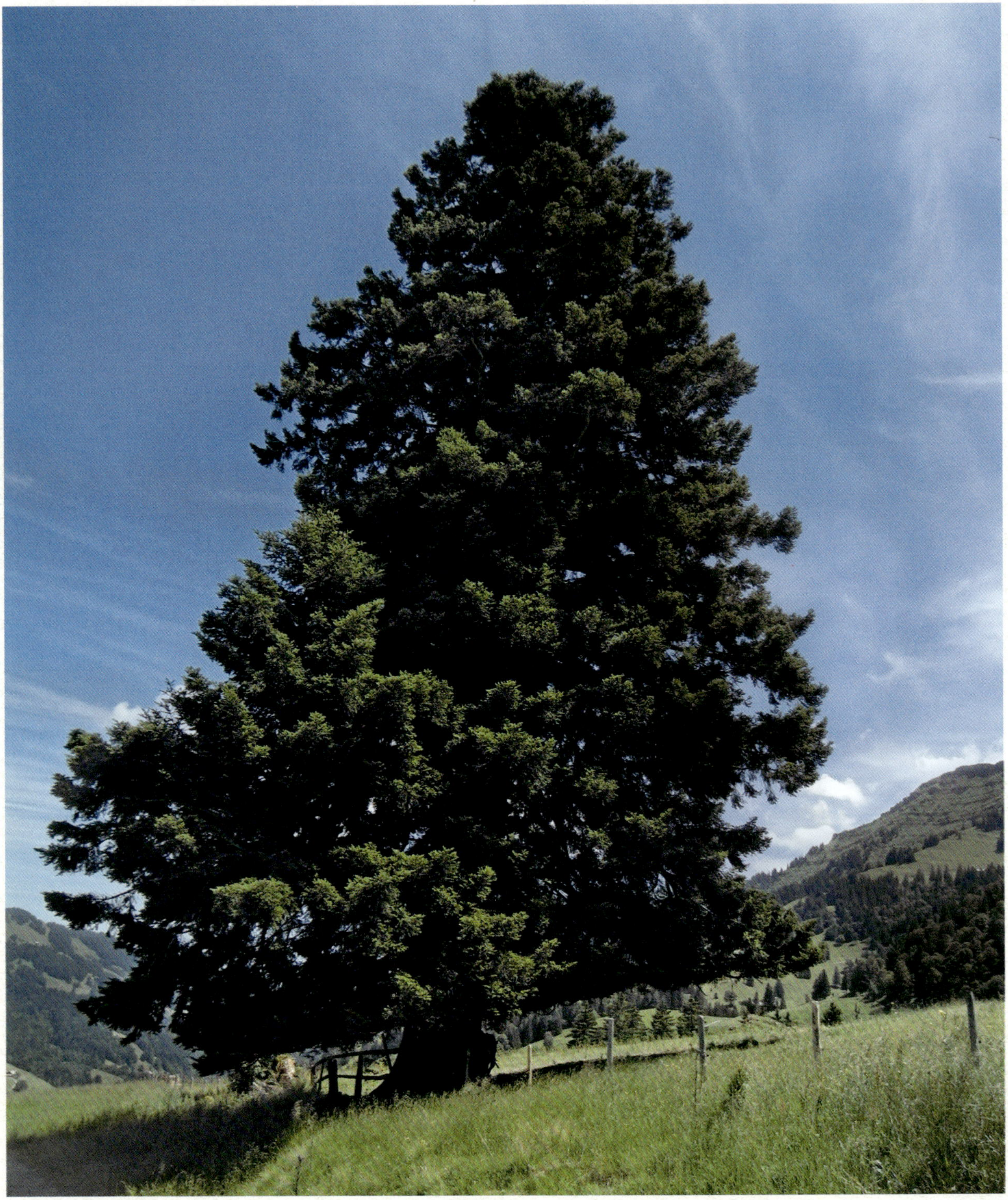

Mächtiger Landschaftshüter – Weiß-Tanne unterm Seelenkopf

Tanne

—— **Weiß-Tanne** *(Abies alba)*

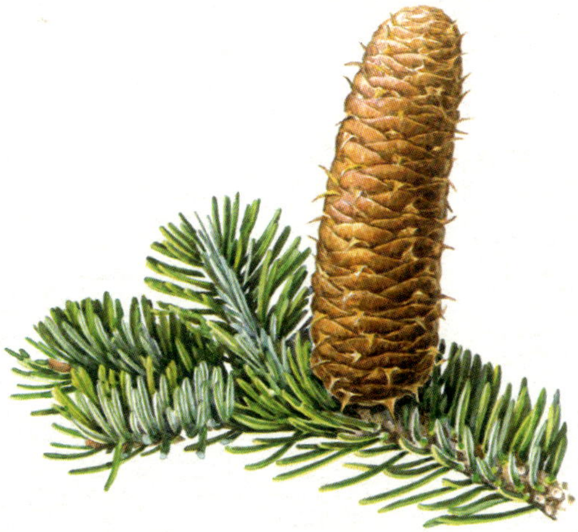

Silbertanne

Komm in meine Arme, ich tanz' mit dir,
schwenke dich lachend im Kreise,
nehm' dich mit auf die Reise.
Wir steigen spiralig hinauf bis ins Licht,
was dir schwer erschien, hat kein Gewicht.
Warm wird dir ums Herz, und leicht dein Sinn,
Weite und Friede, das ist dein Gewinn.
Silbertanne mit goldweißem Stamm, hält mich im Arm.

DER BAUM

Im Baum-Ogham ist die Weiß-Tanne, wie die Kiefer, **A – Ailim.** Die Weiß-Tanne verkörpert den Lichtkönig und sanften, weisen Großvaterheiler, den grünen Tempel des Waldes. Sie steht für **Schutz, Wärme, Licht und Geborgenheit.**

Tannenwälder sind feierliche, geheimnisvolle, alte Wälder, majestätische Großväter, alte Weise. Sie sprechen vom Schutz und der erneuernden Wiedergeburt des Lichtes. Leben spenden sie und ihr warmer balsamisch belebender Duft macht einen Raum zum Weihnachtszimmer. Als Sonntags- und Lichtbaum schmücken wir die Tannenbäumchen für unsere Weihnacht mit Kerzen, zu Ehren des wiedergeborenen Lichtgottes. Äpfel, Nüsse und Lebkuchen hängen wir an ihre Zweige, als Zeichen der Fruchtbarkeit und des Lebens.

Auf unserer nördlichen, gemäßigten Halbkugel wachsen 51 Arten von Tannen und verbinden mit ihren geraden, aufrechten Stämmen die Welten.

Als kleine Bäume brauchen sie den Schutz einer großen Tannenmama, die ihnen Schatten spendet, und zählen zur Lieblingsspeise von Reh und Hirsch. So wären sie beinahe ausgerottet worden und hätten den Platz im Wald zugunsten der unempfindlichen, flachwurzelnden, schnell wachsenden Fichte geräumt. Erst im Zuge der wiederkehrenden Stürme hat man sich auf die Qualitäten der standhaften, tiefwurzelnden Weiß-Tanne zurückbesonnen. Auch ihr zähes, weißlich gelbes Holz hat eine Renaissance erlebt und erfreut sich besonders in Japan großer Beliebtheit.

Die stattliche Weiß-Tanne gehört zur Familie der Kieferngewächse (Pineaccae) und kann bis zu 60 m hoch werden.

DIE KOSMISCHEN PATEN

Saturn schenkt der Weiß-Tanne ihre Schattentoleranz und ihr hartes, widerstandsfähiges Holz.

Die Samen duften wegen der vielen ätherischen Öle balsamisch und zitronenhell. Sie bekommen ihre Kraft zu durchwärmen und zu stärken von der **Sonne,** die sich im hellweißen Holz der Weiß-Tanne wiederspiegelt.

DAS WAR DER BAUM FÜR DIE ALTEN

Der König des Waldes wohnt in der Weiß-Tanne. Ganz in Tannenzweige gekleidet erscheint auch der „Grüne Mann"

Inhaltsstoffe
Ätherische Öle (z. B. Bornylacetat, Pinen), Enzyme, Vitamin A und C, Mineralstoffe (v. a. Kalzium)

Eigenschaften
blutreinigend
schweißtreibend
hustenlösend
lungenstärkend
wundheilend
erwärmend und aufbauend
durchblutungsfördernd
nervenstärkend

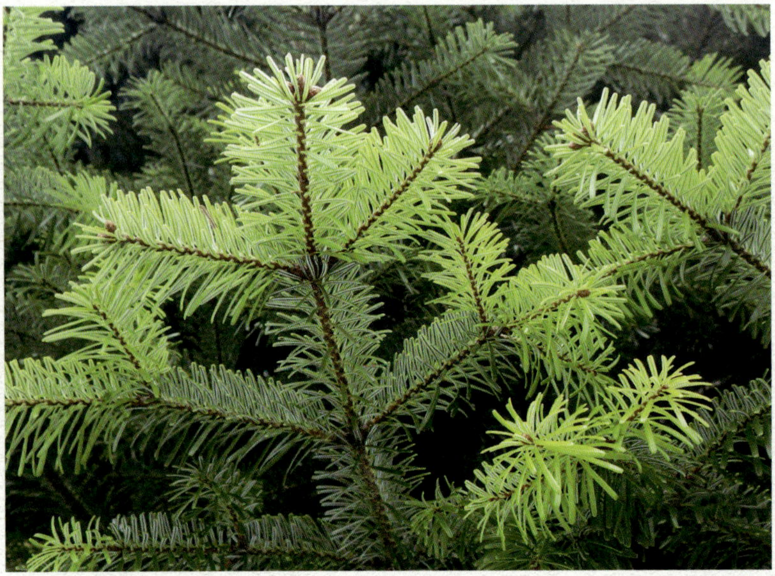

Junge Triebe der Weiß-Tanne

der Nordmysterien. Als weibliche Gottheit hielt Artemis ihre schützende Hand über die Tanne, da sie ihrem Lieblingstier, dem Hirsch, Nahrung und Wohnraum bot. Auch das Trojanische Pferd soll aus Tannenholz erbaut worden sein.
Neben Eiche und Erle lieferte die Weiß-Tanne Holzpfähle für Siedlungen, welche im Wasser gebaut wurden, da sich ihr Holz im nassen Element als recht beständig erweist und nicht fault.
Ihr hellgoldenes, wohlduftendes Harz wurde gerne in Heilsalben verarbeitet und wird unter dem Begriff *Straßburger Terpentin* gehandelt.
Hildegard von Bingen rühmte die Weiß-Tanne wegen ihrer Kräfte und Wundheilfähigkeit, ihrer Wärme- und Schutzwirkung.
Im 16. Jh. braute man aus den Trieben des Tannenbaumes ein Vitamin-C-reiches Tannenbier, welches vor Skorbut, dem Scharbock, schützte und auch noch herrlich schmeckte. Paracelsus riet zu einem Bad aus Wacholder und Tannentriebspitzen, um Giftstoffe aus dem System auszuleiten.
Pfarrer Kneipp empfahl den Tee aus frischen Trieben bei Husten und Verschleimung, bei innerer Unruhe, bei Nervosität und zur Nervenstärkung. Tee aus grünen Tannenzapfen erhalte die Stimmbänder geschmeidig, riet er den Menschen.

TANNENKRAFT FÜR KÖRPER, GEIST UND SEELE

Schon ein Spaziergang durch einen Tannenwald bedeutet Grünkraft und Heilung. In Verbindung mit tiefem Ein- und Ausatmen bieten die ausdünstenden ätherischen Öle aus den Zweigen eine kraftvolle Lungen-, Asthma- und Nervenarznei.

HEILKRÄFTIGES UND FEINES AUS DER WEISS-TANNE

Die mächtigen, grünen Pyramiden der Weiß-Tanne sind Baum gewordene Sternenkraft. Dem Himmel nah, wärmen sie Windwesen und unsere Atemkraft.

Tee

Der **Dekokt aus frischen Triebspitzen** heilt Atemwegserkrankungen und wirkt desinfizierend auf die ableitenden Harnwege. Er hat eine blutreinigende, fieberstillende Wirkung und eine beachtliche Menge an abwehrkraftsteigerndem Vitamin C. Dieses hilft uns durch die Winterkälte und führt zu einer verbesserten Kalzium-Aufnahme.
Der **Dekokt aus frischen Zapfen** verabschiedet Bakterien und Viren und stärkt und gesundet die Lungen, selbst bei Lungenentzündung.

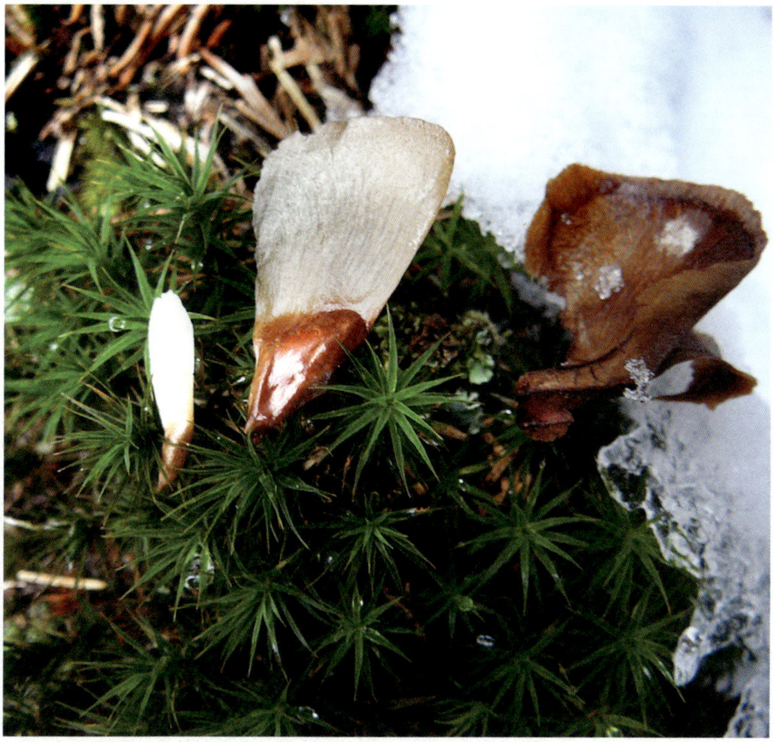

Weiß-Tannensamen sind siebenmal größer als Fichtensamen.

Tinktur

Eine **Tinktur aus Samen** wird äußerlich zum Einreiben auf Gichtknoten der Finger und bei stumpfen Prellungen und Verletzungen verwendet. Bitte mehrmals täglich einreiben!
Eine **Tinktur aus Nadeln** kräftigt die Atmungsorgane und die Nerven und dient der allgemeinen Entschlackung.

Stärkendes Weiß-Tannen-Bad

2 Handvoll frische Tannenzweige kleinschneiden und in 2 l Wasser zum Kochen bringen. Kurz aufwallen lassen und zugedeckt etwa 15 Minuten ziehen lassen. Nach dem Abseihen wird der Sud mit 5 ml Weiß-Tannensamen-Öl (siehe unten) vermischt und ins Badewasser gege-

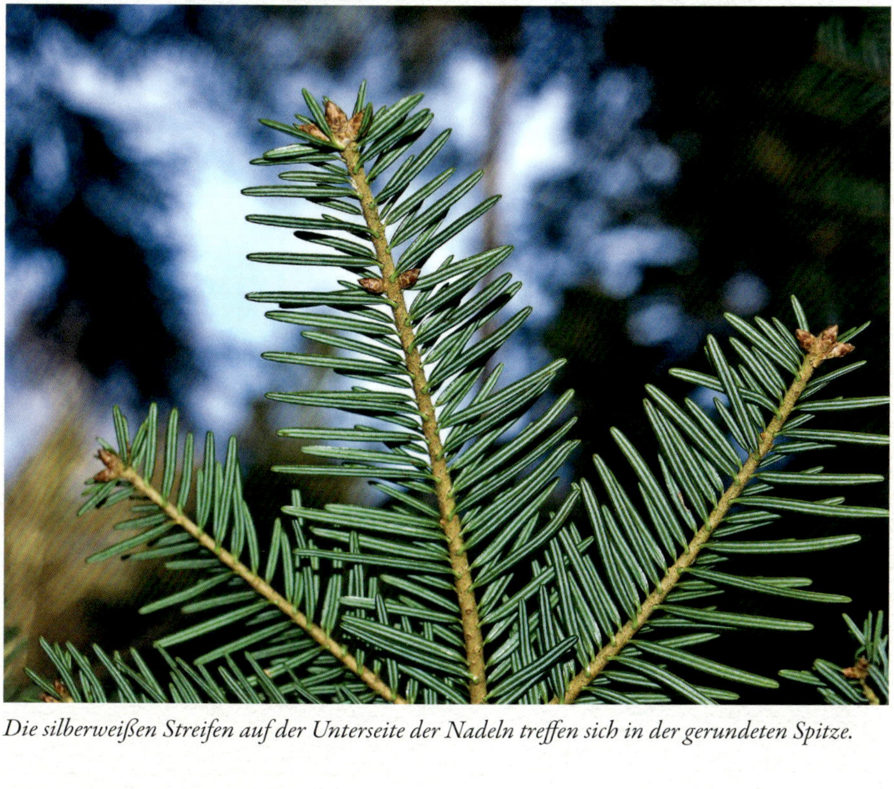

Die silberweißen Streifen auf der Unterseite der Nadeln treffen sich in der gerundeten Spitze.

Volksnamen

Silbertanne, Daxenbaum, Edeltanne, silver fir (englisch), sapin (französisch)

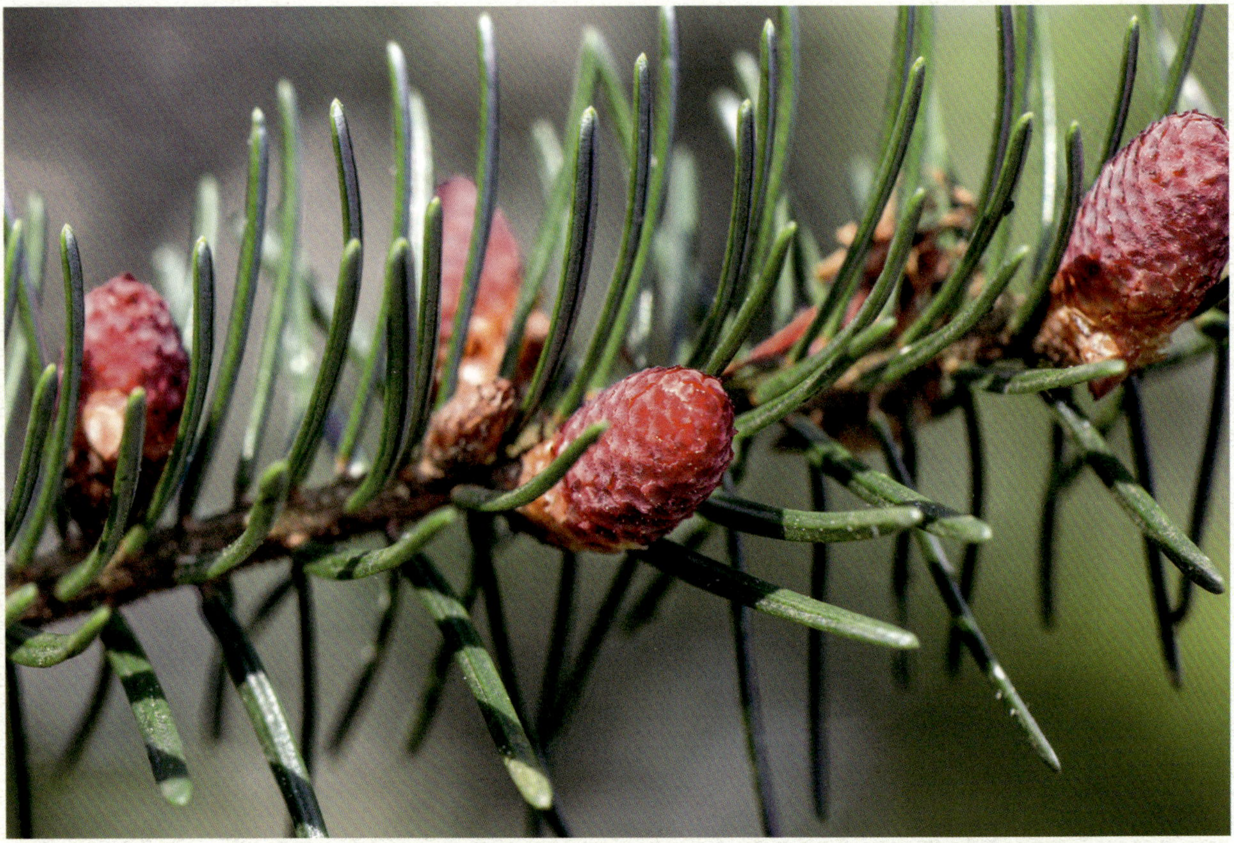

Blühende Weiß-Tanne

ben. Bei 20 minütiger Badezeit hilft es hervorragend bei Gicht, Rheuma, Übermüdung, Erschöpfung, Lungenschwäche, Erkältung oder Hautleiden.

Weiß-Tannensamenöl

Im März wenn die Sonne warm auf die Weiß-Tannenzapfen scheint, öffnen sich diese und ihre Samen segeln zu Boden. Auf dem festen Schnee lassen sie sich gut sammeln. Ein Twist-off-Glas wird knapp zur Hälfte mit Weiß-Tannensamen gefüllt und mit Mandel- oder Sesamöl übergossen. Nach der Reifung von 2 bis 3 Monaten an der Sonne wird abgeseiht.
Für eine Salbe schmelzen wir in 200 ml Weiß-Tannensamenöl 20 g Bienenwachs und rühren je 2 Tropfen ätherisches Öl von Rosmarin und Lavendel unter.
In Salbendöschen abgefüllt hält sich die Mischung etwa 1 Jahr. Die Salbe wirkt herrlich erwärmend und kräftigend, wenn man sie nach einem Salzfußbad dünn auf die noch leicht feuchten Füße aufreibt. Ein Gefühl wie auf grünen Tannenwipfeln durchströmt und kräftigt dabei unseren Organismus.

Tipp

Wenn wir ein paar Tannenzweige bei zunehmendem Mond schneiden und in einen Korb ins Schlafzimmer stellen oder ein kleines Tannenbäumchen im Topf ins Zimmer holen, stärkt es unsere Lungenkraft.

„Warm und licht,
ist der Tann' auch dicht,
berührt mich die Seele des Waldes.
Frieden und Lichtkraft strömt in mich ein,
will an diesen Orten zu Hause sein.
Nichts kann hier bestehen,
weder Ängste noch Schmerzen,
nur das Lichtkind in meinem Herzen."

ADELHEID LINGG

Blütenessenz

Weiß-Tanne wärmt uns Körper und Seele und klärt unseren Geist. Sie zieht belastende, dunkle Energien aus dem Körper, löst Stress, Depressionen und Ängste auf. Säulengerade stellt uns ihre Kraft wieder mitten ins Leben und aktiviert unsere Tatkraft. Sie bringt Licht und Wärme in die gegenwärtige Lage und verbindet unsere Intuition, unser Denken und unsere Emotion in der Gegenwart.
Sie harmonisiert, stabilisiert und stärkt als „sanfter Großvater Heiler" unser höheres Selbst.

Räucherung

Eine Räucherung mit Harz, Nadeln oder Samen macht licht und mutig, stärkt die Nerven und die Widerstandskraft und baut eine warme, behütende Atmosphäre des Schutzes auf.
Sie reinigt die Raumenergie und löst dabei Fremdenergien auf. Stress und Angespanntheit wandeln sich in Vertrauen. Gedanken werden licht und klar, die Konzentration gestärkt und die Tatkraft aktiviert.

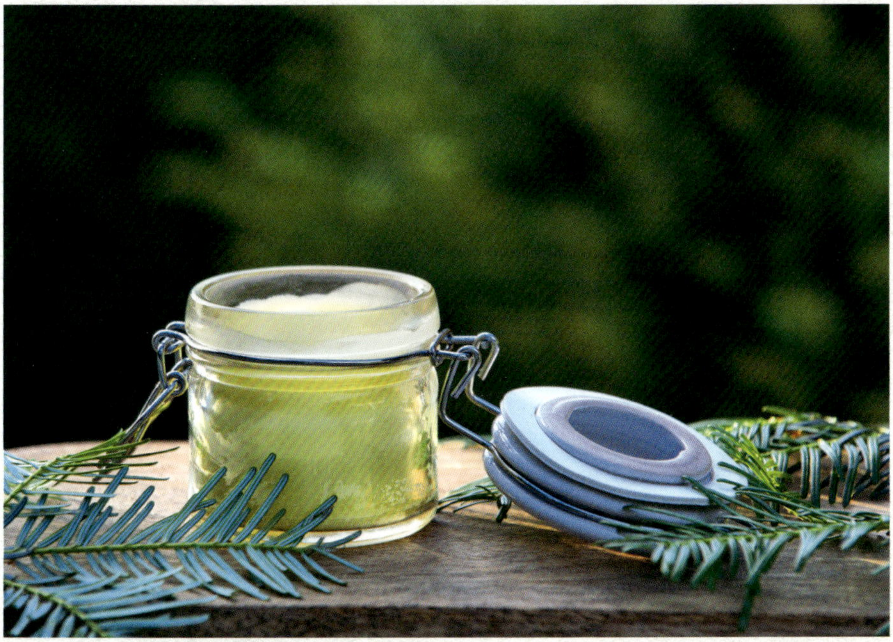

Weiß-Tannen-Salbe wärmt und stärkt.

Pflanzenteil	Triebspitzen	Nadeln	Zapfen	Harz
Sammelzeit	Mai / Juni	Mai – Aug.	Juni – Aug.	Juni – Sept.

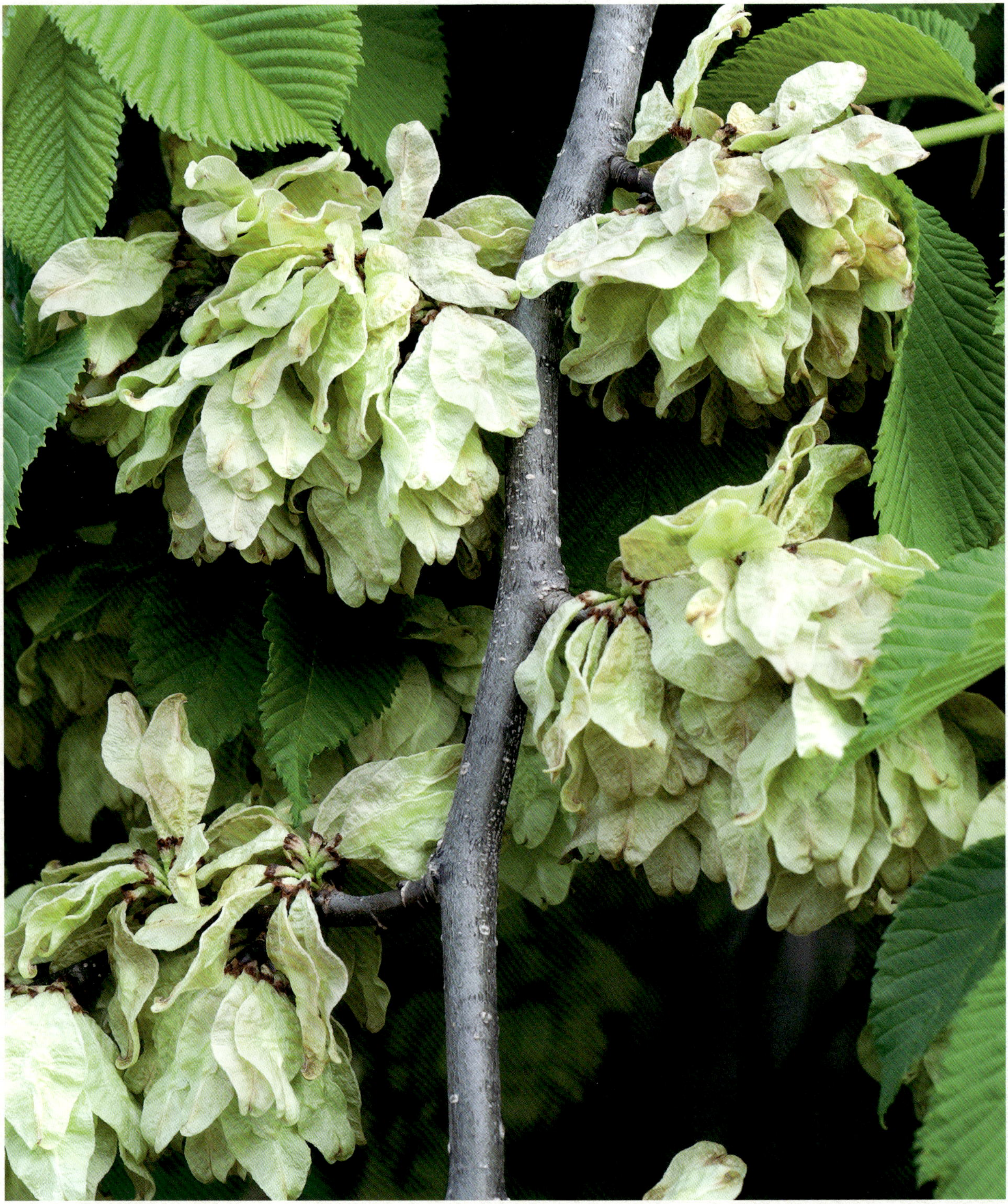

Nussig schmeckende Ulmensamen in hauchdünner Flügelummantelung

Ulme

—— **Feld-Ulme** *(Ulmus minor)*, **Berg-Ulme** *(Ulmus glabra)*, **Flatter-Ulme** *(Ulmus laevis)*

Ulme, der Baum der Wahrheit

Kommunikation, ehrlich und unverbogen,
das ist mein Ding, dafür bin ich ausgezogen.
Rück' Dinge in die wahre Größe,
mach' um Krimskrams kein Getöse.
Verbrenn' in deinem Herzen gar,
alles, was nicht wirklich wahr.
Journalismus zur echten Informationsübermittlung,
das ist es, nicht Nachrichten mit falscher Betitlung.
Rüste dich, dass du Wahrheit tust kund,
und nimm, wenn es drauf ankommt, kein Blatt vor den Mund.

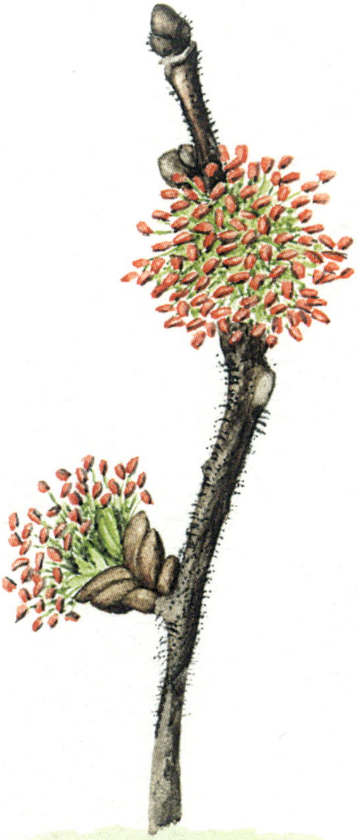

DIE ULME, ÜBERMITTLER, KOMMUNIKATOR UND BEWEGER

Die Ulme aus der Familie der Ulmengewächse (Ulmaceae) kann je nach Art 30 bis 40 m hoch und bis zu 1 000 Jahre alt werden. Die Ulme ist ein Windbestäuber und ihr Holz enorm druckfest und dauerhaft.

Ulmenholz wächst doppelt so schnell wie Eichenholz und ist ebenso hart und dauerhaft wie dieses. Spalten und bearbeiten lässt sich das Holz nur schwer, es hat jedoch eine schöne, feuerflammige Maserung.

Die Asche der Berg-Ulme enthält achtmal so viel Pottasche wie beispielsweise Fichtenasche und war deshalb früher sehr begehrt zur Glasherstellung.

In einem Waldbuch von 1871 heißt es über die Ulme noch lobend: „Von Krankheiten und Feinden leiden die Rüster wenig!"

DAS ULMENSTERBEN

Seit den 20er-Jahren des letzten Jahrhunderts erkranken jedoch die Ulmenbestände immer wieder in Wellen, sodass sie heute bereits vom Aussterben bedroht sind. 90 % des Bestandes in Mitteleuropa ist vom sogenannten Ulmensterben bedroht. Ein Schlauchpilz namens *Ophiostoma ulmi* verursacht eine Verstopfung der Wasserleitgefäße der Ulmen und infolge ein sehr schnelles Absterben des Baumes. Der Ulmensplintkäfer überträgt den Pilz auf noch gesunde Bäume.

Etwa zur gleichen Zeit, als die erste Welle des Ulmensterbens auftrat, geschah in der journalistischen Tätigkeit ein radikaler Umbruch. Informationen wurden mit technischen Mitteln immer schneller und in die ganze Welt übermittelt. Die ursprünglich echte merkuriale Informationsübermittlung an alle Beteiligten, im göttlich gesunden Sinne, brach oftmals unter Machtmanipulationen zusammen. Immer häufiger wurde Manipulation, statt wirklicher Information, übermittelt. Die Ulme zeigt diese „Verschmutzung" der Transportkanäle deutlich auf und ruft uns zu: „Teilt wieder mit allen, informiert klar und sauber alle Beteiligten, bewegt euch ehrlich aufeinander zu, kommuniziert wahr miteinander."

Inhaltsstoffe
Bitterstoffe, Schleimstoffe,
Gerbstoffe (z. B. Plobaphene),
Kieselsäure, Kalium

Eigenschaften
adstringierend
blutstillend und wundheilend
entzündungshemmend
harn- und schweißtreibend
regulierend
verdauungsfördernd und magenberuhigend
hautheilend
entschlackend und entsäuernd
schmerzheilend

„Ulmenfeuer, Merkur-Flügel,
Käfer sind das kleinere Übel.
Doch wenn der Pilz den Boden verlässt,
gibt es meinen Kanälen den Rest.
Alles muss Wirken an seinem Platz,
Ordnung ist ein wahrer Schatz.
Bleib an dem Platz, der dir bestimmt,
dein Herzfeuer dort am stärksten glimmt.
Teile dein Wissen mit allen Anderen,
dann brauchst du nicht
durch die Weltgeschicht' wandern."

ADELHEID LINGG

DIE KOSMISCHEN PATEN

Merkur schenkt der Ulme die feinen Verästelungen im Kronenbereich und die Fähigkeit der hohen, inneren Bewegung. In ihrem zierlichen Flügelsamen und ihrer fiedrigen Bewimperung am Blattrand zeichnet er ebenfalls ein.
Jupiter gibt der Ulme den kräftigen Stamm und die weit ausladende Krone.

DAS WAR DER BAUM FÜR DIE ALTEN

Im antiken Griechenland galt die Ulme als Baum des Götterboten Hermes. Der griechische Arzt Dioskurides (1. Jh. n. Chr.) empfahl Abkochungen aus Ulmenbast bei hartnäckigem Husten, Warzen und Knochenbrüchen. Die innere Rinde der Ulme, der Bast, enthält viele Gerbstoffe und Pflanzenschleim und kann so gleichzeitig zusammenziehen (adstringieren) und Schleim lösen.

HEILKRÄFTIGES UND FEINES AUS DER ULME

Ulmensamen sind eine wohlschmeckende, wertvolle Salatbeigabe und Knabberspeise.

Tee

Ein **Kaltauszug aus Ulmenblättern** hilft bei Sprachproblem und Apathie. Täglich 1 bis 2 Tassen in kleinen Schlucken trinken.
Ulmenrinden-Tee als Heißauszug hilft bei empfindlichem Magen und Durchfall.

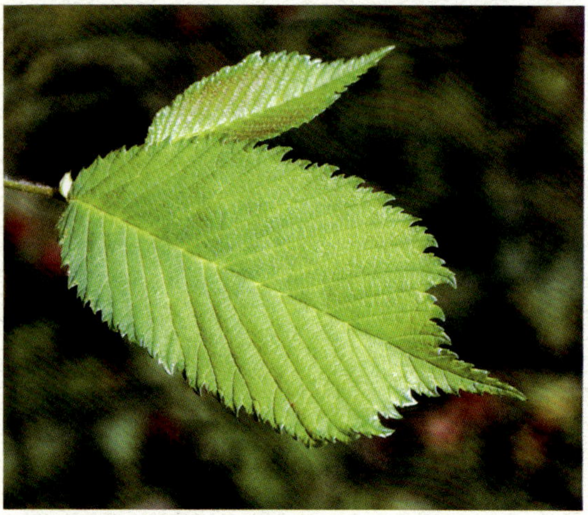

„Kuhzungenraues" Ulmenblatt

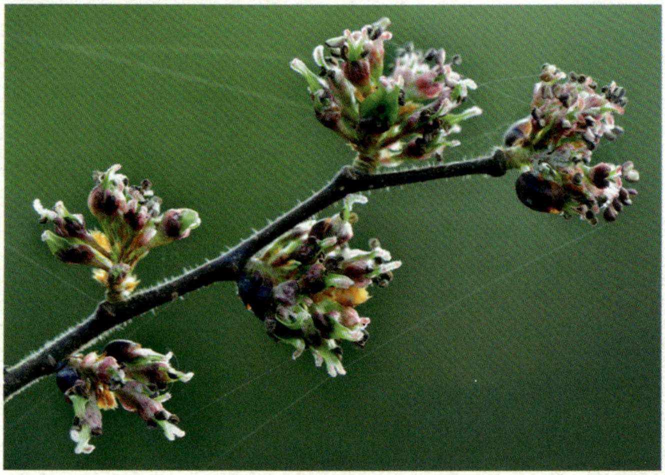

Die Ulmenblüte ist nur ein kurzer Zauber.

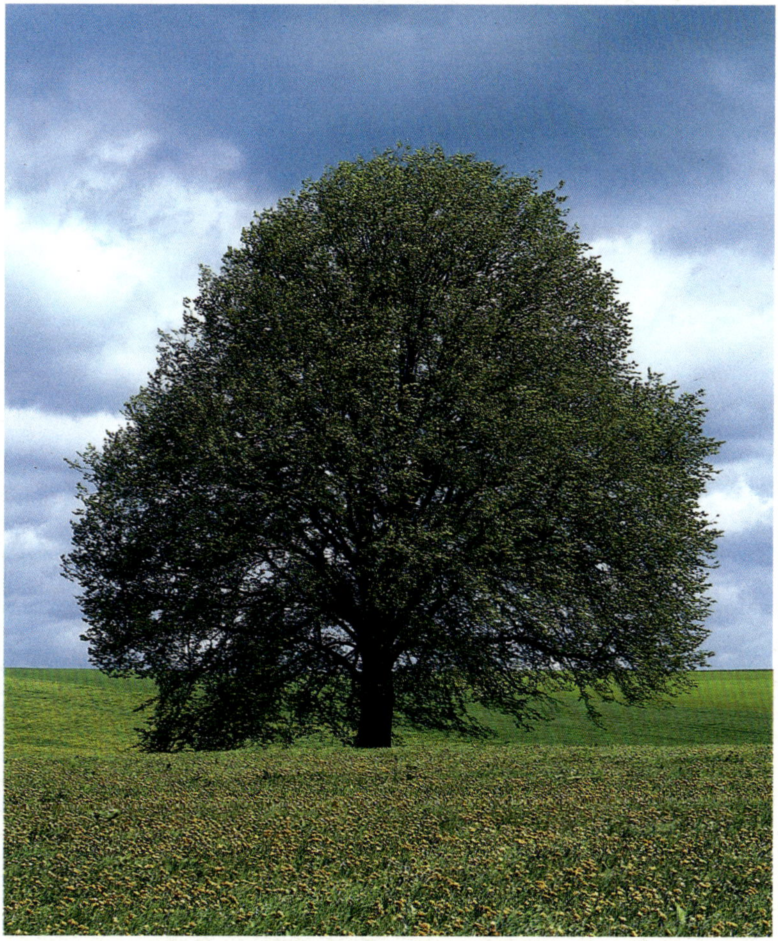

Ulme, ein kräftiger Baum mit Sinn für gesunde Proportionen

Tipp

Saft aus Ulmenknospen wird auf Augenlider und unreine Haut gestrichen, um diese zu heilen.

Pulverisierte Ulmenrinde

Bei Durchfall hilft 1 Messerspitze pulverisierte Ulmenrinde in ein Glas Wasser gerührt: 2-mal täglich schluckweise einnehmen! Bei Hautthemen aufgestreut heilt das Pulver die betroffenen Gebiete.

Ulmenblütenessenz – Elm

Menschen, die sich ständig zu viel zumuten und ausgelaugt und erschöpft sind, hilft Elm dabei, die wahren Prioritäten der Dinge wiederherzustellen und Schwächen zu überwinden. Die Ulme ermöglicht uns, wieder Zuversicht zu finden, Kraft zu schöpfen und Vertrauen in die eigene Leistungsfähigkeit zu bekommen. Ihr luftiger lösender Charakter hilft uns, festgefahrene Situationen aufzulösen.

Räucherung

Ulmenrinde lässt unseren Geist mit den Luftgeistern auf die Reise gehen zu hohen, geistigen Räumen. Der Rauch öffnet die Verbindungstüren zu Naturwesen und Weltenräumen. Ihr Volksname „Elfenholz“ weist uns schon auf ihre Fähigkeit hin, Kontakt zum Naturwesenreich, zu den Elfen, zu ermöglichen und „Empfangen und Schenken“ wieder im ausgeglichenen Maß zu praktizieren. Ulme, in der Schreinersprache „Rüster“ genannt, rüstet den Einzelnen so, dass er seinen Lebensauftrag erfüllen kann, zum Wohl der Gemeinschaft.

Pflanzenteil	Blüten	Früchte	Blätter
Sammelzeit	März	April	Mai

Volksnamen
Rüster, Elme, Ilme, Elfenholz; elm (englisch); olmo (italienisch)

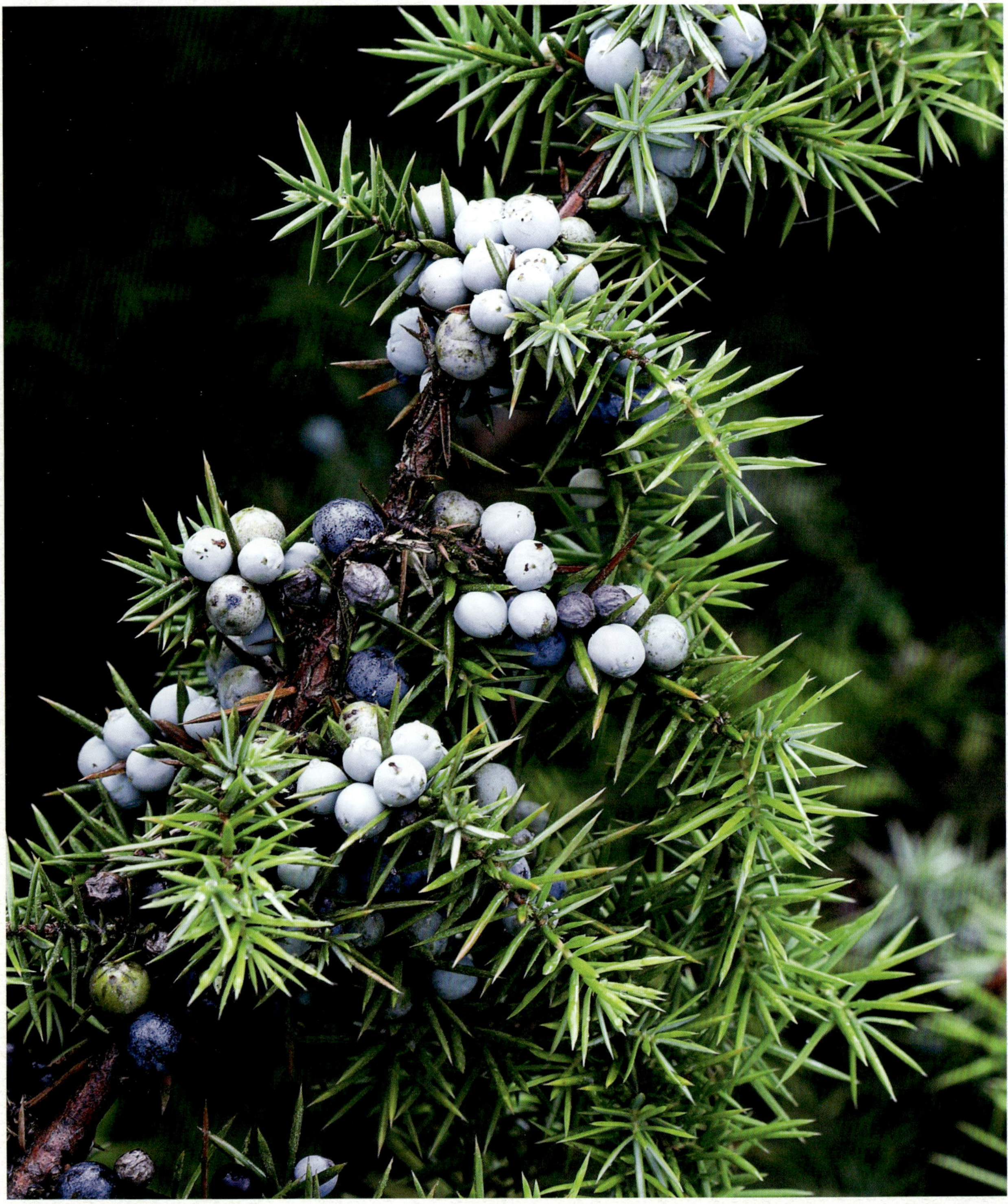

Wacholder – wehrhaft, stachelig, segensreich

Wacholder

—— **Gewöhnlicher Wacholder** *(Juniperus communis)*

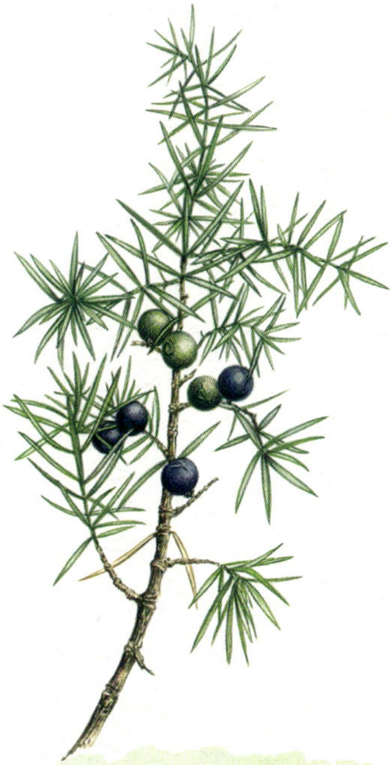

Wacholder, der Wachhalter

Ich hüte die gewundenen Pfade. Wenn du mich zu nehmen weißt, bringe ich Verlorenes wieder zurück. Ich gebe dir Schutzraum und Konzentration – Konzentration auf das, was du zu innerst bist. Wie der Holunder bin ich ein Schwellenhüter. Ich habe die Kraft zu bewahren, auch Einzelteile, um sie zu gegebener Zeit wieder zusammenzusetzen. Leben und Tod sind ganz nahe beisammen, die zwei Seiten eines Tores. Ich bin der Sippenbaum, der Ahnenbaum, der Blutsahnenbaum, der die Seelen schützt und bewahrt. Ich halte dich beim Übergang von einem Körper in den anderen und sprenge energetische Knoten in deiner Blutsahnenlinie. Ich löse die „Gordischen Knoten" und lasse Klarheit und Kraft wieder strömen. Ich mache dich witzig, spritzig, aufgekratzt, helle und etwas stachelig.

DER BAUM

Wacholder, der Stammhalter der Blutsahnenlinie, steht für wache Verwandlungskraft und erleuchtete Freude. Er gehört zur Familie der Zypressengewächse (Cupressaceae).

DIE KOSMISCHEN PATEN

Mars schenkt dem Wacholder die erquickende, weckende, wehrhafte Kraft, sein Feuer. **Saturn** zeigt sich in der Fähigkeit, selbst mit kargen Böden auszukommen und in der Zähigkeit und Harzlosigkeit des Holzes. Die **Sonne** senkt den hohen Gehalt an ätherischen Ölen in den Baum und sein balsamisch duftendes Holz.

DAS WAR DER BAUM FÜR DIE ALTEN

Für die Ägypter zählte Wacholder zu den wertvollsten Heilpflanzen. Auf einer Papyrusrolle von 1550 v. Chr. wurden bereits einige Heilrezepte erwähnt.
In der Pestzeit wurde die Kraft des Wacholders so hoch geschätzt, dass der Strauch beinahe ausgerottet wurde. So steht Wacholder heute unter Naturschutz und wir dürfen in freier Natur nur die reifen Beeren sammeln, die von den stacheligen Blättern wohlbehütet werden. Den meisten Menschen sind sie als typisches Gewürz zum Wildbraten oder Sauerkraut bekannt. Wacholder findet zu Gin, Genever oder Steinhäger gebrannt als Verdauungsschnaps den Weg in den Magen.
Unsere Vorfahren nutzten ihn für ihre Reinigungs- und Schutzriten. Als Räuchermittel wurde er zum „Reinigen der Luft" und zum Schutz vor Ansteckung jeder Art genutzt. Leonhard Fuchs (1543) schrieb „Der Rauch vom Wacholder vertreibt die Schlangen und vergiftete Luft." Die innere Rinde des Wacholders gekaut galt als vitamin- und mineralsalzhaltige Notspeise. Wacholder kann sogar noch weit mehr und war neben dem Holunder der wichtigste Hausapotheken-Baum. „Vor dem Holunder sollst du den Hut ziehen, vor dem Wacholder das Knie beugen", sagt ein altes Volkswort. Als großer Heiler- und Schutzbaum war er unverzichtbar im Leben der Berg- und Heidebewohner. Im Norden gibt es Exemplare die bis zu 2 000 Jahre alt sind. **Achtung:** Nicht in der Schwangerschaft einnehmen! Bei der Geburt jedoch regt er die Kontraktion der Gebärmutter an.

Inhaltsstoffe

Ätherisches Öl (bis zu 2 %) mit Pinen; Flavonoide, Harze, Bitterstoffe, Gerbstoffe, Wachs, Eiweiß, Campher, Pektin, Mineralstoffe (z. B. Kalium, Kalzium, Mangan), Vitamin B, Vitamin C (junge Triebe), Juniperin (Früchte), Invertzucker (bis zu 33 % in den Früchten)

Eigenschaften

wassertreibend, appetit- und nierenanregend
magenstärkend
blutbildend
blutdrucksenkend
blutreinigend und entgiftend
antimikrobiell, antibakteriell und antiviral
anregend und stärkend, abwehrkraftsteigernd
hautheilend
menstruationsfördernd
wurmtreibend

WACHOLDERKRAFT FÜR KÖRPER, GEIST UND SEELE

Wacholder weckt und erfrischt die Lebensgeister. Der Heilbaum wirkt in die Tiefe, stärkt unser Wurzelchakra und erhöht die Lebenskraft. Er baut uns in der Rekonvaleszenz wieder auf und stärkt unser physisches und spirituelles Feuer. Tiere und Naturwesen lieben Wacholderholz-Feuer, das mit bläulicher Flamme brennt, und suchen seine Nähe. Wacholder reinigt, klärt und schützt. Er wirkt wie ein Jungbrunnen und befreit von Erblasten, die unsere Entwicklung verzögern, und bringt uns unsere göttlichen Fähigkeiten zurück. Er ist Befreier und Schützer unseres Systems und unserer Aura.

HEILKRÄFTIGES UND FEINES AUS WACHOLDER

Wacholder ist ein unspezifisches Gegenmittel und leitet jedes Gift, jeden Krankheitserreger aus dem Körper aus. Er ist ein starkes Antiseptikum, insbesondere bei Nieren- und Harnwegsinfekten. Wacholderbeeren heilen chronische Hauterkrankungen wie Psoriasis (Schuppenflechte) und Ekzeme, stärken den Sehnerv und entschlacken das Blut.

Tee aus Beeren

Beeren mit heißem Wasser übergießen und etwa 10 Minuten ziehen lassen. **Anwendung:** Hilft bei Magenverstimmungen, bei zu schwachem Verdauungs-

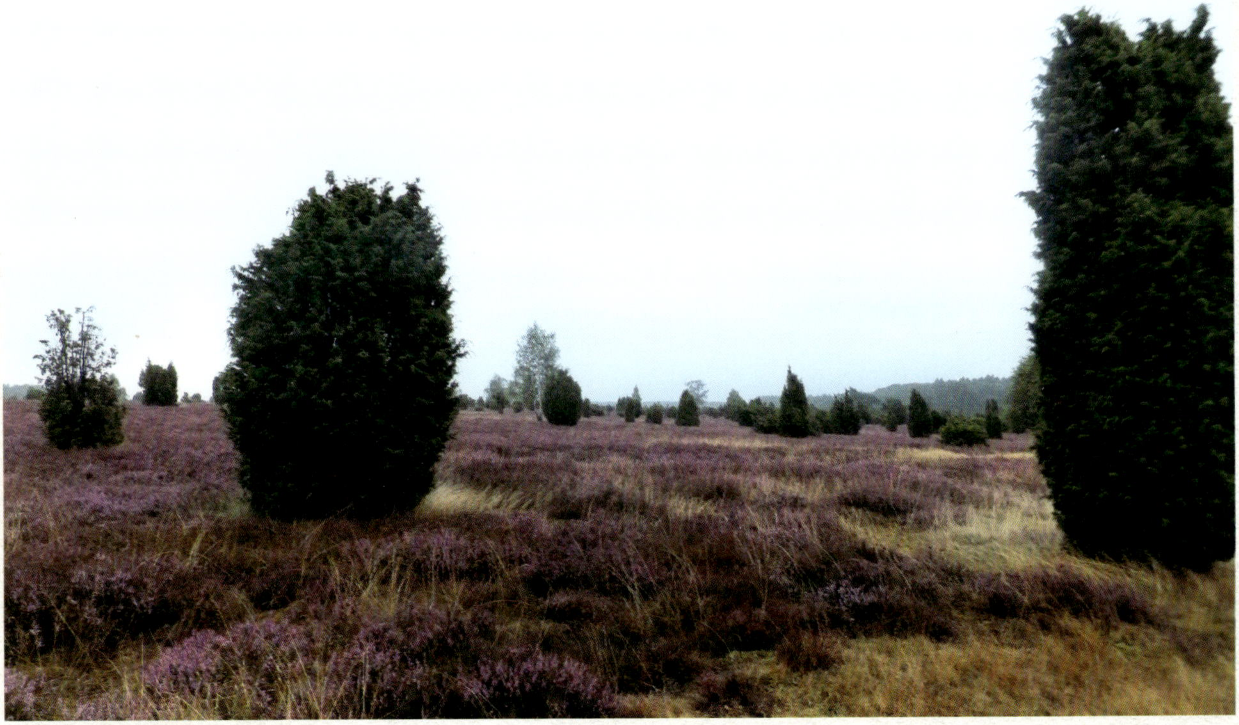

Beeindruckende Wächter der Heide

Tipp

Wacholderbeeren morgens auf nüchternen Magen gekaut, wirken sehr blähungswidrig (max. 10 Beeren). Wacholder reinigt die Körpersäfte in uns und desinfiziert die Darmschleimhaut, in Grippezeiten täglich 2 Beeren zur Vorbeugung kauen.

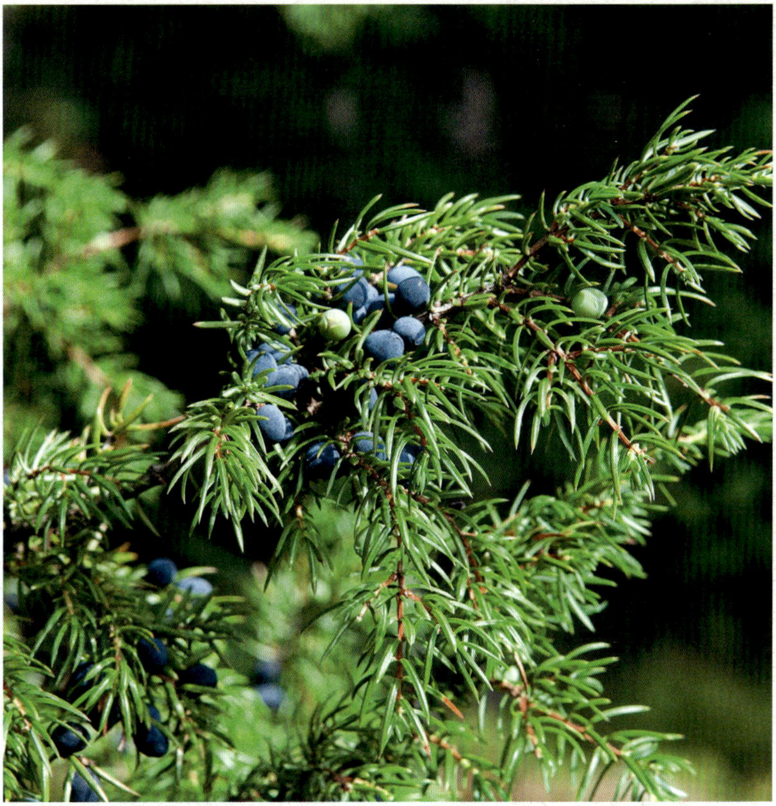

Wacholder bietet jedem Übel die Stirn.

feuer, Sodbrennen und Völlegefühl, lindert Koliken und Blähungen sowie rheumatische Beschwerden, entwässert, schwemmt Harnsäureablagerungen aus und hilft daher bei Arthritis und Gicht.

Wacholder-Tinktur

Die Tinktur aus Beeren und Zweigspitzen wirkt entwässernd und regt die Verdauung an. Abwehrkraftsteigernd und magenstärkend, kraftspendend und blutreinigend ist sie ein Segen.

Wacholder-Wein

20 g Beeren und 1 kleinen Wacholderzweig in 1 l Weißwein geben, 10 Minuten köcheln, dann abfiltern. 1 Schnapsglas vor der Mittagsmahlzeit einnehmen: regt den Appetit an, reguliert den Magen, stärkt Blase und Niere und wirkt heilend bei Rheuma, Arthrose und Gicht.

Wacholder-Essig

20 Wacholderbeeren in 500 ml Bio-Obstessig aufkochen und in Flaschen füllen, 10 Tage reifen lassen und dann abseihen.
Anwendung: Wacholderessig eignet sich zum Einreiben bei Muskel- und Gelenkschmerzen.
Zur Kreislaufanregung gibt man eine halbe Tasse davon in ein Fußbad.

Wacholder-Öl

2 Tassen Wacholderbeeren über Nacht in Wasser einweichen, abseihen und in 2 Tassen kaltgepresstem Olivenöl 30 Minuten kochen. In Lichtschutzflaschen abfiltern und kühl aufbewahren.
Anwendung: Das Öl ist hilfreich zur Einreibung bei rheumatischen Beschwerden und Gelenkleiden, Rückenschmerzen, Abschürfungen und juckenden Wunden.

Wacholder-Auszug

Ein Schraubglas zur Hälfte mit Wacholderbeeren füllen und mit Gin aufgießen. Verschlossen 2 bis 3 Wochen warm und dunkel ausziehen, abfiltern.
Anwendung: Der Wacholder-Auszug verjüngt und vertreibt Schmerzen aller Art. Täglich 10 Tropfen 3 Wochen lang einnehmen.

Volksnamen
Weckholder, Quickholder, Reckholder, Kranewitt, Machandel, Weihrauchbaum, Kaddig, Heideholder, Gichtbaum, Feuerbaum, Räucholder

Grüne Baum-Salbe

- 100 g Olivenöl
- 1 Handvoll Wacholderzweiglein
- 6 Tropfen Arnika-Tinktur
- 6 Tropfen Salomonssiegelwurzel-Tinktur
- 6 Tropfen Beinwell-Tinktur
- 50 g Fichtenharz
- 15 g Bienenwachs (ungebleicht)

Zubereitung: Wacholder in Olivenöl 10 bis 20 Minuten simmern und unter Rühren ausziehen, abseihen und unter ständigem Rühren portionsweise zum pulverisierten, im Wasserbad geschmolzenen Harz geben. Bienenwachs darin schmelzen und etwas abkühlen lassen. Nun werden die Tinkturen untergerührt und das Ganze in Salbendöschen abgefüllt. Eine wunderbare, schmerzlindernde Muskel- und Gelenksalbe. Bitte mehrmals täglich dünn auftragen!

Wacholder-Teer

Wacholder-Teer, Oleum Cadinum, wird bei der Trockendestillation von Wacholderkernholz gewonnen und ist sehr wertvoll für die Haut. Es reizt sie in keiner Weise und hilft bei chronischen Hautausschlägen, Psoriasis (Schuppenflechte) und Ekzemen.

Blütenessenz

Wacholder aktiviert unsere Licht- und Wärmekraft und hebt sie aus der Tiefe in die Bewusstheit. Angst und Schatten werden vertrieben und die Wachheit und Tatkraft gestärkt.
Er löst Schlacken aus dem Körper und verbessert die Assimilation. Wacholder gibt Klarheit, Besonnenheit und Mut.

Räucherung

Sie wirkt stark raumreinigend auf physischer und feinstofflicher Ebene. Sie verbindet mit unserem Blutsahnenstrom und ermöglicht uns, dort zu reinigen, zu klären, zu heilen und zu kräftigen. Im Wacholder sind große Feuer- und Verwandlungskräfte verborgen. Wacholder löst Angst, Hass, Zorn und Gewalt auf.

„Wie ich – halte,
in Erde und Stein.
Komm lass dich ein,
ein auf das Leben
und es wird dir alles geben."

ADELHEID LINGG

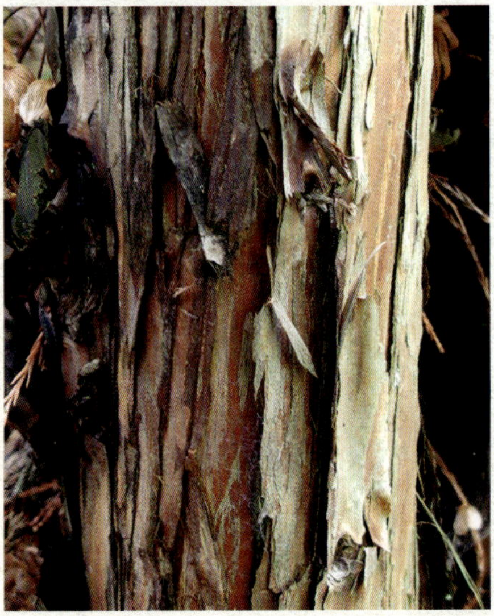

Wacholderholz ist nahezu harzfrei.

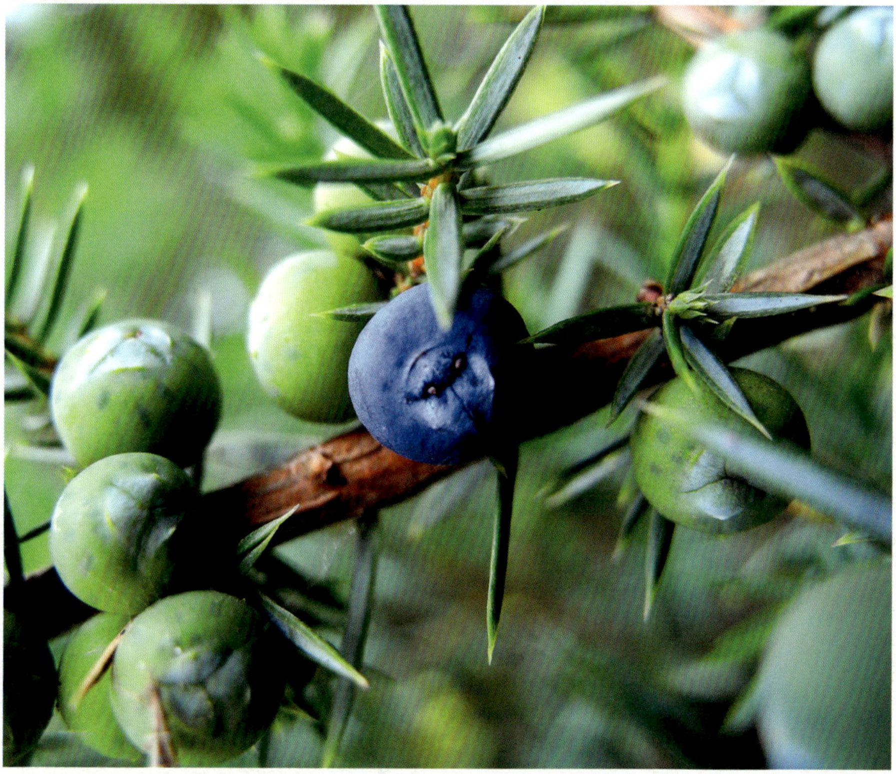

Was lange währt, wird endlich gut: Wacholderbeeren reifen über drei Jahre.

Wacholder-Beeren

Jede der kugelrunden blauen Beeren ist oben sorgfältig verschlossen von vier gleichschenkligen Dreiecken. Eine an ein Kreuz erinnernde Stanzung öffnet sich hier und da zum kleinen Mund auf der Beere. Was will sie uns wohl sagen? „Seht, die prall gefüllte Heilkugel, das kostbare Geschenk". Behütet von sternenförmigen, wehrhaft spitzen Nadeln sitzen die Beeren dicht gedrängt am braunroten Holz. Sie lassen sich Zeit zum Reifen, drei Jahre lang, bis sie sich freiwillig lösen und in unsere Hände fallen. „Heilkraft pur". Nicht umsonst rief in der Pestzeit der kleine Vogel den Menschen zu:

„Esst Kranewitt und Bibernell,
dann sterbt' ihr nicht so schnell".

Pflanzenteil	**Blüten**	**Früchte**	**Nadeln**
Sammelzeit	**Mai – Juli**	**Sept. / Okt.**	**ganzjährig**

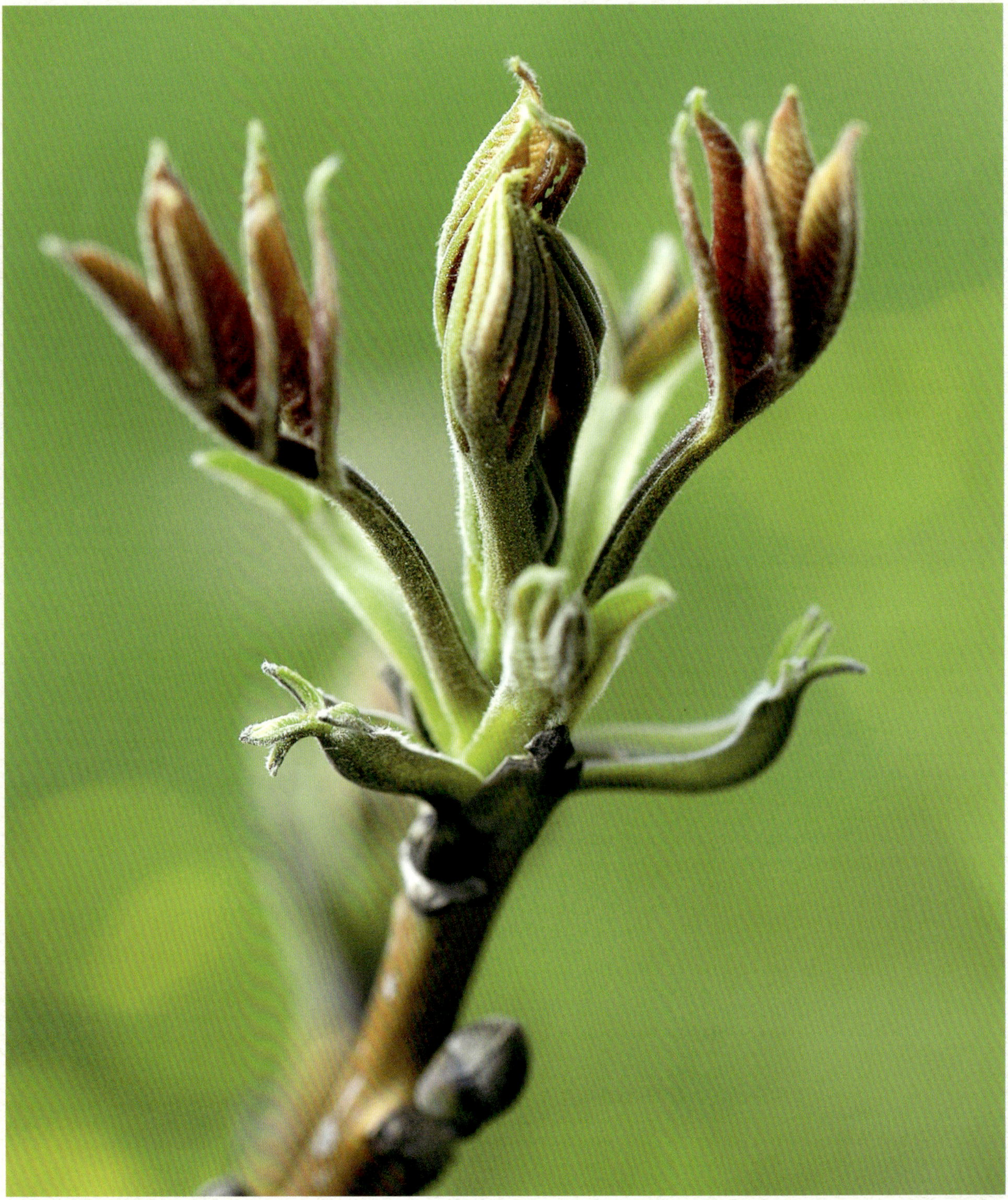

„Pfingstfeuervogel" Walnuss

Walnuss

— **Walnuss** *(Juglans regia),* **Schwarze Walnuss** *(Juglans nigra)*

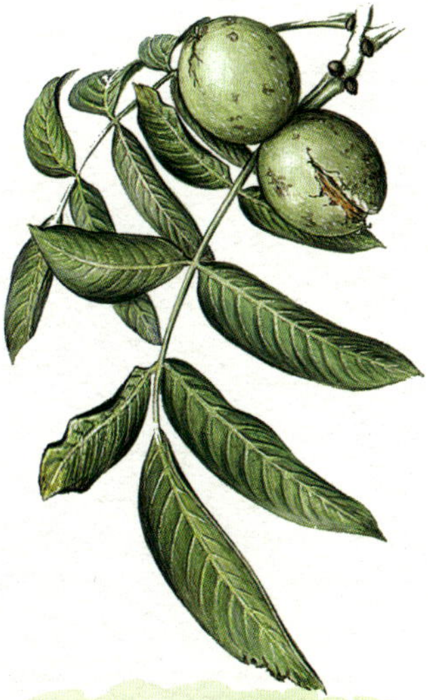

Geschützter Raum

Setz' dich zu mir und genieße die Kühle, den Sommerschatten in meinem grünen Dom. Keine Mücke, kein störender Gedanke lenkt dich ab von dir. Alles, was du nicht zuinnerst bist, bleibt draußen, vor der Tür meines Hauses. Ich breche den Bann der Verbiegungen und lass dich bei mir sein, genauso wie du wirklich bist. Du bist das Beste, was dir passieren konnte. Du brauchst keine fremden Federn, um dich zu schmücken und keine nutzlosen Vorsätze. Du bist das Beste, so wie du bist, von Urbeginn an. Bedaure nichts, schau dich nicht um, geh aufrechten Hauptes weiter, auf dein göttliches Ziel zu. Du bist das Beste, was mit dir geht. Geradeaus.
Blaue Kugeln tanzen durch den Äther, setzen sich wie Christbaumkugeln auf meine Äste. Aus dem Bereich des Jupiters, aus den Sphären der Musik kommen sie, um zu reifen, als grüne Nüsse in meiner Krone. Wenn du sie isst, schenken sie dir die Fülle der Inspiration, der göttlichen Gedanken. Alles „Fremdgut", alle Blockaden pressen sie aus deinen Gehirnwindungen heraus, lassen nur dein Bestes zurück. Gib dich hin, dem Rhythmus der unendlichen Weiten, bis alles geschmeidig fließt und dir das Licht aufgeht.

BANNBRECHER UND GEDANKENSTÄRKER

Der Walnussbaum gehört zur Familie der Walnussgewächse (Juglandaceae). Er kann bis zu 25 m hoch und im Durchschnitt bis 150 Jahre alt werden.
Es gibt jedoch Einzelexemplare, die 600 Jahre erreichen.
Schneeglöckchen, Märzenbecher und Krokusse blühen bunt unterm Walnussbaum, solange er noch ohne Blätter dasteht. Denn mit dem Blättertreiben lässt er sich viel Zeit. Als einer der Letzten, schiebt er zur Pfingstzeit goldorange, zarte, wohlduftende Blätter, wie leuchtende Pfingstzungen aus den Zweigen. Sie brauchen Zeit, um groß, grün und kräftig zu werden. Dann jedoch bilden sie eine dicht belaubte Krone, die selbst im Innern noch beblättert ist.
Der Walnussbaum scheidet über seine grünen Nussschalen und über die grünen Blätter ein Glykosid aus, das sich in die Substanz Juglon verwandelt, sobald es freigegeben wird. Juglon verhindert das Pflanzenwachstum in unmittelbarer Umgebung des Baumes. Es wirkt als eine Art natürliche Unkrautbekämpfung und lässt keinen anderen Baum in seiner Nähe aufkommen. So wächst fast nichts im Sommer, unter dem Walnussbaum und wir können uns das Rasenmähen sparen.

DIE KOSMISCHEN PATEN

Jupiter, dem höchsten Gott der Römer geweiht, war er *jovis glans,* die Jupitereichel. Seine weitausladende, reich beblätterte Krone und die nahrhaften Nüsse, zeigen seine Signatur.
Den Ölreichtum der Nüsse und das Gold der Herbstblätter teilt sich Jupiter mit der **Sonne.**

DAS WAR DER BAUM FÜR DIE ALTEN

Bei den Germanen war er **Donar und Fro** geweiht und schützte Haus und Hof vor Blitzschlag.

Inhaltsstoffe
Gerbstoffe (z. B. Tannin), Flavonoide, ätherisches Öl, Vitamine, Zitronensäure, Apfelsäure, Gallussäure, ungesättigte Fettsäuren (z. B. Omega-3-Fettsäure), Mineralstoffe (z. B. Kalzium, Magnesium), Eiweiß, Bitterstoffe (z. B. Juglon), fettes Öl

Eigenschaften
blutreinigend
nervenstärkend
cholesterinsenkend
adstringierend
pestizidausleitend
schweißregulierend
wurmtreibend
aufbauend
hautheilend
entzündungs- und pilzwidrig
Juckreiz stillend
Zahnfleisch heilend
Herzrhythmus stärkend
stoffwechselanregend

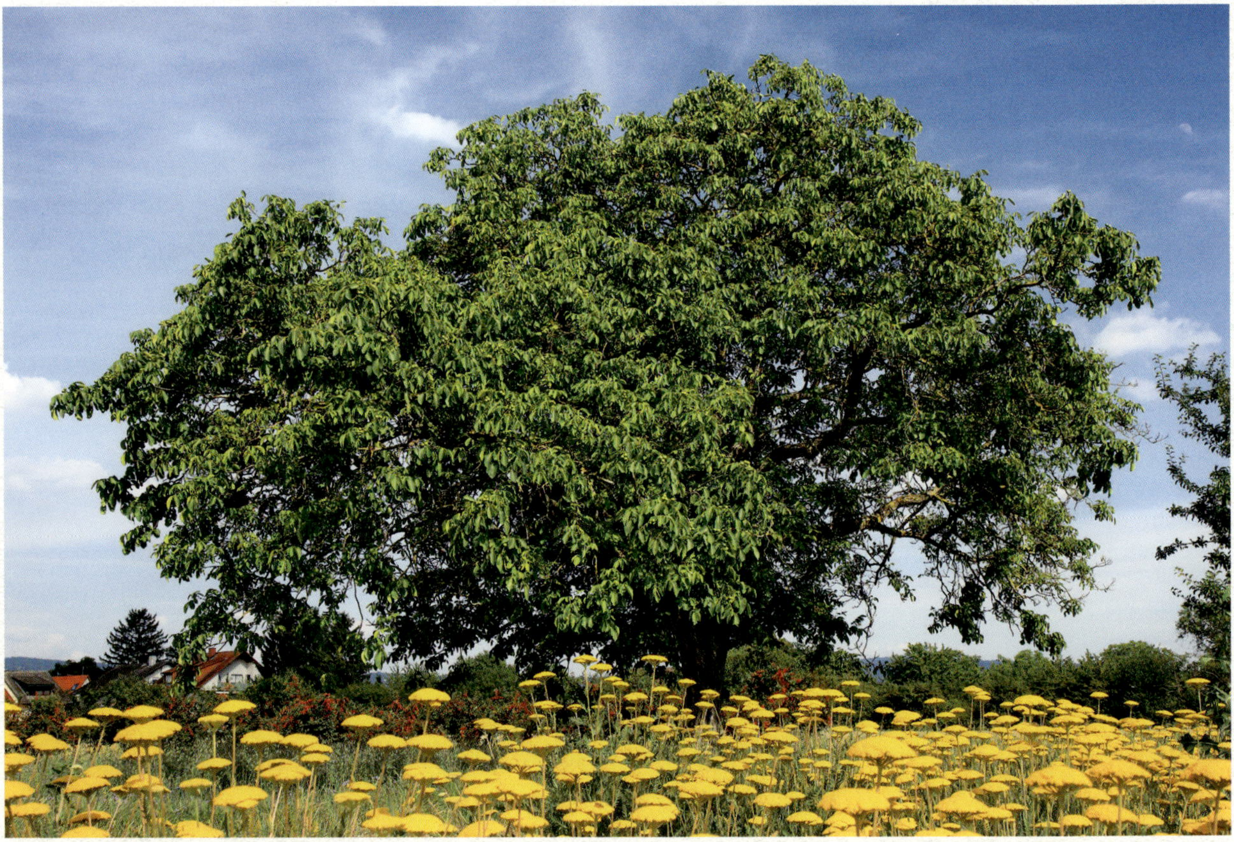

Die mächtige, ausladende Krone zeigt Jupiters Wirken im Walnussbaum.

Seit alters her galten der Walnussbaum und seine Früchte als Fruchtbarkeitsspender. Er wurde zu vielen Liebesorakeln befragt. Jungvermählte pflanzten gemeinsam einen Walnussbaum, mit der Bitte um eine mit Glück und Fruchtbarkeit gesegnete Ehe. Zur Silberhochzeit, nach 25 Jahren, war der Baum in seiner vollen Kraft. Als großer, gesunder Baum konnte er bis zu 150 kg Nüsse als Ernte bringen.

WALNUSSKRAFT FÜR KÖRPER, GEIST UND SEELE

Schlafen, so heißt es, solle man nicht unter einem Walnussbaum, was wohl davon herrührt, dass seine Blätter bei Beschädigung oder bei heißem Wetter einen Duft ausströmen, der Müdigkeit, Kopfschmerz und Übelkeit auslösen kann. Mein jüngster Sohn fand das gar nicht und schlief zur Mittagszeit am liebsten unter der schützenden Krone des Walnussbaumes. Nun haben wissenschaftliche Untersuchungen ergeben, dass der Duft von Walnussblättern die Bildung von Melatonin unterstützt. Das lässt uns besser schlafen und mindert sogar Stress. Ein Kissen aus Walnussblättern, so heißt es, soll Angst-

Tipp

Walnuss-Krafthemd

Bei Schwächezuständen hilft es, ein Baumwoll- oder Leinenhemd 1 bis 2 Tage in einen Absud junger Walnussblätter zu legen, zu trocknen und bei Bedarf zu tragen.

und Verfolgungsträume heilen. Der regelmäßige Verzehr von Walnüssen in der Schwangerschaft führt zu einer gesunden Gehirnentwicklung des Embryos, während er bei Männern hilft, die Spermienzahl zu erhöhen. Die Walnuss zeigt schon die Signatur des Großhirns oder der Hoden. So ergaben Studien, dass Walnüsse, regelmäßig verzehrt, das Risiko für Brustkrebs der Frau und Prostataerkrankungen des Mannes senken. Walnüsse enthalten bedeutende Mengen an Antioxidantien und sind freie Radikalenfänger.

HEILKRÄFTIGES UND FEINES AUS DER WALNUSS

Walnussknospen in Pfeffer verrieben ergeben einen schmackhaften, aromatisch-scharfen Walnusspfeffer zum Würzen. Sehr heilsam wirken auch die in Zucker verriebenen Walnussknospen.

Walnussblätter-Tee

Der **Tee** reinigt die Bauchspeicheldrüse von Pestizidrückständen, entschlackt, hilft uns beim Abnehmen, regt den Stoffwechsel und die Ausscheidungsorgane an. Er senkt (wie auch die Walnussblätter-Urtinktur) den Blutzuckerwert und hilft bei Diabetes.

Kompressen mit Walnussblätter-Tee helfen bei Frostschäden der Haut oder als Sitzbad bei Hämorrhoiden.

Der starke **Absud** aus den Blättern oder den grünen Fruchtschalen färbt das Haar braun bis braun-schwarz. Dafür werden 20 g grüne Schalen in 100 ml Wasser angesetzt und 1 bis 2 Tage stehen gelassen, abgeseiht und mit 2 TL Alkohol versehen. Als Spülung nach der Haarwäsche bei dunkelbraunem und schwarzem Haar anwenden, nicht mehr ausspülen!

Süße grüne Nüsse

500 g grüne Walnüsse mit einem Zahnstocher jeweils ein paarmal einstechen, in ein Schraubglas geben und mit kaltem Wasser bedecken. Zugeschraubt über Nacht stehen lassen. Das Wasser am nächsten Tag abschütten und die Nüsse erneut mit frischem, kaltem Wasser begießen. 6- bis 8-mal wiederholen. Dann die Nüsse abtropfen lassen und in Wasser weichkochen. In einem separatem Topf 500 g Zucker mit Wasser zu Sirup kochen und die abgetropften Nüsse mit 2 Nelken, einer halben Zimtstange und der Schale einer Bio-Zitrone einlegen. Achtung, die Nüsse müssen bedeckt sein. Bei Bedarf etwas Nusswasser zugeben. 3 Tage zugedeckt stehen lassen. Nun alles aufkochen und heiß in vorbereitete Schraubgläser abfüllen. 6 bis 8 Monate sollten sie jetzt reifen, um dann zu Vanilleeis oder pur als Nachtisch genossen zu werden.

Bei Cellulitis und schwachem Bindegewebe bereiten wir einen **Tee aus grünen Walnuss- und Efeublättern** zu und sprühen die betroffenen Stellen immer wieder ein. Zum Abstillen wird **Walnussblätter-Tee als Kompresse** auf die Brüste aufgelegt. Dank des hohen Gerbstoffgehaltes hemmt dies die Milchbildung.

Grüner Nuss-Sirup

2 Handvoll grüne, klein geschnittene Nüsse mit 1 l Wasser, 1 kg Rohrohrzucker und 3 Gewürznelken aufkochen. Zugedeckt 20 Minuten ziehen lassen, abseihen und heiß in vorbereitete Flaschen füllen.

Anwendung: Davon nimmt man bei Magen- oder Nerventhemen 2- bis 3-mal täglich 1 TL nach dem Essen ein.

Sole

Walnussknospen in einer Sole angesetzt und mit Wasser 1: 10 verdünnt, eignen sich für Mundspülungen. Diese helfen bei Karies und Mundgeruch und mineralisieren zusätzlich die Zähne.

Volksnamen

Welsche Nuss, Welschnuss, Nusser, Nussbaum, Karga, Gallische Nuss, Christnuss, Steinnuss, Niklausnuss, Meisennuss

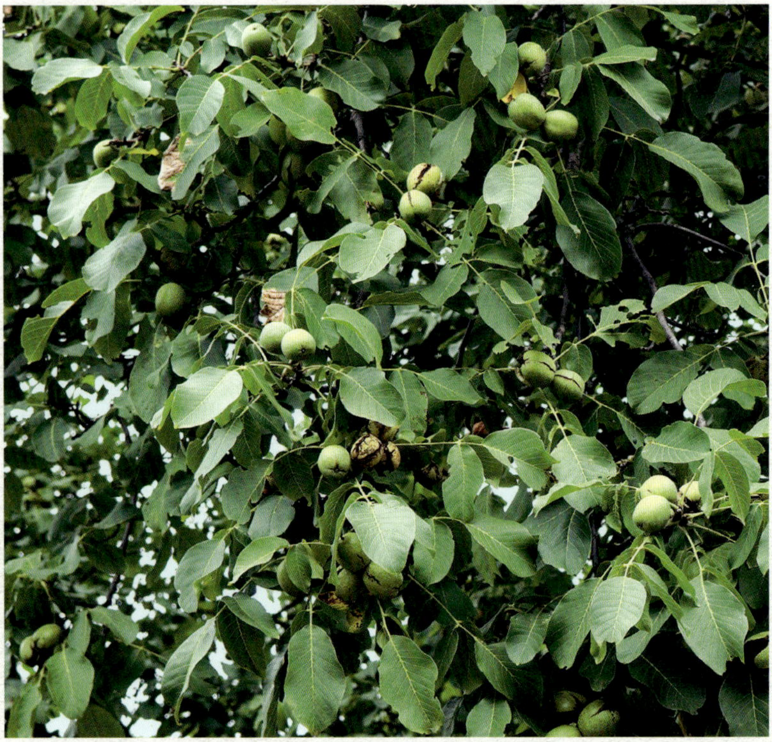

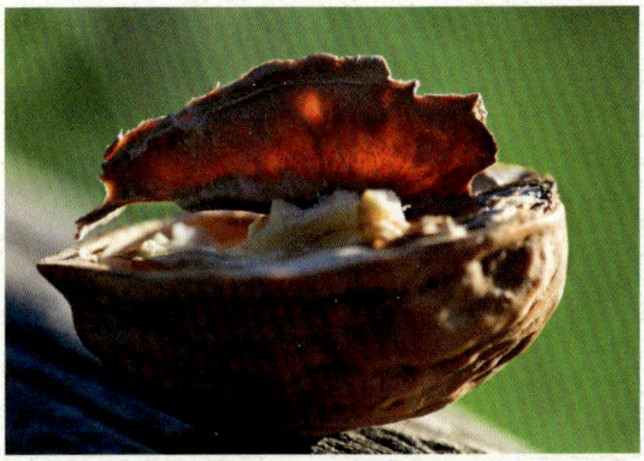

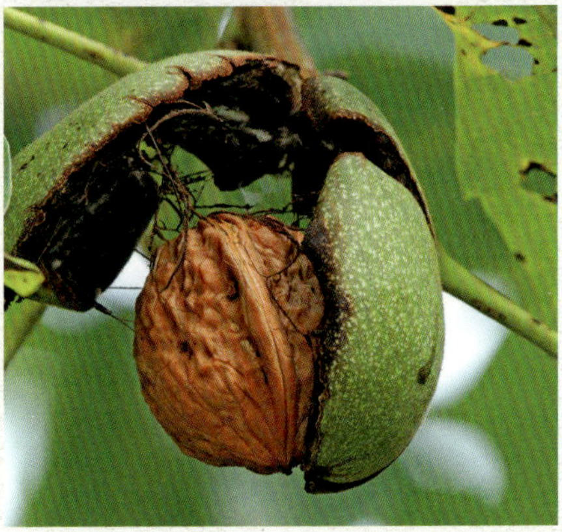

Links: Walnüsse – reif für die Ernte. Rechts: Walnusskern in Schalenwiege mit Kämbe. Hirnnahrung pur.

Walnussblätter-Wein

30 g frische Blätter mit 400 ml trockenem Weißwein übergießen, 28 Tage ausziehen lassen und abfiltern.
Anwendung: 2- bis 3-mal täglich 1 EL zu den Mahlzeiten einnehmen: unterstützt bei Blutarmut und Lungenemphysem, Diabetes und Gelbsucht.

Urtinktur

Eine Tinktur aus **Walnusstriebspitzen** stärkt unsere Abwehrkraft. 1- bis 3-mal täglich 1 bis 3 Tropfen einnehmen.

Walnuss-Öl

Ein Schraubglas wird zur Hälfte mit grünen Nüssen, um Johanni (24. Juni) geerntet und halbiert, gefüllt und mit Jojobaöl übergossen. 2 bis 3 Monate an der Vormittagssonne reifen lassen und abseihen. 10 : 1 mit Aloe-Vera-Öl mischen und einige Tropfen ätherisches Cistrosen-Öl zugeben. Dies ergibt ein Öl für empfindliche Haut oder Neurodermitis.

Walnusskätzchen-Honig

Walnusskätzchen werden klein geschnitten, ein Schraubglas damit drei Viertel voll gefüllt und mit Ahornsirup oder Honig aufgegossen. 28 Tage ausziehen lassen.
Anwendung: Teelöffelweise eingenommen, wirkt er entzündungswidrig und antibakteriell.

Absud aus Kämben

Nussschalen und Kämben (Trennschalen) wirken durchblutungsfördernd für die Herzkranzgefäße und helfen bei Herzrhythmusstörungen, Erschöpfung und Nervosität: Kämben und Schalen in kaltem Wasser ansetzen und mehrere Minuten auf kleiner Flamme köcheln, anschließend abseihen. **Anwendung:** 1 bis 2 Tassen täglich trinken.

„Juglans regia,
von König Jupiter
bekam ich den Namen
des Königs, der hütet, des Neuen Samen.
Denk' nicht an Gestern, an alte Zeiten,
ich will den Weg dir, ins Neue bereiten.
Schau nicht zurück, sondern nur nach vorn,
so kommst du näher zu deinem Thron.
Leg altes Gepäck eiligst ab,
denn Kondition wird auf Dauer – sonst knapp.
Überlege klug, was ist wirklich wert, mit auf
die Reise ins Neue zu gehn,
mit freien Schultern geht's leichter,
du wirst seh'n.
Hör' ganz schnell auf, dir Fremdes zu
eigen zu machen,
über Kopien, da kann ich nur lachen.
Schau was wirklich dein eigen ist,
alles Andere – wirf auf den Mist.
Auch wenn nur ein Hauch von dir
übrig bleibt,
es wird wachsen, glaub' mir, mit der Zeit.
Was da entsteht, gehört dir wirklich allein,
wird deine persönlichste Note sein.
Bann kann ich brechen und
Sauger vertreiben,
Häute heilen und Hirnwürmer zerreiben.
Ein Hoch auf das Hüten des
eigenen Raums
und das leben, nicht träumen,
deines Traums."

ADELHEID LINGG

Walnussgeist

Haselnussgroße, grüne Walnüsse halbieren und damit ein Schraubglas locker zu drei Viertel füllen. Mit Korn aufgießen. 2 bis 3 Gewürznelken, 1 Vanillestange, 1 Zimtstange und die Schale einer Bio-Orange dazugeben. Das Ganze 28 Tage warm und dunkel ausziehen, anschließend abfiltern. Nun Rohrohrzucker (Hälfte der Flüssigkeitsmenge) in etwas Wasser unter Erwärmen auflösen und abgekühlt zum Nussauszug geben, in Flaschen füllen. Schmeckt wunderbar.
Anwendung: In kleinen Dosen genossen, hilft er bei Magen- und Leberbeschwerden und reinigt das Blut.

Blütenessenz

Ich bin einzigartig und stehe zu meinen Talenten. Ich habe das Recht „Nein" zu sagen und öffne mich für neue Sichtweisen. Ich lasse alles Überalterte los, ohne Wunde und Bedauern und gehe mit meiner ganzen Kraft in das Neue.
Walnuss hilft Menschen, die sich leicht von der Umwelt beeinflussen lassen, ihre Fähigkeiten und Entscheidungen zielstrebig und entschlossen umzusetzen. Walnuss verhilft zum Durchbruch.

Räucherung

Triebspitzen, Knospen, Blätter Holz und Schalen werden getrocknet und geräuchert. Die Räucherung klärt die Raumluft stofflich und feinstofflich. Walnuss mit Alantwurzel geräuchert gibt eine klare Sicht auf Themen und Bereiche, hilft Ziele zu erkennen und zu verwirklichen.

Pflanzenteil	Knospen	Blätter	Blüten	Nüsse
Sammelzeit	April / Mai	Mai / Juni	Mai / Juni	Sept. / Okt.

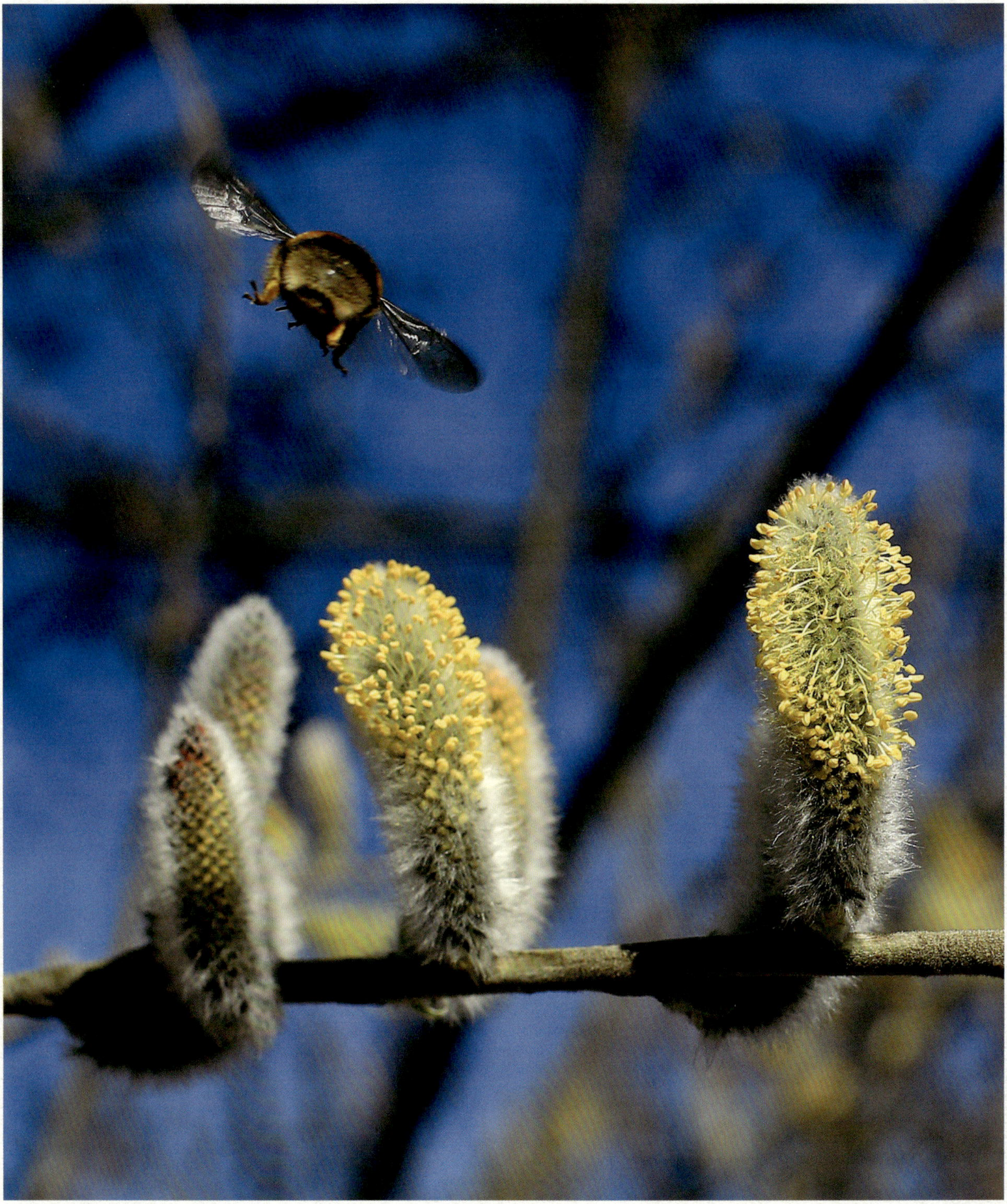

Blühende Weidenkätzchen decken den Tisch für unsere geflügelten Freunde.

Weide

—— Bruch-Weide *(Salix fragilis)*, **Korb-Weide** *(Salix viminales)*,
Sal-Weide *(Salix caprea)*, **Silber-Weide** *(Salix alba)*, **Stein-Weide** *(Salix balsamifera)*

Weiden-Geheimnis

Weide – alte Weidenfrau,
stehst dort am Wasser – weißt genau,
wie Leben im Fließen sich heilet.
Wie Schmerzen kommen,
die Botschaft bringen,
vom Verhaftet sein an alten Dingen.
Lös′ dich aus Starre, beweg dich im Tanz,
winde die Früchte der Erfahrung zum Kranz
und schreite als Sieger ins Neue.
Weidenmelodie tönt an dein Ohr,
singt von der Botschaft der Mutter,
holt uralt′ Wissen, Vertrauen hervor,
die Erde geht längst noch nicht unter.
Du weißt bei jedem Atemzug, was es heißt,
wenn die Göttin selber den Weg dir weist.

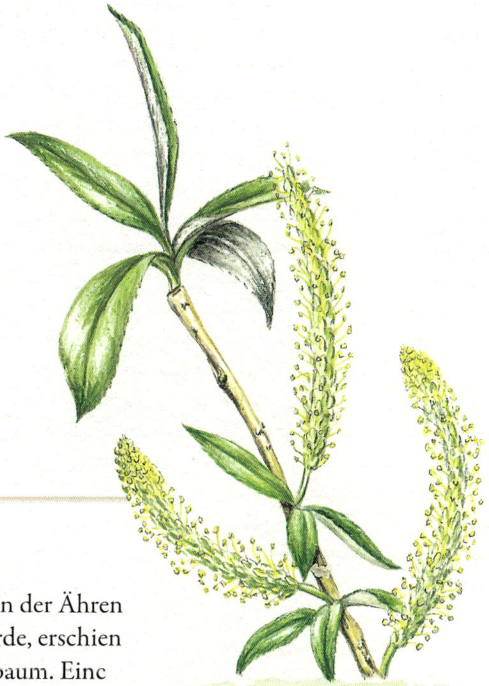

DER BAUM

Im Ogham ist die Weide der 5. Baum: **S – Saille.** Sie ist Rhythmus und dynamische Mondenkraft. Weiden blühen zur Zeit der Wiedergeburt der Natur. In unserer Region werden sie zu Palmboschen gebunden und am Sonntag vor Ostern, dem Palmsonntag, zur Weihe getragen. Die Weide gehört zur Familie der Weidengewächse (Salicaceae) und wird zwischen 1 und 2 m (Stein-Weide) und 25 m (Silber-Weide) hoch.

DIE KOSMISCHEN PATEN

Die hohe Kraft der alten **Mondin** wirkt in der Weide. Sie liebt die Nähe des Wassers, hochbiegsam erlöst sie alles Starre und hilft Dinge zu reflektieren, aus dem Unbewussten in die Bewusstheit zu spiegeln. „Schnitze dir ein Weidenpfeifchen um die Stimme der Urmutter zu hören und denke an mich als alte Mondin."

ALTES WEIDENWISSEN

Ambeth, Demeter, die Göttin der Ähren und der Fruchtbarkeit der Erde, erschien in ihrem geweihten Weidenbaum. Eine Baumfrau der Weide war es, die durch ihre drei Baum- und Menschensöhne, die Mhyrwidden, die Dynastie der „Pflanzen-Weisen" gründete.
Weide kommt aus dem Indogermanischen und heißt so viel wie „biegsam", althochdeutsch *wida,* mittelhochdeutsch *wide,* was ebenfalls „biegsam" meint. Im Englischen hat das Wort *willow* die gleiche Wurzel wie das Wort *witch* (Hexe) und *wicca,* was ursprünglich „biegsam sein" oder „biegen" bedeutete. Auch „Weide" und „weiden" sind klangleich. Für unsere Ahnen war die Weide der Baum der Verzauberung und der Mysterien, ein weiblicher Baum, vom Mond beherrscht mit Wirkung auf unser tiefes Unterbewusstsein.

Inhaltsstoffe
Glykoside (z. B. Salicin, Fragilin, Populin), Flavonoide, Gerbstoffe, Harze, Oxalate

Eigenschaften
schmerzstillend
zusammenziehend und stopfend
fiebersenkend
blutstillend
nervenstärkend
antiseptisch, bakterientötend und desinfizierend
hornhautlösend
harntreibend

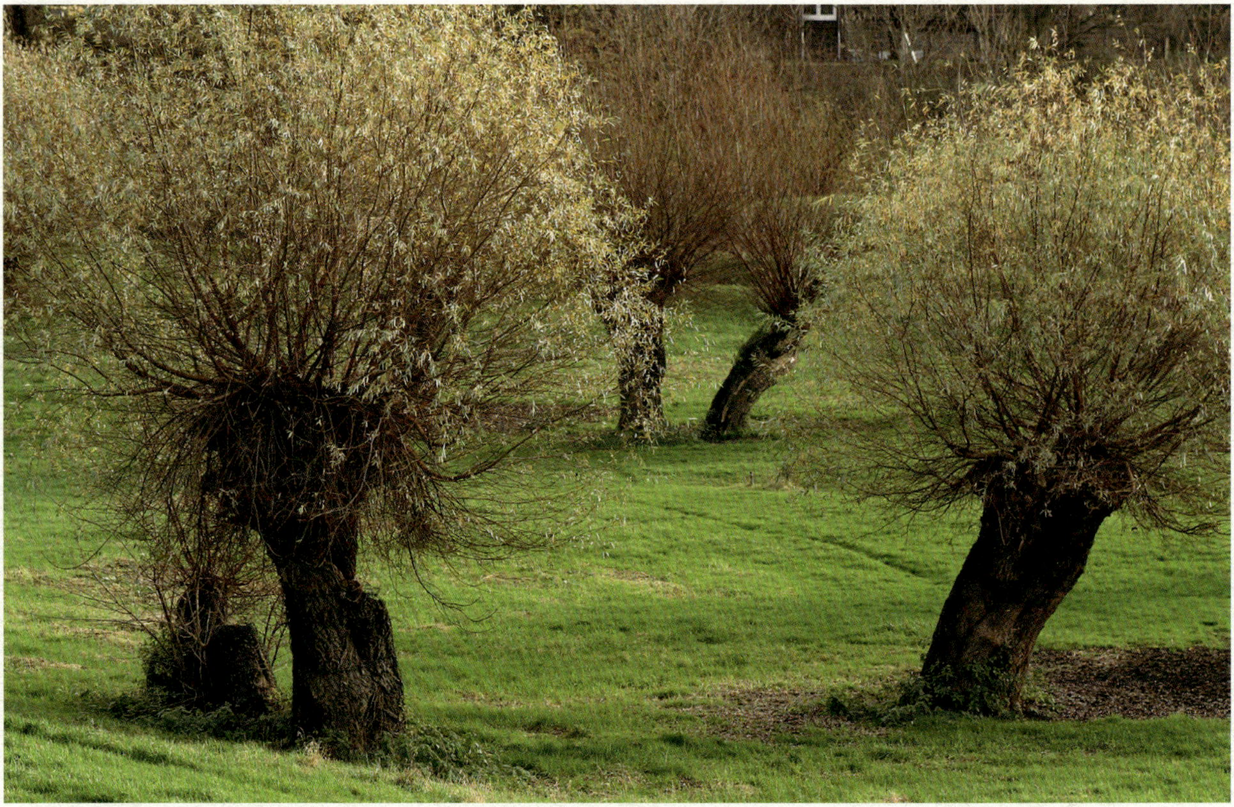

Kopfweidenwiese

Volksnamen
Maiholz, Katzenstrauch, Weihbuschen, Wiede, Weede, Weene, Wichl, Palmkatzenbaum, Helike

SO WIRKT DIE WEIDE AUF KÖRPER, GEIST UND SEELE

Felber wird die schmalblättrige Weide genannt, Salchen die breitblättrige Weide. Weide ist die Dynamik des umfassend Vollkommenen und äußerst biegsam und beweglich. Stark und beweglich wird der Mensch, je mehr er sich bewusst wird, was Vollkommenheit bedeutet. Die Weide liebt die Nähe von Wasser. Hoch biegsam erlöst sie von Starre. Sie zeigt uns, wie es geht sich zu biegen, aber nicht verbiegen zu lassen, wie wir mit der Energie mitgehen und im Fluss bleiben.

Die Nähe der Weide regt unsere seelischen und intuitiven Kräfte an und beflügelt die visionären Fähigkeiten und unsere Träume. Die Weide ermutigt, tief verborgene Gefühle auszudrücken und Traurigkeit durch Tränen und Mitleid zu mildern. Unterdrückte und unerkannte Gefühle können die Ursache von Stress oder Krankheit sein. Durch Ausleben von Gefühlen zwischen Schmerz und Ekstase heilten unsere Vorfahren den menschlichen Geist.

Hochelastisch sind ihre Zweige und lassen sich zu herrlichen Flechtarbeiten verwenden: zu Weidengeflechten für den Lehmhausbau oder als Weidenkörbchen fürs Kindlein. Als altes Holz bricht die Weide, um sich aus diesem „Tod" gleich wieder selbst zu verjüngen, zu erneuern.

Weidenrinde – Vorbild für das Aspirin

Die Weidenrinde ist ein altbekanntes Heilmittel, das Schmerzen, Fieber und rheumatische Beschwerden lindert. Ihr Hauptwirkstoff **Salicin** wird im Körper zu **Salicylsäure** oxidiert. Diese Salicylsäure wurde 1898 erstmals künstlich hergestellt, bekannt als **Aspirin**. Beides kann

Tipp

Ein Bündel frisch geschnittener Weidenruten in einen Brunnen oder Teich gestellt halten diesen rein und klar. Da die Stecklinge schnell wurzeln, bitte immer wieder erneuern und die Wurzelstecklinge als Hecke oder Weidenhaus pflanzen.

jedoch die Magenschleimhaut reizen. Weidenrinde zum Gurgeln oder ins Fußbad gegeben hilft nach wie vor gut bei Fußschweiß und Hühneraugen.

HEILKRÄFTIGES UND FEINES AUS DER WEIDE

Als Mondenbaum wächst die Weide am Wasser und heilt alle Krankheiten, die durch kühle Nässe entstehen.

Weiden-Tee

Weidenkätzchen-Tee wirkt durch das darin gelöste Bromkalium (Kaliumbromid) bei Schlaflosigkeit, Nervenstörungen oder Menstruationsbeschwerden.
Anwendung: 1 Tasse abends trinken.
Tee aus Weidenrinde eignet sich zur Spülung der Kopfhaut bei Schuppen. Dafür 5 g zerkleinerte Astrinde mit 1 Tasse Wasser 6 Stunden ansetzen, erhitzen, kurz aufwallen und abfiltern.

Weidenrinden-Absud

Bäder mit Weidenrinde helfen bei Schuppenflechte und Fußschweiß. Dafür wird die Rinde in kaltem Wasser 4 bis 6 Stunden eingeweicht und kurz aufgekocht. Anschließend 5 Minuten ziehen lassen und ins Badewasser seihen. Badedauer max. 20 Minuten. Der Absud ist auch zum Gurgeln für den Hals geeignet.

Tinktur

Für eine Tinktur werden Weidenrinde, Rosmarinblätter und doppelt so viel Wacholderbeeren mit 70 % Alkohol ausgezogen.
Anwendung: Mehrmals täglich äußerlich damit eingerieben hilft sie bei Nervenschmerzen, Ischias, Rheuma oder Muskelschmerzen.

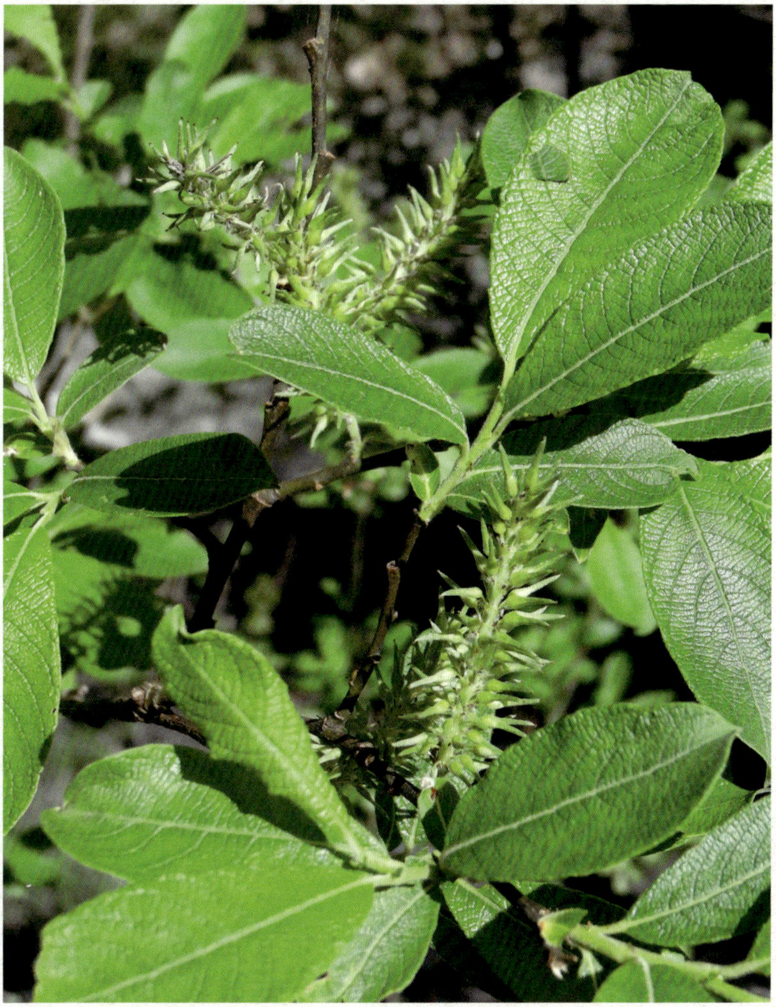

Weidensamen

„Ich halt dich fest und wiege dich sanft in den Traum. Schmieg' dich ein, in den Haarmantel meiner Zweige. Ich gebe dir Zuflucht und Schutz und tröste dich bei Trauer. Ich helfe dir in dein Herz hinein, in deine Herzensweisheit und in deine Intuition."

ADELHEID LINGG

Blütenessenz, Willow

Willow öffnet für neue Erfahrungen, hilft uns, die Verantwortung und Freiheit für unser eigenes Leben zu übernehmen, uns mit uns selbst und mit unseren Mitmenschen zu versöhnen. Sie löst innere Härte auf und befreit von Angestautem und Wut. „Vertraue dich dem steten Wandel an und gesunde!"

Räucherung

Weide hilft uns, ins Urvertrauen zu kommen und sich auf den Fluss des Lebens einzulassen. Sie lehrt uns, biegsam zu sein, ohne sich dabei zu verbiegen. Wir lassen uns leiten von unserer Intuition und erfahren durch die Weide die stete Kraft der Erneuerung.

Weidenrinden-Asche

Die Asche wird mit Essig verrührt und bei Warzen und Hühneraugen 1- bis 2-mal täglich aufgetragen.

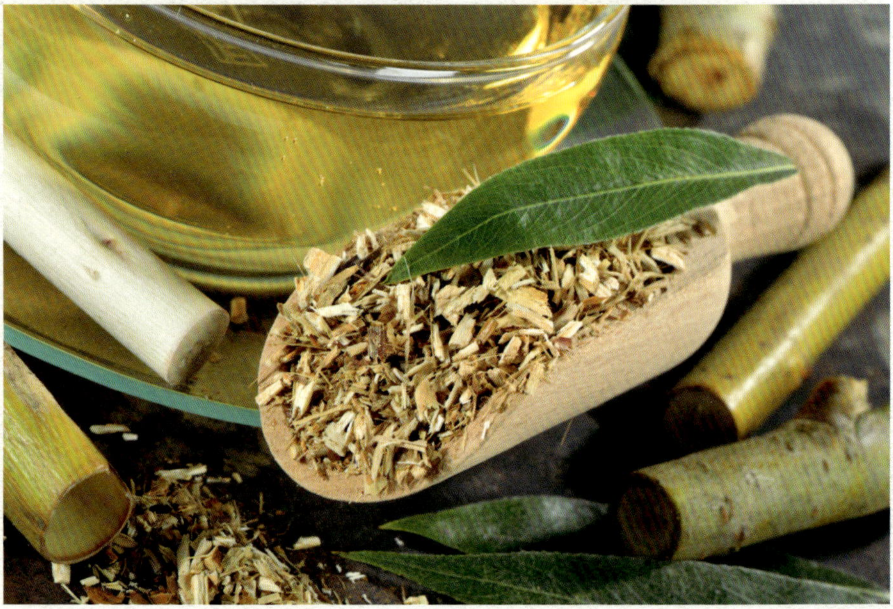

Weidenrinden-Tee nimmt den Schmerz.

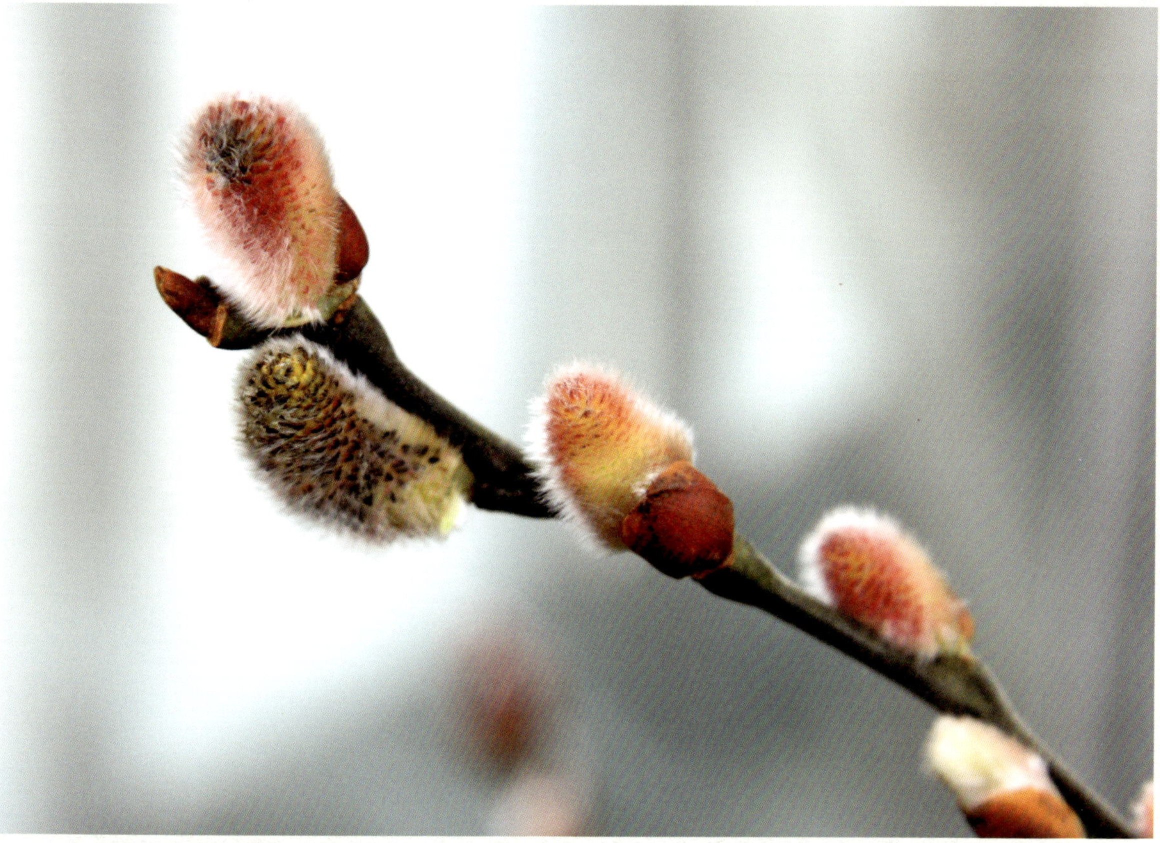

Gut bepelzt, die Wangen gerötet, überstehe ich die letzten Winterwinde.

Weidentanz

Eine schlanke Gestalt steht am Fluss, wiegt sich zu geheimer Musik. In der Dämmerung sehe ich ihre fließenden Bewegungen. Innig beugt sie sich über die Wasseroberfläche. Mondlicht tanzt wie runde Perlen darauf, perlmuttfarben, silbrig-weiß. Ein rötliches Wurzelgeflecht wippt im Wasser auf und ab, als spiele es Fußball mit den kleinen Lichtbällen. Voll Anmut streichen die Weidenäste übers Wasser, fischen die Mondlichtperlen mit ihren beweglichen Blätterarmen heraus und lassen sie im silberdunklen Grün ihres Kleides verschwinden. Doch nichts ist auf ewig verloren. Als silberpelzige Weidenkätzchen erscheinen sie im Frühling an den glattrindigen Zweigen wieder. Sie erfreuen uns und wenig später golden blühend, auch die Schmetterlinge und Bienen.

Pflanzenteil	Blüten	Kätzchen	Blätter	Rinde
Sammelzeit	März / April	März	April / Mai	Mai

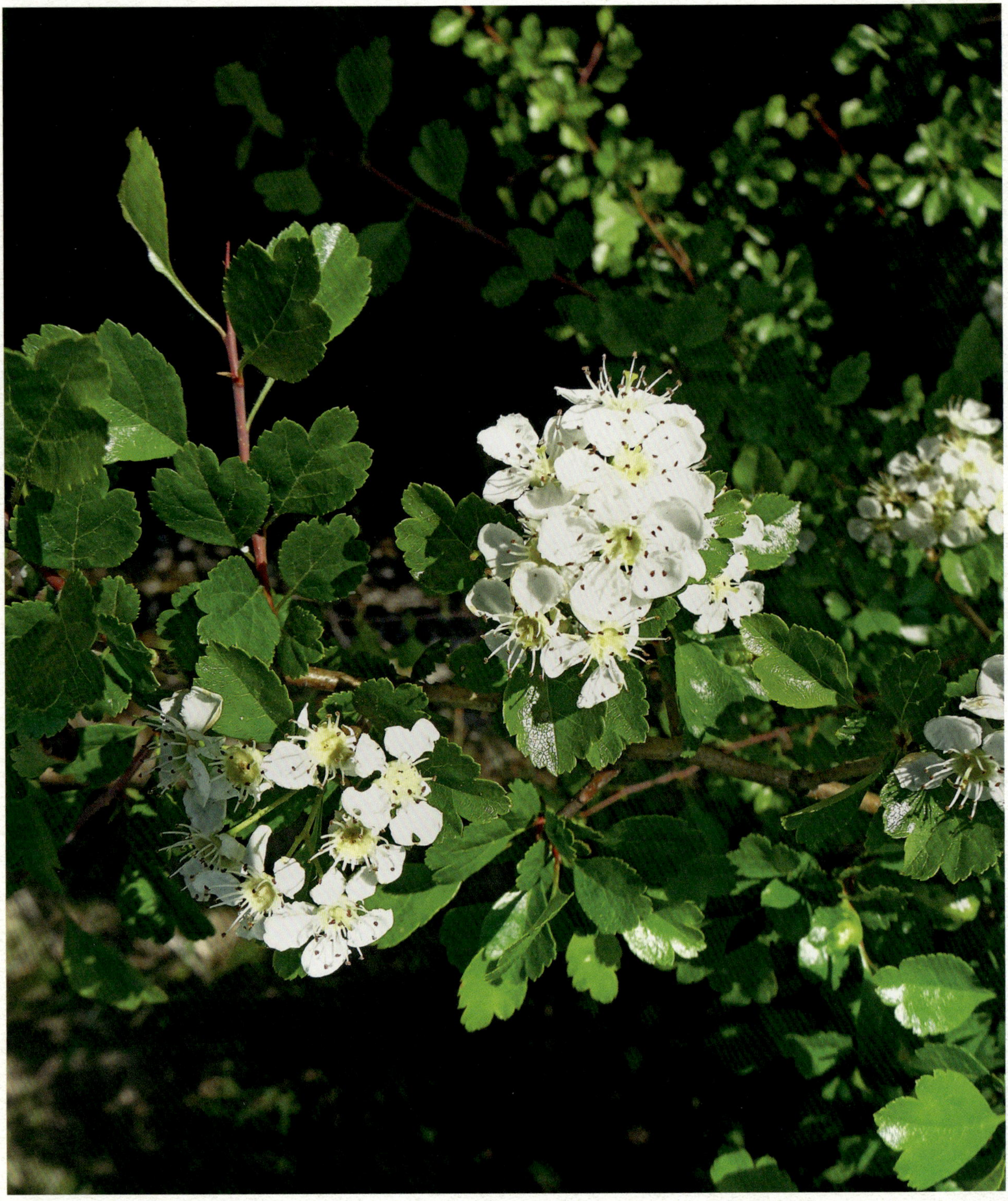

Weißdorn, der heilige Hüter des Herzens

Weißdorn

— **Eingriffliger Weißdorn** *(Crataegus monogyna),*
Zweigriffliger Weißdorn *(Crataegus laevigata)*

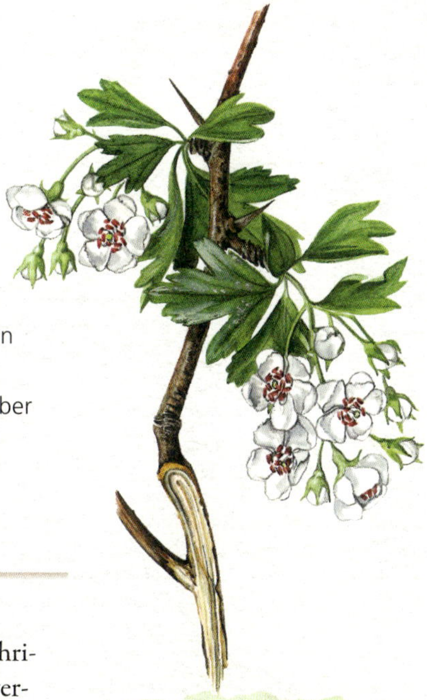

Weißdornflüstern

Mehr noch als bei meinem großen Bruder, der Eiche, wirkt die Kraft von Mars in mir. Seht meine Blätter, tief rhythmisch buchten sie sich ein, um sich gleich wieder auszudehnen. Die marsische Eigenschaft des Schützens, Hegens und des Nährens bin ich pur. Ich bin der heilige Hüter des Herzens und des Heimes. Als Torwächter zur „anderen" Welt schütze ich die heiligen Quellen und wende auch den übelsten Zauber ab. Die weiße Göttin in mir, die Feenkönigin, die Maienbraut ist wohl bewahrt, von mir umfriedet. Kein Unheil kann ihr geschehen, keine Spuren der Zeit sie erreichen. Sie bleibt in mir ewig jung und schön.

DER BAUM

Im Baum-Ogham ist der Weißdorn **H – Huath – Schönheit.** Er war einer der heiligen Bäume der Kelten und dem sechsten Monat zugeordnet.
Der Weißdorn gehört zur Familie der Rosengewächse (Rosaceae), er kann bis zu 12 m hoch und 600 Jahre alt werden.

DIE KOSMISCHEN PATEN

Mars zeigt sich im Scharlachrot der Beeren und in den spitzen, wehrhaften Dornen.
Venus ist erkennbar im überquellenden, weiß-rosafarbenen Blütenmeer und in der großen Heilkraft des Bäumchens.
Beide Kräfte, männlich und weiblich, sind im Weißdorn fein ausbalanciert vereint. Es scheint, die himmlische Hochzeit hat in ihm bereits stattgefunden. Der Weißdorn ist bereits allumfassende Liebe.

DAS WAR DER BAUM FÜR DIE ALTEN

Schlafdorn heißt der Baum bei den Isländern. Odin nahm einen Dorn des Weißdorns und stach ihn seiner Lieblingswalküre Brunhild ins dritte Auge. So versetzte er sie in einen tausendjährigen Schlaf, aus dem sie jung und unversehrt erwachte.
Viviane legte einen Bann um Merlin, den großen Zauberer, Propheten und Heiler, der ihn ins Feenland unter dem Weißdorn trug, aus dem er im neuen Zeitalter wieder erscheinen wird.
Vielleicht war es auch ein Weißdornstachel, der stellvertretend für die Rosengewächse Prinzessin Dornröschen in einen hundertjährigen Schlaf legte. Denn manches reift und geschieht unbemerkt, eben wie im Schlaf und bleibt dabei ewig jung.
Die weißen Blüten (mayblossom, Maiblüten) sind der weißen Göttin geweiht und spielen in England bei den Riten um die Maikönigin eine wichtige Rolle.
Schon im alten China und bei den amerikanischen Ureinwohnern wurde Weißdorn zur Stärkung des Herzens angewandt.
Lonicerus (1564) hielt die Früchte für ein gutes Mittel gegen Seitenstechen (Milz), Kolik und Diarrhöe. Quercetanus (1584–1640), der Leibarzt von Heinrich IV, stellte für seinen König aus dem Weißdorn ein stärkendes, erneuerndes Heilmittel her.

Inhaltsstoffe

Flavonoide (z. B. Quercetin, Rutin), Glykoside (z. B. Quercitrin, Oxyacanthinein), Carotin, fette Öle, Lipase, ätherisches Öl, Saponine; Vitamin B_1, B_2 und B_3; Bitterstoffe, Gerbstoffe, Crataegussäure, Kaffeesäure, Weinsäure, Zitronensäure, Fruchtzucker, Mineralstoffe (Kalzium, Kalium, Magnesium, Natrium, Silizium, Mangan, Kupfer, Zink, Zinn)

Eigenschaften

herz- und kreislaufstärkend
kräftigend
beruhigend und schlaffördernd
nervenheilend und angstauflösend
entfettend
blutdruckregulierend
ödemausleitend
zusammenziehend
gefäßerweiternd

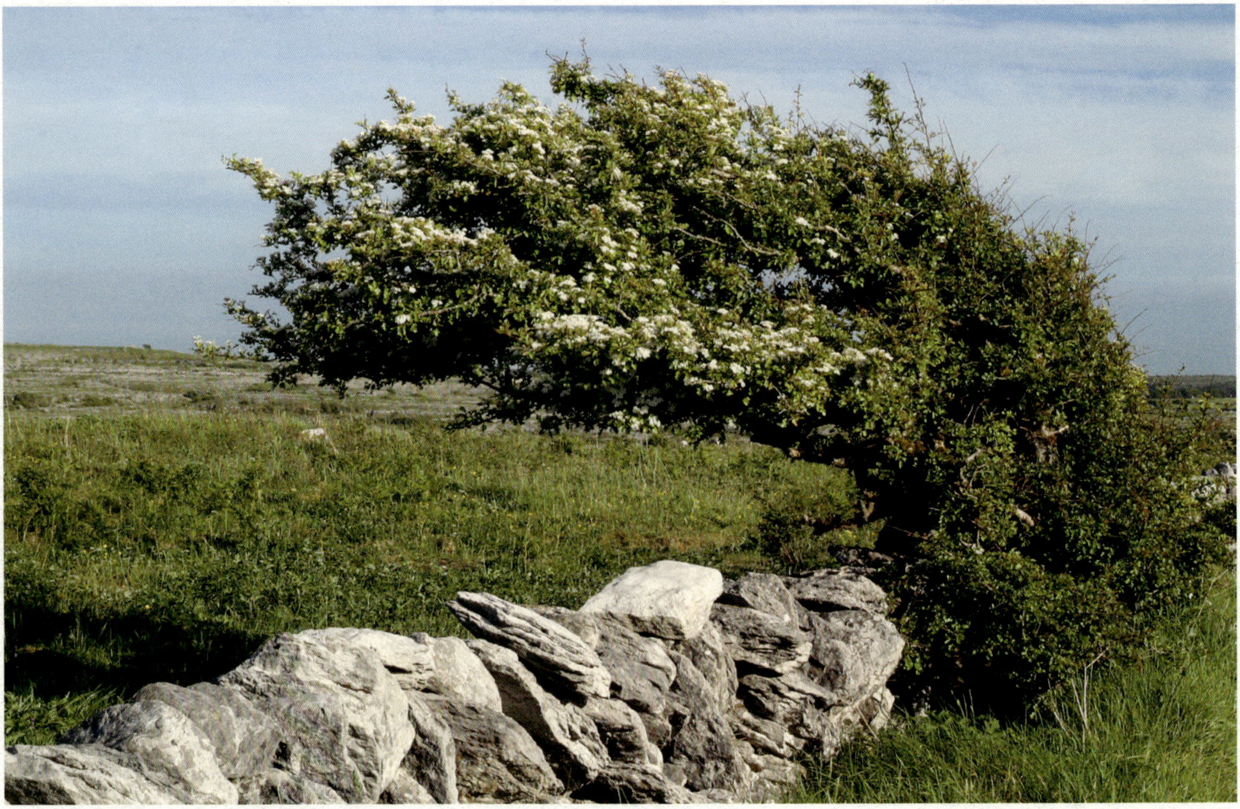

Ein Feenort, behütet vom Weißdornbusch

Gilibert (1741–1814), nahm die Blüten als Mittel gegen Weißfluss.
Bourgeois gebrauchte die Beeren samt Kernen gegen Blasensteine.
Der irische Arzt Green verwendete Weißdorn im 19. Jh. mit großem Erfolg gegen zahlreiche Herzleiden.

WEISSDORNKRÄFTE FÜR KÖRPER, GEIST UND SEELE

Weißdorn trägt männliche und weibliche Kraft zugleich. Die männliche Energie prägt die Härte des Holzes und seine wehrhafte Hüterkraft. Die weibliche schwingt aus der Wurzel, tief in der Erde und auf der Erdoberfläche hin und her, stark und bewusst und leuchtet in der duftigen Blütenfülle.
In der Natur wächst der Weißdorn besonders gerne auf sonnigen Feenhügeln, an heiligen Quellen und Orten, er hütet die Tore der Feenburg und lässt nur ein, wer reinen Herzens ist. Die Beeren des Weißdorns wurden in England „pixie pears", Elfen- oder Feenbirnen, genannt, was die besondere Beziehung des Weißdorns zum kleinen Volk anzeigt. Die Blüten, so sagt man, laden Feen und Elfen ins Haus ein und mit ihnen das Glück.
Traditionell wurden blühende Zweige nicht vor „Beltane", der heiligen Hochzeit, dem Vollmond nahe dem 1. Mai, geschnitten und ins Haus geholt.
Die Dornen des Weißdorns streifen vieles einfach hinweg, kämmen und reißen alles aus der Wolle von Schafen oder auch aus unseren feinstofflichen Hüllen, was entfernt werden muss. Gereinigt erwachen und erblühen wir in neuer, junger Schönheit.

Weißdornpräparate nehmen indirekten Einfluss auf den Mineralhaushalt und die Ernährung der Muskelzellen des Herzens. Das Herz erholt sich und schlägt wieder im gesunden Rhythmus. Dadurch verschwinden viele Begleitsymptome wie Atemnot, rasche Erschöpfung, Schlafstörungen, Gedächtnisstörungen und viele Beschwerden der Menopause. Weißdorn wandelt verdeckte Wut und Aggression in gelebte Liebe und heilt so alle Herz- und Kreislaufprobleme.

HEILKRÄFTIGES UND FEINES AUS WEISSDORN

Das Weißdornbäumchen spendet Kraftnahrung für Herz und Kreislauf. Es hütet und verjüngt Herz, Heim und Organismus.

Tee aus Blüten und Blättern

Ein Heißaufguss aus Blüten und Blättern hilft bei Bluthochdruck, bei Stuhlträgheit, Fettsucht, Schlaflosigkeit und in den Wechseljahren. Bei Weißfluss, fiebrigen Erkrankungen und zur Herzstärkung wird er ebenso angewendet. Er wirkt nervenstärkend und gemütsaufhellend, beruhigt bei Epilepsie während und nach den Anfällen.
Bei schlechter Durchblutung und als Herztonikum wird er in Kombination mit Schafgarbe (blühendes Kraut) gereicht.

Tee aus Beeren

Weißdornbeeren kalt ansetzen, aufkochen, 15 bis 20 Minuten ziehen lassen und abseihen – ergibt ein hervorragend stärkendes Getränk für ältere Menschen. Der Tee entstresst gehetzte Menschen, hilft bei Unterleibsschmerzen aufgrund mangelnder Durchblutung oder Verdauungsträgheit. Er wirkt beruhigend bei leichter Erregbarkeit der Nerven und des Herzens, zum Beispiel bei Angina pectoris. Der Tee bewegt das Blut und vertreibt Trägheit oder Übererregbarkeit der Funktionen.

Tinktur

Weißdorn-Urtinktur (aus Blatt, Beere oder Blüte) stärkt das Herz und hilft unterstützend bei Angina pectoris, Herzwassersucht und Verkalkung der Herzgefäße und Herzklappen. Sie fördert Kreislauf, Durchblutung und Verdauung. Weißdorn beugt Nierensteinen, Weißfluss und Arterienverkalkung vor, reguliert den Blutdruck und gleicht grundsätzlich aus.

Ayurverdisches Weißdorn-Wasser

1 Handvoll Weißdornbeeren werden in 1 l Wasser mit einer halben Zimtstange auf kleiner Flamme geköchelt, abgeseiht und kühl und dunkel aufbewahrt. Das

Weißdorn-Herz-Likör

— 1 Handvoll Weißdornblüten oder -beeren
— 1 Handvoll Zitronenmelissenblätter
— 1 kleiner Zweig Ysop
— 1 l Cognac
— 1 Handvoll brauner Kandiszucker

Zubereitung: Weißdorn und Kräuter in Cognac ansetzen, Kandiszucker dazugeben und verschlossen 28 Tage warm und dunkel reifen lassen. Ab und zu wenden. In Flaschen abseihen und im Keller kühl und dunkel noch 2 bis 3 Monate Nachreifungszeit gewähren.
Anwendung: 1 EL nach der Mittags- und Abendmahlzeit eingenommen stärkt das Herz.

Volksnamen
Hagedorn, Handorn, Hagöpfeli, Mehlfässchen, Wibelken, Elfen- oder Feenbirne, Zaundorn, Haakäsen, Mehlbeere; hawthorn, pixi-pears (englisch); aubépine (französisch); hagtorn (norwegisch); biancospino (italienisch)

„Dreimal dreizehn ist meine Zahl,
als König des Landes hast du keine Wahl.
Du musst überwinden den feurigen Ring,
die Königstochter schläft darin.
Nimm' dreizehn Schätze des Landes
mit dir,
ein Königreich winkt dir dafür.
Wenn du offenen Herzens und ganz
ohne Angst,
nicht um schnöden Mammon bangst,
erreichst du sicher den heiligen Ort,
die Göttin des Landes,
sie wartet dort."

ADELHEID LINGG

Wasser hält etwa 2 bis 3 Wochen.

Anwendung: 2 bis 3 kleine Gläschen täglich wirken herzstärkend.

Weißdorn in der Küche

Junge Blätter und Blütenknospen schmecken als Salat, Blütenknospen auch in Gebäck, die Beeren als Gelee. Bei uns im Allgäu wurde für Familienmitglieder, die der Herzstärkung bedurften, Weihnachten „Herzzelten" eine Art Früchtebrot mit Weißdornbeeren gebacken, um ihnen Herzkraft zukommen zu lassen.
Für einen Weißdorn-Salat werden junge Weißdornblätter und -blütenknospen pur oder mit einem anderen Salat gemischt und mit 1 TL Himbeer- oder Rosenblütenessig, 1 EL Öl, Kräutersalz, frisch gemahlenem Pfeffer, 1 Messerspitze Senf und etwas Sahne angerichtet. Der Salat stärkt das Herz und beruhigt die Nerven.

Weißdorn-Elixier

Weißdornrinde von jungen, höchstens kleinfingerdicken Zweigen abschälen. 50 g zerkleinerte Rinde in ein Glas geben und mit 50 ml gutem Quellwasser übergießen. 3 Tage warm im Raum stehen lassen, 200 ml 70 %igen Weingeist (unvergällt, aus der Apotheke) dazugeben und nochmals 3 Wochen warm, mit zugeschraubtem Deckel stehen lassen. Danach abseihen und in dunkle Flaschen füllen. Nachreifezeit 6 Monate.

Anwendung: Herrlich zur Blutdruckregulierung und Kreislaufstärkung, wenn

Tipp

Homöopathisch wird Crataegus verabreicht zur Herzstärkung und zur Beruhigung der Nerven, bei Kurzatmigkeit und bei Erschöpfung.

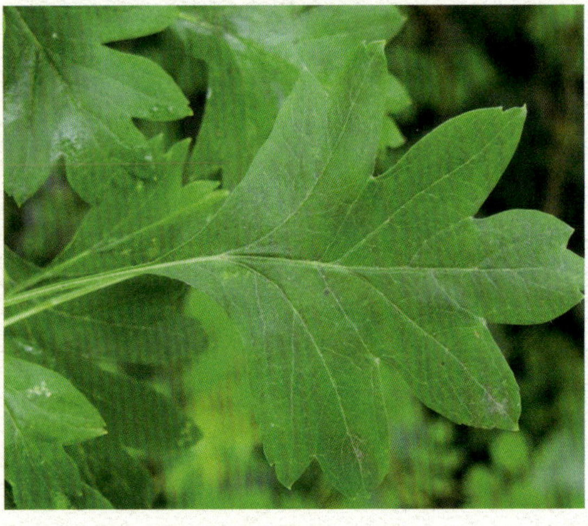

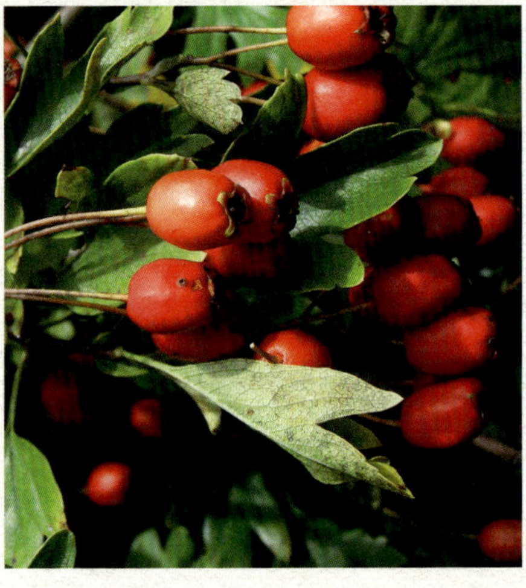

Blatt und Beere, Rinde, Blüte – alles an dir ist Kraft und Güte.

das Herz zu schnell klopft oder unregelmäßig schlägt und es deshalb zu Schlafstörungen kommt, bei Arteriosklerose und Angina Pectoris.

Blütenessenz

Sie lindert Trennungsschmerz und Liebeskummer und löst emotionalen Stress, der aus Beziehungsproblemen entsteht. Sie bringt innere Freiheit und gibt bei Chaos und Überforderung neue frische, intuitive Gedanken und Optimismus. Sie entspannt und hilft, sanfter mit sich selbst umzugehen. Sie gibt Kraft, den eigenen Raum frei zu machen und ihn zu bewahren. Weißdorn lockert im Herzbereich, löst Nierenstauungen und lässt sie abfließen. Die Essenz bringt uns in eine tiefe Atmung und eignet sich zur Meditationsvorbereitung.

Räucherung

Eine Räucherung (aus Beeren, Blüten, Blättern oder Rinde) verbindet mit dem Elfen- oder Feenreich, hebt Probleme in die Sicht der Herzensebene und löst uns aus einer rein emotionalen oder rationalen Betrachtungsweise heraus. Wir lernen wieder, mit den Augen des Herzens zu sehen und gewinnen – wie von einer höheren Warte – den licht- und liebevollen, neutralen Überblick über unser Leben. Weißdornrauch befreit von überalterten Herzensverträgen und entlässt dich in deine freie Freude.
Zweifle nicht, vertraue!

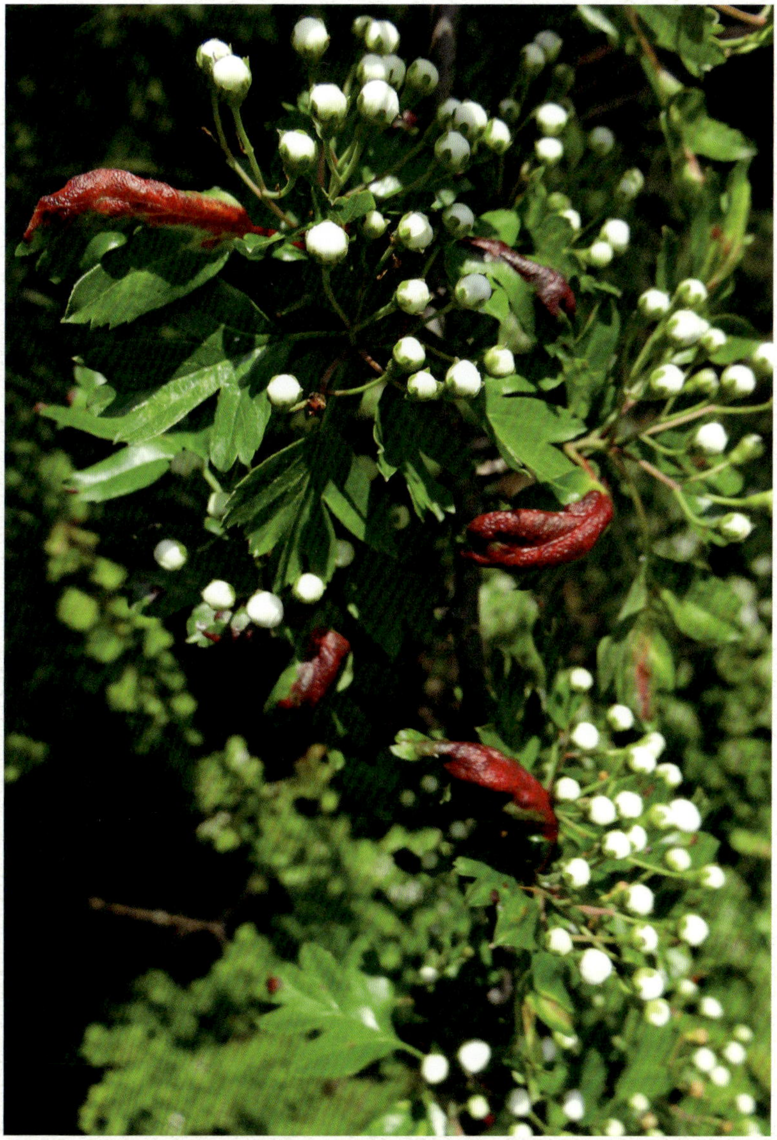

Der Weißdornprinz, der Hagedorn, schützt seine blütenzarte Herzensprinzessin sicher und stark.

Pflanzenteil	**Knospen**	**Blüten**	**Blatt**	**Frucht**	**Rinde**
Sammelzeit	**März / April**	**Mai / Juni**	**Mai / Juni**	**Sept. / Okt.**	**Mai**

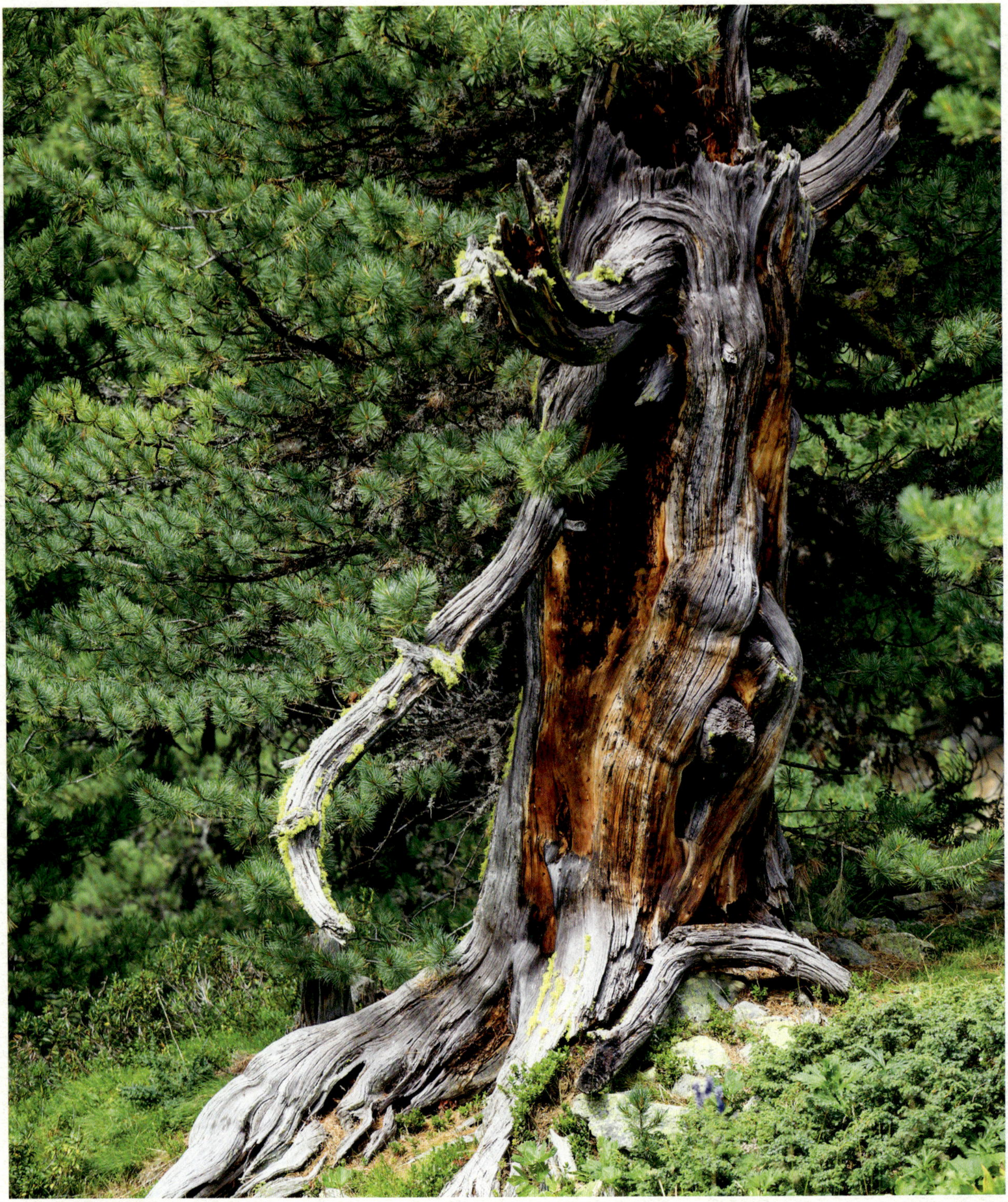

„Zirbenhäuptling" im oberen Bergwald

Zirbe

—— **Zirbel-Kiefer** *(Pinus cembra)*

Zirbenworte

Fürstlich ist mein Standort. Meine Krone sind die Berge rings um mich her. Sie grüßen mich in Grau, in Blau, in strahlendem Weiß und ab und zu in zartem Rosenrot. Die Berge und Alpen erglühen in Rosa, wenn die Sonne sie zum Abschied küsst. Auch mich trifft ihr Kuss, ihre Liebe, bis ins Mark und so färbt sich mein Holz zierlich rosenrot. Ich trage so viel Liebe zu allem in mir, dass mich ein tiefer Friede, ein wahrer Seelenduft, durchdrungen hat. Kannst du es riechen, wie Herzensfriede duftet, wie er Ruhe bringt und unendliche Geduld? Geduld mit allem, was da ist, selbst mit allen Extremen. Unendlich klar und wahr hat mich die Reinheit der Bergeshöhen werden lassen. Ich fresse Rauch und Stress, wenn du mich zu dir holst. Mit mir kannst du dich den modernen Süchten entwinden, um wieder fröhlich und stark, einfach und herzenswarm zu werden, wie meine Geschwister, die oben, dem Himmel so nah, ihr Zuhause haben.

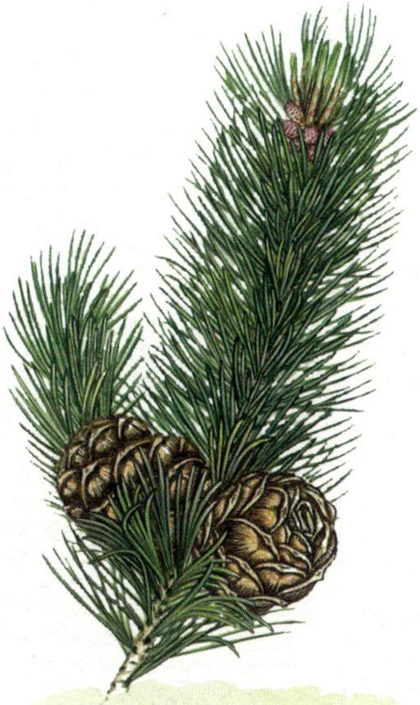

DIE ZIRBE, KRAFTVOLLER PULSSCHLAG VON MUTTER ERDE

Die Zirbe gehört zur Familie der Kieferngewächse (Pinaceae). Sie wird bis zu 1 000 Jahre alt und wächst hauptsächlich auf einer Höhe zwischen 1 300 und 2 700 m an der oberen Waldgrenze, oft zusammen mit Lärchen. Als absolute Pionierpflanze besiedelt und befestigt sie Felsstürze und Geröllmassen und bildet langsam wieder einen schützenden Bergwald. „Königin der Alpen" wird der langsam wachsende Baum oft genannt und ist eines der begehrtesten alpinen Hölzer mit herrlich balsamischem Duft: ein seit alters her beliebtes Möbelholz und ein gut zu bearbeitendes Schnitzholz für Masken und Skulpturen.

Die Nadeln der Zirbe sitzen zu **fünft** gebündelt in einem Körbchen, während die anderen Kiefernarten nur jeweils **zwei** der langen, biegsamen Nadeln bündeln.

DIE KOSMISCHEN PATEN

Venus schenkt der Zirbe die rosa Farbe in ihrem Holz, den herrliche Duft und die Zartheit ihrer Nadeln.

Saturn verleiht ihr die Fähigkeit, mit Extremen und Widrigkeiten zurechtzukommen und lange zu leben.

Chiron senkt seine reiche Heilkraft in ihr Wesen ein.

DAS WAR DER BAUM FÜR DIE ALTEN

Mattioli (1590) empfahl einen Absud aus unreifen Zirbenzapfen, um Frühgeburten zu verhindern. Das gebrannte Zirbenwasser lobte er als Haut straffendes, Falten vertreibendes Mittel.

Die Volksheilkunde setzt das Zirbenharz gemischt mit Arnikaöl zur Behandlung von Knochenbrüchen und Verstauchungen als Umschlag ein.

Die Zirbennüsse wurden früher unter anderem gepresst und das daraus gewonnene fette Öl als Heilmittel bei Tuberkulose verwendet.

Bauernstuben wurden traditionell aus Zirbenholz gebaut, da das Holz auch nach Jahrzehnten noch seinen reinigenden, beruhigenden, aufbauenden Duft ausströmt und eine schützende Atmosphäre herstellt.

Inhaltsstoffe

Bitterstoffe, Wachse, ätherisches Öl mit dem Hauptwirkstoff Pinosylvin, Harze, Vitaminc (besonders viel Vitamin C in den Triebspitzen); hoher Eiweißgehalt (in den Nüssen) und wenig Fett, dafür aber viele Mineralien und Spurenelemente

Eigenschaften

antibakteriell und keimtötend
durchblutungsfördernd
schleimlösend und hustenheilend
wundheilend und schmerzlindernd
kräftigend und aufbauend
konzentrationsstärkend
nervenberuhigend
potenzsteigernd

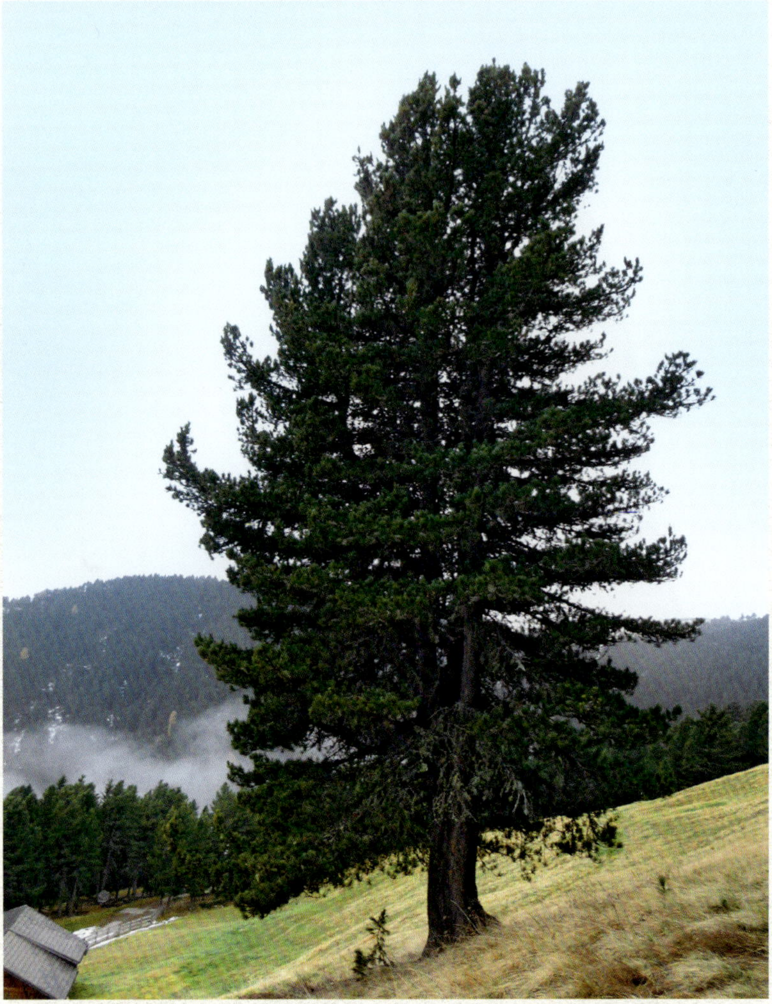

Gegabelte, zweistämmige Zirbe auf dem Kreuzungspunkt von Wasseradern

Volksnamen
Arve, Arole, Zirm, Zirbennuss

ZIRBENKRAFT FÜR KÖRPER, GEIST UND SEELE

Wenn Zirbenholz im Raum ist, bleibt der Kreislauf trotz schwankenden Luftdrucks stabil. In einem Zirbenbett verläuft der Schlaf gleichmäßiger und tiefer und man erwacht am Morgen erfrischt und entspannt. Das beruhigt unseren Herzschlag so, dass die Herzfrequenz auch tagsüber etwas niedriger ist. Unser Organismus spart sich dadurch über 3 000 Herzschläge, etwa eine Stunde „Herzarbeit" pro Tag. Zirbenduft hilft uns bei Wetterfühligkeit. Zirben wachsen in extremen Klimalagen und überstehen selbst Fröste bis – 50 °C und im Sommer + 50 °C, die durch die Felsabstrahlung erreicht werden können. Diese besondere Widerstandskraft in Extremsituationen gibt die Zirbe an uns weiter.

HEILKRÄFTIGES UND FEINES AUS ZIRBE

Zirbe ist pure Herzenskraft und schon auf die 5. Ebene aufgestiegen. Sie heilt direkt aus dem Herzen, aus der Liebe.

Zirben-Öl

Unreife Zirbenzapfen oder grüne Triebspitzen werden zerkleinert und ein Schraubglas zur Hälfte gefüllt, mit Olivenöl übergossen und 6 bis 8 Wochen der Sonne ausgesetzt. Abfiltern und kühl und dunkel aufbewahren.
Anwendung: Ein wunderbares Öl zur Lockerung und Schmerzlösung bei Verkrampfungen der Muskeln, Sehnen und Bänder.
Untersuchungen ergaben, dass ätherisches Zirbenöl, aus Nadeln oder Rinde gewonnen, sogar Staphylococcus aureus, Candida albicans und weitere aggressive Bakterien und Pilze eliminieren kann.

Zirben-Urtinktur

Eine Urtinktur aus Zirbenzapfen hilft – tropfenweise eingenommen – bei Magenverstimmung, Nervenschwäche, Übelkeit und bei Schlafstörungen. Sie stärkt ein friedliches Miteinander in Gruppen.

Zirbenhonig

Ein unreifer, roter Zapfen wird zerkleinert und 3 Wochen lang in Waldhonig ausgezogen. Bei teelöffelweiser Einnahme spendet er Lebenskraft und Vitalität.

Zirbenbad

Eine Handvoll Zirbentriebe mit kochendem Wasser übergießen, zugedeckt 10 Minuten ziehen lassen und ins Badewasser seihen.
Anwendung: Maximal 20 Minuten darin gebadet entspannen sich Muskeln und Nerven, lösen sich Stressmomente auf und es wird die Körperheilung aktiviert. Zirbe lässt Blut und Lymphe gesund zirkulieren und spendet uns in hohem Maße Lebenskraft, beruhigt und revitalisiert unser gesamtes System.

Zirben-Blütenessenz

Sie hilft uns, geduldig zu warten, bis der optimale Zeitpunkt zum Handeln erreicht ist, um ihn zu nutzen. Sie öffnet die Herz-Sicht und schützt uns auf schwierigen Wegstrecken unseres Lebens. Zirbe erfreut unsere Sinne und unsere Natürlichkeit, wärmt unseren Leib und unsere Seele. Sie päppelt uns wieder auf, wenn wir schwach sind und stärkt unsere Mitte.

Räucherung

Nadeln, Harz und Holzspäne der Zirbe können getrocknet und geräuchert werden. Dabei werden Räume und das Energiefeld des Menschen tiefgreifend gereinigt und mit friedvoller Kraft erfüllt. Sich selbst wieder wahrnehmend entdecken wir echte Herzenskraft.
Reine Herzensliebe ist der beste und sicherste Schutz, der uns zur Verfügung steht.

Zirbengeschenk

„Den Klang des Einen singen wir,
unaufhörlich umspannend das „E“,
bis ein Raum gewebt, der Alles und
„Nicht-Etwas“ ist.
Hier kannst du verweilen, im
absoluten Frieden.
***Du** und **ich**, alles in **einem**.“*

ADELHEID LINGG

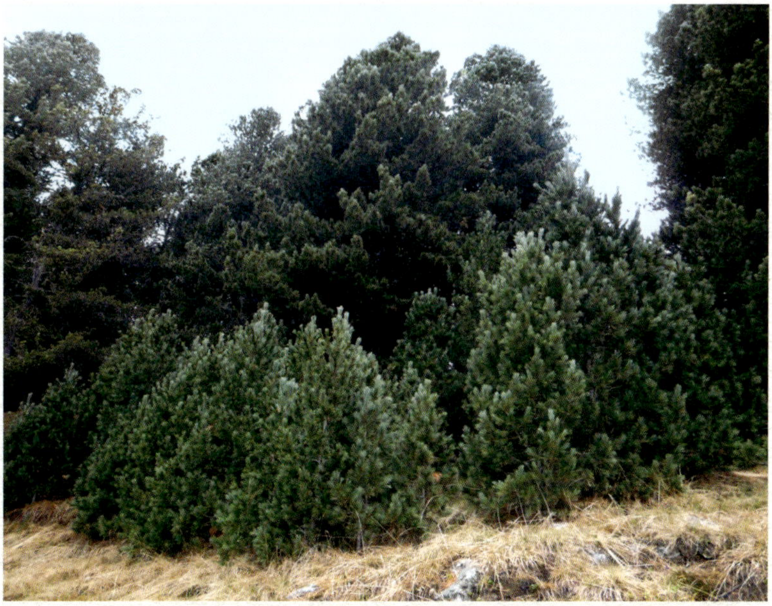

Junge und alte Zirben drängen sich eng um einen Naturwesenplatz.

Pflanzenteil	Blüte	Zirbenzapfen	Nadeln	Holz
Sammelzeit	Mai – Juli	dreijährig (meist unreif gesammelt)	ganzjährig	ganzjährig

Literaturquellen

Albrandt, Dirk: *Enzyklopädie einheimischer Blütenessenzen.* Edition Tirta. 2009

Fischer-Rizzi: *Blätter von Bäumen.* Irisiana. 1996

Garvay, Clemens G.: *Der Biophilia Effekt.* edition a. 2015

Hageneder, Fred: *Der Geist der Bäume.* Neue Erde. 1993

Lingg, Adelheid: *Das Heilpflanzenjahr.* Kosmos. 2012

Lingg, Adelheid: *Drachenwege – Elfenpflanzen.* Eigenverlag. 2004

Laudert, Doris: *Mythos Baum.* blv. 2003

Nedoma, Gabriele: *Knospen.* Freya. 2014

Pilaske, Rita: *Heilkraft der Bäume.* Fachverlag Fraud. 2002

Salocher, Peter und Buchser, Dieter: *Enertree.* Knaur. 1996

Vescoli, Michael: *Der keltische Baumkalender.* Keilash. 2000

Nützliche Adressen

Termine für Ausbildungen, Seminare, geomantische Wanderungen und Vorträge der Autorin können sie unter www.die-leda.de abrufen.
Kontakt: alingg@gmx.de.

Weitere Veröffentlichungen der Autorin, Das Heilpflanzenjahr, Drachenwege – Elfenpflanzen, Bäume – Säulen der Kraft (Kartenset), Planetenklang (Kartenset) und Pflanzenklang (CD mit Büchlein), sind bei der Autorin zu beziehen.

Bio-Gärtnereien

Artemisia Allgäuer Kräutergarten
Hopfen 29
88167 Stiefenhofen
www.artemisia.de

Bio Gärtnerei Christian Herb
Heiligkreuzer Str. 70
87439 Kempten
www.bio-kraeuter.de

Pro Kräuter
Brigitte Dinser und Peter Greulich
Widmannsried 1b
87480 Weitnau-Wengen
www.prokraeuter.de

Naturheilkunde und Naturkosmetik

Bahnhofapotheke Kempten
Dietmar Wolz
www.bahnhof-apotheke.de

Michels Kräuteralp Hörmoos
Michael Schneider
87534 Oberstaufen/Steibis
www.kraeuteralp.de

Dr. Theiss Naturwaren GmbH
Allgäuer Latschenkiefer
www.latschenkiefer.de

WALA Heilmittel GmbH
www.wala.de

Zentrum Bärenkraft
Dorine Bertholjotti
www.baerenkraft

Räucherwaren

Pflanzent-Räume
Brigitte Kudinek
www.pflanzent-raeume.de

Agnihotra

Agnihotra Homa-Hof Heiligenberg
www.homa-hof-heiligenberg.de

Baumsprays

Elke Treiber
E-Mai: elke.treiber@t-online.de

Allgäu-Urlaub

Allgäuer Kräuterlandhöfe
www.allgaeuer-kraeuterland.de

Haus Bergahorn
Gabriela Lingg
www.haus-bergahorn.de

Kräuterhof Lingg
Michael Lingg
www.berghof-lingg.de

Bäume-Repertorium

After, Abszess: Ulme
–, Blutung: Eiche, Walnuss
–, Fistel: Fiche, Ulme
–, Jucken: Kiefer
–, Schmerzen: Kiefer
Aids (begleitend): Lärche, Linde, Kiefer, Walnuss
Akne: Birke, Zaubernuss
Alkoholismus: Ahorn, Eiche, Kiefer, Lärche
Allergien: Ahorn, Fichte, Lärche, Kiefer, Walnuss
Altern: Birke, Buche, Erle, Hasel, Walnuss
Alzheimer: Ahorn, Ginkgo, Lärche, Rosskastanie, Zeder
Anämie: Ahorn, Eiche, Rosskastanie
Angst: Ahorn, Erle, Lärche, Zitter-Pappel
Apathie: Ahorn, Apfel, Birke, Lärche
Appetit, zu viel: Ahorn, Birke
–, zu wenig: Ahorn, Esche, Linde, Weide
Arme: Ulme, Latsche
Arterien: Rosskastanie
Arteriosklerose: Birke, Rosskastanie, Weiß-Tanne
Arthritis: Birke, Eiche, Latsche, Weide
– deformans: Birke, Kiefer, Weiß-Tanne
–, Finger: Eiche, Kiefer, Weiß-Tanne
Asthma: Ginkgo, Lärche, Ulme
–, bei Kleinkindern: Ahorn, Lärche
Atem: Ulme, Kiefer, Latsche
Atemprobleme: Ahorn, Eberesche, Erle, Fichte, Hasel, Kiefer, Lärche, Weiß-Tanne
Aufstoßen: Buche
Augen: Buche, Eberesche, Lärche, Rosskastanie
–, bei Kindern: Haselnuss, Lärche, Linde
–, Hornhautentzündung: Eiche, Fichte, Weiß-Tanne
–, Hornhautverkrümmung: Birke, Lärche, Walnuss
–, Innendruck: Ahorn, Eberesche, Rosskastanie, Weiß-Tanne, Ulme
–, Kurz- oder Weitsichtigkeit: Ahorn, Kiefer, Lärche
–, Schielen: Ulme
–, Trockenheit: Ahorn, Weide
Bandscheibenvorfall (begleitend): Eiche, Latsche, Walnuss, Zirbe
Bandwurm: Esche, Hasel, Kiefer
Bauchkrämpfe: Ahorn, Linde, Ulme, Zirbe
Bauchspeicheldrüse: Ahorn, Birke, Hasel
Beine: Ahorn, Eiche, Ulme
Bettnässen: Ahorn, Kiefer
Bindegewebe: Birke, Hasel, Kirsche, Rosskastanie
Bisse: Esche, Kiefer
Bläschenausschlag: Kiefer, Rosskastanie, Walnuss
Blutfluss: Rosskastanie
Blutdruck, zu hoch: Buche, Ginkgo, Rosskastanie
–, zu niedrig: Lärche, Wacholder, Weiß-Tanne
Blutprobleme: Birke, Edelkastanie, Eiche, Linde, Rosskastanie Ulme
Blutung: Eiche
Bronchitis: Eberesche, Eiche, Fichte, Kiefer, Lärche, Linde, Weiß-Tanne
Brust: Esche
Bulimie: Ahorn, Fichte, Rosskastanie, Weiß-Tanne, Zirbe
Candida: Ahorn, Lärche, Walnuss
Cellulitis: Efeu, Eiche, Erle, Kiefer, Linde
Cholesterin: Ahorn, Apfel, Rosskastanie
Chronische Krankheiten: Ahorn, Buche, Fichte, Hasel, Kiefer, Ulme
Cuperose: Ahorn
Darm: Apfel, Lärche, Linde, Ulme
Dauerschmerz: Birke, Weide, Zirbe
Depression: Ahorn, Birke, Eiche, Esche, Kiefer , Lärche
Diabetes (begleitend): Linde, Rosskastanie
Dickdarm, verschleimt: Rosskastanie, Ulme
Dornwarze: Lärche, Walnuss
Drüsen: Lärche, Ulme
Durchfall: Apfel, Ahorn, Eberesche, Linde, Ulme
Eiterpickel: Birke, Hasel, Walnuss
Ekzem: Birke, Eiche, Fichte, Linde, Walnuss
Ellbogen: Ulme
Entzündung: Ahorn, Eiche, Esche, Kiefer, Linde, Walnuss
Epilepsie: Ahorn, Eiche, Rosskastanie
Epstein-Barr-Virus: Buche, Kiefer, Rosskastanie
Erbrechen: Ahorn, Eiche, Linde, Rosskastanie
Ermüdung: Ahorn, Edelkastanie, Fichte, Hasel, Walnuss
Erstickungsanfälle: Ahorn, Linde, Zeder
Fehlgeburt (Nachsorge): Ahorn, Lärche, Linde, Kiefer, Ulme
Fettleibigkeit: Ahorn, Birke, Kiefer, Linde
Fieber: Ahorn, Apfel, Eiche, Erle, Esche, Holunder, Kirsche, Weiß-Tanne

Register

IMPRESSUM

Umschlaggestaltung von Claudia Eder, Augsburg unter Verwendung von zwei Farbfotos von Hans Kerler (Umschlagvorderseite: Linde) und Stefan Hall, Isny (Umschlagrückseite).

Mit 212 Farbfotos und 35 Farbzeichnungen.

Alle Angaben in diesem Buch sind sorgfältig geprüft und geben den neuesten Wissensstand bei der Veröffentlichung wieder. Da sich das Wissen aber laufend in rascher Folge weiterentwickelt und vergrößert, muss jeder Anwender prüfen, ob die Angaben nicht durch neuere Erkenntnisse überholt sind. Dazu muss er zum Beispiel Beipackzettel zu Dünge-, Pflanzenschutz- bzw. Pflanzenpflegemitteln lesen und genau befolgen sowie Gebrauchsanweisungen und Gesetze beachten. Die angegebenen Wuchshöhen und -breiten der Pflanzen sind Mittelwerte. Sie können je nach Nährstoffgehalt des Bodens variieren.

Für die in diesem Buch beschriebenen Rezepte und Methoden übernehmen Autorin und Verlag keine Haftung. Weder Autorin noch Verlag haften für Schäden, die aus der Anwendung der im Buch vorgestellten Hinweis und Ratschläge entstehen könnten. Bei gesundheitlichen Störungen sprechen Sie sich mit Ihrem Arzt oder Heilpraktiker. Die vorgestellten Methoden bieten keinen Ersatz für eine therapeutische oder medizinische Behandlung

Gedruckt auf chlorfrei gebleichtem Papier

ISBN 978-3-440-14993-5
Projektleitung, Redaktion und Bildredaktion: Carolin Küßner
Gestaltungskonzept: Peter Schmidt Group
Satz: Katrin Kleinschrot, Stuttgart
Produktion: Markus Schärtlein
Druck und Bindung: FIRMENGRUPPE APPL, aprinta druck, Wemding
Printed in Germany / Imprimé en Allemagne

BILDNACHWEIS

Mit 212 Farbfotos von: 123rf/inerika: 193; 123rf/Sandra Matic: 132; 123rf/subbotina: 23 o.; 123rf/suchi187: 125 li.; 123rf/Konrad Weiss: 88 o.; arco images /Markus Botzek: 160; arco images/Laurie Campbell: 128; arco-images/Diez: 173; arco-images/Hütter: 170; arco-images/imageBROKER: 157, 168; arco-images/Iris Kuerschner: 214; arco images/Johan de Meester: 184; arco-images/NPL/Simon Colmer: 190; Herbert Boneberg, Waltenhofen: 31 u.; Botanikfoto/Steffen Hauser: 86, 148; Otmar Diez, Sulzthal: 41 li., 107, 121 (beide), 158 o., 206; Charlotte Fischer, Bexbach: 4, 30, 36/37, 48 re., 62, 72 u., 74, 79, 84 u.re., 139, 178 o., 202, 207, Flora Press/Natur In Stock/Simon LJ: 92; GAP Photos/John Glover: 94; GONU, Erfurt: 31 o.; Stefan Hall, Isny: 6, 14 o., 19, 20, 24, 25, 34 li., 34 re., 57 li., 68 li., 68 re., 69, 72 o., 75, 76, 84 u.li., 88 u., 98 li., 99, 110 o., 110 u.re., 112, 114 (alle drei), 116 o., 117 (beide), 120 (beide), 130 (beide), 165 re., 180, 183 o., Stephan Keller: 8/9; Hans Kerler: 45, 46 li., 47 (beide), 50, 53 o., 53 u., 55 o., 55 u., 58 (beide), 60/61, 96, 98 re., 116 u., 118, 162, 164, 172 re., 195; Adelheid Lingg, Bolsterlang: 10 li., 10 re., 11, 16, 23 u., 26, 27 o.re., 42 (alle drei), 43 (alle drei), 46 re., 48 li., 51, 52 (beide), 57 o.Mi., 59, 63, 65 o.re., 85, 146, 153, 163, 165 li., 171, 172 li., 183 u., 205, 208, 211 re., 213; mauritius images/age: 108, 176 o.; mauritius images/alamy: 142, 188 re.; mauritius images/Alfred Albinger: 189; mauritius images/Garden World Images: 186; mauritius images/imageBROKER/Friedhelm Adam: 104 re.; mauritius images/imageBROKER/Günter Fischer: 80; mauritius images/imageBROKER/Ulrich Niehoff: 196; mauritius images/imageBROKER/Ottfried Schreiter: 151, 200 Mi.re.; mauritius images/imageBROKER/Edwin Stranner: 21; mauritius images/Werner Layer: 198; mauritius images/Jule Lebnitz: 35; Sibille Victoria Müller, Raubach: 2/3 , 90 re., 106, 126 li., 137, 150, 152 u., 156, 192, 194, 204, 210, 211 li.;Reinhard-Tierfoto/Hans Reinhard, Heiligkreuzsteinach-Eiterbach: 12, 15, 27 u.re., 38, 64, 70, 82, 84 o., 105, 111, 124, 126 re. , 131, 158 u., 179, Manfred Ruckszio, Taunusstein: 27 o.li., 33, 66, 110 u.li., 122, 125 re., 134, 136, 138, 152 o., 166, 174, 176 u., 177, 188 li., 200 li., Shutterstock/LFRobanedo: 95 li.; Shutterstock/Hellen Sereyeva:90 li.; Roland Spohn, Engen: 104 li.; Annette Timmermann, Kalübbe: 14 u., 18, 40, 41 re., 44, 54, 57 o.re., 81, 100, 102, 141, 154, 178 u., 185, 200 o.re.; Elke Treiber, Wiesbaden: 147, 182; Bernd Volland: 49; Klaus Wabnig, A-Hard: 29; Bärbel und Eberhard Würtele, Kaufbeuren: 95 re., 216 (beide);

Mit 35 Farbzeichnungen von: 123rf/NadejaTchijova: 73; Marianne Golte-Bechtle, Stuttgart: 65 Mi., 71, 83, 87, 103, 113, 123, 135, 143, 145, 149, 161, 169, 175, 187, 209; Sigrid Haag: 77, 93, 97, 109, 119, 129, 155, 191, 197, 203, 215; Gerhard Kohnle, Bad Liebenzell: 181; Adelheid Lingg, Bolsterlang: 1, 22, 26, 27, 29, 65.

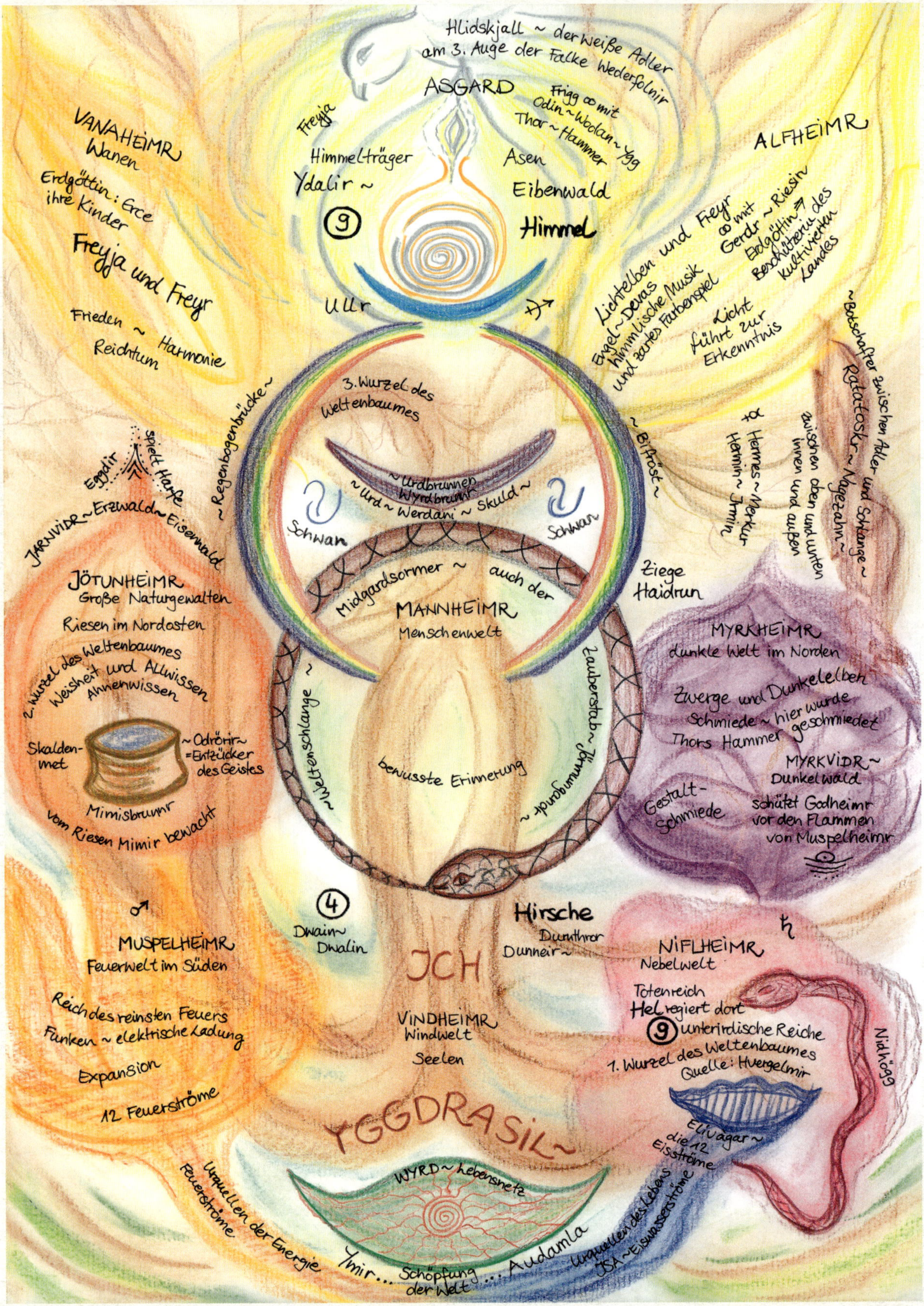

Hlidskjall ~ der weiße Adler
am 3. Auge der Falke Wederfolnir
ASGARD
Frigg ∞ mit Odin ~ Wodan ~ Ygg
Thor ~ Hammer
Freyja
Himmelträger
Ydalir ~
Asen
Eibenwald
9
Himmel
Ullr
VANAHEIMR
Wanen
Erdgöttin: Erce
ihre Kinder
Freyja und Freyr
Frieden ~ Harmonie
Reichtum
ALFHEIMR
Lichtelben und Freyr ∞ mit Gerdr ~ Riesin
Engel ~ Devas
himmlische Musik und zartes Farbenspiel
Erdgöttin ⇒ Beschützerin des kultivierten Landes
Licht führt zur Erkenntnis
~ Regenbogenbrücke ~
~ Bifröst ~
3. Wurzel des Weltenbaumes
~ Urdbrunnen Wyrdbrunnen
~ Urd ~ Werdani ~ Skuld ~
Schwan
Schwan
Eggdir
spielt Harfe
JARNVIDR ~ Erzwald ~ Eisenwald
Hermes ~ Merkur
Hermin ~ Irmin
zwischen oben und unten
innen und außen
~ Botschafter zwischen Adler und Schlange ~
Ratatoskr ~ Nagezahn ~
Midgardsormer ~ auch der
Ziege
Haidrun
JÖTUNHEIMR
Große Naturgewalten
Riesen im Nordosten
2. Wurzel des Weltenbaumes
Weisheit und Allwissen
Ahnenwissen
MANNHEIMR
Menschenwelt
MYRKHEIMR
dunkle Welt im Norden
Zwerge und Dunkelelben
Schmiede ~ hier wurde Thors Hammer geschmiedet
~ Weltenschlange ~
Zauberstab ~ Jörmungandr ~
bewusste Erinnerung
Skaldenmet
~ Odrörir ~
= Entzücker des Geistes
Mimisbrunnr
vom Riesen Mimir bewacht
MYRKVIDR ~
Dunkelwald
Gestalt-Schmiede
schützt Godheimr vor den Flammen von Muspelheimr
♂
4
Dwain ~
Dwalin
Hirsche
Durathror
Dunneir ~
♄
MUSPELHEIMR
Feuerwelt im Süden
Reich des reinsten Feuers
Funken ~ elektrische Ladung
Expansion
12 Feuerströme
JCH
VINDHEIMR
Windwelt
Seelen
NIFLHEIMR
Nebelwelt
Totenreich
Hel regiert dort
9 unterirdische Reiche
1. Wurzel des Weltenbaumes
Quelle: Hvergelmir
Nidhögg
Elivagar ~
die 12 Eisströme
YGGDRASIL ~
WYRD ~ Lebensnetz
Urquellen der Energie
Feuerströme
Ymir ... Schöpfung der Welt ... Audumla
Urquellen des Lebens
ISA ~ Eiswasserströme

Der Weltenbaum

Die Weisheit und Präsenz des Weltenbaumes umfasst und durchwebt alles Sein. Ob er als Irminsul, die Weltenfichte, die Säule aller Völker, als Yggdrasil, die Weltenesche oder Welteneibe oder als Udeshi Buchan, der Lichtbaum, bezeichnet wird, es ist immer der universelle Baum der Bäume.

Das Wissen um den Weltenbaum ist in den Mythen und Geschichten nahezu aller Völker der Erde zu finden. Er trägt in sich die Weisheit und die Ordnung der weltentragenden Welten. In den alten Kulturen gliederte sich die Weltvorstellung in die Götterwelt, den Himmel, in die Menschen- oder Erdenwelt und in die archaische Ursprungswelt oder Unterwelt. Der Weltenbaum verbindet all diese Welten und stellt geleichzeitig ihre Mittensäule und Stütze dar. Die heilige Weisheit des Weltenbaumes ist Vieldimensional und von äußerst feiner Art. Mit unserem Intellekt ist er nicht erfahrbar, wohl aber in dem ins Vieldimensionale veränderten Bewusstseinszustand, der durch die Verbindung unserer beiden Hirnhälften über die „Regenbogenbrücke" entsteht. Weiblich offen, empfindungs- und empfangsfähig und männlich, klar ausgerichtet.

Odins Weltenbaum der germanischen Mythologie, Yggdrasil, spiegelt sich schon in einem der Namen des Schamanengottes Odin wieder, Ygg. Er hing neun Tage und neun Nächte im Weltenbaum, um Zugang zu allen Reichen und Sprachen zu finden, bis sich der Weltenbaum in ein weißes-weises Pferd, Sleipnir, mit acht Beinen verwandelte, das ihn fürderhin in alles Welten tragen sollte.

Der mächtige Weltenbaum hat eine weitverzweigte Krone mit Ästen, die überall hin reichen und drei Wurzeln, unter denen je eine Quelle entspringt, die ihrerseits eine Welt nährt:

In Nifelheimer, der Nebelwelt, der Totenwelt herrscht Hel über neun Reiche. Dort entspringt bei der ersten Wurzel des Weltenbaumes die Quelle Hevergelmir. Aus ihr bilden sich Elivägär, die zwölf Eisströme, die sich zu Beginn der Schöpfung mit den zwölf Feuerströmen aus Muspelheimr, der Feuerwelt, vermischt haben und das Netz des Lebens, Wyrd, entstehen ließen.

Die zweite Wurzel des Weltenbaumes wurzelt in Jjötunmeimer, der Welt der Riesen und Naturgewalten und behütet die Quelle des Wissens, den Mimisbrunnr, der von Mimir, einem Naturriesen, bewacht wird. Er entspricht im Keltischen dem Kessel der Ceridwen.

Die dritte Wurzel des Weltenbaumes finden wir in der Himmelwelt, in ASGARD, dem Land der Asen. Sie gibt den Urdbrunnen, den Schöpfungsbrunnen frei, die Quelle die aus dem Netz von Wyrd gespeist wird. Unter dem Brunnen wirken die drei Nornen, die Dreigestalt der Göttin, die Schicksalsgöttinen Urd, Werdani und Skuld, die den Lebensfaden alles Geschaffenen weben, hegen und abschneiden. Drei heilige Wälder gibt es bei den drei Quellen und heilige Tiere leben darin.

Lassen dich ein auf den Schöpfungsmythos, verbinde deine beiden Hirnhälften über die „Regenbogenbrücke" und gib deiner Ratio ein wenig frei, für das meditative Betrachten vom Weltenbaum und seinem Mysterium.